Triggerpunkte im Triathlon

Verspannungen lösen – Regeneration optimieren – Leistung steigern

Stefan Barth

Erstauflage 2024

Geschrieben von Stefan Barth

Herausgegeben durch longdistanceMEDIA

longdistanceMEDIA ist ein Imprint der longdistance GmbH

Disclaimer: Diese Publikation stellt einen allgemeinen Kommentar dar und gibt keinen professionellen Rat. Es ist nicht beabsichtigt spezifische Ratschläge für die jeweilige Situation der Leser:innen zu geben. Leser:innen sollten professionellen Rat einholen, sofern erforderlich, bevor Entscheidungen getroffen werden. Insbesondere werden keine medizinischen Ratschläge erteilt. Es sollte eine regelmäßige ärztliche Konsultation erfolgen.

Die optionale Nutzung der Videoanleitungen erfolgt über Drittanbieter. Die dauerhafte Verfügbarkeit wird nicht garantiert. Es gelten die jeweiligen Nutzungsbestimmungen der Drittanbieter.

Bibliografische Informationen der Deutschen Nationalbibliothek

Die Deutsche Nationalbibliothek verzeichnet diese Publikation in der Deutschen Nationalbibliografie; detaillierte bibliografische Daten sind im Internet abrufbar über http://dnb.d-nb.de.

Foto-Modelle P. Doschek (S. 139 / 147-152 / 162 / 168 / 179-181 / 190 / 192 / 221)
R. Büning (S. 203 / 230-231 / 234 / 238 / 246 / 277-279)

Cover Design Luise Wüstling
Lektorat Kerstin Ludovici

ISBN Taschenbuch: 978-3-910501-08-9
www.long-distance-media.com

Entfalte deine maximale Leistungsfähigkeit in allen drei Sportarten. Indem du deine Verspannungen und Triggerpunkte löst, optimieren sich Energietransfer und Kraftübertragung. Deine Effizienz steigt, die Regenerationsphasen zwischen den Trainingseinheiten verkürzen sich, verletzungsbedingte Trainingsausfälle gehören der Vergangenheit an. Dieses Buch zeigt dir wie:

Triggerpunkt-Therapie und Biomechanik.

Es wird jede Menge Wissen vermittelt. Denn nur wer versteht, warum eine Methode zielführend ist, passt sein Verhalten nachhaltig an. Da deine Zeit jedoch ein knappes Gut ist, kannst du bei Bedarf die Theorie überspringen. Der separate Anwendungsteil ist dennoch gut verständlich. Zahlreiche Abbildungen und Videoanleitungen bringen dich in die Anwendung.

Los geht´s.

APPENDIX

ÜBER DAS BUCH

Verspannungen lösen, Regeneration optimieren, Leistung steigern.

Dies ist nicht nur der Untertitel des Buches, sondern zugleich das Versprechen. Ist der erste Punkt erfüllt, folgt der Rest schon fast von selbst. Dabei beschränken sich die Vorteile des Lösens von Verspannungen nicht lediglich auf den Sport. Schnell stellt sich heraus, dass das eigene Wohlbefinden und die allgemeine Gesundheit ebenfalls stark profitieren.

Triathlon zeichnet sich vor allem durch eines aus – enorm viele Trainingseinheiten und wenig Zeit zur Regeneration. Jedes Training bestmöglich nutzen zu können, ist daher von entscheidender Bedeutung. Des Weiteren sind alle drei Sportarten auf die Erzeugung von Vortrieb ausgerichtet. Die Bewegung findet somit grundsätzlich auf lediglich einer Bewegungsachse statt. Entgegen der zuweilen vorherrschenden Vermutung sorgen die drei Sportarten daher nicht für einen gegenseitigen Ausgleich.

Beim Schwimmen kommt es zur übermäßigen Kräftigung der Muskeln zur Innenrotation der Schulter im Vergleich zu jenen der Außenrotation. In der Folge wird der vordere Anteil der Schulter hypermobil, wohingegen der hintere Anteil kompensierend verhärtet. Es besteht das Risiko der Schwimmerschulter.

Ganz ähnlich verhält es sich auf dem Rad. Hier erzeugt vor allem die Muskulatur der Oberschenkelvorderseite den Vortrieb. Die rückseitige Muskulatur verhärtet erneut, um so künstlich ein Kraftgleichgewicht herzustellen. Die Beweglichkeit geht verloren, obwohl sie für eine aerodynamische und damit effiziente Sitzposition von herausragender Bedeutung ist.

Zu guter Letzt zeichnet sich ein ökonomischer Laufstil durch den optimalen Transfer von Energie zwischen den Körpersegmenten aus. Beim Aufprall wird Energie absorbiert und anschließend in Vortrieb umgemünzt. Das prominenteste Beispiel hierfür ist die Achillessehne, welche bis zu 90 % der gespeicherten Energie wieder abgibt. Ist dieser Energietransfer durch akute Verspannungen gestört, erhöhen sich die energetischen Kosten des Laufens. Die Ermüdung und muskuläre Überlastung setzen frühzeitig ein. Im schlimmsten Fall drohen laufbedingte Überlastungsverletzungen und damit einhergehende Trainingsausfälle.

Akute Verspannungen und Triggerpunkte schränken folglich die Beweglichkeit ein und stören den Energietransfer. Die Effizienz in allen drei Sportarten leidet. Es wird unnötig viel Energie verbraucht, weshalb sich Regenerationsphasen in die Länge ziehen. Zusätzlich steigt das Risiko von überlastungsbedingten Verletzungen – insbesondere beim Schwimmen und Laufen. Trainingsausfälle und lange Regenerationsphasen sind die Folge.

Löst du hingegen deine Verspannungen, kann das gesamte System aus Muskeln, Faszien und Nerven bestmöglich arbeiten. Die Regeneration zwischen den einzelnen Trainingseinheiten wird optimiert. Darüber hinaus kommt es seltener zu verletzungsbedingten Trainingsausfällen. Schließlich steigt deine Leistung.

Verspannungen – und durch sie ausgelöste Schmerzen – tendieren dazu sich auszubreiten. Mit der Zeit werden sie immer heftiger. Ist ein Muskel von akuten Verspannungen betroffen, kann er seine Arbeit nicht wie gewohnt verrichten und wird überlastet. Üblicherweise lediglich unterstützende Muskeln müssen anschließend eingreifen, um den Kraftverlust auszugleichen. Da dies jedoch nicht ihrer eigentlichen Aufgabe entspricht, sind sie darauf bereits rein physiologisch nicht ausgelegt. Es kommt auch bei diesen Muskeln zur Überlastung.

Es entsteht ein Teufelskreis. Körperliche Beschwerden breiten sich entlang der kinetischen Kette aus und führen im schlimmsten Fall zu chronischen Schmerzen.

Beispielsweise ergeben sich Schmerzen, die kaum von jenen eines Bandscheibenvorfalls zu unterscheiden sind, wenn akute Verspannungen entlang der Beinrückseite, des Gesäßes oder des unteren Rückens vorliegen. Diese wiederum können die Folge einer überproportional starken Muskulatur der Oberschenkelvorderseite sein. Es kommt zur Beeinträchtigung des Ischiasnervs, da dieser in die dort verlaufenden Muskeln und faszialen Strukturen eingebettet ist. Ein äußerst unangenehmes Gefühl, das nicht nur die Leistungsfähigkeit mindert, sondern den gesamten Spaß am Triathlon nimmt.

Dieses Buch liefert einen Lösungsansatz. Und zwar einen möglichst zeitsparenden, der dennoch zu langfristigen Ergebnissen führt.

Triathlon belastet den Organismus in einer äußerst vorhersagbaren Art und Weise. Alle Athleten:innen leiden folglich unter ähnlichen Beschwerden, die durch vergleichbare Ursachen ausgelöst werden. Da der hier vorgestellte Ansatz auf der sportartenspezifischen Biomechanik basiert, werden schnelle und anhaltende Verbesserungen erzielt. Verspannungen verschwinden, die Beweglichkeit verbessert sich und der Energietransfer findet ungehindert statt.

Der Fokus liegt auf den im Triathlon typischen Problemfeldern. In Bezug auf Verspannungen und Triggerpunkte sind dies vor allem:

⇒ Adduktoren
⇒ Hüftbeuger
⇒ Nacken
⇒ Oberschenkelrückseite
⇒ Schultern
⇒ Unterer Rücken
⇒ Waden

Daneben beleuchten wir zusätzlich zahlreiche weitere Problemfelder. So findest du auch bei weniger häufigen Beschwerden in der Regel eine Lösung in diesem Buch, da der gesamte Körper von Kopf bis Fuß berücksichtigt ist.

Aus den Verspannungen entwickeln sich häufig Schmerzen an den Gelenken – egal ob Knie, Hüfte oder Schulter. Bereits an dieser Stelle ist es hilfreich zu verstehen, dass die Schmerzursache und das Schmerzempfinden auseinanderfallen. Da in der unmittelbaren Umgebung der Gelenke besonders viele Rezeptoren vorhanden sind, manifestiert sich in dieser Region das Schmerzempfinden.

Die Ursache hingegen liegt in einer ganz anderen Körperregion verborgen. Umso wichtiger ist es, die grundlegenden Zusammenhänge nachzuvollziehen. Anschließend lassen sich die meisten Beschwerden in Eigenregie wieder beseitigen. Dabei wird ersichtlich, dass eine Vielzahl an Gelenkschmerzen tatsächlich durch die Muskulatur oder faszialen Strukturen verursacht wird. Was doch beruhigend ist. Immerhin erhöht dies deine Chance enorm, dass du dich eigenständig von den Beschwerden befreien kannst.

Dieses Buch geht mit einem vollständigen und systematischen Ansatz gegen Verspannungen und deren Folgeprobleme vor. Dessen einzelne Stufen sind in der nachfolgenden Abbildung dargestellt und bestehen aus der Akupressur respektive Triggerpunkt-Therapie – dem umgangssprachlichen Triggern – myofaszialen Übungen, klassischen Dehnungstechniken mitsamt leichter Distraktionen und einem funktionellen Krafttraining.

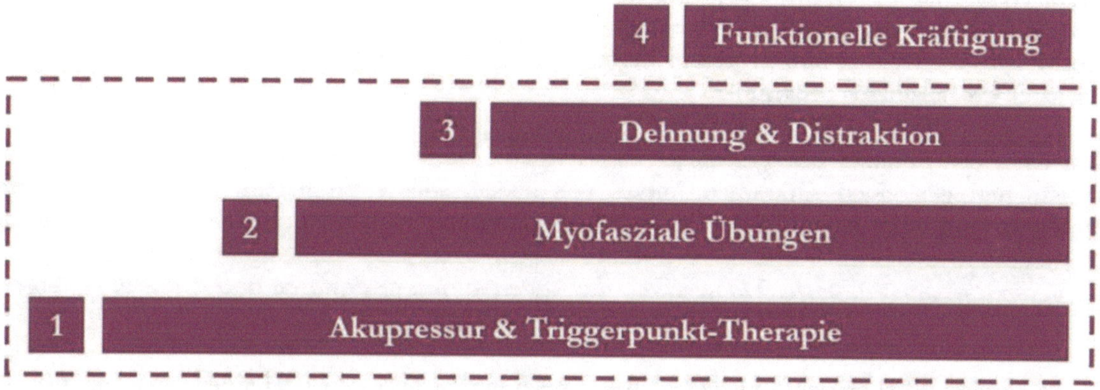

Abbildung 1: Der Ansatz im Überblick

Entscheidend ist, dass es sich um einen systematischen Ansatz und somit um ein Gesamtkonzept handelt. Das Ziel ist die Optimierung der Regenerationsphasen zwischen den Trainingseinheiten und damit schlussendlich die Leistungssteigerung durch Effizienzgewinne. Um dies zu gewährleisten, muss jedoch das gesamte neuromyofasziale System einbezogen werden – also nicht nur die Muskulatur, sondern ebenfalls die faszialen Strukturen und Nerven.

Was bedeutet das konkret? Auf der ersten Stufe gilt es, akute Verspannungen oder Triggerpunkte zu lösen. Ob die Technik nun Akupressur, Triggerpunkt-Therapie oder Triggern genannt wird, spielt keine Rolle und mit etwaigen feinen Unterschieden werden wir uns nachfolgend nicht aufhalten. Interessant zu wissen ist, dass sich diese Methode in der Osteopathie, Physiotherapie sowie manuellen Therapie grundsätzlich überall wiederfindet.

Den Kern bildet das punktuelle Lösen akuter Verspannungen im Gewebe. Hierzu wird punktuell, langanhaltend und tief Druck auf die entsprechenden Körperstellen ausgeübt. Triggern geht daher deutlich über die Anwendung einer Faszienrolle hinaus. Es wird nicht lediglich an der Oberfläche gearbeitet. Vielmehr dringst du bei der Akupressur in die Tiefe des neuromyofaszialen Systems vor und beseitigst die tatsächliche Ursache des Problems an der Wurzel.

Therapeuten:innen nutzen hierfür ihren Daumen, Knöchel oder Ellenbogen. Alle, die bereits eine derartige Behandlung erfahren haben, werden dies sofort wiedererkennen. Mit einem entsprechenden Hilfsmittel kannst du jedoch das eigene Körpergewicht nutzen, um den erforderlichen Druck selbst aufzubringen. Da die relevanten Punkte in diesem Buch allesamt vorgestellt werden, kannst du dir anschließend häufig den Gang in die Praxis ersparen, sondern bequem von zu Hause aus deine Beschwerden beseitigen. Entscheidend ist es, die richtigen Punkte zu kennen, am Ball zu bleiben und nicht lediglich auf der ersten Stufe zu verharren!

Um im obigen Bild zu bleiben: Die Akupressur liefert einen Impuls von außen, um den bestehenden Teufelskreis der sich ausbreitenden Überlastungen zu durchbrechen. Die Fähigkeit des Organismus zur Selbstheilung wird wiederhergestellt.

Anschließend folgen myofasziale Übungen und Dehnungen. Derart erreichen wir eine Kombination aus punktuell und flächig wirkenden Techniken, welche sich ergänzen und gemeinsam für die bestmögliche Beseitigung von Verspannungen sorgen. Das Gewebe bleibt geschmeidig.

Der Einbezug von leichten Distraktionen spricht darüber hinaus die Gelenkkapsel an. Somit ist gewährleistet, dass alle relevanten Strukturen Berücksichtigung finden. Und keine Angst vor dem Wort Distraktion. Dies hört sich zu Beginn schlimmer an als es ist – keine Sorge.

Den Abschluss bildet die funktionelle Kräftigung zur Beseitigung von muskulären Ungleichgewichten, die sich im Zeitverlauf auf Grund von Verspannungen und Triggerpunkten eingeschlichen haben. Diese Stufe sorgt dafür, dass du nicht rückfällig wirst und die Beschwerden langfristig und nachhaltig beseitigt werden. Als funktionell wird das Krafttraining in diesem Zusammenhang bezeichnet, weil erneut die sportartenspezifische Biomechanik des Triathlons bedacht ist.

Den Kern des Ansatzes bildet demnach das Triggern. Diese Methode liefert am schnellsten spürbare Ergebnisse und gibt einen wirksamen Impuls von außen, sodass ein bereits bestehender Teufelskreis durchbrochen wird. Aber der gesamte Ansatz ist wichtig, um langfristig das Versprechen des Buches zu erleben:

Verspannungen dauerhaft loswerden, die Regeneration optimieren und dadurch die eigene Leistung spürbar steigern.

Damit du dieses Ziel erreichst, gliedert sich das Buch in drei Teile. Zu Beginn legen wir die theoretische Basis. Anschließend folgt der Anwendungsteil. Am Ende finden sich einige zusätzliche Inhalte zur schnelleren Orientierung, die vor allem das ad-hoc Hinzuziehen des Buches bei Beschwerden erleichtern.

Die Vermittlung des Hintergrundwissens ist durchaus umfassend, damit du Ursache und Wirkung nachvollziehen kannst. Aus der eigenen Erfahrung und der täglichen Zusammenarbeit mit Athleten:innen aus verschiedenen Ausdauersportarten hat sich gezeigt, dass nachhaltige Verhaltensänderungen ausschließlich erfolgen, wenn das "Warum" vollkommen und abschließend geklärt ist. Nur wer versteht, warum etwas zu tun ist, passt das eigene Verhalten tatsächlich an.

Wie auch im Triathlontraining selbst ist der lange Weg in der Regel derjenige zum Erfolg. Wundermittel gibt es auch zum Loswerden von Verspannungen keine. Am Ende musst du selbst aktiv werden. Aber nach der Lektüre dieses Buches weißt du ganz genau was zu tun ist, sodass du selbstbestimmt trainieren kannst.

Bereits in dieser Unabhängigkeit liegt ein großer Vorteil verborgen, weshalb sich das Ausprobieren des hier vorgestellten Ansatzes lohnt. Alleine das Gefühl, selbst handlungsfähig zu sein, entfaltet eine nachweisbare psychische Wirkung. Gemäß Gautschi hilft bereits dieser Effekt beim Stressabbau und wirkt sich positiv auf die Beseitigung von Verspannungen und Triggerpunkten aus.

Daher werden zu Beginn des Parts Hintergrundwissen folgende Fragen beantwortet:

⇒ Wie machen sich Verspannungen, muskuläre Verhärtungen sowie Triggerpunkte eigentlich bemerkbar und worum genau handelt es sich dabei?
⇒ Wie wirkt die Akupressur respektive Triggerpunkt-Therapie?
⇒ Wie funktionieren die weiteren Bestandteile des hier vorgestellten Ansatzes?
⇒ Wie ist der Ansatz in den Kontext Muskeln, fasziale Strukturen, Nerven eingebettet?
⇒ Und vor allem: In welchem Zusammenhang steht das Ganze zur Biomechanik im Triathlon?

Anschließend gibt der Anwendungsteil konkrete Handlungsempfehlungen, um Verspannungen in häufig betroffenen Körperregionen zu beseitigen. Der gesamte Körper wird betrachtet – vom Nacken bis hinab zu den Füßen. Detaillierte Abbildungen der relevanten Triggerpunkte – also jener Körperstellen, welche mittels Akupressur bearbeitet werden – sowie die Darstellung der Referred Pain Gebiete machen ersichtlich, dass die Ursache des Problems und der Ort des Schmerzempfindens häufig auseinanderfallen. Dies gewährleistet, dass du trotz dieser erschwerenden Problematik deine Beschwerden zielgerichtet und eigenständig beseitigen kannst.

Neben der Darstellung der Akupressur sind stets konkrete Übungen zur Durchführung der weiteren Stufen des systematischen Ansatzes enthalten. Alles bebildert und zusätzlich mit einer online abrufbaren Videoanleitung versehen.

Bevor wir nun in die Materie eintauchen, noch einige Hinweise zur besseren Orientierung. Das Buch ist nicht unbedingt für die Lektüre in einem Rutsch gedacht, wenngleich es natürlich möglich ist. Dafür ist das Thema tendenziell zu komplex und die Ausführungen zu detailliert. Vielmehr wirst du das Buch wahrscheinlich immer mal wieder zur Hand nehmen – ganz besonders, wenn die Beschwerden akut werden. Die Gliederung und der Aufbau des Buches sorgen dafür, dass du problemlos einzelne Abschnitte separat voneinander lesen kannst.

Der Anwendungsteil steht daher für sich. Bei Bedarf kannst du direkt mit der Eigenbehandlung starten, ohne dass zwingend der gesamte Theorieteil vorab gelesen werden muss. Um dies zu ermöglichen, beinhaltet der Anwendungsteil die grundlegenden Hintergründe, reduziert diese jedoch in ihrer Komplexität.

Die inhaltliche Gliederung richtet sich nach den verschiedenen Körperregionen. Du wirst im Laufe der Zeit dieses Buch sicherlich immer wieder zur Hand nehmen, wenn sich ein Zwicken oder Unbehagen einstellt. Einfach bei der zugehörigen Körperregion aufschlagen, nachlesen, Verspannung lösen und Problem beheben.

Bei den zugehörigen Übungsanleitungen findet sich stets ein QR Code am Seitenrand. Dieser bringt dich direkt zu einer kurzen Videoanleitung. Einfach die Kamera des Smartphones darauf richten und dem Link folgen. So gelangst du direkt zum Video und kannst die korrekte Übungsausführung nachvollziehen.

Darüber hinaus machen die drei Piktogramme sofort erkenntlich, welche Sportart die akuten Verspannungen in einer bestimmten Region tendenziell auslöst.

Im Gegensatz hierzu geht der vorangestellte Theorieteil über das notwendige Maß hinaus. Immerhin handelt es sich um eine erweiterte Ausgabe. Die drei Deep Dive Kapitel zur Anatomie, den faszialen Strukturen und dem Nervensystem gehen, wie der Name schon sagt, sehr in die Tiefe. Allerdings veranschaulicht dies besonders eindrucksvoll, weshalb der hier vorgestellte Ansatz funktioniert. Nach der Lektüre der Deep Dive Kapitel kannst du die grundlegenden Zusammenhänge des menschlichen Organismus in Bezug auf Muskeln, Faszien und Nerven durchdringen und dieses Wissen mit den triathlonspezifischen Besonderheiten in Einklang bringen.

Damit du nicht den Überblick verlierst, erleichtern eine Vielzahl an Randnotizen den Lesefluss und führen dir das Wesentliche nochmals vor Augen. Dort finden sich grundlegende Begriffsbestimmungen sowie Hinweise und Querverweise innerhalb des Buches. Darüber hinaus sind die Kernaussagen als MERKE! Box prägnant hervorgehoben. Um das Nachschlagen zu erleichtern, enthält der dritte Part des Buches alle notwendigen Verzeichnisse. Die einzelnen Übungen, Triggerpunkte etc. lassen sich so im Handumdrehen wiederfinden. Ebenso sind die wichtigsten Begrifflichkeiten im Glossar nochmals kurz zusammengefasst.

Viel Spaß beim Lesen, Ursachen aufspüren, Verspannungen lösen und vor allem – dem Erleben der vollen Leistungsfähigkeit im Wettkampf und im Alltag!

Stefan Barth

HINTERGRUNDWISSEN

AKTIVE UND LATENTE TRIGGERPUNKTE

Hinweis

Bei akuten Beschwerden kann die Lektüre auch direkt im Anwendungsteil auf S. 115 begonnen werden.

Bevor sich der Beseitigung von Verspannungen im Allgemeinen und Triggerpunkten im Speziellen gewidmet werden kann, gilt es eine grundlegende Vorstellung der Problematik zu erlangen sowie ein gemeinsames Verständnis der verwendeten Begriffe aufzubauen.

Gemäß Rondinelli sind bis zu 15 % aller routinemäßigen Klinikbesuche – also ohne Einbezug von Unfällen oder Ähnlichem – die Folge von Schmerzen am weichen Bindegewebe. Daher sind Triggerpunkte ein intensiv wissenschaftlich erforschtes Themenfeld innerhalb der neuromuskuloskeletalen Medizin. Wenngleich dies zuweilen erst seit einigen Jahren wieder modern wird und in der klassischen Schulmedizin vermehrt Eingang findet.

Unterstützt wird dieser Prozess sicherlich durch das vermehrte Aufkommen an praktischen Hilfsmitteln zur Eigenbehandlung von Triggerpunkten. So ist nicht mehr zwingend der Gang in die Physiotherapie- oder Osteopathie-Praxis erforderlich, sondern eine vergleichbare Behandlung ist bequem zu Hause möglich.

Aber was genau sind nun Triggerpunkte und wie entstehen diese?

Definition Triggerpunkte

Triggerpunkt

- ⇒ ertastbare Verhärtung
- ⇒ gesteigerte Sensibilität
- ⇒ Schmerz bei Druckausübung
- ⇒ Schmerz bei starker Dehnung

Ohne wissenschaftlich tiefer ins Detail zu gehen, sind Triggerpunkte lokale Verhärtungen im Muskel oder Gewebe. Der Bereich ist folglich gut abgrenzbar und häufig als Knoten oder Strang leicht aufzuspüren. Triggerpunkte unterscheiden sich sodann hinsichtlich ihrer Druckempfindlichkeit. Zuweilen entsteht ein Schmerz lediglich, wenn Druck auf den Punkt ausgeübt wird. In akuteren Fällen kann es jedoch ebenso zu einer andauernden – also chronischen – Schmerzausstrahlung kommen.

Betrachten wir das Phänomen Triggerpunkt nun etwas detaillierter. Ein entscheidendes Merkmal von Triggerpunkten ist ein energetisches Ungleichgewicht. Eigentlich besteht in dem betroffenen Bereich des Muskels ein erhöhter Bedarf an Energie. Auf Grund der lokalen Verhärtung wird die Blutzirkulation jedoch eingeschränkt.

Da das Blut eine wichtige Transportfunktion im menschlichen Organismus wahrnimmt, kommt es in der Folge zu einem Mangel an Sauerstoff und Energie im Bereich des Triggerpunkts. Dieser lokale Sauerstoffmangel wird als Hypoxie bezeichnet.

Der pH-Wert des Blutes steigt an, sodass ein saures Milieu entsteht. Zugleich erhöht sich die Konzentration von verschiedenen neuronalen Botenstoffen wie etwa Substanz P und CGRP, wodurch die Schmerzwahrnehmung und Empfindlichkeit beeinflusst werden.

Das Vorhandensein von Triggerpunkten lässt sich daher unter anderem an biochemischen Parametern festmachen.

Andererseits können Triggerpunkte ebenso bei Autopsien mit dazugehöriger Gewebeuntersuchung anhand der optischen Merkmale identifiziert werden. Es zeigt sich ein deutlich kompakteres Bild der Muskelfasern. Dabei ist ersichtlich, dass die einzelnen kontraktilen Bestandteile der Muskelfaser – namentlich die Aktin- und Myosinfilamente – im angespannten Zustand verharren und sich nicht mehr lösen. Der Muskel befindet sich in diesem Bereich in einem Zustand der permanenten Anspannung.

Hypoxie

Lokaler Sauerstoffmangel

Substanz P – "Pain"

Neurotransmitter und Entzündungsmediator, welcher sowohl die Schmerzübertragung als auch Schmerzempfindung beeinflusst.

CGRP

Calcitonin Gene-Related Peptide Neurotransmitter, der die Kommunikation der Synapsen im peripheren und zentralen Nervensystem beeinflusst.

Die biochemischen Anpassungen sowie die Veränderung der optischen Merkmale der Muskelfasern verdeutlichen bereits, dass Triggerpunkte ein komplexes Phänomen darstellen. Daher ist in der Literatur derzeit noch nicht abschließend geklärt wie Triggerpunkte exakt entstehen. Insbesondere ist unklar, ob der Prozess zentral durch die Beeinflussung des Nervensystems und anschließender Anpassungsvorgänge an den Muskelspindeln oder vielmehr durch mechanische Veränderungen in der Peripherie in Gang gesetzt wird.

Deshalb wird aktuell in der Literatur die integrative Hypothese verfolgt, welche Bestandteile beider Theorien kombiniert. Es werden sowohl zentrale als auch periphere potentielle Auslöser berücksichtigt. Ebenso wird anerkannt, dass sich zentrale und periphere Effekte gegenseitig beeinflussen und somit in einer Wechselwirkung zueinander stehen.

Entstehung von Triggerpunkten

Entsprechend herrschen zwei Theorien vor, welche nachfolgend beide kurz beleuchtet werden. In beiden Fällen können eine Vielzahl an Ursachen initial zur Entstehung von Triggerpunkten beitragen. Der primäre Unterschied ist die Reihenfolge der Ausbreitung.

Da dieses Buch nicht den Anspruch hat eine medizinische Abhandlung darzustellen, sondern vielmehr einen Leitfaden für das Lösen von akuten Verspannungen und Triggerpunkten für zu Hause an die Hand geben soll, sind die Theorien stark vereinfacht dargestellt. Insbesondere wird darauf verzichtet, ganz in die Tiefe der Biochemie abzutauchen. Ebenso wird die Nomenklatur zuweilen vereinfacht, um die Komplexität nicht unnötig zu erhöhen – beispielsweise indem die Begrifflichkeiten akute Verspannungen und Triggerpunkte zum Teil synonym verwendet werden.

Die periphere Theorie sieht die Ursache in mechanischen Anpassungen innerhalb der Muskulatur. Diese Veränderungen in der Beschaffenheit und Funktionsweise der Muskeln wiederum wirken sich auf das allgemeine Stressempfinden und somit auf das zentrale Nervensystem aus. Die Bildung von Triggerpunkten wird weiter begünstigt und setzt eine Art Teufelskreis in Gang.

In der zentralen Theorie hingegen wird in der Umgestaltung der biochemischen Botenstoffe und deren Auswirkung auf die Nozizeptoren sowie das zentrale Nervensystem der Auslöser gesehen. Anschließend breitet sich der Effekt in die Peripherie – also die Muskulatur – aus und sorgt ebenfalls für die Entstehung eines Teufelskreises.

Folgende Ursachen lösen typischerweise die Bildung von Triggerpunkten aus:

⇒ chronische oder akute Überlastungen,
⇒ direktes Trauma (Gewalteinwirkung von außen),
⇒ akute Überdehnung,
⇒ psychische Faktoren,
⇒ bereits vorhandene Triggerpunkte in (z.T. weit entfernten) anderen Körperregionen,
⇒ allgemein schlechter Gesundheits- und Trainingszustand,
⇒ Nährstoffmangel,
⇒ Sensibilitätsstörungen,
⇒ externe Faktoren wie Kälte, Nässe, Durchzug.

Periphere Theorie

Sarkomere
Ermöglichen das Anspannen der Muskelfasern und setzen sich aus den kontraktilen Proteinen Aktin und Myosin zusammen.

Der peripheren Theorie zufolge resultieren Triggerpunkte in der Regel aus Überlastungen oder auch Traumata, welche die Muskulatur überdehnen. So entsteht in der Kernzone des Triggerpunkts eine maximale Verhärtung, da die Myosin- und Aktinfilamente stark angenähert sind. Denn die Anspannung des Muskels wird durch das parallele aneinander Vorbeigleiten der Aktin- und Myosinfilamente innerhalb der Muskelfaser ermöglicht. Die Sarkomere verkürzen sich folglich, wobei die einzelnen Filamente in ihrer Länge unbeeinflusst bleiben. Durch die Annäherung der Sarkomere kommt es jedoch insgesamt zu einer Verkürzung des angespannten Muskels.

Der Aufbau der einzelnen Muskelfaser mit ihren Bestandteilen kann der nachfolgenden Abbildung entnommen werden.

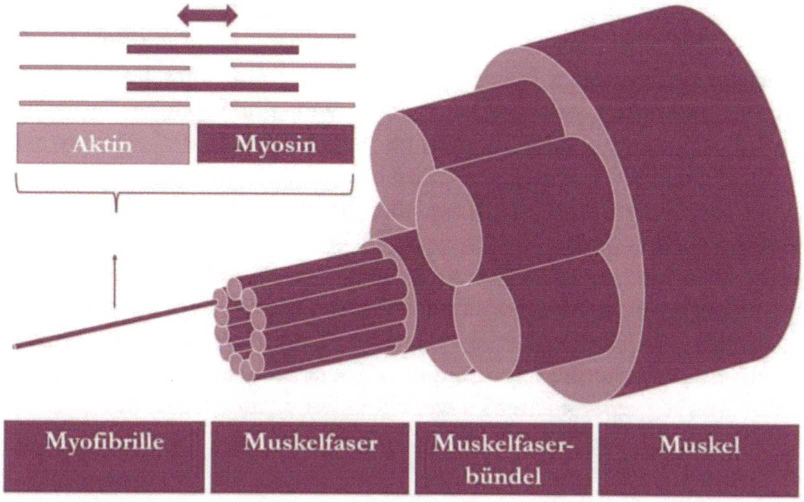

Abbildung 2: Aufbau Muskelfaser

Kommt es nun lokal in einem abgrenzbaren Bereich des Muskels zu einer äußerst starken Annäherung dieser Aktin- und Myosinfilamente, welche sich darüber hinaus nicht von selbst wieder auflöst, so werden die angrenzenden Sarkomere gleichzeitig überdehnt. Denn diese müssen sich entsprechend an die Längenänderung des sich wieder entspannenden Muskels insgesamt anpassen.

Es entsteht eine Zone innerhalb des Muskels, die nicht ausreichend mit Sauerstoff versorgt wird. Daraus resultiert wiederum eine Mangelversorgung mit ATP und somit Energie.

Auf Grund des Energiemangels kann sich die Muskulatur nach der Anspannung nicht wieder vollständig entspannen. Die einzelnen Aktin- und Myosinfilamente trennen sich nicht voneinander. Es kommt zur Entstehung der sogenannten Rigorkomplexe – also fest miteinander verbundenen Aktin- und Myosinfilamenten. Daher führt die Bildung eines Triggerpunkts unweigerlich zu einer Verkürzung der Muskelfasern, in welchen sich der Triggerpunkt befindet.

Entgegen der allgemeinen Erwartung wird ebenso für das Entspannen der Muskulatur Energie in Form von ATP benötigt. In diesem Zusammenhang ist auch von der "Weichmacherwirkung" des ATP die Rede. Es sorgt für das Auflösen der Annäherung der Aktin- und Myosinfilamente. Die Entspannung der Muskulatur ist folglich kein rein passiver Vorgang.

Die nun bestehenden Triggerpunkte wirken sich vielfältig auf den Körper aus. Der Transfer von Energie zwischen verschiedenen Körperregionen ist gestört. Die Koordination sowohl zwischen einzelnen Muskeln als auch im Muskel selbst wird beeinträchtigt – also die inter- und intramuskuläre Koordination. Die Empfindlichkeit gegenüber Druckschmerzen steigt an.

ATP – Adenosintriphosphat

Hauptenergiespeicher innerhalb der Zellen.

Rigorkomplex

Verhärtung im Muskel auf Grund dauerhaft verbundener Aktin- und Myosinfilamente.

MERKE!

Auch für die Entspannung der Muskulatur wird Energie benötigt.

Sympathikus

Teil des autonomen Nervensystems, der bei gefühlten Belastungen von außen aktiviert wird. Er bedingt den "fight or flight" Reflex.

Parasympathikus

Ebenfalls dem autonomen Nervensystem zugehörig, allerdings vor allem für die Regeneration zuständig.

Noradrenalin

Neurotransmitter, welcher die Blutgefäße verengt, somit den Blutdruck erhöht und die Nozizeptoren stimuliert.

All diese Veränderungen infolge der Triggerpunkte stellen einen Stressor für den Organismus dar. In der Konsequenz erhöht sich die Aktivität des zentralen Nervensystems. Denn wird unter hohem Stress oder Angst gelitten, steigt die Aktivität des Sympathikus, einem Bestandteil des unwillkürlichen oder autonomen Nervensystems. Er reguliert zum Beispiel die Herz- und Atemfrequenz sowie den Blutdruck.

In der Folge wird die Ausschüttung von Noradrenalin angeregt, welches wiederum die Nozizeptoren in der Peripherie weiter stimuliert und noch schmerzempfindlicher macht. Es entsteht ein Teufelskreis. Triggerpunkte erzeugen myofasziale Schmerzen. Diese wiederum erhöhen, wie dargestellt, die Empfindlichkeit gegenüber generellen Schmerzen, sodass in der Folge weitere Triggerpunkte schneller entstehen und bereits bestehende Triggerpunkte nur schwer eliminiert werden können.

Zentrale Theorie

Wird der zentralen Theorie zur Entstehung von Triggerpunkten gefolgt, kehrt sich der Zusammenhang zwischen Ursache und Wirkung mehr oder weniger um.

Die initiale Entstehung der Triggerpunkte leitet sich folglich aus den zentral wirkenden Parametern ab, sodass Stress und die damit einhergehenden biochemischen Anpassungen durch das zentrale Nervensystem im Mittelpunkt dieser Theorie stehen.

An kleinen Kindern lässt sich der Ursprungsgedanke sehr gut veranschaulichen und nachvollziehen. Kinder reagieren noch ungefiltert auf starke Emotionen und daher auch auf Stress. Dieser wird dabei durch starke positive oder negative Emotionen begleitet.

Bei Kindern lässt sich nun gut beobachten, dass Stress mit einem starken Bewegungsdrang einhergeht. Ist ein Kind wütend, macht sich dies durch körperliche Aktivität bemerkbar. Sei es das Aufstampfen, das Wegrennen, das Hauen oder eine sonstige Form der Bewegung. Das Gleiche gilt für positive Emotionen. Überschwängliche Freude wird ebenso durch eine Steigerung der körperlichen Aktivität begleitet. Das großzügig beschenkte Kind bleibt nicht einfach sitzen und bedankt sich. Vielmehr wird es, im wahrsten Sinne des Wortes, Luftsprünge machen.

Als Erwachsene hingegen lernen wir unsere Emotionen zu kontrollieren. Damit einher geht die Kontrolle des Bewegungsdrangs. Grundsätzlich ist dieser Drang, Bewegung als Ventil für Emotionen zu nutzen, allerdings immer noch vorhanden. Daher muss die Muskulatur aktiv werden, um den spontanen Bewegungsimpuls zu unterdrücken. Es entstehen folglich Spannungsmuster. Diese wiederum sorgen dafür, dass der Körper verspannt, wenn ein hohes Maß an Stress, Angst oder Verunsicherung vorherrscht.

Um auch diese Theorie zumindest kurz aus wissenschaftlicher Perspektive zu betrachten, tauchen wir etwas tiefer in die biochemischen Anpassungsvorgänge und deren Auswirkungen auf das Nervensystem ein.

Bereits bei latenten Triggerpunkten – also solchen, die nur zu spüren sind, wenn ganz bewusst Druck auf diese Punkte ausgeübt wird – lässt sich eine erhöhte Konzentration an nozizeptiven Substanzen feststellen. Dies ist somit ein Indiz dafür, dass bereits vor der Entwicklung von schmerzhaften aktiven Triggerpunkten vermehrt Stimuli an das zentrale Nervensystem weitergeleitet werden. Folglich steigt bereits zu diesem Zeitpunkt die Empfindlichkeit gegenüber Schmerzen an.

Konkret handelt es sich um Substanz P und CGRP. Bei beiden ist die Konzentration rund um einen aktiven Triggerpunkt am höchsten. Jedoch liegt sie auch bei latenten Triggerpunkten noch deutlich über dem normalen Niveau im vollkommen entspannten Muskel respektive Gewebe.

Die erhöhte Konzentration an Schmerz- und Entzündungsmediatoren führt zu einem Anstieg der Nozizeptoren und somit ebenfalls zu einem Anstieg der Nervenendigungen. Diesen Anstieg konnten Ge et al. im entzündeten Gewebe nachweisen. In diesem Bereich werden dann vermehrt Schmerzsignale gesendet und die Schmerzsensibilität nimmt lokal zu.

Insbesondere der Anstieg von CGRP – als Regulator zur Neurotransmission an die zentralen und peripheren Synapsen – erhöht die Anzahl an oberflächlichen Rezeptoren auf den Zellmembranen in der Nähe der motorischen Endplatten. In der Folge erhöht sich die Frequenz, mit welcher sich die Sarkomere zusammenziehen.

Es entsteht analog zur peripheren Theorie eine Energiekrise und damit einhergehende Verhärtungen, da nicht genügend ATP zur Lösung der Muskelkontraktion verfügbar ist. Metabolische Nebenstoffe sammeln sich daraufhin an, die auf Grund der mangelnden Durchblutung nicht zeitnah abtransportiert werden können. Ihre Konzentration erhöht sich, was wiederum die nozizeptiven Reize weiter verstärkt und die Schmerzempfindlichkeit und Schmerzwahrnehmung ebenso steigert.

Diese Theorie erklärt daher ebenfalls, weshalb der Schwellenwert – ab dem Druck als unangenehm empfunden wird – vom Normalzustand, über latente Triggerpunkte, bis hin zu aktiven Triggerpunkten zunimmt. Latente Triggerpunkte sind demnach mehr als nur die Vorboten aktiver Triggerpunkte. Die veränderte chemische Konzentration von Botenstoffen in der Nähe des Triggerpunkts legt nahe, dass bereits im latenten Zustand motorische Effekte ausgelöst werden.

In einer Studie von Lucas wurden deshalb bereits bei lediglich latenten Triggerpunkten signifikante Auswirkungen auf die Muskulatur nachgewiesen. Die zeitliche Abfolge der muskulären Aktivierung wird beeinflusst. Weiterhin verändert sich durch das Vorhandensein latenter Triggerpunkte die intermuskuläre Koordination und demzufolge das Zusammenspiel verschiedener Muskeln zueinander. Es kommt zu einer erhöhten Variabilität im Zeitpunkt der Aktivierung der einzelnen Muskeln. Und zwar nicht nur im vom Triggerpunkt direkt betroffenen Muskel, sondern auch in anderen an der Bewegung beteiligten Akteuren.

Gleichzeitig konnte in dieser Studie nachgewiesen werden, dass die Eliminierung der latenten Triggerpunkte mittels Akupressur – oder Triggerpunkt-Therapie – den Effekt auf die Muskelaktivierung beseitigte.

Aktive Triggerpunkte

- ⇒ Verursachen auch bei Ruhe oder physiologischer Bewegung Schmerzen.
- ⇒ Druck oder Dehnung erhöhen den Schmerz.

Latente Triggerpunkte

- ⇒ Überempfindliche Stelle, die bei Ruhe oder physiologischer Belastung aber keine Schmerzen verursacht.
- ⇒ Sind klinisch stumm.
- ⇒ Erst der Druck löst Schmerz aus.

Nach der Behandlung mittels Akupressur ließen sich im Vergleich zur Kontrollgruppe keine Unterschiede im Hinblick auf den Zeitpunkt der Aktivierung der an der Bewegung beteiligten Muskeln mehr feststellen.

Diese sowohl zentral als auch peripher wirkende Sensibilisierung scheint ein wichtiger Auslöser der Schmerzwahnehmung im Zusammenhang mit chronischen muskuloskeletalen Krankheiten zu sein. Die im Zeitverlauf immer weiter voranschreitende Sensibilisierung in Bezug auf Schmerzen lässt akute zu chronischen Schmerzen werden. Dabei ist zu beachten, dass Schmerz und dessen Empfindung respektive Wahrnehmung äußerst individuell hinsichtlich Intensität und Dauer sind. Klinische Studien sind daher schwer zu deuten und zu vergleichen. Folglich sind die neurobiologischen Mechanismen bei muskulären Schmerzen immer noch relativ wenig erforscht.

Eigenschaften von Triggerpunkten

Nachdem nun zwei potentielle Theorien zur Entstehung von Triggerpunkten erläutert wurden, fassen wir die wesentlichen Eigenschaften sowohl von aktiven als auch latenten Triggerpunkten nochmals prägnant zusammen:

- ⇒ tastbare lokale Verhärtung,
- ⇒ erhöhte Sensibilität,
- ⇒ Druck löst Schmerzen aus,
- ⇒ Dehnung löst Schmerzen aus,
- ⇒ biochemische Anpassungen,
- ⇒ z.T. Schmerzausstrahlung in entfernte Körperregionen,
- ⇒ z.T. bereits Schmerzen bei physiologischen Bewegungen oder gar im Ruhezustand,
- ⇒ z.T. erst Schmerzen bei unphysiologischen Bewegungen,
- ⇒ z.T. werden Funktionsstörungen ausgelöst.

Dass sich Triggerpunkte auf das biochemische Milieu auswirken und daher anhand vorhandener Botenstoffe zum Teil messbar sind, ist bereits angeklungen. Ebenso, dass die mechanischen Auswirkungen auf die Muskulatur bei einer Autopsie des Gewebes identifiziert werden können.

Allerdings kann die Auswirkung von Triggerpunkten auf die mechanischen Eigenschaften des Muskels mittlerweile visuell sichtbar gemacht werden, ohne die Intaktheit des Muskels zu beeinträchtigen.

Hierzu wird eine Vibration am Muskel erzeugt und anschließend gemessen, wie schnell sich die Vibrationswellen im Gewebe ausbreiten. Dabei konnte festgestellt werden, dass Muskeln mit aktiven Triggerpunkten wesentlich steifer sind als normale.

Auswirkungen von Triggerpunkten

Analog zu den Eigenschaften von Triggerpunkten lässt sich eine Vielzahl an negativen Auswirkungen ausmachen. Werden sich diese vor Augen geführt, so ist schnell ersichtlich, weshalb das dauerhafte Leben mit akuten Verspannungen und einer Vielzahl an Triggerpunkten nicht empfehlenswert ist. Zugleich wird deutlich, warum insbesondere Athleten:innen im Ausdauersport vom zielgerichteten Umgang mit Triggerpunkten profitieren. Und das gleich unter einer Fülle an Aspekten.

1. schnellere Ermüdung und muskuläre Überlastung

Muskeln, in denen Triggerpunkte vorhanden sind, ermüden schneller. Dies zeigten beispielsweise Arendt-Nielsen und Graven-Nielsen in einer Studie, in welcher muskuloskeletale Schmerzen durch eine Infusion künstlich ausgelöst wurden.

Während der isometrischen Belastung konnte die verminderte muskuläre Aktivität des betroffenen Muskels per EMG gemessen werden. Gleichzeitig konnte aufgezeigt werden, dass der betroffene Muskel im Ruhezustand weiterhin aktiv ist. Normalerweise sollte die Muskulatur hingegen vollständig entspannt sein, sodass keine Aktivität per EMG festgestellt werden kann. Der Muskel ist also in eigentlichen Phasen der Ruhe und Erholung zu stark aktiv, wohingegen er in Phasen der Aktivität und Bewegung nicht seine volle Kraft entfalten kann.

Isometrische Belastung

Der Muskel wird angespannt, wobei die einzelnen Muskelfasern in ihrer Länge konstant bleiben.

Konzentrische Belastung

Der Muskel wird angespannt, wobei die einzelnen Muskelfasern sich zusammenziehen.

Neben dem direkt betroffenen Muskel wurde in dieser Studie ebenfalls die Aktivität der synergistischen Muskulatur beobachtet. Hier ließ sich nun ein Kompensationsmuster feststellen. Die Aktivität der synergistischen Muskeln ist messbar erhöht. Denn die Bewegungsdurchführung erfordert ein gewisses Maß an absoluter Arbeit, die erbracht werden muss.

Ist nun der primäre Muskel für diese Bewegung – der sogenannte Agonist oder Spieler – eingeschränkt, muss die Bewegung stärker durch die sekundäre und somit synergistisch wirkende Muskulatur unterstützt werden. In Summe kann so die gleiche absolute Arbeit verrichtet werden.

Dabei besteht allerdings die Gefahr, dass nun die sekundäre Muskulatur schneller überlastet und sich die Problematik auf zuvor nicht betroffene Körperregionen ausbreitet.

Agonist – Spieler

Muskel, der eine zielgerichtete Bewegung ermöglicht.

Antagonist – Gegenspieler

Stellt die Ausgangsposition wieder her.

Ein ähnlicher Effekt wurde bei konzentrischen Anspannungen und somit in der Bewegungsphase festgestellt. Auch hier war die per EMG gemessene Aktivität des betroffenen Muskels während der Bewegungsausführung reduziert. Zugleich ließ sich jedoch eine erhöhte Aktivität in der Bewegungsphase beobachten, in welcher der Gegenspieler – der Antagonist – aktiv war. Erneut zeigt sich ein verändertes Zusammenspiel der verschiedenen Muskeln auf Grund des Vorhandenseins von Triggerpunkten.

Durch die erhöhte muskuläre Aktivität in der Bewegungsphase des Gegenspielers wird der Bewegungsumfang eingeschränkt. Darüber hinaus muss ein stärkerer Widerstand überwunden werden, wenn die Bewegung dennoch ausgeführt werden soll. Auch dies trägt zur schnelleren Ermüdung der betroffenen Muskulatur bei.

2. reduzierte Bewegungsreichweite

Damit ist die zweite Auswirkung von akuten Verspannungen und Triggerpunkten bereits angesprochen – eine Einschränkung in der Bewegungsreichweite der Gelenke und somit einer verminderten Beweglichkeit.

Wie dargestellt, folgt die Reduktion des Bewegungsumfangs zum Teil aus einer Anpassung hinsichtlich der Muskelaktivierung während der Bewegung. Der Gegenspieler ist verstärkt aktiv, sodass höhere Widerstände zu überwinden sind, wenn die Bewegungsreichweite vollständig ausgeschöpft werden soll.

Allerdings lässt sich der Effekt der eingeschränkten Beweglichkeit ebenso aus den beiden Theorien zur Entstehung von Triggerpunkten herleiten.

Im Kern des Triggerpunkts sind die Sarkomere dauerhaft angenähert, da die Aktin- und Myosinfilamente auf Grund der vorherrschenden Energiekrise nicht voneinander gelöst werden können. Deshalb verkürzen sich in diesem Bereich die betroffenen Muskelfasern. Da der Muskel in seiner Länge insgesamt jedoch grundsätzlich fix ist – denn seine Lage im muskuloskeletalen System bleibt unverändert – müssen benachbarte Muskelfasern diesen Längenverlust ausgleichen. Diese sind in der Folge überdehnt, was zu einer mangelhaften Durchblutung und den zugehörigen negativen Begleiterscheinungen führt.

Hartspannstränge

Entstehen, wenn Triggerpunkte zur Verkürzung einer Vielzahl an Muskelfasern innerhalb eines Muskels führen.

Es kommt zur Entstehung der sogenannten Hartspannstränge, wenn mehr und mehr Muskelfasern innerhalb eines Muskels verkürzen. Diese sind ähnlich wie ein aktiver Triggerpunkt gut als lokale Verhärtung oder Verspannung zu ertasten.

Diese Hartspannstränge wiederum sorgen für eine Einschränkung der Dehnungsfähigkeit des betroffenen Muskels. Folglich reduziert sich ebenfalls die Bewegungsreichweite und die Endstellung der Gelenke kann nicht vollständig ausgeschöpft werden.

Zugleich tragen die nozizeptiven Anpassungen im biochemischen Milieu als Reaktion auf die Triggerpunkte zur Minderung der Beweglichkeit bei. Wie bereits dargestellt, erhöht sich die Anzahl der nozizeptiven Mediatoren und Botenstoffe. Die Schmerzwahrnehmung wird sensibilisiert und die Empfindlichkeit gegenüber Schmerzen steigt an.

Werden die Hartspannstränge nun durch ein starkes Bewegungsausmaß unter eine Dehnungsspannung gesetzt, stellt dies eine mechanische Stimulierung dar. Die biochemischen Anpassungen wiederum setzen den Grenzwert, ab welchem der Körper Schmerzsignale sendet, herab. Folglich wird dieser Grenzwert bei einer Bewegung, welche die Hartspannstränge dehnt, frühzeitiger überschritten. Wird der Schmerz zu stark, wird die Bewegung abgebrochen.

Die Bewegungsreichweite ist somit eingeschränkt, da wir tendenziell versuchen schmerzhafte Bewegungen zu vermeiden.

3. gestörte intramuskuläre Koordination

Triggerpunkte und Hartspannstränge beeinflussen die mechanischen Eigenschaften der Muskulatur. Insbesondere kommt es zu einer Verkürzung einzelner Muskelfasern. Soll der betroffene Muskel nun Kraft aufbringen, um eine bestimmte Bewegung zu erzeugen, ist die Aktivierung der Muskelfasern beeinträchtigt.

intramuskuläre Koordination

Zusammenspiel einzelner Muskelfasern innerhalb eines Muskels.

Es können nicht mehr alle Muskelfasern innerhalb des Muskels rekrutiert werden. Denn ein Teil der Fasern befindet sich in einem Zustand der permanenten Anspannung auf Grund der Energiekrise. Folglich verteilt sich die zu verrichtende Arbeit auf eine geringere Anzahl an Muskelfasern und damit auf einen kleineren Querschnitt des Muskels.

Die intramuskuläre Koordination – also die zielgerichtete Anspannung einzelner Muskelfasern innerhalb eines Muskels – ist beeinträchtigt und verhindert die optimale Kraftentfaltung sowie Beweglichkeit der Muskulatur.

4. gestörte intermuskuläre Koordination

Bezieht sich die intramuskuläre Koordination auf die optimale Anspannung verschiedener Muskelfasern innerhalb eines Muskels, so wird unter der intermuskulären Koordination die aufeinander abgestimmte Anspannung mehrerer Muskeln verstanden, die gemeinsam einen bestimmten Bewegungsablauf ermöglichen. Darunter fallen daher die primär für die Bewegung verantwortlichen Muskeln, deren Synergisten zur Unterstützung des Bewegungsablaufs und deren Antagonisten, welche die Bewegung hemmen und somit zur Kontrolle des Bewegungsausmaßes beitragen.

intermuskuläre Koordination

Zusammenspiel verschiedener Muskeln bei der Bewegungsausführung.

Dass akute Verspannungen und Triggerpunkte das Zusammenspiel der verschiedenen Muskeln untereinander beeinträchtigen, ist bereits bei den Ausführungen zur schnelleren Ermüdung und muskulären Überlastung sowie der reduzierten Bewegungsreichweite deutlich geworden. Betroffene Muskeln sind während der Bewegung weniger aktiv. Zugleich können sie in Phasen der Inaktivität nicht vollständig entspannen, weshalb sie insgesamt schneller ermüden und weniger Kraft aufbringen können. Diesen Kraftverlust müssen synergistisch wirkende Muskeln kompensieren, sodass sich das Zusammenspiel dieser Muskeln verändert.

Des Weiteren steigt die Aktivität in den Phasen des Gegenspielers an. Derart wird die Bewegungsreichweite eingeschränkt, um potentiell schmerzhafte Bewegungen – auf Grund der herabgesetzten Schwellenwerte für das Schmerzempfinden – zu vermeiden.

Insgesamt ist also die gesamte Koordination zwischen den verschiedenen an einer Bewegung beteiligten Muskeln beeinträchtigt. Es sind sowohl die primären Muskeln als auch deren Synergisten und Antagonisten betroffen.

5. sekundäre Triggerpunkte

Die nächste negative Auswirkung ergibt sich als logische Schlussfolgerung aus den bereits erörterten Aspekten. Zugleich bildet sie eine Kernaussage ab, weshalb auch lediglich latent vorhandene Triggerpunkte einen maßgeblichen Einfluss auf das gesamte Bewegungsbild entfalten.

Triggerpunkte führen zur schnelleren Ermüdung einzelner betroffener Muskeln. Damit die Bewegung dennoch wie gewünscht ausgeführt werden kann, übernehmen synergistische Muskeln einen vermehrten Anteil der Arbeit. Eigentlich sollen diese Muskeln die Bewegung jedoch lediglich unterstützen. Bedingt durch ihre Lage sind sie in der Regel weniger gut geeignet, um die Hauptlast der Bewegung zu tragen.

Beispielsweise übernehmen kleine Gesäßmuskeln, wie etwa der birnenförmige Muskel – besser bekannt als m. piriformis – die Stabilisierung der Hüfte und des Beckens, sofern die primären Stabilisatoren (die Muskulatur des Bauchs und des unteren Rückens) auf Grund einer Abschwächung in Folge von Triggerpunkten nicht mehr dazu in der Lage sind.

Die Gesäßmuskulatur ist jedoch grundsätzlich nicht zur Stabilisierung, sondern vielmehr zur Mobilisierung geeignet. Denn für die Erzeugung von Stabilität ist es erforderlich, dass die Muskulatur über eine lange Zeit, dafür aber bei geringer Intensität, aktiv ist. Für diese Aufgabe befindet sich die Gesäßmuskulatur nun in einer physiologisch ungünstigen Ausgangslage.

MERKE!

Je tiefer ein Muskel liegt, desto besser kann er die Körperstabilität erhöhen.

Sie sitzt deutlich weiter vom Zentrum des Körpers entfernt als die tief liegende Muskulatur des Bauchs und des Rückens. Folglich wirkt ein längerer Hebelarm und die Muskeln überlasten schneller, wenn sie permanent durch ihre Anspannung die Körperstabilität aufrechterhalten sollen.

Neben der verstärkten Aktivität der unterstützenden Muskulatur ist bereits bekannt, dass ebenfalls die Gegenspieler vermehrt aktiviert werden, sofern Triggerpunkte vorliegen. Ursächlich hierfür ist vor allem die Auswirkung der Verspannungen auf die Nozizeptoren und damit auf das zentrale Nervensystem sowie damit einhergehend die Schmerzempfindlichkeit. Der Körper schränkt die Bewegungsreichweite ein und sorgt dafür, dass potentiell schmerzhafte Bewegungen vermieden werden.

Im Umkehrschluss bedeutet dies, dass höhere Widerstände überwunden werden müssen, um das Bewegungsausmaß dennoch voll auszuschöpfen. Immerhin muss der Spieler den verstärkten Widerstand des Gegenspielers bewältigen, damit die gewünschte Bewegung vollendet werden kann. Dies stellt erneut eine unphysiologische und ungewohnte Belastung der Muskulatur dar.

Sekundärer Triggerpunkt

Entsteht als Folge eines primären Triggerpunkts durch eine Überlastung entlang der kinetischen Kette.

Zusammenfassend können wir feststellen, dass sowohl Spieler als auch Gegenspieler und Synergisten einer unphysiologischen Belastung ausgesetzt sind. Das Vorhandensein von Triggerpunkten führt daher zur Entwicklung weiterer – sekundärer – Triggerpunkte. Diese enstehen entlang der kinetischen Kette, welche die Bewegung ermöglicht.

Erneut ergibt sich das Potential zur Entstehung eines Teufelskreises. Ist erst einmal ein aktiver Triggerpunkt vorhanden, schränkt er andere Muskeln ein. Es kommt zu Überlastungen bei den anderen Muskeln, die versuchen kompensatorisch einzugreifen. Die Gefahr der Bildung sekundärer Triggerpunkte steigt.

Im Ergebnis führt unter anderem diese Systematik der Kompensation und anschließenden Überlastung zum Phänomen des sogenannten "Referred Pain". Mehr dazu folgt im weiteren Verlauf des Buches. Der grundsätzliche Kerngedanke dahinter ist jedoch, dass der Schmerz nicht unbedingt in derselben Körperregion auftritt, in welcher die Schmerzursache zu finden ist.

Referred Pain

Schmerzursache und die Körperregion des Schmerzempfindens fallen räumlich auseinander. Der Schmerz breitet sich aus.

Die Gefahr der Bildung von sekundären Triggerpunkten und die daraus folgende Ausbreitung der Verspannungen auf andere Körperregionen verdeutlicht das enorme Potential der Eliminierung von Triggerpunkten – und zwar noch bevor diese zu einem ernsthaften Problem geworden sind. Denn die Konsequenz des Nichthandelns und Ignorierens kann schnell eine ausufernde Bildung von weiteren Triggerpunkten und damit einhergehenden Schmerzen im gesamten Bewegungsapparat sein.

6. gestörter Transfer elastischer Energie

Eine weitere negative Konsequenz von Triggerpunkten ist eine Störung im Transfer von elastischer Energie, welcher normalerweise durch die Faszien und Sehnen ermöglicht wird.

Hinweis

An dieser Stelle sei kurz angemerkt, dass im weiteren Verlauf des Buches noch tiefer auf die faszialen Strukturen eingegangen wird. Da bereits die Definition von Faszien sehr komplex ist und erschwerenderweise in der Literatur nicht immer eine einheitliche Definition verwendet wird, ist diesem Thema ein separates Kapitel gewidmet. Denn zum Verständnis, wie sich kinetische Ketten im Körper aufbauen, weshalb es das Problem der Referred Pain gibt und wie primäre und sekundäre Triggerpunkte zusammenhängen, sind die faszialen Strukturen essenziell.

Erneut wird auf die Qualität der Muskelkraft abgestellt. Tatsächlich ist diese tendenziell sogar wichtiger als die Maximalkraft. Es kommt folglich auf den richtigen Zeitpunkt der Anspannung und auf die richtige Dosierung an. Nur so kann das Zusammenspiel der Muskeln untereinander optimal aufeinander abgestimmt werden.

Energiesparende Bewegungsabläufe sind daher maßgeblich abhängig vom perfekten Zusammenspiel aus Muskeln und der sie umgebenden faszialen Strukturen. Ist nun ein Triggerpunkt im Muskelgewebe vorhanden oder besteht eine Störung entlang der Sehne – welche Teil der faszialen Strukturen ist – so wird die optimale Interaktion verhindert. Es kommt zu einem Leistungsverlust für die Bewegung respektive die Bewegung erfordert mehr Energie.

Der Nachteil für Athleten:innen liegt auf der Hand. Gerade die Reduktion der energetischen Kosten pro zurückgelegter Distanz ist das höchste Gut, das es im Ausdauersport zu optimieren gilt.

Liegt eine Störung in den faszialen Strukturen vor, können diese ihre Eigenschaft als elastischen Energiespeicher nicht wahrnehmen. Die fehlende Energie muss stattdessen von der Muskulatur aufgebracht werden. Die Gefahr der Überlastung und Entstehung von weiteren Triggerpunkten und Verhärtungen steigt.

Was kann nun konkret eine derartige Störung der faszialen Strukturen sein? Dabei kann es sich zum Beispiel um eine Mangelversorgung mit Sauerstoff handeln. Grundsätzlich regeneriert sich das Bindegewebe zwischen den Muskeln verhältnismäßig schnell. Innerhalb eines Zeitraums von zwei bis zehn Tagen kann es sich neu bilden. Mangelt es jedoch an Sauerstoff, so verlängert sich die erforderliche Zeit zur Neubildung der Zellen erheblich. Das Bindegewebe verliert seine Elastizität und es kommt zu Schädigungen der Kollagenfasern.

Um die Stabilität des Bindegewebes dennoch aufrechtzuerhalten, wird ein Kompensationsmechanismus ausgelöst. Zwischen den kollagenen Fasern bilden sich sogenannte Crosslinks.

Crosslinks

Querverbindungen innerhalb des faszialen Gewebes, um dem Stabilitätsverlust bei Schädigungen der Kollagenfasern entgegenzuwirken.

Dadurch wird die Dehnungsfähigkeit des Bindegewebes jedoch weiter reduziert. Derartige Crosslinks können sich in Muskelfaszien bilden aber auch im kollagenen Gewebe zwischen den Muskeln und im kollagenen Gewebe des Muskels selbst. Darüber hinaus kann es zu Verklebungen – sogenannten Adhäsionen – zwischen den Faszien benachbarter Muskeln kommen.

Hyaluronsäure

Schmiermittel, welches das geschmeidige Gleiten einzelner Muskelfasern gewährleistet.

Weiterhin können Densifikationen auf Grund einer Störung in der Produktion von Hyaluronsäure entstehen. Hyaluronsäure fungiert im Körper als eine Art Schmiermittel und erleichtert das Gleiten der einzelnen Muskelfasern, indem die Reibung zwischen diesen reduziert wird. In der Folge von Überlastungen der Muskulatur oder bei traumatischen Verletzungen – wie beispielsweise einem Muskelfaserriss – wird die Produktion von Hyaluronsäure exzessiv angeregt.

Daraufhin sammelt sich diese an, sodass die Viskosität steigt. Folglich geht die schmierende Eigenschaft allerdings verloren und die Funktion als Gleitmittel kann nicht mehr wahrgenommen werden.

Es kommt zu Densifikationen in der Faszie und die Muskelfasern können nicht mehr ungehindert und frei gleiten. Es entsteht das typische Gefühl der Steifigkeit, die Bewegungsreichweite lässt nach und das Bewegen im Allgemeinen fällt schwerer.

Ist hingegen ein Triggerpunkt im Muskel vorhanden, beeinträchtigt dieser die Funktion der faszialen Anteile. Nun können die Bewegungsabläufe nicht mehr optimal aufeinander abgestimmt werden. Es kann weniger elastische Energie transferiert und genutzt werden. Erneut muss dies durch den Muskel kompensiert werden, weshalb die Gefahr der Überlastung besteht.

MERKE!

Faszien und Muskeln stehen in einer Wechselwirkung zueinander. Daher können Verhärtungen in der Muskulatur und in den faszialen Strukturen einen Teufelskreis in Gang setzen.

Deshalb entsteht auch an dieser Stelle ein Teufelskreis, wenn irgendwo innerhalb der faszialen Strukturen oder der Muskeln selbst eine Störung vorliegt. Fasziendysfunktionen und Triggerpunkte in der Muskulatur bedingen sich also gegenseitig. Und beeinflussen wiederum gemeinsam die motorischen Fertigkeiten. Folglich können sowohl Störungen in den faszialen Strukturen als auch Triggerpunkte in der Muskulatur zu Dysfunktionen des Bewegungssystems führen.

7. Fehlbelastungen und Irritationen der Gelenke

Die bisher dargestellten Auswirkungen von akuten Verspannungen und Triggerpunkten beschränkten sich auf die Muskulatur beziehungsweise das sie umgebende Bindegewebe und die faszialen Strukturen. Allerdings kann sich ebenso eine verstärkte Belastung der Gelenke in der Form von Fehlbelastungen und Irritationen einstellen.

Die Ursachen hierfür sind im Grunde allesamt bereits in den vorherigen Unterpunkten beleuchtet worden. Da der Bezugspunkt mit den Gelenken nun jedoch ein anderer ist, soll dies zumindest in gekürzter

Form an dieser Stelle separat dargestellt werden.

Die Triggerpunkte und daraus entstehenden Hartspannstränge stören die Koordination der einzelnen Muskelfasern und Muskelfaserbündel im selbigen Muskel (intramuskuläre Koordination), aber auch das Zusammenspiel verschiedener Muskeln (intermuskuläre Koordination). In der Folge reduziert sich die Bewegungsreichweite und die Bewegungsfähigkeit wird eingeschränkt.

Durch die mangelnde Bewegung im Gelenk wird weniger Gelenkflüssigkeit in der Gelenkhaut hergestellt. Dies führt wiederum zu einer eingeschränkten Versorgung des Gelenkknorpels, wodurch dieser spröde werden kann. Das Gelenk verliert also an Funktionalität, wobei sich die Einschränkung in Härtefällen bis hin zur Arthrose entwickeln kann.

Des Weiteren können die Hartspannstränge den Druck auf die intramuskulären Blutgefäße erhöhen, wodurch es zu lokalen Durchblutungsstörungen kommen kann. Die mangelnde Durchblutung wiederum schränkt die Versorgung der betroffenen Körperregionen ein. Dadurch können Irritationen am Gelenk hervorgerufen werden.

Die nachfolgende Übersicht fasst die wesentlichen negativen Folgen von Triggerpunkten nochmals kurz zusammen:

⇒ Ermüdung tritt schneller ein,
⇒ muskuläre Überlastung,
⇒ reduzierte Bewegungsreichweite,
⇒ gestörte intramuskuläre Koordination,
⇒ gestörte intermuskuläre Koordination,
⇒ Entstehung sekundärer Triggerpunkte entlang der kinetischen Kette,
⇒ gestörter Transfer elastischer Energie,
⇒ Fehlbelastungen und Irritationen der Gelenke.

Abschließend können wir somit konstatieren, dass sich akute Verspannungen und Triggerpunkte sowohl auf die motorischen als auch die koordinativen Fähigkeiten auswirken. Die Aktivierung der Muskulatur wird beeinflusst, deren Erholung verlangsamt und die Ermüdung beschleunigt. Im Ergebnis kommt es zu einer Störung der normalen Bewegungsabläufe und das energetische Optimum wird verlassen.

Daraus ergibt sich nun bereits die Herleitung des hier vorgestellten systematischen Ansatzes im Umgang mit Triggerpunkten und die Beantwortung der Frage, weshalb die Eliminierung von Triggerpunkten stets den ersten Schritt darstellt.

MERKE!

Übungen zur Kräftigung sind immer erst dann sinnvoll, wenn zuvor aktive Triggerpunkte in den Zielmuskeln beseitigt wurden.

Zwar ist die gezielte Stärkung vernachlässigter Muskeln ein Schlüssel zum langfristigen Erfolg und der Beseitigung muskulärer Dysbalancen, allerdings ist ein Krafttraining immer erst dann sinnvoll, wenn zuvor aktive Triggerpunkte eliminiert wurden. Wird hingegen direkt mit dem Versuch der Kräftigung begonnen, sind die synergistischen und antagonistischen

Muskeln rasch überlastet. Denn, wie zuvor dargestellt, müssen größere Widerstände überwunden werden und das Training erfolgt aus einer unphysiologischen Ausgangslage mit atypischen Bewegungsmustern und Kompensationshaltungen.

In der Folge steigt das Risiko, dass durch das Krafttraining neue sekundäre Triggerpunkte entstehen und es nicht gelingt aus den Fehlhaltungen nachhaltig auszubrechen. Im Gegenteil, es besteht gar die Gefahr, dass mittelfristig neue Problemfelder geschaffen werden und sich das Phänomen der "Referred Pain" einstellt.

"Cinderella" Hypothese

Bevor im nächsten Kapitel endlich erläutert wird, wie Triggerpunkte mittels Akupressur, Triggerpunkt-Therapie oder umgangssprachlich einfach dem Triggern eliminiert werden können, wird noch kurz die sogenannte "Cinderella" Hypothese angerissen. Diese veranschaulicht eindrucksvoll, weshalb das Vorhandensein von akuten Verspannungen und Triggerpunkten ein allgemeines Problem ist – und insbesondere durch die Arbeitsgewohnheiten der modernen Gesellschaft weiter befeuert wird.

Gemäß der Cinderella Hypothese sind insbesondere jene Muskelfasern für die Bildung von Triggerpunkten anfällig, welche bei statischen – also den isometrischen – Muskelbelastungen rekrutiert werden. Dabei handelt es sich vor allem um die Typ I Muskelfasern, die in diesem Kontext auch als Cinderella Fasern bezeichnet werden.

Diese zeichnen sich dadurch aus, dass sie relativ langsam ermüden, allerdings ebenfalls weniger schnell anspannen können. Sie sind daher besonders gut geeignet, um im Ausdauerbereich und für Aufgaben der Stabilisierung genutzt zu werden.

Typ I Muskelfasern

Werden im Ausdauerbereich rekrutiert. Sie ermüden langsam, können allerdings nicht schnell anspannen.

Typ II Muskelfasern

Spannen sehr schnell an, ermüden jedoch ebenso schnell.

Ist nun eine permanente Anspannung gewisser Muskeln erforderlich, kommt es zur energetischen Überlastung. Solche Muskelfasern sind daher besonders anfällig für muskuläre Schädigungen und Calcium-Dysregulierungen. Sie sind damit prädisponiert für die Entwicklung von Triggerpunkten.

Die Überlastung der Cinderella Fasern liefert die Erklärung, weshalb so viele Menschen an Triggerpunkten und Verspannungen im Bereich des Nackens leiden, wenn viel Zeit am Schreibtisch und insbesondere am Laptop oder Computer verbracht wird.

Digitales Arbeiten zeichnet sich durch ein hohes Maß an Konzentration aus. Die physische Anstrengung hingegen tritt in den Hintergrund. Allerdings erfordert das Arbeiten am Computer niederschwellige statische Anspannungen der Muskulatur. Die Muskeln können daher in dieser Zeit nahezu nie vollständig entspannen, sondern behalten stets einen gewissen Grundtonus an Anspannung – und dies in einer isometrischen Kontraktion.

Vor allem die Dauerhaftigkeit der Anspannung wird mittlerweile als Risiko zur Entwicklung von Verspannungen und Triggerpunkten gesehen, wenngleich die absolute Anstrengung gering bleibt. Ist man in den 1970er

Jahren noch davon ausgegangen, dass der Mensch 15 % seiner maximal aufbringbaren Muskelkraft für eine nahezu unbegrenzte Zeit aufrechterhalten kann, so wird mittlerweile vermutet, dass bereits Belastungen im Bereich von fünf bis 15 % auf Dauer Probleme verursachen können.

Des Weiteren erfordert das digitale Arbeiten neben der kontinuierlichen muskulären Belastung ein hohes Maß an Konzentration und mentaler Verarbeitungsfähigkeit. Visuelle Informationen müssen schnell verarbeitet werden und es verbleibt oftmals nur wenig Zeit für die Reaktion. Derzeit ist noch größtenteils unklar, inwieweit diese mentale Komponente sich auch auf das muskuläre System auswirkt und gegebenenfalls physische Symptome auslöst.

Neuere Studien geben jedoch Hinweise, dass mental schwierig zu bewältigende Aufgaben die muskuläre Ko-Aktivität und die Dauer der muskulären Aktivität erhöhen. Dies wiederum spricht für eine schnellere Ermüdung der Muskulatur. Denn diese ist nicht nur länger aktiv, sondern muss ebenso größere Widerstände überwinden, da durch die verstärkte Ko-Aktivität der Gegenspieler ebenfalls aktiviert ist und somit erst durch den Agonisten überwunden werden muss.

Hoyle et al. konnten in einer Studie eindrucksvoll aufzeigen, wie schnell Triggerpunkte während der Computerarbeit im Bereich des Nackens entstehen. Bereits nach einer Stunde des kontinuierlichen Tippens am Laptop oder Computer entstanden in dieser Studie Triggerpunkte. Diese sind in ihren Augen damit eine potentielle Erklärung für die Beschwerden bei länger anhaltender digitaler Arbeit.

MERKE!

Bereits 60 Minuten Tippen am Computer können zu Triggerpunkten an den Cinderella Fasern im Nacken führen. Regelmäßige Pausen und Wechsel der Position am Arbeitsplatz lohnen sich also.

Bereits nach lediglich 30 Minuten Tippen am Computer konnte per EMG die Entstehung von Triggerpunkten im oberen Kapuzenmuskel festgestellt werden. Steigern sich die visuellen Ansprüche der Arbeit, so beschleunigte sich die Entwicklung von Triggerpunkten weiter.

Interessant bei dem hier gewählten Aufbau des Experiments ist vor allem, dass alle vorhandenen Triggerpunkte vor der Arbeitsaufgabe gelöst wurden. Anschließend wurde 60 Minuten am Computer getippt und die muskuläre Anspannung per EMG gemessen. Dabei wurde das Experiment unter verschiedenen Umweltzuständen wiederholt. Variiert wurde das Ausmaß an visuellem Stress und die Arbeitsplatzergonomie. Die visuelle Belastung wurde über die Auflösung des Monitors und die verwendete Schriftgröße beeinflusst.

Bemerkenswert ist nun, dass selbst bei ergonomisch optimierten Arbeitsplätzen und einer geringen visuellen Belastung die zuvor eliminierten Triggerpunkte innerhalb der kurzen Frist von 60 Minuten zu einem gewissen Grad zurückkamen.

Im Ergebnis kann somit festgehalten werden, dass sich auch psychische beziehungsweise mentale Belastungen auf die Muskulatur auswirken und die Entwicklung von Triggerpunkten begünstigen. Neben den hier betrachteten visuellen Reizen fallen darunter ebenso die Qualität des Schlafs sowie die allgemeine mentale Verfassung.

AKUPRESSUR UND TRIGGERPUNKT-THERAPIE

Der Ansatz im Überblick

1. Akupressur | Triggern
2. Myofasziale Übungen
3. Dehnung & Distraktion
4. Funktionelle Kräftigung

Was genau Triggerpunkte nun eigentlich sind, wie sie aus "normalen" Verspannungen heraus entstehen, was sie unterscheidet und wie sie sich auf unseren Körper auswirken, ist nun hinreichend bekannt. Damit können wir zu der wirklich spannenden Frage kommen: Wie werden wir sie wieder los?

Daher drehen sich dieses und die folgenden drei Kapitel vollständig um den in der Einleitung bereits grob skizzierten systematischen Ansatz zur nachhaltigen, zielgerichteten sowie zeitsparenden Beseitigung von akuten Verspannungen und Triggerpunkten für Athleten:innen.

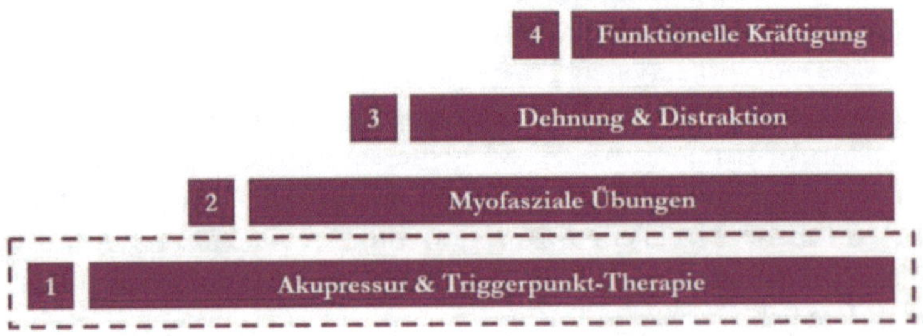

Abbildung 3: Der Ansatz – Stufe 1

Auf der ersten Stufe gilt es aktive Triggerpunkte zu beseitigen, um dem Körper mit einem Impuls von außen zu helfen, aus bestehenden und im Laufe der Zeit dysfunktional gewordenen Bewegungsmustern auszubrechen.

Definition Akupressur | Triggerpunkt-Therapie

Das Mittel der Wahl wird als Akupressur oder Triggerpunkt-Therapie bezeichnet. Wobei die Nomenklatur zum Teil nicht eindeutig voneinander abgrenzbar ist. Die hier vorgestellte Technik wird ebenso von Physiotherapeuten:innen oder Osteopathen:innen im Rahmen der manuellen Therapie oder der faszialen Manipulation angewendet.

Akupressur

Behandlung von Triggerpunkten mittels punktuellem, langanhaltendem und in der Tiefe wirkenden Drucks auf Muskeln und Faszien.

Der Wortstamm gibt bereits einen Einblick in die Funktionsweise – es geht um die Ausübung von Druck. Dieser wird punktuell auf eine Region mit einem Triggerpunkt ausgeübt. Ziel ist es, diesen zu lösen und somit die normalen Eigenschaften von Muskeln und Faszien wiederherzustellen.

Daher wird der Druck über einen längeren Zeitraum ausgeübt und wirkt in der Tiefe. Hierin liegt zum Beispiel ein entscheidender Unterschied zur Anwendung einer Faszienrolle, welche lediglich an der Oberfläche genutzt wird.

Bei der Fremdbehandlung wird der Druck in der Regel mit den Fingern, den Knöcheln oder auch dem Ellenbogen aufgebracht. Dank vermehrt aufkommender Hilfsmittel wie den "Triggern" ist dieses Konzept mittlerweile sehr gut auf die Eigenbehandlung zu Hause übertragbar. In diesem Fall werden das eigene Körpergewicht und die Schwerkraft genutzt, um mittels der Trigger einen ausreichend starken Druck auf die betroffene Körperregion auszuüben.

Ziele der Akupressur

Die Ziele der Akupressur lassen sich sehr nahe an den zuvor erläuterten negativen Auswirkungen von Triggerpunkten festmachen. Da es sich durch die Bank weg, um nachteilige Anpassungen handelt, die unser Körper als Reaktion auf die akuten Verspannungen und Triggerpunkte in Gang setzt, gilt es, diese nach Möglichkeit wieder zu beseitigen, respektive zumindest zu reduzieren.

Die Anwendung von Akupressur soll daher den eigenen Körper bei dem Versuch unterstützen, aktive Triggerpunkte wieder in latente Triggerpunkte zu transformieren. Da es auf verschiedene Arten und somit schnell zu der Entwicklung eines Teufelskreises kommen kann, der dazu führt, dass sich die Anzahl der vorhandenen aktiven Triggerpunkte im Laufe der Zeit erhöht und sich somit Schmerzen und auch dysfunktionale Bewegungsmuster entlang ganzer kinetischer Ketten ausbreiten können, ist hierfür oftmals ein Impuls von außen notwendig.

MERKE!

Akupressur ist der erste Schritt zur Lösung akuter Verspannungen. Denn so wird ein Impuls von außen gesetzt, der den Teufelskreis aus mechanischen und nozizeptiven Anpassungen durchbrechen kann.

Genau dieser Impuls wird durch die Anwendung von Akupressur oder umgangssprachlich das "Triggern" gesetzt.

Die vorhandenen aktiven Triggerpunkte sollen im Rahmen dessen so weit desensibilisiert werden, dass bei normaler Belastung keine Schmerzen mehr auftreten. Dabei ist es nicht zwingend notwendig, darüber hinaus alle latenten Triggerpunkte zu beseitigen. Tatsächlich wäre dies auch ein sehr ambitioniertes und tendenziell nicht realistisch umsetzbares Vorhaben.

Ziel ist es, die Durchblutungsstörungen zu beseitigen und die Muskulatur wieder aufzudehnen, indem die auf Grund der vorherrschenden Energiekrise dauerhaft miteinander verbundenen Aktin- und Myosinfilamente voneinander gelöst werden.

MERKE!

Crosslinks beziehen sich auf Verhärtungen in den Faszien. Rigorkomplexe bezeichnen Verhärtungen in der Muskulatur.

Dabei beschränkt sich die Anwendung und Auswirkung nicht lediglich auf die Muskulatur selbst, sondern fasziale Strukturen werden ebenfalls einbezogen. Daher werden Crosslinks, Rigorkomplexe und Veränderungen am Bindegewebe – welche sich als Reaktion auf die andauernden Verspannungen ergeben haben – gelöst.

Die Anzahl der Schmerz- und Entzündungsmediatoren sinkt, sodass sich die Anzahl der Nozizeptoren reduziert. In der Folge lässt die Schmerzempfindlichkeit wieder nach und der Grenzwert zur Wahrnehmung von Schmerzen steigt auf sein ursprüngliches Niveau.

Schlussendlich können die einzelnen Muskelfasern innerhalb eines Muskels in ihrer Gesamtheit endlich vollumfänglich und optimal eingesetzt werden. Des Weiteren sind keine Ausgleichshandlungen von synergistischen Muskeln oder Antagonisten mehr nötig.

Sowohl die intramuskuläre Koordination als auch die intermuskuläre Koordination werden wiederhergestellt.

Neben der Anwendung der eigentlichen Akupressur gibt es eine Vielzahl an ergänzenden Maßnahmen, welche die Erfolgschancen insgesamt verbessern. Sie alle zielen auf die Beseitigung der prädisponierenden Faktoren bei der Entstehung neuer Triggerpunkte ab.

Sowohl die periphere als auch die zentrale Theorie zur Entstehung von Triggerpunkten verdeutlichen, dass stets ein Effekt auf das zentrale Nervensystem ausgelöst wird und Stress daher eine entscheidende Rolle bei der Entstehung von Triggerpunkten zukommt.

In der Tat werden die meisten dies als nicht sonderlich neue Erkenntnis empfinden. Aus der eigenen Erfahrung und Wahrnehmung lässt sich bereits intuitiv ein Zusammenhang zwischen allgemeinem Stress und der Enstehung von Verspannungen herstellen.

Damit die Erfolgschancen des Triggerns maximiert werden, ist es deshalb hilfreich, zugleich das allgemeine Stresslevel zu reduzieren. Oder dies zumindest zu versuchen. Dazu zählt bereits das Ausweiten bewusster Ruhephasen, die Verbesserung der Schlafqualität sowie die Ausdehnung der Schlafenszeiten.

Hinweis

Ausführliche Erläuterungen zur Biomechanik und deren Auswirkungen auf den Organismus finden sich in einem separaten Kapitel je Sportart.

Weiterhin gilt es, generell die Bewegungsabläufe zu verbessern. Wenn die Technik stimmt, reduziert sich die Belastung der Muskulatur. Folglich sinkt die Gefahr der Entstehung von Triggerpunkten – sowohl von latenten als auch von aktiven – und die Überlastung einzelner Muskeln wird vermieden beziehungsweise in intensiven Trainings- und Wettkampfsituationen hinausgezögert.

Konkrete Wirkungsmechanismen

Werfen wir nun einen Blick auf die konkreten Wirkungsmechanismen der Akupressur, indem wir uns wieder etwas mehr in eine wissenschaftliche Betrachtung wagen.

Zunächst wird bei der Akupressur ein sehr punktueller, langanhaltender und tiefer Druck ausgeübt. Somit findet eine starke Kompression des getriggerten Bereiches statt. Es kommt zu einer lokalen Ischämie – einer Durchblutungsstörung. Anschließend erfolgt als Reaktion jedoch eine Hyperämie – also das genaue Gegenteil – nämlich eine Überkompensation in der Durchblutung.

Ischämie

Lokale Durchblutungsstörung

Hyperämie

Überkompensation der Durchblutung

Während der Kompression werden Schadstoffe verdrängt. Durch die nachfolgende verstärkte Durchblutung wird der Stoffwechsel angeregt und die ausgepressten Schadstoffe können abtransportiert werden.

Des Weiteren bricht der ausgelöste Druck die entstandenen Crosslinks in den faszialen Strukturen und die Rigorkomplexe in den Muskeln auf. Gesundes Gewebe ist elastisch und kann dem Druck ausweichen, beziehungsweise es federt den Druck elastisch ab. An dem geschädigten Gewebe hingegen – also dort wo Crosslinks oder Rigorkomplexe bestehen – kommt es zu Zellrupturen. Die festen Verbindungen werden durchbrochen, wobei Myoglobin freigesetzt wird. Die Zerstörung beendet die permanente Anspannung und ebenso die damit einhergehende Energiekrise. Es kommt zur Entspannung des Hartspannstranges, in welchem sich der Triggerpunkt befand. Die Detonisierung wirkt sich daher flächig auf den gesamten Muskel aus, obwohl die Akupressur lediglich punktuell ausgeübt wird.

Da es sich grundsätzlich um eine Gewebeverletzung handelt, wird jedoch zugleich eine lokale Entzündungsreaktion hervorgerufen. Diese ist allerdings notwendig, damit der Heilungsprozess beginnen kann.

Die Wirkungsweise der Akupressur lässt sich mit einer typischen Schmerztablette vergleichen. Dies begründet sich erneut in der spezifischen Ausübung des Drucks, welcher punktuell, langanhaltend und tief ausgeübt wird.

MERKE!

punktuell → Schmerzlinderung
langanhaltend → Entspannung
tief → Bewegungsreichweite

Durch die punktuelle und damit lokal sehr begrenzte Ausübung des Drucks beim Triggern kommt es zur Schmerzlinderung. Der Druck überlagert den Schmerz, sodass die Nozizeptoren gehemmt werden und Schmerzlinderung eintritt.

Da der Druck über einen längeren Zeitraum aufrechterhalten wird, kommt es zu einer Hemmung des Sympathikus. Der Körper bekommt die Gelegenheit sich zu entspannen und das Stressempfinden lässt nach.

Weiterhin wirkt der Druck in der Tiefe. In Kombination mit der kleinen Körperfläche, welche getriggert wird, kann der Trigger bis in den Raum zwischen einzelnen Muskelfaserbündeln vordringen. Die Wirkung verstärkt sich somit, da in diesem Bereich die kapillare Dichte am höchsten ist und dort die sympathischen Nervenfasern innervieren. Die Fibroblasten werden stimuliert, sodass im Rahmen der Genexpression neue Hyaluronsäure – und somit Bindegewebsschmiere – produziert wird. In der Folge wird die Bewegungsreichweite wiederhergestellt.

Wirksamkeit von Akupressur

Da rund um das Thema Akupressur einiges an Spekulation und Gerüchten im Umlauf ist, soll an dieser Stelle noch kurz die Wirksamkeit von Akupressur herausgearbeitet, aber auch die Grenzen – zumindest die wissenschaftlich nicht einwandfrei widerlegten – aufgezeigt werden.

Die Auswirkung von Akupressur auf die Nozizeptoren ist ausgiebig untersucht. Im Muskelgewebe lässt sich nach dem Triggern eine signifikante Reduktion der Schmerz- und Entzündungsmediatoren (darunter Substanz P) feststellen. Ebenso steigt der pH-Wert an. Das Milieu wird weniger sauer, respektive es wird wieder basisch. Beide Effekte lassen sich bei Gewebeuntersuchungen aus Muskelbiopsien im Reagenzglas messen.

Die Sensibilität gegenüber Schmerzen kann folglich durch die Anwendung von Akupressur nachweislich reduziert werden.

Darüber hinaus zeigen klinische Studien auf, dass Funktionsstörungen erfolgreich durch Akupressur behoben werden können. Per EMG ist messbar, dass nach der Behandlung die Muster der Muskelaktivierung wieder normalisiert sind. Hervorzuheben ist die kombinierte Verwendung von oberflächlichen EMG Messungen mit intramuskulären EMG Messungen. Denn nur wenn auch intramuskulär die Aktivität der Muskulatur analysiert wird, lassen sich belastbare Aussagen hinsichtlich der Ermüdung des Muskels treffen.

In einer Studie von Ge et al. wurden ein oberflächliches EMG und ein intramuskuläres EMG verwendet, um latente Triggerpunkte im Kapuzenmuskel zu untersuchen. Auffällig war, dass Schmerzen bei Vorhandensein von Triggerpunkten deutlich stärker wahrgenommen wurden.

MERKE!

Muskeln mit latenten Triggerpunkten ermüden ca. 4-mal schneller.

Des Weiteren konnte festgestellt werden, dass Muskeln mit latenten Triggerpunkten wesentlich schneller ermüden. Die Entwicklung muskulärer Ermüdung verlief bei Muskeln mit latenten Triggerpunkten ungefähr vier mal schneller als bei unbetroffenen Muskeln. Ebenso kam es zügiger zur Überlastung der motorischen Einheiten nahe am Triggerpunkt. Der Zeitpunkt der Ermüdung lässt sich dabei mittels des intramuskulären EMGs feststellen. Sinkt die Frequenz, ist dies der Nachweis für das Nachlassen der Muskelaktivität.

Das oberflächliche EMG hingegen zeigte eine höhere Aktivität als im Normalfall ohne das Vorhandensein latenter Triggerpunkte. Dies verdeutlicht erneut, dass der Körper Kompensationsmuster anwendet, um die reduzierte Kraft im Muskel auszugleichen. Denn die Triggerpunkte verhindern, dass alle Muskelfasern optimal anspannen. Um dennoch die benötigte absolute Arbeit verrichten zu können, springen andere Muskeln kompensatorisch ein, sodass die Gefahr der Überlastung besteht. Tür und Tor zur Bildung neuer Verspannungen und Triggerpunkte sind geöffnet. Es entsteht ein Teufelskreis.

Daraufhin schlussfolgerten die Autoren:innen, dass die Eliminierung von latenten sowie das Deaktivieren von aktiven Triggerpunkten den Zeitpunkt der muskulären Ermüdung wirksam hinauszögert und die Gefahr der Überlastung verringert.

In einer klinischen Folgestudie wurden diese Erkenntnisse bestätigt. Erneut fanden oberflächliche und intramuskuläre Messungen mittels EMG statt. Diesmal mit dem Fokus durch Triggerpunkte veränderte Bewegungsmuster festzustellen und zu untersuchen, ob die Eliminierung der Triggerpunkte mit Hilfe von Akupressur auch die Bewegungsmuster normalisiert.

Vor diesem Hintergrund wurde die Abduktionsbewegung des Arms untersucht, wobei die primären Muskeln der Bewegung sowie deren Synergisten, welche die Bewegung unterstützen, näher betrachtet wurden.

Im Ergebnis konnte eine signifikant höhere Aktivität im Synergisten festgestellt werden, wenn ein latenter Triggerpunkt vorhanden war. Erneut stieg dadurch die Gefahr, im Zeitverlauf weitere Triggerpunkte zu entwickeln. Ebenso wurde konstituiert, dass latente Triggerpunkte dafür sorgen, dass sich die Muskulatur nicht vollständig und erst zeitverzögert entspannt. Darüber hinaus kann die feinmotorische Bewegungskontrolle eingeschränkt sein und während der Bewegung des Gelenks sind die Aktivierungsmuster zwischen den an der Bewegung beteiligten Muskeln gestört.

Auch hier kamen die Autoren:innen zu dem Fazit, dass die Behandlung latenter Triggerpunkte sowohl für gesunde als auch für Schmerzpatienten:innen empfehlenswert ist.

Die Auswirkungen von Verspannungen und Triggerpunkten auf allgemeine Bewegungsmuster lassen sich sowohl aus der theoretischen Herleitung als auch aus den beispielhaft betrachteten klinischen Studien sehr gut ableiten und nachvollziehen. Insbesondere die Auswirkung von veränderten Aktivitätsprofilen der einzelnen Muskeln auf Bewegungsabläufe sowie die damit im Zusammenhang stehende potentielle Überlastung von ungewohnt beanspruchten Muskeln scheint intuitiv. Schließlich kennen alle Athleten:innen das Phänomen, dass ungewohnte Belastungen schnell zu Muskelkater und Co. führen.

Kontraindikationen

Abschließend ist auf einige Kontraindikationen hinzuweisen. Also gesundheitliche Umstände, die gegen die Anwendung von Akupressur sprechen. Denn die damit einhergehende starke Kompression, welche darüber hinaus sehr punktuell und noch dazu langanhaltend wirkt, setzt den Körper einem gewissen Stress aus und kann zu zellulären Anpassungen und temporären Entzündungsreaktionen führen.

Unter keinen Umständen sollte getriggert werden, wenn Blutgerinnungsstörungen vorliegen oder aktuell eine Strahlenbehandlung durchgeführt wird beziehungsweise die letzte Bestrahlung weniger als zwölf Monate zurückliegt.

MERKE!

In keinem Fall triggern bei Blutgerinnungsstörungen oder Strahlenbehandlungen (aktuell oder in den letzten 12 Monaten).

Daneben gibt es einige relative Kontraindikationen. Hier ist daher erhöhte Vorsicht geboten und es ist situationsbedingt im Einzelfall zu entscheiden, ob eine Triggerpunkt-Therapie angebracht ist. Im

Zweifelsfall ist ärztlicher Rat oder eine Spezialistenmeinung einzuholen.

Bei instabilen Frakturen (Knochenbrüchen) und akuten Muskelverletzungen ist grundsätzlich nicht zu triggern. Benachbarte Regionen können allerdings bearbeitet werden, um beispielsweise sekundäre Triggerpunkte zu lösen.

Gleichermaßen sind entzündete Gebiete – die durch Wärme, Rötung oder Schwellung gekennzeichnet sind – nicht per Akupressur zu behandeln und im Falle einer Infektion sollte ebenfalls keine zusätzliche Entzündungsreaktion bewusst ausgelöst werden.

Ebenso ist erhöhte Vorsicht geboten, wenn leichte Blutgerinnungsstörungen, Zirkulationsstörungen oder Hautverletzungen respektive Hauterkrankungen vorliegen.

Weiterhin stellt Osteoporose eine relative Kontraindikation dar. Ob Akupressur angewendet werden kann oder nicht, hängt vom Schweregrad der Erkrankung ab und ist ärztlich abzuklären.

Darüber hinaus sind Gebiete mit bösartigen Tumoren bei der Akupressur auszusparen. Ansonsten besteht die Gefahr der zusätzlichen Metastasenbildung.

Untergliedert nach der Art des Krankheitsbildes sind die Kontraindikationen nachfolgend ausführlich aufgelistet:

Orthopädische Krankheitsbilder

- ⇒ direkt im Anschluss an einen operativen Eingriff
- ⇒ Frakturen (Knochenbrüche)
- ⇒ Transplantate
- ⇒ Arthritis
- ⇒ Bakerzyste
- ⇒ Gelenkentzündung
- ⇒ Kompartmentsyndrom
- ⇒ Morbus Sudeck
- ⇒ Osteoporose
- ⇒ Schleudertrauma

Internistische Krankheitsbilder

- ⇒ Infektionskrankheiten wie z.B. Lungenentzündungen
- ⇒ Herzkrankheiten wie z.B. Gefäßdurchblutungsstörungen, Herzinfarkte, Herzschwäche
- ⇒ Diabetes mellitus

Neurologische Krankheitsbilder

- ⇒ Multiple Sklerose
- ⇒ Paresen
- ⇒ Borreliose
- ⇒ Hirnhautentzündungen
- ⇒ Kinderlähmung
- ⇒ Knochenmarksentzündungen
- ⇒ Muskeldystrophie
- ⇒ Schwindel

Ebenso sollte in den ersten und letzten drei Monaten einer Schwangerschaft weder der Rücken noch der Fußbereich getriggert werden, damit keine Aktivierung von Reflexzonen stattfindet.

MYOFASZIALE ÜBUNGEN

Hinweis

Tiefergehendes Wissen rund um den Themenkomplex Faszien findet sich in einem separaten Kapitel.

Konkrete Übungen sind im Anwendungsteil erläutert.

Die zweite Stufe im hier vorgestellten systematischen Ansatz zur Reduktion von akuten Verspannungen und Triggerpunkten bilden die myofaszialen Übungen.

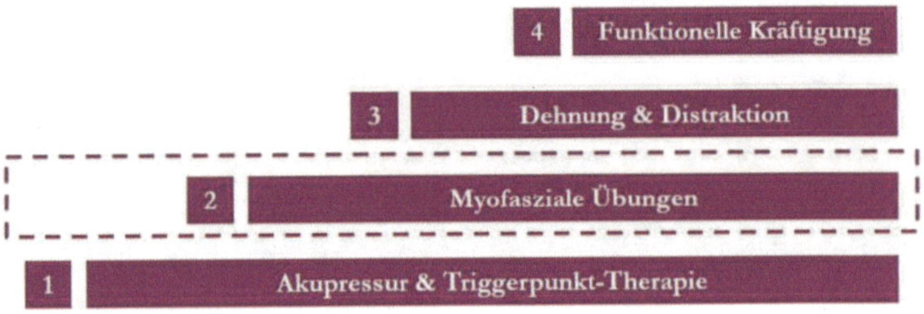

Abbildung 4: Der Ansatz – Stufe 2

Wie bereits kurz angedeutet, ist das ganze Themengebiet Faszien zuweilen schwer greifbar. Denn es ist durchaus komplex und darüber hinaus ein verhältnismäßig junges Forschungsfeld. Daher werden Definitionen nicht immer einheitlich verwendet, wodurch sich das Verständnis weiter erschwert.

Dieses Kapitel erläutert deshalb lediglich grob das Konzept von myofaszialen Übungen. Konkrete Übungsvorschläge finden sich zusammen mit einer Beschreibung der jeweiligen Wirkung und der angewendeten Logik im Anwendungsteil des Buches. Darüber hinaus gibt es jede Menge tiefergehendes Wissen rund um den Themenkomplex Faszien im zugehörigen "Deep Dive" Kapitel.

Ausführung

Im myofaszialen Training dreht sich alles um kombinierte Übungen zur Lösung von Verspannungen der Muskeln und der Faszien gleichermaßen.

Die Übungsausführung ist dabei stets rhythmischer Natur. Die Bewegungsausführung ist federnd und schwingend. So wird das Fasziengewebe zur Remodellierung angeregt. Die Übergänge in der Bewegung sind fließend. Richtungsänderungen erfolgen daher nicht abrupt, sondern es wird zuvor weich abgebremst und anschließend wieder weich beschleunigt.

Myofasziale Übungen

Lösen Verspannungen in Muskeln und Faszien zugleich, wobei sich die Verbindung über das fasziale System zunutze gemacht wird. Die Bewegungsausführung ist rhythmisch, federnd und schwingend. Sie zeichnet sich durch fließende Richtungsänderungen aus.

Gemäß Müller und Schleip kann sich das Kollagen bereits neu bilden, wenn die entsprechenden Übungen ein- bis zweimal pro Woche absolviert werden. Viel entscheidender als die Häufigkeit ist die Kontinuität. Das Training ist für mindestens sechs bis 24 Monate durchzuführen, damit sich nachhaltige und anhaltende Erfolge einstellen. Innerhalb eines Jahres erneuern sich ungefähr die Hälfte der vorhandenen Kollagenfasern vollständig und ersetzen die alten Fasern.

Wirkungsmechanismen

Die im weiteren Verlauf vorgestellten myofaszialen Techniken sind vor allem Behandlungen, welche den gesamten Bewegungsapparat berücksichtigen. Die Übungen nutzen insbesondere die Verknüpfungen verschiedener Körperregionen über das fasziale Netz, um dadurch die Verspannungen schneller zu lösen, als dies durch klassisches Dehnen allein möglich wäre.

Denn im Gegensatz zum Dehnen wird nicht lediglich ein Zielmuskel angesprochen, sondern die Übungen bearbeiten jeweils eine zusammenhängende myofasziale Einheit, Sequenz oder Spirale. Derart ist gewährleistet, dass alle an der Bewegung beteiligten Akteure gelockert werden. Gemäß einer Studie von Webb und Rajendran wird somit der Bewegungsradius der Gelenke nachweislich erhöht.

Faszien spielen nicht nur eine wesentliche Rolle bei der Körperwahrnehmung, sondern dienen ebenfalls der Übertragung der durch die Muskeln erzeugten Kräfte. Eine Veränderung der faszialen Gewebeeigenschaften führt daher zu einer Störung dieser Kraftübertragung und im Endeffekt zu einer geringeren Kraft- und Energieausbeute.

Vor allem verhindern verhärtete epimysiale Faszien eine korrekte Aktivierung der Muskelspindeln. Die Muskelkraft nimmt ab. Dabei führen sowohl lange als auch intensive Belastungen zur Steifigkeit der Muskulatur und der faszialen Strukturen.

Epimysiale Faszien

Umhüllen jeweils einen Muskel in seiner Gesamtheit.

Die myofaszialen Übungen fördern die benötigten lockeren Gewebeeigenschaften und sorgen damit für den Erhalt der maximalen Kraftausbeute. Sie eignen sich deshalb besonders gut zum Lösen akuter Verspannungen und schließen sich direkt an die Eliminierung von Triggerpunkten mittels Akupressur an.

Darüber hinaus sind sie ein gutes Mittel, um das schleichende Entstehen von Dysbalancen und Haltungsstörungen als Folge von sich etablierenden latenten Triggerpunkten zu verhindern. Denn ungleichmäßige und einseitige Belastung durch die vielen Trainingsstunden im Ausdauersport lösen oftmals fasziale Verhärtungen aus, da der Körper auf diese Art versucht, muskuläre Ungleichgewichte zu kompensieren. Durch die Verhärtung der Faszien rund um den Gegenspieler baut der Körper ein Gegengewicht zu den stärker beanspruchten – und somit auch kraftvolleren – Spielern auf.

MERKE!

Faszien bestehen zu einem Großteil aus Wasser, welches als Flüssigkristall gebunden ist. Daher ist die ausreichende Hydrierung ein entscheidender Faktor zur Beseitigung akuter Verspannungen.

Zu berücksichtigen ist, dass bei der Durchführung von myofaszialen Übungen der Wasserhaushalt in den Zellen kurzzeitig abnimmt. Denn neben kollagenen und elastischen Fasern bestehen Faszien zu 60 bis 70 % aus Wasser. Davon ist über die Hälfte in einem gebundenen Zustand, welches dadurch die Form eines Flüssigkristalls annimmt. In seinen Eigenschaften unterscheidet es sich demnach gänzlich von flüssigem Wasser.

Die geringere Hydrierung der Zellen direkt nach der Absolvierung myofaszialer Übungen sorgt kurzfristig für eine starke Reduktion der Steifigkeit. Durch die anschließende Rehydrierung nimmt die Steifigkeit jedoch auch wieder langsam zu.

Zwischen-Fazit

Durch die myofaszialen Übungen, in Kombination mit dem bereits erläuterten Triggern und dem noch folgenden Dehnen inklusive leichter Distraktionen, wird die optimale Ausgangsposition geschaffen, um anschließend funktionelle Kräftigungen vorzunehmen. Die gemeinsame Anwendung von Akupressur, myofaszialen Übungen und Dehnungen mitsamt den Distraktionen beseitigt akute Verspannungen mit den zugehörigen aktiven Triggerpunkten und reduziert die Anfälligkeit für latente Triggerpunkte.

Anschließend kann ein funktionelles Krafttraining ohne die Gefahr erfolgen, dass die Muskulatur vorzeitig ermüdet, überlastet wird und schlussendlich weitere Triggerpunkte mit ihren negativen Auswirkungen auf die neuromuskuläre Kontrolle und den Transfer von Energie entstehen. Somit werden bestehende Dysbalancen abgebaut und die Bildung neuer muskulärer Ungleichgewichte präventiv verhindert.

DEHNUNG UND DISTRAKTION

Nach dem Triggern – beziehungsweise der Akupressur – und den myofaszialen Übungen stellt die Dehnung in Kombination mit einer leichten Distraktion die nächste Stufe dieses systematischen Ansatzes zur schnellen Beseitigung von akuten Verspannungen und Triggerpunkten dar.

Hinweis

Konkrete Übungsanleitungen mit weiterführenden Informationen hinsichtlich Dauer und Intensität der Dehnungen finden sich im Anwendungsteil.

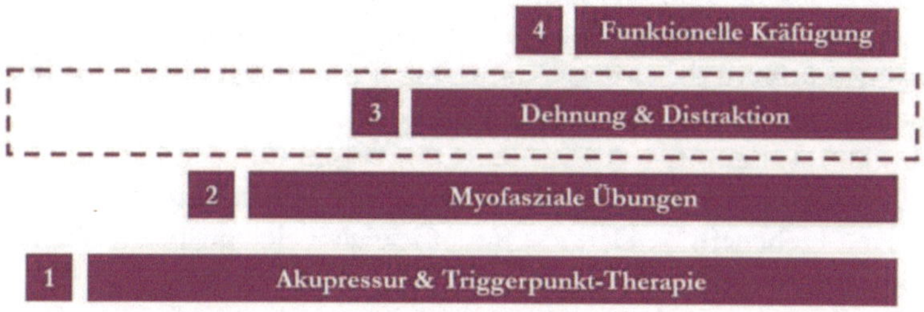

Abbildung 5: Der Ansatz – Stufe 3

Das Dehnen als solches wird den meisten bereits bekannt sein. Daher finden sich im späteren Anwendungsteil einige vertraute Dehnungsübungen. Allerdings mit Sicherheit ebenso eine Vielzahl an bisher unbekannten Varianten, da wir tendenziell dazu neigen nur einen Bruchteil unserer Muskulatur in ein Dehnungsprogramm einzubeziehen. Darüber hinaus wird die Bewegungsrichtung oftmals auf die Beugung und Streckung begrenzt, obwohl insbesondere Rotationsbewegungen viel ungenutztes Potential zur Leistungssteigerung aufweisen.

Dieses Kapitel stellt daher kurz die Funktionsweise eines langfristig ausgelegten Dehnungsprogramms dar. Weiterhin werden die Vorteile der Kombination von Akupressur mit klassischen Dehnungsübungen erläutert. Zudem wird aufgezeigt, wie sich eine leichte Distraktion in die Dehnung integrieren lässt.

Langzeitdehnen

Durch ein langfristiges Dehnprogramm von mehreren Wochen kann die Bewegungsreichweite nachweislich um ca. 15 % erhöht werden. Die eigentliche Länge der Muskeln verändert sich durch das Dehnungsprogramm nicht. Allerdings erhöht sich die maximale Dehnungsspannung (um bis zu 30 %) und die Toleranz gegenüber der maximalen Dehnungsspannung wird gesteigert. Dies führt wiederum zu einer Erhöhung der Reichweite.

Positiver Nebeneffekt ist, dass auch die Kontraktionskraft der Muskeln durch ein langfristiges Dehnungsprogramm zunehmen kann. Der kurzfristige Verlust der Maximalkraft spielt hingegen im Ausdauerbereich keine Rolle.

Jedoch sollte das Dehnungsprogramm daher nicht in das Warm-up integriert werden. Ebenso ist das Dehnen nach der Belastung vorsichtig auszuüben. Denn grundsätzlich stellt auch die Dehnung eine starke Belastung für die Muskulatur dar. Nach dem Sport sollte nur submaximal und statisch gedehnt werden. Das eigentliche Dehnungsprogramm zur Steigerung der Beweglichkeit ist deshalb am besten nicht mit dem Ausdauertraining verknüpft, sondern wird vielmehr in separaten Einheiten innerhalb des hier vorgestellten Ansatzes durchgeführt.

Die Ruhespannung der Muskulatur bleibt selbst beim Langzeitdehnen prinzipiell unverändert. Zur Behandlung von muskulären Ungleichgewichten kommt daher dem Krafttraining des Antagonisten eine höhere Bedeutung zu als der Dehnung des Agonisten.

Darüber hinaus entfaltet die Dehnung der Muskulatur einen schönen positiven Nebeneffekt. Denn es findet zugleich eine unspezifische Mobilisation der Nerven statt.

Da die Nervenbahnen durch das sie umgebende fasziale Gewebe verlaufen, werden sie während der Dehnung mobilisiert – also leicht durch das sie umgebende Gewebe hindurchbewegt. Potentielle Verklebungen und Druckpunkte lösen sich. Ebenso ändert sich der auf die Blutgefäße wirkende Druck und das Gefühl der Selbstwahrnehmung (Propriozeption) verbessert sich.

Ausführung

Hinsichtlich der Ausführung von Dehnungsübungen wird prinzipiell zwischen drei Arten des Dehnens unterschieden.

Beim statischen Dehnen wird die Dehnungsspannung aufgebaut und anschließend konstant gehalten. Es findet folglich keine Bewegung innerhalb der Dehnungsphase statt. Wird hingegen dynamisch gedehnt, so wird in der Dehnungsposition eine leichte Bewegung ausgeführt. Es erfolgt eine Art "wippen". Beim aktiv statischen Dehnen hältst du die Dehnungsspannung erneut konstant, sodass grundsätzlich keine Bewegung erfolgt. Allerdings wird die Muskulatur in diesem Fall nicht passiv in die Dehnung gebracht. Vielmehr baust du die Dehnungsspannung im Zielmuskel durch die Kontraktion des Gegenspielers auf.

statische Dehnung
ohne Bewegung

dynamische Dehnung
leichte Bewegung

aktiv statische Dehnung
Anspannung des Gegenspielers

Prinzipiell erfolgen alle Dehnungen je Muskel für mindestens 60 Sekunden. Insbesondere im ersten Durchgang kann sich jedoch schnell ein unangenehmes Gefühl infolge der zu Beginn hohen Dehnungsspannung ergeben. In dem Fall kann der Muskel drei Mal direkt hintereinander für ca. 20 Sekunden gedehnt werden.

Damit auch die faszialen Strukturen effektiv in die Dehnung einbezogen werden, muss die statische Dehnung allerdings für mindestens eine Minute erfolgen.

Dehnen nach der Akupressur

Den positiven Effekt aus der Kombination von Akupressur mit klassischen Dehnungsübungen konnten Kostopoulos et al. nachweisen. In dieser Studie wurden die Probanden:innen in drei Gruppen unterteilt. Den einzelnen Gruppen wurde sodann eine Behandlung bestehend aus entweder nur Akupressur, nur Dehnung oder einer Kombination aus beiden Maßnahmen zugeordnet.

Die wahrgenommenen Schmerzen konnten hier durch die Kombination von Akupressur mit passiven Dehnungen signifikant gegenüber den Kontrollgruppen mit nur Dehnung oder nur Triggerpunkt-Behandlung reduziert werden. Des Weiteren war die festgestellte Verbesserung in der Kontrollgruppe mit Akupressur stärker als bei jener Kontrollgruppe mit den verordneten Dehnungsübungen.

Die Autoren:innen schlossen daraus, dass Akupressur wirksam zur Reduktion von aus Triggerpunkten entstehenden myofaszialen Schmerzen eingesetzt werden kann. Weiterhin wird die Wirksamkeit durch die Kombination mit passiven Dehnungstechniken gesteigert.

Daraus lässt sich wiederum die Schlussfolgerung ziehen, dass Akupressur und die passive Dehnung unterschiedliche Wirkungsmechanismen aufweisen. Ansonsten könnte durch die Kombination der beiden Techniken keine weitere Schmerzreduktion erzielt werden. Aus diesem Grund ist die klassische Dehnung ein integraler Bestandteil des hier vorgestellten Ansatzes.

Bei der passiven Dehnung wird der Muskel bis an das Ende der Bewegungsreichweite gebracht. In dieser Stellung wird der Muskel einige Zeit gehalten. Somit wird der gesamte Muskel einbezogen und die Sarkomere ziehen sich in die Länge. Die Kompression von Triggerpunkten hingegen setzt direkt am Triggerpunkt selbst an. Auf Grund dieser unterschiedlichen Wirkungsansätze können sich die beiden Techniken ergänzen und komplementär wirken.

Dieser Effekt, dass die Kombination aus passiver Dehnung und Akupressur der isolierten Anwendung einer der beiden Techniken überlegen ist, lässt sich dabei per EMG messen. Der Muskeltonus kann durch die kombinierte Anwendung um gut 65 % reduziert werden, wohingegen die separate Anwendung passiver Dehnungen oder die ausschließliche Bearbeitung der Triggerpunkte lediglich eine Reduktion von ca. 40 % bewirkt.

MERKE!

Akupressur und Dehnung wirken gemeinsam am besten. Denn Akupressur wirkt punktuell, Dehnung dagegen flächig.

Wirkungsmechanismen

Warum genau kommt es jedoch zu dieser starken Verbesserung der Ergebnisse durch die kombinierte Anwendung von Akupressur und Dehnung?

Die Ausübung von Druck auf den Triggerpunkt kann Gewebeverletzungen als Begleiterscheinung hervorrufen. Diese können wiederum grundsätzlich Crosslinks innerhalb des faszialen Gewebes bilden, welche das Gewebe schlussendlich seiner elastischen Eigenschaft berauben.

Das Dehnen im Anschluss an die Akupressur verhindert, dass sich diese Crosslinks festsetzen. Denn das wiederholte Dehnen sorgt für die Stimulation der Fibroblasten, welche wiederum zur Freisetzung von Kollagenase führen.

Kollagenase
Enzym zur Aufspaltung von Kollagen, wodurch Crosslinks aufgebrochen werden können.

Dabei handelt es sich um ein Enzym, welches Kollagen aufspaltet. Somit werden sich bildende Crosslinks direkt aufgebrochen und abgebaut. Zugleich wird der Einbau von neuen Kollagenmolekülen ermöglicht. Die verkürzten Bindegewebsstrukturen können also wieder in ihre natürliche Ausgangslänge versetzt werden.

Die gemeinsame Anwendung von Akupressur und Dehnungstechniken verbindet somit die positiven Wirkungsweisen einer punktuellen mit einer flächigen Behandlungsmethode. Derart wird der gesamte Muskel inklusive seiner Bindegewebsanteile einbezogen und die volle Bewegungsreichweite der Gelenke wird direkt ausgenutzt.

Distraktion

Distraktion
Auseinanderziehen von Körperstrukturen durch eine mechanische Kraft von außen.

Abschließend betrachten wir die Distraktion. In der Medizin wird hierunter das Auseinanderziehen von Körperstrukturen bezeichnet, wobei eine mechanische Kraft von außen wirkt.

Die meisten denken nun wohl an eine Gelenkdistraktion, bei welcher unter Aufwendung von viel Kraft die beiden Gelenkpartner auseinandergezogen und neu positioniert werden. Aber keine Sorge, dies wird weiterhin den Experten:innen überlassen und sollte nicht in Eigenregie zu Hause geschehen. Aus diesem Grund wird in diesem Buch stets von einer leichten Distraktion in Kombination mit Dehnungstechniken gesprochen.

Konkret ist darunter die Intensivierung einer Dehnungsübung zu verstehen, indem die Dehnung durch einen Impuls von außen unterstützt wird. Diese Unterstützung kann zum Beispiel durch die Verwendung eines elastischen Gymnastikbands erfolgen. Das eine Ende ist an einem festen Gegenstand befestigt und das andere Ende in der Nähe des Gelenks, welches in die Dehnung einbezogen wird. Auf diese Weise wird die Dehnung intensiviert, da die elastischen Strukturen der Gelenkkapsel einbezogen werden.

Das Konzept kannst du dir gut am Beispiel eines typischen Gummibandes von einem Einmachglas veranschaulichen. Denn diese Gummibänder haben zwar eine durchgehend einheitlich Breite, sind an einer Stelle jedoch verstärkt und weisen eine Art Lasche auf. Nimmt man nun diese Lasche sowie den gegenüberliegenden Rand in die Hand und zieht das Gummiband auseinander, lässt sich ein interessanter Effekt beobachten. Durch das Auseinanderziehen wird das Gummiband dünner. Allerdings ist dieser Effekt an der Lasche deutlich geringer. Dies begründet sich in der stärkeren Ausgangsposition. An der dünnsten Stelle entfaltet das Auseinanderziehen die größte Wirkung.

Das Gleiche gilt bei der Dehnung eines Muskels samt seiner faszialen Hülle. Die Dehnung – sprich das Auseinanderziehen – entfaltet dort die größte Wirkung, wo die Strukturen am dünnsten sind. Da die Gelenkkapsel verhältnismäßig stabil ist, wird diese durch klassische Dehnungstechniken lediglich begrenzt angesprochen.

Durch die Unterstützung mittels eines Bands wird jedoch gezielt auch die Gelenkkapsel in die Dehnung einbezogen. Der positive Effekt der Dehnung verstärkt sich, da ein größerer Anteil der faszialen Strukturen an der Dehnung beteiligt wird.

Der Anwendungsteil führt daher einige Dehnungsübungen auf, welche durch die Kombination mit diesen leichten Distraktionen im Bereich der Gelenkkapsel kombiniert werden können. Insbesondere bei Kugelgelenken – wie beispielweise der Hüfte und der Schulter – bietet sich diese Technik an.

MERKE!

Insbesondere an der Hüfte und der Schulter können Dehnungstechniken mit leichten Distraktionen kombiniert werden.

FUNKTIONELLE KRÄFTIGUNG

MERKE!

Krafttraining ist erst sinnvoll, wenn aktive Triggerpunkte beseitigt wurden. Ansonsten besteht die Gefahr der Bildung neuer sekundärer Triggerpunkte.

Damit erklimmen wir die letzte Stufe des hier vorgestellten Ansatzes zur zeitsparenden und nachhaltigen Lösung akuter Verspannungen.

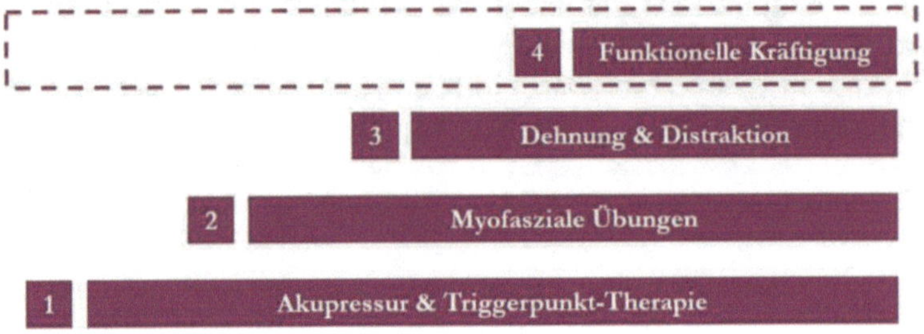

Abbildung 6: Der Ansatz – Stufe 4

Zugleich rückt der Aspekt des eigentlichen "Lösens" erstmalig in den Hintergrund. Denn das Auflösen der Verspannung – und insbesondere der Triggerpunkte – erfolgt maßgeblich im ersten Schritt durch die punktuell wirkende Akupressur. Anschließend sorgen myofasziale Übungen und Dehnungstechniken in Kombination mit Distraktionen für eine flächendeckende Einbeziehung der gesamten Muskulatur inklusive der faszialen Strukturen und die volle Bewegungsreichweite der Gelenke wird ausgenutzt.

Ist dieser Punkt erreicht, kann mit Übungen zur funktionellen Kräftigung begonnen werden. Sind hingegen noch aktive Triggerpunkte vorhanden, besteht die Gefahr, dass die Muskulatur vorzeitig ermüdet und überlastet wird. Schlussendlich bilden sich weitere Triggerpunkte, in zum Teil entfernten Körperregionen, mit ihren negativen Auswirkungen auf die neuromuskuläre Kontrolle und den Energietransfer. Bevor mit dem Krafttraining begonnen wird, muss daher der aus den Triggerpunkten resultierende Teufelskreis erst einmal durchbrochen worden sein.

Anschließend bauen Übungen zur funktionellen Kräftigung bestehende Dysbalancen ab und die Bildung neuer muskulärer Ungleichgewichte wird präventiv verhindert. Somit beugst du der erneuten Entstehung von akuten Verspannungen und Triggerpunkten wirksam vor.

Der Teufelskreis wird nicht nur durchbrochen, sondern es wird darüber hinaus verhindert, dass dieser zu einem späteren Zeitpunkt erneut in Gang gesetzt wird.

Ohne die funktionelle Kräftigung der zuweilen vernachlässigten Muskulatur infolge der einseitigen Bewegungen im Ausdauersport können Phasen der besonders intensiven Belastung – mit der damit einhergehenden Ermüdung und potentiellen Überlastung einzelner Muskeln – ansonsten immer wieder alte Triggerpunkte aufleben lassen.

Hinweis

Potentiell vernachlässigte sowie tendenziell überlastete Muskeln, die folglich besonders gefährdet sind, finden sich in den drei "Biomechanik" Kapiteln.

Ausführung

Der Themenkomplex zur funktionellen Kräftigung wird im späteren Anwendungsteil – und auch an dieser Stelle – lediglich angerissen. Der Fokus dieses Buches liegt auf dem Lösen von akuten Verspannungen und Triggerpunkten. Eine vollumfängliche Behandlung des Themas Krafttraining würde den Rahmen sprengen. Allerdings sind an den relevantesten Stellen einige ausgewählte und besonders gut geeignete Kraftübungen dargestellt.

Ebenso wird in diesem Kapitel kurz erläutert, welche Punkte bei der Erstellung eines Krafttrainings zu beachten sind. Nach der Lektüre dieses Kapitels in Kombination mit dem Hintergrundwissen zur Biomechanik bist du daher in der Lage, eigenständig ein Übungsprogramm zum ergänzenden Krafttraining aufzustellen, welches den Beisatz "funktionell" verdient. Dabei bezieht sich funktionell stets auf die Berücksichtigung der sportartenspezifischen Besonderheiten im Triathlon.

Das funktionelle Krafttraining kann in drei Kategorien unterteilt werden, die wir nachfolgend einzeln betrachten. Die Strukturierung entsprechender Übungen anhand dieser Schwerpunkte ergibt ein logisch aufeinander aufbauendes Programm. So verhinderst du, dass es wegen einer ungünstigen Reihenfolge der diversen Übungen erneut zur Bildung von Triggerpunkten durch Übermüdung oder Überlastung kommt. Dies wiederum beugt der wiederholten Entstehung eines Teufelskreises vor.

Hervorzuheben ist dabei, dass insbesondere die Regelmäßigkeit und Kontinuität von herausragender Bedeutung sind. Denn gem. Goldby et al. lässt sich durch regelmäßige Übungen – im Vergleich zu anderen kurzfristigen therapeutischen Maßnahmen die Entwicklung von Schmerzen langfristig am besten verhindern.

Stabilisierung der Tiefenmuskulatur

Die absolute Grundvoraussetzung für jedwede Art der sportlichen Aktivität – und grundsätzlich auch für einen gesunden Lebensstil außerhalb des Sports – ist eine starke Haltemuskulatur. Hierunter wird insbesondere die Muskulatur des unteren Rückens und des Bauchs subsumiert. Beide Partien sind gezielt zu kräftigen, da sie im Allgemeinen zur Abschwächung neigen.

Im Gegensatz zu beispielsweise der Gesäßmuskulatur handelt es sich um tief liegende Muskeln. Diese sind besonders wichtig für die Steigerung der Stabilität der Körpermitte, da sie einer geringeren Hebelwirkung unterliegen, als dies bei weiter außen liegenden Muskeln der Fall ist. Wenn zum Beispiel die Muskulatur des unteren Rückens nicht ausreichend stark ausgeprägt ist, übernimmt ein Teil der Gesäßmuskulatur die entsprechende Stabilisierung. Die Gesäßmuskulatur liegt jedoch weiter vom Mittelpunkt des Körpers entfernt und muss somit überproportional viel leisten, um die Körpermitte stabil zu halten.

Im Ergebnis resultiert dies in einer frühzeitigen Ermüdung und kann langfristig zu schwerwiegenden gesundheitlichen Problemen führen.

MERKE!

Ein funktionelles Krafttraining beginnt mit der Stärkung der tief liegenden Muskeln, welche in der Regel nur ein Gelenk ansprechen und auf Grund ihrer Lage besonders gut zur Erhöhung der Körperstabilität geeignet sind.

Daher gilt es, stets mit den tief liegenden Muskeln zu beginnen und sich anschließend nach außen vorzuarbeiten. In der Regel handelt es sich bei der tief liegenden Muskulatur um eingelenkige Muskeln. Diese monoartikulären Muskeln tangieren lediglich ein Gelenk.

Monoartikuläre Muskeln

Sind lediglich an der Bewegung eines Gelenks beteiligt.

Biartikuläre Muskeln

Sind an der Bewegung von zwei Gelenken beteiligt.

Am Unterschenkel kann dies gut veranschaulicht werden. Der Zwillingswadenmuskel ist uns allen bekannt und auf Grund seiner zwei Muskelbäuche ist er beim Anspannen der Wade sehr leicht ausfindig zu machen. Dabei handelt es sich um einen oberflächlichen Muskel, der sowohl an der Beugung des Kniegelenks als auch der Plantarflexion des Sprunggelenks beteiligt ist. Darunter hingegen versteckt sich der Schollenmuskel. Dieser liegt tiefer und ist entsprechend eingelenkig. Denn er unterstützt lediglich die Plantarflexion des Fußes und reicht nicht bis zum Knie hinauf.

Stabilisierung des Kraftzentrums

Das Becken und die Hüfte sind beim Triathlon von essenzieller Bedeutung.

MERKE!

Das Becken und die Hüfte bilden das eigentliche Kraftzentrum. Entsprechend viel Aufmerksamkeit sollte dieser Körperregion gewidmet werden.

Auf dem Rad stellen sie den biomechanischen Hebelansatz für die Rotationsbewegung dar. Sie sind daher das eigentliche Kraftzentrum beim Radfahren. Insbesondere da die das Becken umgebende Muskulatur der Koordination zwischen dem Oberkörper und den Beinen dient, wird die Kraftübertragung maßgeblich durch diese beeinflusst. Gleichzeitig belastet der Radsport einseitig und überproportional stark die Vorderseite der Oberschenkel und bringt das Becken somit potentiell aus dem Gleichgewicht.

Beim Laufen wird ein Großteil des Vortriebs direkt aus der Beugung und Streckung der Hüfte generiert. Je höher die Geschwindigkeit, desto ausgeprägter ist die Beteiligung der Hüftmuskulatur. Darüber hinaus kommt den an Becken und Hüfte ansetzenden Muskeln eine entscheidende Rolle beim Energietransfer zwischen den Beinen und dem restlichen Körper zu. Insbesondere dieser reibungslose Transfer von Energie stellt einen ökonomischen Laufstil sicher, welcher möglichst energiesparend und somit effizient abläuft. Zugleich offenbart eine Vielzahl an Studien, dass Athleten:innen die Muskulatur des Kraftzentrums oftmals vernachlässigen. In der Folge entsteht ein Kräfteungleichgewicht, sodass Ober- und Unterschenkelknochen vom präferierten Bewegungspfad abweichen. Mittel- und langfristig sind überlastungsbedingte Laufverletzungen und wiederkehrende Schmerzmuster die Folge. Die optimale neuromuskuläre Kontrolle und der Energietransfer sind gestört.

Beim Schwimmen kommt den Muskeln rund um das Becken und die Hüfte eine unterstützende Rolle zu. Primär verantworten sie den Beinschlag und sorgen somit für die optimale Wasserlage. Diese wiederum steigert erneut die Ökonomie und sorgt für einen geringeren Energiebedarf bei gleicher Leistung.

Die Stabilisierung des Kraftzentrums strebt durch gezieltes Training die Balance des Beckens und der Hüftgelenke an. Dies beinhaltet vor allem die gezielte Kräftigung der Gesäßmuskulatur. Darüber hinaus wird die Entwicklung eines Beckenschiefstands in allen räumlichen Ebenen verhindert, was zur Vermeidung weiterer gesundheitlicher Beschwerden beiträgt.

Insgesamt gilt es, das Kraftzentrum in eine optimale Ausgangslage zu versetzen. Dies fördert in allen drei Sportarten den Energietransfer und erhöht somit die Effizienz. Die Gefahr vorzeitiger Ermüdung und Überlastung reduziert sich. Die Regenerationszeit zwischen einzelnen Einheiten kann besser genutzt werden und verletzungsbedingte Trainingsausfälle werden seltener, wodurch schließlich die eigene Leistungsfähigkeit steigt.

Stabilisierung des Oberkörpers

Abgerundet wird das funktionelle Krafttraining für Triathleten:innen durch Übungen für den Oberkörper. Im Fokus stehen hierbei die Integrität des Schultergelenks und die Haltemuskulatur.

MERKE!

Die Stabilisierung des Oberkörpers fokussiert sich vor allem auf die Schultern und die Haltemuskulatur.

Die Schulter stellt das beweglichste Gelenk des menschlichen Körpers dar, was durch ein Minimum an knöcherner Führung ermöglicht wird. Zugleich belastet der Kraulzug die Schulter äußerst einseitig, was im vorderen Bereich zu einer Hypermobilität und im hinteren Bereich zu einer Verhärtung führt. Begleitet wird dieser Umstand durch eine disproportionale Kräftigung der Muskeln zur Innenrotation im Verhältnis zu jenen der Außenrotation. Entsprechend wichtig ist die Intaktheit der das Gelenk umgebenden Muskeln. Dies betrifft vor allem die sogenannte Rotatorenmanschette, welche sowohl die Beweglichkeit als auch die Robustheit der Schulter maßgeblich prägt.

Des Weiteren findet die allgemeine Haltemuskulatur Berücksichtigung. Dies beugt sowohl radbedingten als auch arbeitsbedingten Beschwerden vor. Hierzu zählen unter anderem die Klassiker wie ein verspannter Nacken oder Schmerzen zwischen den Schulterblättern. Ziel ist es, die aufrechte Körperhaltung zu fördern. Denn dies zahlt auf die allgemeine Gesundheit ein. Die Schulterblätter werden nach hinten gezogen, sodass sich der Nacken automatisch in einer physiologisch guten Ausgangsposition befindet. Neuerlichen Verspannungen wird somit vorgebeugt. Konkret werden hierfür insbesondere die Rautenmuskeln und der untere sowie mittlere Anteil des Kapuzenmuskels gekräftigt. Zugleich hilft dies der Einseitigkeit des Schwimmens entgegenzuwirken und reduziert somit die Gefahr einer Schulterverletzung.

Periodisierung

Analog zum Ausdauertraining bietet sich auch für das funktionelle Krafttraining eine Periodisierung an. Ist für jede Woche einer der obigen drei Schwerpunkte im Trainingsplan hinterlegt, fällt es leichter, alle Bereiche im notwendigen Umfang zu berücksichtigen.

Der Schwerpunkt des funktionellen Krafttrainings ist dabei von Person zu Person sehr unterschiedlich. Eine professionelle Anamnese durch Fitnesstrainer:innen, Physiotherapeuthen:innen oder Osteopathen:innen hilft die individuellen Schwachstellen und Dysbalancen offenzulegen.

Durch die Periodisierung und Integration in den Trainingsplan orientiert sich das funktionelle Krafttraining an den Anforderungen des Ausdauertrainings. Wenn das Ausdauertraining vom Volumen eher gering ist, kann dieses zum Beispiel sehr gut durch ein Training des Kraftzentrums und der Beine komplementiert werden. Ist hingegen das Volumen im Ausdauertraining besonders hoch, bieten sich Einheiten zur Stabilisierung der Tiefenmuskulatur an, um die Qualität des Ausdauertrainings nicht zu beeinträchtigen.

DEEP DIVE ANATOMIE

Die Basis für den Anwendungsteil ist bereits gelegt. In den bisherigen Kapiteln wurde der in diesem Buch genutzte systematische Ansatz zum Lösen akuter Verspannungen ausführlich erläutert und aus wissenschaftlicher Perspektive hergeleitet.

Daher bist du grundsätzlich bereit, direkt in den Anwendungsteil zu springen. Dort wird es praktisch. Es wird dezidiert aufgezeigt wie genau getriggert wird, welche Punkte besonders gut geeignet sind und mit welchen myofaszialen Übungen, Dehnungstechniken und Distraktionen die Akupressur ergänzt werden kann, um optimale Ergebnisse zu erzielen. So werden Verspannungen nicht nur gelöst – sondern der Effekt wird möglichst zeitsparend erreicht und hält langfristig an.

Für alle, die mehr wissen wollen, sind die nachfolgenden "Deep Dive" Kapitel. Diese beleuchten intensiv den Bezugsrahmen, in welchem sich alle Triggerpunkte und Übungen abspielen. Nach der Lektüre verstehst du genau, wie sich die kinetischen Ketten aufbauen. Und daher auch, weshalb sich gewisse sekundäre Triggerpunkte immer wieder als Konsequenz bestehender primärer Triggerpunkte bilden. In Kombination mit den drei Biomechanik Kapiteln hast du so das gesamte Wissen an der Hand, um akute Verspannungen und Triggerpunkte eigenständig und nachhaltig zu lösen.

In diesem Kapitel beginnen wir mit den wichtigsten Muskeln und Gelenken. Anschließend erfolgt ein Überblick über die faszialen Strukturen. Dabei wird besonders gut ersichtlich, wie das Netz an Faszien in unserem Körper alle Strukturen miteinander verbindet. Dadurch wird Energie optimal transferiert, sodass die Bewegungen möglichst energiesparend ablaufen. Zugleich resultiert daraus die Gefahr, dass eine Störung innerhalb des Netzwerks eine Kettenreaktion auslösen und sich ungehindert ausbreiten kann. Es drohen Überlastung, verlängerte Regenerationszeiten und Trainingsausfälle.

Abgerundet wird der Deep Dive mit einigen nützlichen Informationen zu unserem Nervensystem. Denn es handelt sich stets um eine Kombination aus einem mechanischen Problem – auf der Ebene der Muskelfasern – sowie einer Sensibilisierung in Bezug auf die Schmerzwahr-

MERKE!

1. Akupressur | Triggern
2. Myofasziale Übungen
3. Dehnung & Distraktion
4. Funktionelle Kräftigung

Hinweis

Du möchtest direkt mit dem Triggern loslegen? Dann springe in den Anwendungsteil auf S. 115.

nehmung und das Schmerzempfinden – im Nervensystem.

Beginnen wir also mit den wesentlichen Muskeln und Gelenken im Triathlon. Hier wird etwas tiefer in die Thematik eingestiegen, als dies in den meisten Büchern der Fall ist. Dadurch fällt es jedoch im weiteren Verlauf deutlich leichter das "Warum" zu verstehen.

Die meisten werden sich zumindest oberflächlich bereits mit Übungen zur Stärkung, Dehnung oder Mobilisation im Rahmen eines Stabilisationstrainings abseits der gewohnten Ausdauereinheiten befasst haben. Und sei es nur über Blogs oder Social Media Kanäle. In diesen werden eine Vielzahl an Empfehlungen ausgesprochen, oftmals ohne dass diese nachvollziehbar sind. Mit dem Hintergrundwissen aus diesem und den nachfolgenden Kapiteln wird ersichtlich, weshalb beziehungsweise für wen gewisse Übungen zielführend sind und andere eben nicht.

Dort, wo es für das bessere Verständnis vorteilhaft ist, werden auch die beteiligten Gelenke beschrieben. Neben der deutschen Bezeichnung der Muskeln ist ebenfalls der lateinische Name als Klammerzusatz angegeben. Im Fließtext wird grundsätzlich auf den deutschen Begriff Bezug genommen. Der lateinische Name soll vor allem bei tiefergehendem Interesse das Hinzuziehen von Sekundärliteratur erleichtern. Denn zum Teil werden unterschiedliche Übersetzungen genutzt oder mehrere Muskeln zu einer Gruppe zusammengefasst.

Lage

Bestimmt den Ort eines Muskels und gibt an, wo dieser befestigt ist.

Ursprung

Anteil des Muskels, der unbeweglich ist.

Ansatz

Anteil des Muskels, der beweglich ist.

Von besonderer Bedeutung für das Verständnis biomechanischer Zusammenhänge ist die Lage der Muskeln. Hierdurch wird bestimmt, welche Gelenke angesprochen und somit welche Bewegungsrichtungen durch einen Muskel ermöglicht werden.

Dabei wird zwischen dem Ursprung und dem Ansatz unterschieden. Beim Ursprung handelt es sich um den in der Regel unbeweglichen Anteil des Muskels. Wohingegen der Ansatz das Ende des bewegten Anteils des Muskels beschreibt.

Dies verdeutlicht bereits, dass die umgangssprachliche Verkürzung der Muskulatur sich faktisch nicht auf den Muskel in seiner Gesamtheit bezieht. Denn Ursprung und Ansatz sind fix und befinden sich häufig an den Knochen – zum Teil auch an den Faszien. Vielmehr können einzelne Muskelfasern durch die Entstehung von Triggerpunkten und damit in Zusammenhang stehenden Rigorkomplexen in ihrer einsetzbaren Länge eingeschränkt sein. Das Gleiche gilt für die Entstehung von Crosslinks in den Muskelfaszien, welche sich anschließend direkt auf die Muskulatur auswirken.

Die Muskeln werden nachfolgend in vier Gruppen unterteilt. Die Erläuterungen beginnen an den Beinen und arbeiten sich hoch zu den Schultern und Armen. Die jeweils in einer Gruppe enthaltenen Muskeln kannst du grundsätzlich gut gemeinsam trainieren. Entweder weil diese ohnehin synergistisch zusammenarbeiten oder weil es sich um Gegenspieler (Antagonisten) handelt, sodass durch die Kräftigung des einen Muskels der Gegenspieler zugleich gedehnt wird.

Die nachfolgende Abbildung gibt einen ersten Überblick über die Lage der wichtigsten in diesem Kapitel betrachteten Muskeln. Bei der Beschreibung der einzelnen Strukturen lohnt es sich daher, wieder an diese Stelle zurückzublättern, um sich den Kontext vor Augen zu führen.

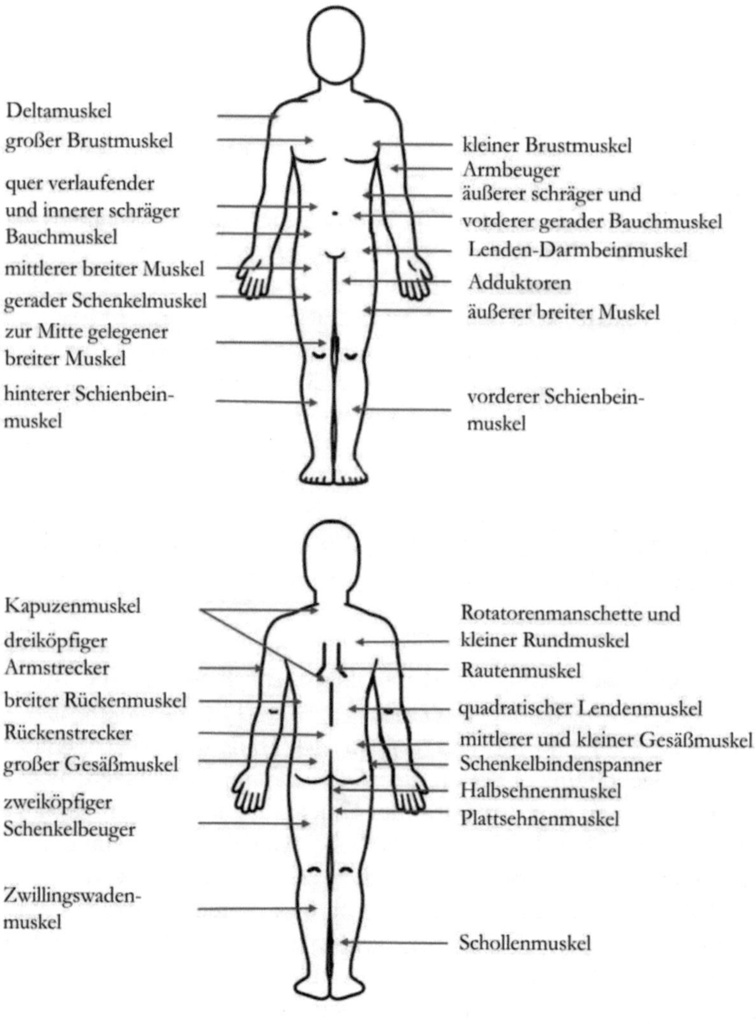

Abbildung 7: Übersicht Skelettmuskulatur

Beine und Gesäß

Die Bein- und Gesäßmuskulatur ist offensichtlich von besonderer Bedeutung. Hier wird der Vortrieb auf dem Rad und beim Laufen erzeugt. Beim Schwimmen hingegen dient der Beinschlag vornehmlich der Stabilisierung. Nichtsdestotrotz sind die Muskeln der Beine und des Gesäßes in allen drei Sportarten dauerhaft aktiv.

Hinzu kommt beim Laufen die Besonderheit, dass nahezu alle Muskeln sowohl konzentrisch als auch exzentrisch belastet werden. Sprich, sie erzeugen Vortrieb und absorbieren zugleich Energie beim Aufprall. Ist dieser Energietrasfer durch akute Verspannungen oder Triggerpunkte gestört, erhöht dies das Risiko überlastungsbedingter Laufverletzungen und sorgt für unnötige Trainingsausfälle.

Zu Beginn dieses Unterabschnitts ist eine kurze Erläuterung der relevanten Gelenke zum besseren Vertsändnis vorangestellt – namentlich des Knöchels, des Knies sowie des Beckens samt Hüftgelenk.

MERKE!

Triggerpunkte können die Beweglichkeit des Knöchels stark einschränken. Die Effizienz des Laufstils leidet. Das Verletzungsrisiko steigt.

Der Knöchel bildet sich aus dem unteren und oberen Sprunggelenk (Articulatio talotarsalis und Articulatio talocruralis), welche den Fuß mit dem Unterschenkel verbinden. Der Aufbau des unteren Sprunggelenks ermöglicht die Drehung des Fußes – die sogenannte Pronation sowie Supination. Das obere Sprunggelenk hingegen formt nahezu ein Scharniergelenk. Seine primäre Funktion besteht daher in der Beugung und Streckung, welche in diesem Kontext als Plantar- und Dorsalflexion bezeichnet werden. Da es sich im Aufbau jedoch lediglich fast um ein Scharniergelenk handelt, sind auch leichte Rotationsbewegungen möglich.

Geschützt wird der Knöchel durch einen starken Bandapparat. Hierzu zählen das Deltaband, das Außenband, das vordere und hintere Sprungbein-Wadenbein-Band sowie das Fersenbein-Wadenbein-Band.

Die volle Beweglichkeit des Knöchels ist vor allem beim Laufen relevant. Eine eingeschränkte Dorsalflexion kann beispielsweise die Verletzungsanfälligkeit erhöhen und beeinträchtigt die Ökonomie des Laufstils.

MERKE!

Am Kniegelenk manifestiert sich eine Vielzahl an Schmerzphänomenen. Die Schmerzursache findet sich jedoch oftmals in einer anderen Körperregion.

Das Kniegelenk wird aus dem Oberschenkelknochen (Femur) und dem Unterschenkelknochen (Tibia) gebildet. Die Gelenkflächen der beiden Knochen sind mit einer bis zu vier Millimeter dicken Knorpelschicht bedeckt. Um die Knorpelschicht wiederum zu schützen, dienen je zwei Menisken als eine Art Puffer im Kniegelenk. Neben der Muskulatur stabilisieren vier Bänder das Gelenk. Dabei handelt es sich zum einen um das vordere und hintere Kreuzband, welche insbesondere den Unterschenkel gegen Bewegungen nach vorne und hinten schützen. Zum anderen stabilisieren das Außen- und das Innenband in seitlicher Richtung.

Eine Besonderheit des Kniegelenks bildet die Kniescheibe. Dieser kleine Knochen ist in die Sehne des vierköpfigen Oberschenkelmuskels (m. quadriceps femoris) eingewachsen. Die Kniescheibe reduziert die Gefahr einer Beschädigung der Sehne beim Verlauf über das Gelenk. Weiterhin verbessert sie die Hebelwirkung, sodass der Unterschenkel durch den m. quadriceps mit geringerem Kraftaufwand gestreckt werden kann.

MERKE!

Die Integrität des Beckens und der Hüftgelenke ist im Triathlon essenziell.

Das Becken (Pelvis) setzt sich aus dem Kreuzbein (Os sacrum) sowie den beiden Hüftbeinen (Os coxae) zusammen. Die Hüftbeine wiederum bestehen aus dem Schambein (Os pubis), dem Sitzbein (Os ischii) und dem Darmbein (Os ilium). Das Becken bildet den oberen Teil des Hüftgelenks. Dieser Part wird auch als Hüftpfanne bezeichnet. In dieser liegt der Hüftkopf, welcher den obersten Teil des Oberschenkelknochens (Femur) bildet. Beim Hüftgelenk handelt es sich demnach um ein Kugelgelenk. Dabei umschließt die Hüftpfanne den Hüftkopf lediglich teilweise. Dies ermöglicht einen möglichst großen Bewegungsspielraum im Gelenk, sodass diverse Bewegungen im Hüftgelenk ausgeführt werden können (Beugung, Streckung, Abduktion, Adduktion, Innen- und Außenrotation).

Die hohe Flexibilität der Hüftgelenke erfordert eine geringere knöcherne Führung, sodass ein vermehrter Anteil der Stabilität durch Bänder und Muskeln herbeigeführt werden muss. Daher kommt der Stärkung jener Muskeln zur Stabilisierung des Beckens und der Hüftgelenke eine übergeordnete Bedeutung im triathlonspezifischen Stabilisationstraining zu.

Allerdings ist eine korrekte Beckenstellung auch aus rein gesundheitlichen Aspekten relevant. Durch zwei kleine und grundsätzlich relativ unbewegliche Gelenke (Ilio-Sakral-Gelenke | ISG) ist das Becken mit der Wirbelsäule verbunden. Kommt es dort zu einer Blockade, treten ähnliche Schmerzen wie bei einem Bandscheibenvorfall auf.

ISG - Ilio-Sakral Gelenk

Verbindet das Becken mit der Wirbelsäule und ist häufig von Blockaden betroffen.

Ebenso verlässt der Ischiasnerv (n. ischiadicus) das Becken durch eine kleine knöcherne Öffnung. Durch dieselbe Öffnung verläuft auch ein Muskel der Gesäßmuskulatur (m. piriformis). Eine Fehlstellung des Beckens kann zu einer Überanstrengung dieses Muskels führen, welcher sodann konstant auf den Ischiasnerv drückt und starke Schmerzen verursacht.

Die Muskulatur des Unterschenkels wird zwischen vorderer und hinterer Seite unterschieden. Auf der hinteren Seite befindet sich der Zwillingswadenmuskel (m. gastrocnemius), welcher aus zwei Köpfen besteht. Diese vereinen sich am Knöchel zur Achillessehne. Der Ursprung der beiden Muskelköpfe befindet sich am mittleren beziehungsweise am äußeren Gelenkknorren des Oberschenkelknochens. Der Zwillingswadenmuskel beugt das Knie. Weiterhin streckt er den Fuß nach unten und dreht ihn nach innen-oben.

Der Schollenmuskel (m. soleus) befindet sich ebenfalls auf der Rückseite des Unterschenkels. Gemeinsam mit dem Zwillingswadenmuskel werden beide zusammen auch als m. triceps surae bezeichnet, da sie gemeinsam die Streckung des Fußes verantworten. Der Ursprung des Schollenmuskels befindet sich an der Hinterfläche des Schienbeins und am Wadenbein. Er endet ebenfalls als Teil der Achillessehne. Die primäre Funktion des Schollenmuskels ist die Streckung des Fußes nach unten. Darüber hinaus dreht er den Fuß nach innen-oben.

Im Gegensatz zum Zwillingswadenmuskel handelt es sich jedoch um einen tief liegenden Muskel, der lediglich ein Gelenk anspricht. Insbesondere bei der Anwendung von Akupressur an der Wade ist dies zu beachten, damit gezielt die oberflächliche und tiefe Schicht getriggert werden können.

MERKE!

An der Wade ist beim Triggern gezielt zwischen der oberflächlichen und der tiefen Muskulatur zu unterscheiden, um bestmögliche Ergebnisse zu erzielen.

Des Weiteren liegt der hintere Schienbeinmuskel (m. tibialis posterior) auf der Beinrückseite des Unterschenkels. Der Ursprung des hinteren Schienbeinmuskels befindet sich an der hinteren Fläche des Schienbeins. Der Ansatz liegt am Kahnbein sowie den Keilbeinen im Fußgelenk. Es handelt sich also ebenfalls um einen tief liegenden Muskel. Er unterstützt die Drehung des Fußes nach innen-oben. Daneben senkt er den Fuß.

Die vordere Muskulatur des Unterschenkels besteht hauptsächlich aus dem vorderen Schienbeinmuskel (m. tibialis anterior). Der vordere Schienbeinmuskel verläuft den äußeren Rand des Schienbeins hinab bis zum ersten Mittelfußknochen. Er dreht den Fuß nach innen-oben und hebt den Fuß.

Tabelle 1: Muskulatur des Unterschenkels

Muskel	Funktion
Zwillingswadenmuskel (m. gastrocnemius)	Beugung im Kniegelenk, Streckung des Fußes nach unten und Drehung des Fußes nach innen-oben
Schollenmuskel (m. soleus)	Streckung des Fußes nach unten und Drehung des Fußes nach innen-oben
hinterer Schienbeinmuskel (m. tibialis posterior)	Streckung des Fußes nach unten und Drehung des Fußes nach innen-oben
vorderer Schienbeinmuskel (m. tibialis anterior)	Hebung und Drehung des Fußes nach innen-oben

Die Oberschenkelmuskulatur setzt sich aus einer Vielzahl an Muskeln zusammen. Am geläufigsten ist der m. quadriceps femoris, der aus vier einzelnen Muskeln besteht, welche in einer Endsehne zusammenlaufen. Dabei handelt es sich um den geraden Schenkelmuskel (m. rectus femoris), den mittleren breiten Muskel (m. vastus intermedius), den äußeren breiten Muskel (m. vastus lateralis) und den zur Mitte gelegenen breiten Muskel (m. vastus medialis). Allesamt strecken sie das Bein und sind daher an der Erzeugung von Vortrieb in den drei Sportarten beteiligt.

MERKE!

Innerhalb des m. quadriceps kommt dem geraden Schenkelmuskel eine Sonderrolle zu, da er neben der Kniestreckung auch die Hüftbeugung verantwortet.

Der gerade Schenkelmuskel ist jedoch besonders interessant. Im Gegensatz zu den anderen drei Muskeln des m. quadriceps femoris ist dieser nicht nur für die Streckung im Kniegelenk verantwortlich, sondern erfüllt eine Doppelfunktion. Er ist ebenfalls an der Beugung des Hüftgelenks beteiligt. Dies ist möglich, da ein Teil des Muskelstrangs seinen Ursprung am vorderen Darmbeinstachel hat. Somit verläuft der Muskel sowohl über das Kniegelenk als auch die Hüfte. Im m. quadriceps femoris befindet sich darüber hinaus die Patellasehne, welche die Kraft zum Teil auf den Unterschenkel überträgt.

Des Weiteren strahlen einzelne Fasern des m. vastus lateralis und des m. vastus medialis in die Faszien rund um das Kniegelenk ein. Durch diese myofaszialen Ausläufer können Informationen über die Spannungszustände der Muskulatur rund um das Gelenk aufgenommen werden. Ebenso dienen sie der Übertragung mechanischer Kräfte. Damit beeinflusst der m. quadriceps femoris zugleich die Bewegungsabläufe des Unterschenkels.

Weiterhin befindet sich der Schneidermuskel (m. sartorius) auf der Oberschenkelvorderseite. Dieser ist an der Abduktion (Abspreizen) der Oberschenkel beteiligt und kann daher gemeinsam mit der Adduktorengruppe trainiert werden. Daneben wirkt er sowohl bei der Beugung des

Hüftgelenks als auch des Kniegelenks mit.

Den stärksten Hüftbeuger stellt der Lenden-Darmbein Muskel (m. iliopsoas) dar, welcher sich im Grunde aus den drei Muskeln m. iliacus, m. psoas major und m. psoas minor zusammensetzt. Da dieser Muskelkomplex als eine funktionelle Einheit agiert, wird er nachfolgend stets in seiner Gesamtheit betrachtet und referenziert. Seinen Ursprung hat der Lenden-Darmbein Muskel an der Verschmelzung der beiden Muskeln m. psoas major und m. iliacus oberhalb des Beckens. Der Ansatz befindet sich am Knochenvorsprung des Oberschenkelknochens.

MERKE!

Der Lenden-Darmbein Muskel beeinflusst maßgeblich das Kraftzentrum. Er entwickelt daher häufig primäre Triggerpunkte.

Neben der Beugung der Hüfte trägt dieser Muskelkomplex insgesamt maßgeblich zur Stabilität der Hüftgelenke bei und unterstützt ebenso die Außenrotation des Oberschenkels.

Im Triathlon kommt diesem Muskel eine herausragende Bedeutung in Bezug auf die Erzeugung von Vortrieb und die Stabilisierung des Kraftzentrums zu. Entlang des Verlaufs des Lenden-Darmbein Muskels finden sich daher häufig primäre Triggerpunkte, welche zu Schmerzen in weiter entfernten Körperregionen führen.

Tabelle 2: Muskulatur der Oberschenkelvorderseite

Muskel	Funktion
gerader Schenkelmuskel (m. rectus femoris)	Streckung im Kniegelenk und Beugung im Hüftgelenk
mittlerer breiter Muskel (m. vastus intermedius)	Streckung im Kniegelenk
äußerer breiter Muskel (m. vastus lateralis)	Streckung im Kniegelenk
zur Mitte gelegener breiter Muskel (m. vastus medialis)	Streckung im Kniegelenk
Schneidermuskel (m. sartorius)	Beugung im Hüftgelenk, Beugung im Kniegelenk, Abduktion des Oberschenkels, Außenrotation des Oberschenkels, Innenrotation des Unterschenkels
Lenden-Darmbein Muskel (m. iliopsoas)	Beugung im Hüftgelenk, Unterstützung bei der Außenrotation des Oberschenkels

Für die Beugung des Kniegelenks ist die rückseitige Oberschenkelmuskulatur verantwortlich. Diese setzt sich aus dem zweiköpfigen Schenkelbeuger (m. biceps femoris), dem Plattsehnenmuskel (m. semimembranosus) und dem Halbsehnenmuskel (m. semitendinosus) zusammen. Alle drei sind darüber hinaus an der Streckung des Hüftgelenks beteiligt.

Analog zur Hüftbeugung ist die uneingeschränkte Streckung der Hüfte essenziell für die Erzeugung von Vortrieb. Ebenso stellt sie den Transfer von Energie zwischen den Körpersegmenten sicher. Da die Faszien auf der Beinrückseite fest mit der Nervenscheide des Ischiasnervs verbunden sind – welcher vom Becken bis hinab in die Kniekehle verläuft – birgt eine verhärtete Beinrückseite darüber hinaus die Gefahr einer Nervenreizung.

MERKE!

Die Streckung der Hüfte ist im Triathlon genauso wichtig wie die Beugung der Hüfte.

Tabelle 3: Muskulatur der Oberschenkelrückseite

Muskel	Funktion
zweiköpfiger Schenkelbeuger (m. biceps femoris)	Beugung im Kniegelenk, Streckung im Hüftgelenk
Plattsehnenmuskel (m. semimembranosus)	Beugung im Kniegelenk, Streckung im Hüftgelenk, Adduktion des Oberschenkels
Halbsehnenmuskel (m. semitendinosus)	Streckung im Hüftgelenk, Adduktion im Hüftgelenk, unterstützt Beugung im Kniegelenk, Innenrotation im Kniegelenk

Vervollständigt wird die Muskulatur des Oberschenkels durch die Adduktorengruppe. Diese besteht aus den fünf Einzelmuskeln m. pectineus, m. adductor longus, m. adductor brevis, m. adductor magnus und m. gracilis. Allesamt befinden sie sich auf der Innenseite des Oberschenkels und verantworten die Adduktion – also das Heranziehen – des Oberschenkels. Daneben unterstützen die Adduktoren die Beugung, Streckung und Rotation im Hüftgelenk.

Tabelle 4: Muskulatur der Oberschenkelinnenseite

Muskel	Funktion
Kammmuskel (m. pectineus)	Adduktion und Beugung des Beins im Hüftgelenk
langer Adduktor (m. adductor longus)	Adduktion im Hüftgelenk
kurzer Adduktor (m. adductor brevis)	Adduktion des Beins im Hüftgelenk, schwache Beugung im Hüftgelenk
großer Anzieher (m. adductor magnus)	Adduktion und Beugung des Beins im Hüftgelenk, teilweise Streckung und Innenrotation im Hüftgelenk
schlanker Muskel (m. gracilis)	Adduktion des Oberschenkels, Beugung und Innenrotation des Unterschenkels

Wie bereits im vorherigen Abschnitt dargestellt, wird die Adduktion darüber hinaus durch den Plattsehnenmuskel und den Halbsehnenmuskel auf der Oberschenkelrückseite unterstützt.

Schmerzen in den Adduktoren können neben einer ungenügenden Beweglichkeit der Adduktoren selbst ebenfalls durch muskuläre Dysbalancen innerhalb des m. quadriceps oder ungenügender Flexibilität im unteren Rückenbereich verursacht werden. Weiterhin kann eine schwach ausgeprägte Bauchmuskulatur eine Vorwärtsbeugung in der Hüfte auslösen, welche ebenfalls zu Problemen im Bereich der Adduktoren führen kann.

Neben den Muskeln des Oberschenkels sorgen vor allem die Gesäßmuskeln für die weitere Stabilisierung des gesamten Körpers. Diese stützen das Becken und ebenso die Wirbelsäule.

Der größte von ihnen ist der große Gesäßmuskel (m. gluteus maximus). Der große Gesäßmuskel ist einer der wesentlichen Muskeln zur Ermöglichung des aufrechten Gangs, da er die Streckung des Beins nach hinten verantwortet. Des Weiteren ist der obere Anteil an der Abduktion und der untere Anteil an der Adduktion des Oberschenkels beteiligt.

Ein Großteil der Muskelfasern des großen Gesäßmuskels strahlt in die Oberschenkelfaszie ein und hält deren Kollagenfasern auf Grundspannung. Da er zugleich mit der Rückenfaszie verknüpft ist, stellt er ein essenzielles Bindeglied für die Übertragung von Energie und Bewegungskoordination vom Rücken zu den Beinen dar. Ist diese Kette durch einen verhärteten oder zu schwachen Gesäßmuskel gestört, können sich Knie- oder Rückenbeschwerden entwickeln.

MERKE!

Mehr als 80 % der Muskelfasern des großen Gesäßmuskels strahlen in die Beinfaszie ein. Er ist damit ein essenzielles Bindeglied zwischen dem Rücken und den Beinen und maßgeblich an der Übertragung von Energie und Bewegungskoordination beteiligt.

Das Gegenstück zur oben dargestellten Adduktorengruppe bilden der mittlere und der kleine Gesäßmuskel (m. gluteus medius und m. gluteus minimus). Diese stellen gemeinsam eine funktionelle Einheit dar. Sie sind die wichtigsten Muskeln für die Abduktion – also das Abspreizen – im Hüftgelenk. Somit sind sie wesentlich an der Stabilisierung des Beckens beteiligt.

Der mittlere Gesäßmuskel kann dabei in einen vorderen und hinteren Part unterteilt werden. Der vordere Anteil ermöglicht die Innenrotation im Hüftgelenk und die Beugung des Beins. Wohingegen der hintere Part für die Außenrotation im Hüftgelenk und die Streckung des Beins sorgt.

Die Gesäßmuskulatur beinhaltet darüber hinaus mit dem Schenkelbindenspanner (m. tensor fasciae latae) einen weiteren wichtigen Hüftbeuger, welcher mit dem m. quadriceps synergistisch zusammenarbeitet. Dieser hat seinen Ursprung am vorderen oberen Darmbeinstachel, der sehnigen Platte des äußeren Oberschenkels sowie der Oberschenkelfaszie und verläuft bis zum Gelenkfortsatz des Schienbeins.

Er sorgt insbesondere für die notwendige Spannung der Oberschenkelfaszie sowie der sehnigen Platte des äußeren Oberschenkels, wodurch er insbesondere beim Laufen maßgeblich zur Stabilisierung beiträgt. Des Weiteren unterstützt er die Innenrotation des Oberschenkels und wirkt sowohl bei der Beugung als auch der Streckung im Kniegelenk mit.

Die Zwillingsmuskeln (mm. gemelli) verlaufen quer zum Schenkelbindenspanner von der Außenfläche des Sitzbeinstachels, respektive des Sitzbeins, hin zum großen Rollhügel des Oberschenkels. Sie verantworten vor allem die Außenrotation im Hüftgelenk.

Vervollständigt wird die Muskulatur des Gesäßes durch einen kleineren Muskel, welcher im Wesentlichen die Beweglichkeit der Hüfte und des Beckens unterstützt. Dabei handelt es sich um den birnenförmigen Muskel (m. piriformis). Dieser verläuft von der Innenfläche des Kreuzbeins zum äußeren Rand des großen Rollhügels am Oberschenkel. Er umspannt das Becken und bildet eine unmittelbare Verbindung von Oberschenkel und Wirbelsäule. Dadurch ermöglicht er die Drehung des Beckens bei fixiertem Bein und unterstützt die Abduktion des Oberschenkels.

Tabelle 5: Gesäßmuskulatur

Muskel	Funktion
großer Gesäßmuskel (m. gluteus maximus)	Streckung des Beins nach hinten, Außenrotation des Oberschenkels, Abduktion des Oberschenkels, Adduktion des Oberschenkels
mittlerer Gesäßmuskel (m. gluteus medius)	Abduktion im Hüftgelenk, Innen- und Außenrotation im Hüftgelenk, Beugung und Streckung des Beins
kleiner Gesäßmuskel (m. gluteus minimus)	Abduktion im Hüftgelenk
birnenförmiger Muskel (m. piriformis)	Drehung des Beckens und Unterstützung bei der Abduktion des Oberschenkels
Schenkelbindenspanner (m. tensor fasciae latae)	Spannung der Oberschenkelfaszie und der sehnigen Platte des äußeren Oberschenkels, Beugung im Hüftgelenk, Unterstützung der Innenrotation des Oberschenkels, geringfügige Unterstützung bei der Beugung und Streckung im Kniegelenk
Zwillingsmuskeln (mm. gemelli)	Außenrotation des Hüftgelenks

Unterer Rücken und Bauch

MERKE!

Das Training der Körpermitte umfasst mehr als nur den unteren Rücken und den Bauch. Es sind alle am Becken ansetzenden Muskeln einzubeziehen.

Das Training des unteren Rückens und der Bauchmuskulatur wird von vielen als Hauptbestandteil des Stabilisationstrainings aufgefasst, da hiermit die sogenannte “Core-Stability” – also die Stärkung der Körpermitte – erreicht werden soll. Wie bereits erläutert, umfasst die Körpermitte jedoch wesentlich mehr Bereiche und Muskeln, welche ebenfalls einzubeziehen sind. Primär muss eine gesunde Position des Beckens und die Intaktheit der Hüftgelenke gewährleistet sein.

Die Rückenstreckermuskulatur und die Bauchmuskulatur stellen grundsätzlich Gegenspieler (Antagonisten) dar. Allerdings arbeiten sie zum Teil auch synergistisch zusammen – vor allem um die Wirbelsäule zu stützen. Hiervon profitieren insbesondere die Bandscheiben, welche durch eine starke Bauch- und Rückenmuskulatur entlastet und geschützt werden.

Der Rückenstrecker (m. erector spinae) – oder auch Aufrichter genannt – ermöglicht die Bewegung der Wirbelsäule in alle Richtungen. Deshalb stellt er den wichtigsten Muskel des Rückens dar. Neben dieser Bewegungsfunktion nimmt er eine wichtige Stütz- und Schutzfunktion für die Wirbelsäule samt Bandscheiben wahr. Der Rückenstrecker verläuft beidseitig der Wirbelsäule und hat eine Vielzahl an Ursprungs- und Ansatzbereichen. Er zieht sich vom Hinterkopf bis hinunter zum Kreuzbein am Becken. An diversen Quer- und Dornfortsätzen der Wirbelsäule befinden sich dazwischen Ursprungs- und Ansatzpunkte.

Da gemäß Haynes ca. 80 % der Bevölkerung im Laufe ihres Lebens unter Schmerzen des unteren Rückens leiden, ist es besonders wichtig, die Schmerzursachen in diesem Bereich zu kennen und durch ein triathlonspezifisches Training zu mindern. Denn vor allem das Radfahren und das Schwimmen stellen potentielle Risikofaktoren in diesem Areal dar.

Als Antagonist des Rückenstreckers ist die Bauchmuskulatur die zweite wichtige Stütze der Wirbelsäule und hält diese aufrecht. Des Weiteren dient sie dem Schutz der Organe im Bauchraum. Einen positiven Nebeneffekt einer gut trainierten Bauchmuskulatur stellt darüber hinaus die verbesserte Verdauungsfähigkeit dar. Durch eine starke Bauchmuskulatur wird das Darmgewebe massiert, was die Kontraktion der glatten Darmmuskulatur fördert. Der Verdauungsvorgang beschleunigt sich und die besonders wichtige Energiezufuhr im Triathlon wird begünstigt.

Die Bauchmuskulatur unterteilt sich in vier beidseitige Muskeln. Der äußere schräge Bauchmuskel und der innere schräge Bauchmuskel arbeiten dabei stets gemeinsam. Das heißt, bei der Seitneigung des Körpers auf die rechte Seite kontrahieren der innere schräge Bauchmuskel der rechten Seite und der äußere schräge Bauchmuskel der linken Seite. Beide unterstützen zusätzlich die gerade Bauchmuskulatur. Da der innere schräge Bauchmuskel an der neunten bis zwölften Rippe ansetzt und die querverlaufende Bauchmuskulatur ihren Ursprung an der siebten bis zwölften Rippe hat, unterstützen diese weiterhin die Ausatmung durch ein Absenken der Rippen.

Die querverlaufende Bauchmuskulatur (m. transversus abdominis) ist die tiefste Schicht der Bauchmuskeln. Sie stellt ebenfalls das Bindeglied zur Rückenmuskulatur dar, da sie die Rückenfaszie unter Spannung hält. Daher kommt der querverlaufenden Bauchmuskulatur eine herausragende Rolle zur Erhöhung der Stabilität der Körpermitte und insbesondere des unteren Rückens zu.

MERKE!

Die querverlaufenden Muskeln des Bauchs sind am wichtigsten zur Stabilisierung der Wirbelsäule.

Auch ist der quadratische Lendenmuskel (m. quadratus lumborum) hervorzuheben, welcher ebenfalls tief liegt. Er entspringt am hinteren Anteil des Darmbeinkamms und verläuft zur zwölften Rippe. Damit stellt er faktisch eine Fortsetzung der querverlaufenden Bauchmuskulatur dar. Er gewährleistet die Dorsalextension und Lateralflexion der Wirbelsäule. Auf Grund seiner Fixierung am Brustkorb unterstützt er darüber hinaus die Atmung.

Anatomisch handelt es sich um einen Bauchmuskel, da er jedoch vom Rücken her getriggert wird, erscheint er den meisten als Rückenmuskel. Analog zu den Hüftbeugern handelt es sich um einen Muskel, der besonders häufig primäre Triggerpunkte enthält und somit der Auslöser von in anderen Körperregionen empfundenen Verspannungen und Schmerzen ist.

MERKE!

Der quadratische Lendenmuskel enthält besonders häufig primäre Triggerpunkte.

Die Funktion der einzelnen Muskeln ist zusammenfassend in der nachstehenden Tabelle dargestellt.

Tabelle 6: Bauchmuskulatur

Muskel	Funktion
vorderer gerader Bauchmuskel (m. rectus abdominis)	Fixierung des Rumpfes, Beugung des Rumpfes bei festgestelltem Becken, Anheben des Beckens bei frei hängendem (nicht fixiertem) Becken
äußerer schräger Bauchmuskel	Neigung des Körpers zur Seite, Unter-

(m. obliquus externus abdominis)	stützung beim Aufrichten des Rumpfes
innerer schräger Bauchmuskel (m. obliquus internus abdominis)	Beugung des Rumpfes, Seitwärtsdrehung des Rumpfes, Unterstützung der Ausatmung
quer verlaufender Bauchmuskel (m. transversus abdominis)	Zusammenpressen des Bauches, Unterstützung der Ausatmung, Faszienspannung
quadratischer Lendenmuskel (m. quadratus lumborum)	Beugung der Wirbelsäule zur Seite und Streckung der Wirbelsäule nach hinten, Unterstützung der Atmung

Oberer Rücken und Nacken

MERKE!

Die "Cinderella" Fasern der Nackenmuskulatur sind besonders anfällig für Verspannungen. Dem ist durch die Verbesserung der allgemeinen Körperhaltung zu begegnen.

Die Muskulatur des oberen Rückens und des Nackens sorgt ebenfalls häufig – und oftmals unnötigerweise – für Unannehmlichkeiten. Insbesondere an dieser Stelle schlägt sich das Phänomen der bereits erläuterten "Cinderella" Muskelfasern nieder. Die Kombination aus einer, in den meisten Berufsgruppen, überwiegend sitzenden Tätigkeit mit unzähligen Trainingsstunden für den nächsten Triathlon sorgt schnell für starke Verspannungen und begünstigt die Entstehung von Triggerpunkten.

Willst du dem zielgerichtet und vor allem langfristig begegnen, darf nicht der Fehler begangen werden, sich auf die Stärkung der Nackenmuskulatur oder auch deren Dehnung zu beschränken. Denn Nackenschmerzen resultieren nicht nur aus unzureichender Muskelkraft, sondern vor allem aus einer schlechten Körperhaltung, die sich wiederum auf die Nackenmuskulatur auswirkt. Ebenso kann eine starke psychische Belastung das Risiko erhöhen, welche insbesondere durch Monotonie, Zeitdruck und fehlende soziale Unterstützung ausgelöst wird.

Im weiteren Verlauf des Kapitels wird neben der Nackenmuskulatur als solches insbesondere auf die Bedeutung der Haltemuskulatur eingegangen. Diese wirkt sich wiederum direkt positiv auf die Nackenmuskulatur aus. Eine unphysiologische Haltung des Körpers versetzt diesen in eine nachteilige biomechanische Ausgangsposition. In der Folge werden gewisse Muskeln überproportional stark belastet im Vergleich zu einer gesunden aufrechten Körperhaltung. Die stärker beanspruchte Muskulatur wird überlastet. In der Folge führt dies häufig zu starken Verspannungen und Schmerzen im Bereich des Nackens.

Daher unterstützt eine Stärkung der Haltemuskulatur immer zugleich die Nackenmuskulatur und ist daher für alle Athleten:innen ein fester Bestandteil des Trainings. Darüber hinaus fördert eine aufrechte Körperhaltung auch unabhängig vom Sport das allgemeine Wohlbefinden und entlastet beispielsweise die Wirbelsäule und Bandscheiben.

MERKE!

Der Kapuzenmuskel ist deutlich größer als vermutet und spannt sich vom Nackenband bis zu den Hals- und Brustwirbeln.

Unter der Nackenmuskulatur wird im Allgemeinen vor allem der Kapuzenmuskel (m. trapezius) verstanden. Dieser unterteilt sich wiederum in drei Bestandteile. Seinen Ursprung hat der Kapuzenmuskel am Nackenband sowie an allen Dornfortsätzen der Hals- und Brustwirbel. Er beschränkt sich daher – entgegen der geläufigen Vermutung – keineswegs ausschließlich auf den Nackenbereich. Von der Wirbelsäule ausgehend spannt er sich auf zum Schlüsselbein, dem Schulterdach, der Schultergräte und der Unterseite des Schulterblattes.

Der obere Anteil des Kapuzenmuskels zieht die Schultern nach oben und verantwortet vor allem die Drehung des Kopfes. So wird bei einer Drehung des Kopfes nach rechts der linke obere Anteil des Kapuzenmuskels angespannt und vice versa. Dies ist die allgemein bekannteste Funktion der Nackenmuskulatur. Bei klassischen Dehnungstechniken wird ausschließlich dieser obere Anteil der Muskulatur angesprochen. Da der Kapuzenmuskel zu den am häufigsten verspannten Muskeln insgesamt zählt, ist dessen Dehnung auch durchaus sinnvoll. Allerdings genügt die Dehnung allein nicht, um den Kapuzenmuskel vollumfänglich funktional zu halten, da primär der obere Anteil angesprochen wird.

Durch den mittleren Muskelanteil werden die Schulterblätter (Scapula) zur Wirbelsäule hingezogen. Der untere Anteil wiederum dreht das Schulterblatt und senkt die Schultern. Daher sind insbesondere der mittlere und untere Anteil von großer Bedeutung für eine aufrechte Körperhaltung, welche in der Folge die Elastizität des oberen Anteils des Kapuzenmuskels begünstigt und demnach für eine entspanntere Haltung sorgt.

MERKE!

Der untere und mittlere Anteil des Kapuzenmuskels sind oft die wahren Auslöser für Verspannungen im Nacken.

Die relevante Muskulatur des oberen Rückens setzt sich insbesondere aus dem breiten Rückenmuskel (m. latissimus dorsi) und den Rautenmuskeln (m. rhomboideus) zusammen.

Die Rautenmuskeln verlaufen von den Dornfortsätzen der letzten zwei Halswirbel sowie der ersten vier Brustwirbel zu den mittleren Rändern der Schulterblätter. Da sie die Schulterblätter zur Wirbelsäule heranziehen, richten sie den Oberkörper auf und ziehen die Schulterblätter gleichzeitig nach hinten.

Diese Rückbewegung der Schultern und Aufrichtung des Oberkörpers sorgen für eine simultane Streckung des Kapuzenmuskels. Somit wird dessen Verspannungsgefahr konstant entgegengewirkt. Die konsequente aufrechte Körperhaltung – erleichtert durch eine gut trainierte Rautenmuskulatur – verringert somit die Gefahr von Verspannungen im Nacken und reduziert den Trainingsaufwand zur Stärkung und Dehnung des Kapuzenmuskels. Darüber hinaus sind die Rautenmuskeln maßgeblich für die Fixierung der Schulterblätter auf dem Brustkorb verantwortlich und sie sind an der Drehung der Schulterblätter beteiligt.

MERKE!

Die funktionelle Kräftigung der Rautenmuskeln ist besonders wichtig zur Verbesserung der allgemeinen Körperhaltung.

Auf Grund der überwiegenden sitzenden beruflichen Tätigkeiten der meisten Athleten:innen zählen die Rautenmuskeln häufig zu den tendenziell zu schwach ausgeprägten Muskeln. Denn selbst beim Schwimmen sind die Rautenmuskeln vor allem in der Regenerationsphase aktiv und werden daher im Vergleich zu anderen Rückenmuskeln – wie etwa dem breiten Rückenmuskel – nicht ausreichend gestärkt.

Der breite Rückenmuskel verantwortet die Adduktion, Rückbewegung und Innenrotation des Oberarms. Damit trägt er beim Schwimmen maßgeblich zur Erzeugung von Vortrieb bei. Da es sich jedoch nicht um einen Muskel der Haltemuskulatur im engeren Sinne handelt, profitiert die allgemeine Körperhaltung hiervon wenig.

MERKE!

Der breite Rückenmuskel ist nicht Bestandteil der allgemeinen Haltemuskulatur.

Nachfolgende Tabelle fasst die Funktion der Muskulatur des oberen Rückens und des Nackens nochmals kurz zusammen.

Tabelle 7: Muskulatur des oberen Rückens und des Nackens

Muskel	Funktion
Kapuzenmuskel (m. trapezius)	Bewegung der Schulterblätter je nach Anteil (oben, mitte, unten) nach oben, nach unten, zur Körpermitte, Drehung
Rautenmuskel (m. rhomboideus)	Bewegung der Schulterblätter zur Wirbelsäule, Fixierung der Schulterblätter auf dem Brustkorb, Drehung der Schulterblätter
breiter Rückenmuskel (m. latissimus dorsi)	Adduktion, Rückbewegung und Innenrotation des Oberarms

Brust, Schultern und Arme

Die Brustmuskulatur stellt den Antagonisten zur Muskulatur des oberen Rückens dar. Beim Schwimmen sind die Brustmuskeln essenziell zur Erzeugung von Vortrieb. Entsprechend hoch ist ihre Beanspruchung im Triathlon. Ähnliches gilt für die Schultern und Arme. Auch hier kommt die Belastung vor allem aus dem Schwimmen, wobei die Intaktheit der Schultern auch beim Radfahren und Laufen eine Rolle spielt.

MERKE!

Akute Verspannungen und Triggerpunkte im Bereich der Brust wirken sich über fasziale Verknüpfungen direkt auf den Nacken aus, weshalb sie von übergeordneter Bedeutung sind.

Die wesentlichen Muskeln der Brust sind der große und der kleine Brustmuskel (m. pectoralis major und m. pectoralis minor). Abseits des Schwimmens kommt ihnen eine übergeordnete Rolle bei der Lösung von Verspannungen und Triggerpunkten im Bereich des Nackens zu. Denn über fasziale Strukturen ist die Brustmuskulatur direkt mit allen Muskeln verknüpft, die an der Bewegung der Schulterblätter beteiligt sind. Beeinträchtigungen an den Muskeln der Brust führen daher zu einer ungünstigen Körperhaltung im Allgemeinen. Die Schultern werden nach vorne gezogen, sodass die Verspannung des Nackens durch eine unphysiologische Ausgangsposition und damit einhergehender schnelleren Überlastung begünstigt wird.

Der große Brustmuskel hat seinen Ursprung am Schlüsselbein sowie im Bereich des Brustbeins bis hinab zur siebten Rippe. Von dort spannt er sich zum Oberarmknochen auf. Er ist an der Adduktion und Innenrotation des Arms beteiligt. Auf Grund seiner verschiedenen Ursprünge ist er je nach Armstellung darüber hinaus sowohl für die Ante- als auch die Retroversion des Arms verantwortlich – sprich das Bewegen des Arms nach vorne und hinten.

Der Ursprung des kleinen Brustmuskels liegt im Bereich der dritten bis fünften Rippe. Sein Ansatz befindet sich am Schulterblatt. Es besteht somit keine muskuläre Verbindung zum Oberarm. Größtenteils wird der kleine Brustmuskel vom großen Brustmuskel bedeckt. Er bewegt die Schulter nach vorne-unten und dient der Einwärtsdrehung des Schulterblattes bei fixiertem Oberarm.

Tabelle 8: Brustmuskeln

Muskel	Funktion
großer Brustmuskel (m. pectoralis major)	Adduktion und Innenrotation des Arms, je nach Armstellung Vorwärts- und Rückbewegung des Arms
kleiner Brustmuskel (m. pectoralis minor)	Bewegung der Schulter nach vorne-unten, Einwärtsdrehung bei fixiertem Oberarm

Beim Schultergelenk handelt es sich erneut um ein Kugelgelenk, welches zugleich das beweglichste Gelenk im menschlichen Körper darstellt. Die hohe Beweglichkeit wird durch ein Minimum an knöchernen Strukturen ermöglicht. Dieser geringe Anteil an knöcherner Führung erfordert im Umkehrschluss, dass der Großteil der Stabilität durch die umliegende Muskulatur gewährleistet werden muss. Denn auch die vier Bänder und Sehnen des Schultergelenks sind hierfür nicht ausreichend stark ausgeprägt. Ebenso ist die Gelenkkapsel sehr dünn und elastisch, um das große Bewegungsausmaß zu ermöglichen.

MERKE!

Die Schulter ist das beweglichste Gelenk des menschlichen Körpers und zeichnet sich durch ein Minimum an knöcherner Führung aus. Daher sind die Muskeln der Rotatorenmanschette enorm wichtig, um dennoch für ausreichend Stabilität zu sorgen.

Hinzu kommt die Problematik, dass der Kraulzug beim Schwimmen eine muskuläre Dysbalance fördert. Diese geht einher mit einer hypermobilen Schulter im vorderen Bereich, bei gleichzeitigen Verhärtungen auf der Schulterrückseite. Die sogenannte "Schwimmerschulter" ist daher ein weit verbreitetes Phänomen, dessen wir uns im Anwendungsteil annehmen.

Die Stabilität des Schultergelenks wird im Wesentlichen durch vier Muskeln erzeugt. Diese umgeben das Gelenk und werden gemeinsam als Rotatorenmanschette bezeichnet. Die Rotatorenmanschette zentriert den Oberarmknochenkopf in der Gelenkpfanne des Schulterblattes und umspannt die Gelenkkapsel.

Der Obergrätenmuskel (m. supraspinatus) setzt an der hinteren oberen Seite des Schulterblattes an und verläuft bis zum Ansatz am Oberarmknochen, wobei einzelne Muskelfasern bis hinein ins Schultergelenk reichen. Er ist vor allem für die Außenrotation des Arms verantwortlich. Darüber hinaus unterstützt er die Abduktion des Arms. Insbesondere bei geringem Abspreizwinkel (bis ca. 15 Grad), das heißt, wenn der Arm nahezu angelegt ist, leistet er die Hauptarbeit beim Abspreizen. Bei größeren Abspreizwinkeln wird die Hauptlast durch den Deltamuskel (m. deltoideus) getragen.

Da sich der Obergrätenmuskel unterhalb des Schulterdachs befindet, kann es zu einem Einklemmen beim Heben des Arms kommen (sogenanntes Impingement Syndrom). Diesem kannst du unter anderem durch ein Training der Rotatorenmanschette vorbeugen, da der Gelenkraum und das Bewegungsausmaß im Schultergelenk erhöht werden.

MERKE!

Durch ein gezieltes Training der Rotatorenmanschette kann die Gefahr eines Impingement Syndroms reduziert werden.

Der Untergrätenmuskel (m. infraspinatus) erstreckt sich von der hinteren unteren Seite des Schulterblattes bis zum Ansatz am Oberarmknochen. Er ist primär an der Außenrotation des Arms beteiligt. Weiterhin wird die Abduktion durch ihn unterstützt. Durch ein gezieltes Training des Untergrätenmuskels erweitert sich der Gelenkraum der Schulter, indem der Oberamkopf vom Schulterdach weggezogen wird.

Der Ursprung des kleinen Rundmuskels (m. teres minor) befindet sich am äußeren seitlichen Rand des Schulterblattes. Der Ansatz liegt ebenfalls am oberen Teil des Oberarmknochens. Dabei strahlen einzelne Muskelfasern – wie beim Obergrätenmuskel – bis in das Schultergelenk hinein. Gemeinsam mit dem Untergrätenmuskel ist er im Wesentlichen an der Außenrotation des Arms beteiligt. Des Weiteren sorgt er für die Rückbewegung und das Heranziehen des Oberarms. Analog zum Untergrätenmuskel kann durch eine gezielte Stärkung der Gelenkraum der Schulter erweitert und so einem Einklemmen des Obergrätenmuskels vorgebeugt werden.

Die vordere Seite der Rotatorenmanschette bildet der Unterschulterblattmuskel (m. subscapularis). Dieser setzt am gesamten vorderen Schulterblatt an und verläuft bis zum Oberarmkopf, wobei seine Muskelfasern bis in die Gelenkkapsel hineinziehen. Er verantwortet primär die Innenrotation des Oberarms. Darüber hinaus unterstützt er bei angehobenem Arm die Adduktion.

Tabelle 9: Rotatorenmanschette

Muskel	Funktion
Obergrätenmuskel (m. supraspinatus)	Außenrotation, Abduktion bei Abspreizwinkeln bis ca. 15 Grad
Untergrätenmuskel (m. infraspinatus)	Außenrotation, Unterstützung bei der Abduktion
kleiner Rundmuskel (m. teres minor)	Außenrotation, Rückbewegung, Adduktion
Unterschulterblattmuskel (m. subscapularis)	Innenrotation, Adduktion bei gehobenem Arm

Ergänzt wird die Muskulatur der Schulter durch den großen Rundmuskel (m. teres major) und den Deltamuskel (m. deltoideus).

Der große Rundmuskel entspringt am unteren Winkel des Schulterblattes. Seine Muskelfasern bündeln sich in einer Sehne, die an einer Knochenleiste des Oberarmknochens ansetzt. Er verantwortet die Adduktion und Innenrotation des Arms im Schultergelenk. Folglich unterstützt er den breiten Rückenmuskel und ist primär beim Schwimmen aktiv.

MERKE!

Triggerpunkte im Deltamuskel zu lösen, kann maßgeblich zur Reduktion von Verspannungen im Nackenbereich beitragen.

Der Deltamuskel entspringt am Schulterblatt sowie am Schlüsselbein. Sein Ansatz befindet sich am Oberarmknochen, sodass er eine dreieckige Form aufweist. Dadurch kann er zu einer Vielzahl an Bewegungen der Schulter beitragen. Dazu zählen die Vorwärtsbewegung und Innenrotation des Arms, die Abduktion über einen Abspreizwinkel von 15 Grad hinaus sowie ebenfalls die Rückbewegung und Außenrotation des Arms.

Setzen sich dort Verspannungen oder Triggerpunkte fest, kann dies zu Folgebeschwerden im Nackenbereich führen. Weiterhin handelt es sich um einen außenliegenden Muskel, der folglich schneller überlastet wird, sofern er Aufgaben der Stabilisation an Stelle der Mobilisation wahrnehmen muss.

Tabelle 10: weitere Schultermuskeln

Muskel	Funktion
großer Rundmuskel (m. teres major)	Adduktion und Innenrotation des Arms im Schultergelenk
Deltamuskel (m. deltoideus)	Vorwärtsbewegung und Innenrotation des Arms, Abduktion über einen Abspreizwinkel von 15 Grad, Rückbewegung und Außenrotation des Arms

Die Muskulatur der Arme spielt im Vergleich zu den Brust- und Schultermuskeln auch im Triathlon eine untergeordnete Rolle. Nennenswert sind der dreiköpfige Armstrecker (m. triceps brachii), der zweiköpfige Armbeuger (m. biceps brachii) sowie der Oberarmmuskel (m. brachialis).

Der dreiköpfige Armstrecker verdankt seinen Namen den drei Ursprungspunkten. Der lange Kopf entspringt an der Unterseite des Schultergelenks, der mittlere am hinteren Teil des Oberarms und der äußere Kopf hat seinen Ursprung am hinteren Anteil des Oberarmbeins. Alle drei Anteile bündeln sich in einem Ansatzpunkt am Hakenfortsatz der Elle. Der mittlere und der äußere Kopf des Armstreckers nehmen die namensgebende Aufgabe wahr und strecken den Arm im Ellenbogengelenk. Da der lange Kopf ebenfalls das Schultergelenk tangiert, ist der dreiköpfige Armstrecker zusätzlich an der Adduktion und der Retroversion des Arms beteiligt.

Der zweiköpfige Armbeuger und der Oberarmmuskel stellen die Gegenspieler zum Armstrecker dar.

Beim zweiköpfigen Armbeuger handelt es sich um einen zweigelenkigen Muskel. Vom Schulterblatt spannt er sich hinab zum Ellenbogen und der Speiche hin auf. Zum einen beugt er den Arm, zum anderen ist er an der Positionierung des Schultergelenks beteiligt und dreht den Unterarm nach außen.

Unterhalb des zweiköpfigen Armbeugers befindet sich der Oberarmmuskel. Wie die meisten tiefliegenden Muskeln ist auch dieser eingelenkig und daher ausschließlich an der Beugung des Ellenbogens beteiligt, wobei er bis in die Gelenkkapsel hineinstrahlt. Der Oberarmmuskel ist deutlich kräftiger als der zweiköpfige Armbeuger und somit der wichtigste Muskel zur Beugung des Arms.

Tabelle 11: Oberarmmuskulatur

Muskel	Funktion
Armstrecker (m. triceps brachii)	Streckung im Ellenbogen, Adduktion und Retroversion des Arms
Armbeuger (m. biceps brachii)	Beugung im Ellenbogen, Positionierung des Schultergelenks, Auswärtsdrehung des Unterarms
Oberarmmuskel (m. brachialis)	Beugung im Ellenbogen

DEEP DIVE FASZIEN

Faszien

Sind Bindegewebe unter der Haut, die Muskeln und Organe umspannen, verbinden und separieren.

Dabei bilden sie ein komplexes Netzwerk bestehend aus verschiedensten Bestandteilen, vom Bindegewebe bis hin zu Gelenkkapseln und verleihen so dem Körper eine funktionale Struktur.

Zuallererst stellt sich die Frage, was genau überhaupt eine Faszie ist. Denn allzu oft wird der Begriff eher generisch benutzt und stellt keine präzise anatomische Bezeichnung dar. Dies bedingt sich in der äußerst komplexen Funktion faszialer Strukturen und der Tatsache, dass es sich um ein verhältnismäßig junges Forschungsgebiet handelt. Eine knackige Definition ist daher per se nicht möglich beziehungsweise würde der Fülle an Aufgaben, die Faszien wahrnehmen, nicht Rechnung tragen. Führende Forscher:innen in diesem Bereich haben daher zwei Definitionen aufgestellt.

Die erste ist anatomischer Natur, um sich auf spezifische fasziale Gewebe beziehen zu können. Faszien sind demnach Bindegewebe unter der Haut, welche Muskeln und andere innere Organe umspannen, verbinden und separieren.

Die zweite Definition beschreibt das globale Fasziensystem in seiner Funktion. Demnach besteht das Fasziensystem aus einem dreidimensionalen Kontinuum aus weichem, kollagenhaltigem, lockerem und festem Bindegewebe, das den Körper durchzieht. Es enthält Elemente wie Fettgewebe, neuromuskuläre Scheiden, Aponeurosen, tiefe und oberflächliche Faszien, Gelenkkapseln, Bänder, Membranen, myofasziale Ausläufer, Septen, Sehnen sowie intra- und intermuskuläres Bindegewebe. Das fasziale System umgibt Organe, Muskeln, Knochen, Nerven und dringt in diese ein. Es verleiht dem Körper eine funktionale Struktur und ermöglicht es dem Körper ganzheitlich zu funktionieren.[1]

Anhand der Definition wird also bereits ersichtlich wie komplex das Thema Faszien ist, aber auch welche Tragweite es für das Verständnis des ganzheitlichen Zusammenspiels des Körpers hat.

Funktionsweise des Fasziensystems

Zum besseren Verständnis beginnen wir mit der zweiten Definition – also der Funktionsweise des Fasziensystems.

[1] Vgl. Adstrum et al. (2017).

Faszien sind von enormer Bedeutung sowohl für den Transfer von Energie als auch die Bewegungskontrolle. Insbesondere da sie oftmals über mehrere Gelenk- und auch Körperregionen hinausreichen und somit die Kraftübertragung von Agonisten auf die zugehörigen Antagonisten verantworten. Darüber hinaus entspringen ca. 30 bis 40 % der Muskelfasern in den Faszien.

Ebenso sind die Faszien von einer Vielzahl an Nervenrezeptoren und Nervenendigungen durchzogen. Auch dies belegt die übergeordnete Rolle der Faszien bei der Bewegungskontrolle. Im Umkehrschluss führen Störungen der faszialen Strukturen zugleich zu einer Funktionsstörung des Bewegungsapparates. Faszien erfüllen nicht lediglich eine umhüllende Funktion der Muskulatur. Ihr Aufbau und ihre Funktionen sind wesentlich komplexer.

Sie bilden in einer ersten Ebene myofasziale Einheiten. Eine solche myofasziale Einheit bewegt ein bestimmtes Körpersegment gezielt in eine Richtung. Innerhalb der myofaszialen Einheit besteht ein sogenanntes Koordinationszentrum und ein Perzeptionszentrum. Beide Zentren dienen als Informationsquelle für das Nervensystem.

Das Koordinationszentrum bewirkt gemeinsam mit den Muskelspindeln die Bewegung. Die myofasziale Spannung erreicht dabei ihren Höhepunkt im Koordinationszentrum, welches zumeist im Bereich des Muskelbauchs liegt.

Das Perzeptionszentrum gibt die Information über die Ausrichtung der Bewegung an die Gelenkrezeptoren weiter.

Myofasziale Einheiten

Umfassen alle Bestandteile zur Bewegung eines bestimmten Körpersegments.

Koordinationszentrum

Verantwortet gemeinsam mit den Muskelspindeln die Bewegung.

Perzeptionszentrum

Gibt Informationen über die Ausrichtung der Bewegung an die Gelenkrezeptoren weiter und verbindet somit Agonist und Antagonist.

In jeder myofaszialen Einheit befinden sich ebenfalls einige Muskelfasern der antagonistischen Einheit. Agonist und Antagonist an einem Gelenk sind somit neurologisch über ein komplexes Netzwerk sowie Reflexe und Feedbackschleifen sehr eng miteinander verknüpft. Eine Spannungsänderung des Agonisten ruft daher zugleich stets Änderungen beim Antagonisten hervor. Denn das Nervensystem kann einen Muskel lediglich kontrahieren und dadurch eine Bewegung ausführen lassen. Nur durch die Kontraktion des Gegenspielers kann der Körper wieder zurück in seine neutrale Position geführt werden.

Das Gehirn sendet dabei ausschließlich den Impuls, in welche Richtung eine Bewegung ausgeführt werden soll. Es wird demnach nicht direkt ein konkreter Muskel angesteuert. Vielmehr gelangt der Nervenimpuls über das Rückenmark zum relevanten Muskel. Dort werden die Fasern der Muskelspindeln stimuliert, welche somit angespannt werden. Diese Kontraktion überträgt sich wiederum auf das umliegende Bindegewebe.

Durch den speziellen Aufbau der myofaszialen Einheit konvergiert die Spannung am Koordinationszentrum. Dort wird die Spannung nun ausreichend groß, um auch die Fasern der Skelettmuskulatur zur Kontraktion zu bringen. Diese wiederum führt zur gewünschten Bewegung des Gelenks. Durch die Gelenkbewegung spannt sich die Gelenkkapsel, wodurch das Perzeptionszentrum stimuliert wird. Außerdem wird eine entsprechende Information über das Rückenmark an das Gehirn weitergegeben, dass die ursprünglich geplante Bewegung ausgeführt wurde. Hieraus ergibt sich auch, dass der Nervenimpuls zur Anspannung vom Gehirn ohne eine Information hinsichtlich des Grads der Anspannung – also locker oder fest – versandt wird. All dies geschieht innerhalb der Faszie als Bezugsrahmen für die einzelnen Muskelfasern.

Der Nervenimpuls löst die Muskelkontraktion aus. Durch die Muskelspindeln führt dieser Impuls nicht zur gleichzeitigen Kontraktion aller Muskelfasern innerhalb des angesprochenen Muskels. Da die Muskelspindeln über die Golgi-Sehnenorgane von der Gelenkstellung abhängig sind, werden die einzelnen Muskelfasern sukzessive aktiviert.

Golgi-Sehnenorgane

Rezeptoren am Übergang von Muskel, Sehne und Gelenk, die durch ihre spiralartige Bauweise die Anspannung der Muskelfasern in Abhängigkeit der Gelenkstellung steuern, um so flüssige Bewegungsabläufe zu gewährleisten.

Die Golgi-Sehnenorgane kann man sich dabei wie eine Spirale vorstellen. Sie beinhaltet sowohl Muskelfasern des Agonisten als auch des Antagonisten. Je nach Richtung der Muskelkontraktion ringelt sich diese Spirale nun auf oder ab. Dies wiederum führt entweder zu einer verstärkten Hemmung der agonistischen oder aber der antagonistischen Muskelfasern.

Das Auf- oder Abwickeln der Spirale wird dabei vor allem von der Gelenkstellung beeinflusst. Somit werden im Laufe eines Bewegungsablaufs verschiedene Muskelfasern unterschiedlich stark angespannt, damit ein flüssiger Ablauf der Bewegung zustande kommt, obwohl das Gehirn lediglich einen Nervenimpuls zur Bewegungsausführung ohne weitere Informationen versandt hat.

Die Abhängigkeit der Bewegungsausführung von der Spannung innerhalb der Faszien verdeutlicht, dass eine Verhärtung der Faszien eine erhebliche Auswirkung auf den Bewegungsapparat entfaltet.

MERKE!

Verhärtungen treten zumeist am Koordinationszentrum auf, der Schmerz hingegen wird am Perzeptionszentrum wahrgenommen.

Da die Spannung am Koordinationszentrum ihren Höhepunkt erreicht, ist die Verhärtung (Densifikation) dort zumeist am größten. Das Wissen über die jeweiligen Koordinationszentren ist deshalb von besonderer Bedeutung, da es sich in der Regel nicht um den Punkt handelt, welcher im Fall einer Verspannung die Schmerzen ausstrahlt.

Primär tritt der Schmerz am Perzeptionszentrum auf, da dort die Gelenkrezeptoren liegen und der Nervenimpuls über die Bewegung zurück an das Gehirn gesendet wird.

Im Anwendungsteil sind die Koordinationszentren daher stets anschaulich dargestellt, da dies in der Regel die Punkte respektive Körperregionen sind, an denen die Akupressur ausgeübt wird. Der Einfachheit halber werden diese im weiteren Verlauf daher ebenfalls als Triggerpunkte bezeichnet – wenngleich dadurch eine gewisse Unschärfe in der Abgrenzung zur pathologischen Definition eines Triggerpunktes entsteht.

Myofasziale Sequenzen

Ermöglichen das Zusammenspiel mehrerer myofaszialer Einheiten und somit von verschiedenen Körpersegmenten. Weiterhin synchronisieren sie die linke und rechte Körperhälfte miteinander.

Die den myofaszialen Einheiten übergeordneten Strukturen werden als myofasziale Sequenzen bezeichnet.

Hierbei handelt es sich um einen Verbund mehrerer myofaszialer Einheiten. Zum Beispiel bilden die Faszien der Armvorderseite eine gemeinsame myofasziale Sequenz. Darin enthalten sind die myofaszialen Einheiten des Unterarms, Oberarms, der Schulter und der Finger. In den myofaszialen Sequenzen sind nun vor allem biartikuläre Fasern relevant, da diese zwei Gelenke miteinander verbinden. Weiterhin sind die verschiedenen Sequenzen innerhalb einer räumlichen Ebene miteinander verknüpft.

Als Beispiel kann die Körperhaltung einer stark übergewichtigen Person betrachtet werden. Der Körperschwerpunkt verlagert sich durch den großen Bauchumfang nach vorne. Zur Kompensation werden die Schultern nach hinten gezogen. Diese Ausgleichshandlung wird durch das Zusammenspiel der myofaszialen Sequenzen bewirkt.

Die myofaszialen Sequenzen synchronisieren darüber hinaus die linke und die rechte Körperhälfte miteinander. Denn die Faszien der linken und rechten Gesäßmuskulatur sind miteinander verbunden. Auf ähnliche Art wird der Oberkörper links und rechts gleichzeitig gesteuert. Denn die Faszien des Kapuzenmuskels sowie der Brustmuskulatur sind ebenfalls verknüpft.

Das Zusammenspiel mehrerer myofaszialer Einheiten im Rahmen einer myofaszialen Sequenz bedingt somit einen Großteil der kompensatorischen Anpassungen im Körper. Eine akute Verspannung respektive ein Triggerpunkt an einem Koordinationszentrum stört die myofasziale Einheit und deren Bewegungsablauf. Ist der Körper nicht von selbst in der Lage dies wieder zu beheben, kommt es zu Anpassungsvorgängen entlang der myofaszialen Sequenz. Sofern eine Anpassung nicht mehr in ausreichendem Maße möglich ist, tritt die Schmerzentwicklung am Perzeptionszentrum ein.

Daher sind insbesondere bei einseitigen Belastungen ausgleichende Übungen unerlässlich, um langfristig das Gesamtgleichgewicht des Körpers zu gewährleisten. Dabei ist es unerheblich, ob die Einseitigkeit ihren Ursprung im Sport oder Berufsalltag hat.

Der Akupressur kommt dabei eine übergeordnete Rolle zu, da sie einen Impuls von außen geben kann. Somit kann sie einen gegebenenfalls bereits bestehenden Teufelskreis aus funktioneller Störung und entsprechender Anpassungsmuster durchbrechen, beziehungsweise der erneuten Entstehung eines derartigen Teufelskreises vorbeugen.

Zusammenfassend sind die myofaszialen Sequenzen hauptsächlich zur Erhaltung von Gleichgewichtszuständen erforderlich, da sie mehrere myofasziale Einheiten miteinander verbinden. Die Faszien nehmen daher eine entscheidende Stützfunktion im Körper wahr. Die Muskulatur spielt hingegen eine eher untergeordnete Rolle, sodass die aufrechte Körperhaltung unbewusst gehalten werden kann.

Myofasziale Spiralen

Bedienen sich der schräg verlaufenden Kollagenfasern und verbinden verschiedene myofasziale Einheiten, um Bewegungen in entgegengesetzte Richtungen innerhalb eines Körpersegments zu ermöglichen.

Abschließend bestehen darüber hinaus myofasziale Spiralen. Da die Faszien aus verschiedenen Fasern aufgebaut sind, welche sich unabhängig voneinander bewegen können, wirken spiralförmige Spannungen auf die Faszien. Die einzelnen Fasern können unabhängig voneinander gleiten, da sie unterschiedliche Strukturen aufweisen.

Myofasziale Einheiten bedienen sich der tiefen Kollagenfasern, welche gerade verlaufen. Im Gegensatz hierzu wird in myofaszialen Sequenzen vor allem auf querverlaufende Fasern zurückgegriffen. Myofasziale Spiralen wiederum nutzen primär schräg verlaufende Fasern.

Diese schräg verlaufenden Fasern kommen an allen Gelenken vor und sind durch Sehnen verbunden. Sie haben die Form einer Spirale und strahlen in verschiedene Fasern umliegender myofaszialer Einheiten hinein. Somit können Bewegungen in entgegengesetzte Richtungen innerhalb eines Körpersegments durchgeführt werden. Zum Beispiel können das Handgelenk und das Ellenbogengelenk zugleich in entgegengesetzte Richtungen bewegt werden. Ermöglicht wird dies durch die myofaszialen Spiralen. Das Gehirn gibt lediglich die Bewegungsrichtung der Hand vor. Umliegende Gelenke, wie in diesem Fall der Ellenbogen, passen sich dem Bewegungserfordernis automatisch an.

Grundsätzlich können wir festhalten, dass eine sehr freie Bewegung – welche also viel Gleichgewicht erfordert – zu einer hohen Koordination durch myofasziale Spiralen führt.

Anatomische Struktur der Faszien

Nachdem die Bedeutung und grobe Wirkungsweise des Fasziensystems für die Übertragung von Energie und Bewegungskontrolle erläutert wurden, lohnt sich ein etwas genauerer Blick auf die anatomischen Strukturen des Fasziensystems, um das Zusammenspiel einzelner Muskelpartien untereinander nachvollziehen zu können.

Dabei wird besonders gut ersichtlich, weshalb einseitige Belastungen zu zahlreichen Anpassungsprozessen an anderer Stelle im Körper führen, sodass sich akute Verspannungen und (sekundäre) Triggerpunkte entlang der kinetischen Ketten im gesamten Körper ausbreiten.

Kollagen
Strukturprotein

Bänder
Knochen – Knochen

Sehnen
Muskel – Knochen.

Tiefe Faszien
Muskel – Muskel

Oberflächliche Faszien
Faszien – Haut

Grundsätzlich stellen alle Faszien faseriges Bindegewebe dar, welches anhand verschiedener Merkmale klassifiziert wird.

Das lockere Bindegewebe ist gelartig und ermöglicht das Gleiten von Muskeln und Organen. Es lässt Sauerstoff und andere Nährstoffe in die Zellen diffundieren, ummantelt Blutgefäße und füllt Zwischenräume zwischen den Organen, wodurch diese geschützt werden.

Das Fettgewebe hingegen dient der Speicherung von Kohlenhydraten, der Absonderung diverser Enzyme sowie Wachstumsfaktoren und Hormonen, welche den Energiehaushalt regulieren.

Das dichte Bindegewebe zeichnet sich durch eine hohe Festigkeit aus, da es aus großen und widerstandsfähigen Kollagenfasern besteht. Es verbindet Organe sowie Muskeln und leitet Energie weiter.

Die Kollagenfasern sind dabei so ausgerichtet, dass sie die mechanische Belastung optimal weiterleiten können. Die Moleküle ordnen sich entsprechend der wirkenden Kräfte an. Ist die Zugrichtung immer gleich, richten sich die Fasern parallel zueinander aus. Dies ist beispielsweise bei Sehnen und Bändern der Fall. Wirken die Kräfte hingegen aus unterschiedlichen sich wechselnden Richtungen, so bildet sich eine kreuzende Faserstruktur. Eine derartige Struktur findet sich bei Aponeurosen. Ebenso ändert sich die Dicke und Stabilität von Kollagenfasern mit der Art der Belastung. Durchmesser und Widerstandskraft der Fasern können daher durch Training erhöht werden.

Zum dichten Bindegewebe gehören zum Beispiel Bänder, Sehnen und tiefe Faszien. Bänder verbinden zwei Knochen miteinander und enthalten viele elastische Fasern. Sehnen hingegen bilden sich nahtlos aus der Muskulatur und befestigen so Muskeln an Knochen. Sie enthalten lediglich wenige elastische Fasern. Die tiefen Faszien wiederum verbinden Muskeln untereinander.

Die oberflächliche Schicht der Faszie ist dabei mittels sogenannter Septen auf der einen Seite fest mit der Haut und auf der anderen Seite mit der tiefen Faszie verbunden. Dadurch können Muskeln und Haut unabhängig voneinander bewegt werden.

Die tiefen Faszien sind jene Schichten, welche direkt mit den Muskeln in Kontakt sind. Sie verbinden daher unterschiedliche Bestandteile des Bewegungsapparates und dienen ebenfalls der Weiterleitung von Muskelkraft. Hierbei wird zwischen aponeurotischen und epimysialen tiefen Faszien unterschieden.

Aponeurotische Faszien umschließen eine ganze Muskelgruppe. Zum Beispiel setzt sich die aponeurotische tiefe Faszie des Beins aus der Oberschenkelfaszie, der Unterschenkelfaszie und der Plantarfaszie am Fuß zusammen. Daher werden durch diese Faszienart auch die Kräfte eines ganzen Muskels übertragen.

Aponeurotische Faszien

Umhüllen eine gesamte Muskelgruppe.

Epimysiale Faszien

Umhüllen einen einzelnen Muskel.

Perimysiale Faszien

Umhüllen einzelne Muskelfaserbündel.

Endomysiale Faszien

Umhüllen einzelne Muskelfasern.

Epimysiale Faszien hingegen sind jene Strukturen, die einen einzelnen Muskel umhüllen und direkt mit diesem verbunden sind. Dabei ist jeder Muskel von einem eigenständigen Epimysium umgeben, welches Form und Funktion des Muskels mitbestimmt. Durch das Epimysium werden die Kräfte einzelner Muskelfaserbündel übertragen. Muskel und Epimysium sind untrennbar verbunden und ermöglichen das separate Anspannen und Gleiten einzelner benachbarter Muskeln. Nur auf Grund der Trennung durch das Epimysium können zum Beispiel die einzelnen Muskeln des m. quadriceps unabhängig voneinander angespannt werden.

Aber auch innerhalb eines einzigen Muskels sind Faszien vorhanden. Denn einzelne Muskelfaserbündel – also Zusammenschlüsse mehrerer Muskelfasern – werden durch das Perimysium verbunden. Innerhalb dessen wiederum sind einzelne Muskelfasern von Endomysien umhüllt.

Die folgende Abbildung verschafft einen ersten Überblick über unser Fasziensystem. Anschließend folgt eine kurze Beschreibung der jeweiligen Faszien mit Fokus auf die für den Triathlon besonders relevanten Strukturen.

Vor allem wird die untrennbare Verknüpfung der einzelnen Körperpartien untereinander deutlich. Analog zu den Muskeln sind auch an dieser Stelle die lateinischen Begriffe als Klammerzusatz aufgeführt, um bei Interesse das Hinzuziehen von Sekundärliteratur zu erleichtern.

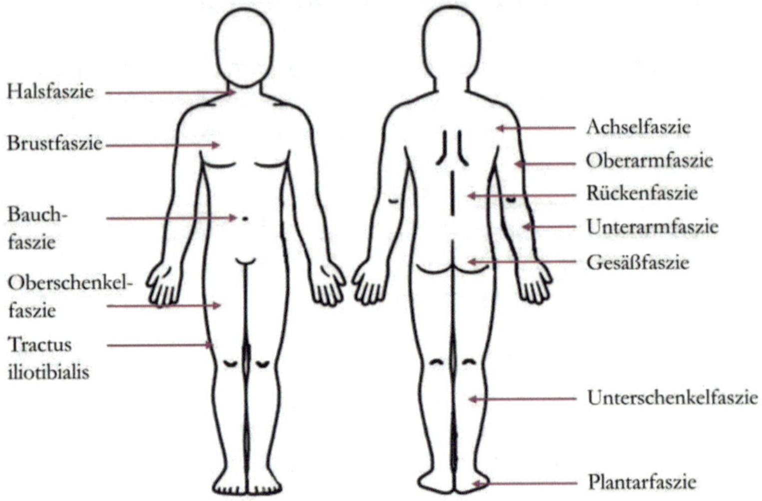

Abbildung 8: Überblick Fasziensystem – Front- und Rückansicht

Oberkörper | Rumpf

Am Rumpf sind insbesondere die tiefe Halsfaszie, die Bauchfaszie, die Brustfaszie und die tiefe Rückenfaszie relevant.

Die tiefe Halsfaszie (Faszia cervicalis) ist eng mit der Faszie des Kapuzenmuskels (m. trapezius) verbunden. Jede Anspannung der Nackenmuskulatur sorgt daher für eine gleichzeitige Dehnung der Halsfaszie.

Die Bauchfaszie (Fascia scarpa) verknüpft gleich eine Vielzahl an Muskeln und Körperregionen miteinander. So geht die oberflächliche Bauchfaszie vollständig in die oberflächliche Oberschenkelfaszie über. Die tiefe Bauchfaszie unterteilt sich wiederum in drei Schichten und ermöglicht somit unabhängige Bewegungen der zugehörigen Muskulatur des Oberkörpers.

Die oberste Schicht umhüllt alle großen Muskeln des Rumpfs. Dazu zählen unter anderem der Kapuzenmuskel (m. trapezius), der große Brustmuskel (m. pectoralis major), der breite Rückenmuskel (m. latissiumus dorsi) und der äußere schräge Bauchmuskel (m. obliquus externus).

Die mittlere Schicht umschließt den kleinen Brustmuskel (m. pectoralis minor) und den inneren schrägen Bauchmuskel (m. obliquus internus).

Beide Schichten gemeinsam verantworten hauptsächlich komplexe Bewegungsabläufe wie beispielsweise Drehungen des Oberkörpers.

Abschließend werden der vordere gerade Bauchmuskel (m. rectus abdominis) und der quer verlaufende Bauchmuskel (m. transversus abdominis) von der tiefen Schicht umhüllt. Der quer verlaufende Bauchmuskel setzt zugleich an der Rückenfaszie an und verbindet somit die Körpervorderseite mit der Rückseite.

Die tiefe Schicht ist eher an einfachen Bewegungen beteiligt und nimmt Einflüsse des zentralen Nervensystems auf.

Der Brustfaszie (Fascia clavipectoralis) kommt eine besonders wichtige Rolle beim Erhalt der Mobilität des Oberkörpers und der Vermeidung von Verspannungen im Nackenbereich zu. Sie verbindet alle Muskeln, die an Bewegungen des Schulterblattes beteiligt sind, wozu unter anderem die Rautenmuskeln (m. rhomboidei) zählen. Eine Beeinträchtigung dieser Faszie wirkt sich auf alle diese Muskeln aus und kann den Bewegungsradius des Schulterblattes und dessen Position beeinflussen.

MERKE!

Die Brustfaszie umhüllt alle Muskeln zur Bewegung der Schulterblätter. Sie ist daher von enormer Bedeutung zur Lösung von Verspannungen im Bereich der Schultern und des Nackens.

Ähnliches gilt für die tiefe Rückenfaszie. Denn sie verbindet Gesäß, Rücken und Bauch. Daher ist sie maßgeblich an der Stabilisierung des unteren Rückens und der Bewegungskoordination zwischen Oberkörper und Beinen beteiligt.

Auch die tiefe Rückenfaszie (Faszia thoracolumbalis) ist ein Bindeglied für eine Vielzahl an Muskeln. So verbindet sie den großen Gesäßmuskel, den breiten Rückenmuskel und den vorderen geraden Bauchmuskel miteinander. Dadurch übernimmt die tiefe Rückenfaszie eine wichtige Rolle bei der Koordination von Bewegungen, der Stabilisierung des lumbalen Rückens und ebenso der Koordinierung zwischen dem Rumpf und den Beinen. Der große Gesäßmuskel und der breite Rückenmuskel spannen die Rückenfaszie und sind somit die wichtigsten Muskeln zur Drehung des Oberkörpers. Sie stabilisieren maßgeblich den unteren Rücken sowie die Ilio-Sakral-Gelenke.

Die oberflächliche Rückenfaszie umgibt den gesamten Rumpf. Die tiefe Faszie lässt sich, wie am Bauch, in drei Schichten untergliedern. Die oberflächliche Schicht der tiefen Faszie umhüllt den Kapuzenmuskel, den breiten Rückenmuskel und den großen Gesäßmuskel. Am Hals geht diese Schicht in die tiefe Halsfaszie über und ist direkt mit den Wirbelkörpern verbunden.

Die mittlere Schicht umgibt die Rautenmuskeln sowie Teile der Rotatorenmanschette (m. infraspinatus und m. supraspinatus). Weiterhin geht die mittlere Schicht der tiefen Rückenfaszie in die Brustfaszie über.

Die tiefe Schicht stellt die Rückenfaszie im engeren Sinne dar und umhüllt die Rückenstrecker (m. erector spinae). Es handelt sich um eine äußerst starke Faszie, welche Kräfte von über einem Kilonewton aushalten kann. Zugleich ist sie flexibel. Wird die Wirbelsäule vollkommen gebeugt, verlängert sich die tiefe Rückenfaszie um bis zu 30 %. Das Gewebe gleicht die Zunahme der Länge dadurch aus, dass die Faszie schmaler wird.

Arme | obere Extremitäten

Im Bereich der oberen Extremitäten verbindet die Achselfaszie (Fascia axillaris) die Faszien der Arme mit der oberflächlichen Faszie des Rumpfes. In diesem Bereich befinden sich besonders viele Lymphknoten, welche die Lymphe filtern und dadurch zur Wirksamkeit des Immunsystems beitragen.

Die tiefe Faszie der Schulter unterteilt sich in zwei myofasziale Ebenen am Schultergürtel. Die oberflächliche Schicht umhüllt den Kapuzenmuskel, den breiten Rückenmuskel, den großen Rundmuskel, den Deltamuskel und den großen Brustmuskel. Am Hals besteht erneut ein direkter Übergang in die tiefe Halsfaszie. Die tiefe Schicht verbindet den kleinen Brustmuskel mit der Rotatorenmanschette (m. subscapularis, m. supraspinatus, m. infraspinatus). Des Weiteren geht die tiefe Schicht in die

Faszie der Rautenmuskulatur über.

Außerdem besteht eine wechselseitige Verbindung zwischen dem dreiköpfigen Armstrecker (m. triceps brachii) und dem breiten Rückenmuskel (m. latissimus dorsi). Die Anspannung des breiten Rückenmuskels führt somit stets zu einer Kraftübertragung in den Arm hinein.

MERKE!

Die Faszie des Deltamuskels ist direkt mit jener des Kapuzenmuskels verknüpft. Verspannungen im Nacken können daher auch vom Deltamuskel herrühren.

Der Deltamuskel besitzt eine grundsätzlich sehr dicke Faszie. Einige seiner myofaszialen Ausläufer strahlen in die epimysiale Faszie des Armstreckers hinein, sodass die Kontraktion des Deltamuskels mit einer teilweisen Dehnung der Faszie des Armstreckers einhergeht. Des Weiteren besteht eine direkte Verbindung zur Faszie des Kapuzenmuskels.

Über die einzelnen Faszien der Muskeln der Rotatorenmanschette bestehen darüber hinaus viele weitere Querverbindungen über die faszialen Strukturen im Bereich der Schulter.

Auch die tiefe Faszie des Arms selbst stellt eine äußerst kräftige aponeurotische Faszie dar. Sie setzt sich aus der Fascia brachii (Oberarm) und Fascia antebrachii (Unterarm) zusammen, welche durch die Muskulatur des Schultergürtels aufgespannt werden.

Die Oberarmfaszie ist am Ellenbogen befestigt. In den anderen Bereichen lässt sie sich ansonsten leicht von der darunterliegenden Muskulatur lösen. Sie geht unter anderem in die Achselfaszie und die Faszien des großen Brustmuskels, des breiten Rückenmuskels und des Deltamuskels über.

Die Unterarmfaszie verschmilzt mit den Muskeln und Faszien der Hand. Sie zeichnet sich darüber hinaus durch eine gute Durchblutung aus.

Beine | untere Extremitäten

Die tiefe Faszie der unteren Extremitäten umhüllt grundsätzlich das gesamte Bein. Zur präziseren Unterscheidung wird diese jedoch in drei separate Bereiche für den Fuß (Fascia plantaris), den Unterschenkel (Fascia cruris) und den Oberschenkel (Fascia lata) aufgeteilt.

Die Beinfaszie wird dabei auf der Körpervorderseite primär durch die Bauchmuskulatur (m. obliquus externus und internus, m. transversus abdominis) und auf der Rückseite durch den großen Gesäßmuskel und den Schenkelbindenspanner (m. tensor fasciae latae) unter Spannung gehalten.

Alle Gesäßmuskeln sind von einer epimysialen Faszie umgeben, damit diese unabhängig voneinander angespannt werden können.

MERKE!

Die Faszie des birnenförmigen Muskels ist direkt mit dem Ischiasnerv verbunden. Eine fasziale Störung kann deshalb die gleichen Beschwerden wie ein Nervenschaden hervorrufen.

Die Faszie des birnenförmigen Muskels (Fascia piriformis) umhüllt neben dem Muskel auch den Ischiasnerv (n. ischiadicus) und ist direkt mit dessen Nervenscheide verbunden. Der Nerv verläuft bis hinab in die Kniekehle. Eine Beeinträchtigung der faszialen Strukturen im Bereich des Gesäßes oder der Beinrückseite kann daher die gleichen Beschwerden wie bei einem Nervenschaden hervorrufen.

Die Fascia glutea umgibt den großen Gesäßmuskel und den Schenkelbindenspanner. Da diese Faszie sowohl mit der Oberschenkelfaszie (Faszia lata) als auch der tiefen Rückenfaszie (Faszia thoracolumbalis) verbunden ist, unterstützt die Gesäßmuskulatur maßgeblich die Koordination des Oberkörpers mit den Beinen. Zugleich wird dadurch die Kraft des großen Gesäßmuskels auf die Oberschenkelfaszie übertragen.

Empirische Befunde von Schleip et al. legen nahe, dass Faszien ähnlich wie ein Muskel kontrahieren und ihre Steifigkeit über einen Zeitraum von Minuten bis hin zu mehreren Stunden ändern können. Dadurch spielen Faszien eine noch entscheidendere Rolle bei der Übertragung von Energie und Koordination von Bewegungen als in der Vergangenheit angenommen. Eine Beeinträchtigung der Gesäßmuskulatur kann daher zum Beispiel Knieschmerzen auslösen. Denn die Kraftübertragung von der Rückenfaszie auf das Knie ist in diesem Fall gestört.

MERKE!

Die Faszien und Muskeln des Gesäßes spielen eine Schlüsselrolle bei der Ausbreitung von Verspannungen. Denn hier treffen verschiedene kinetische Ketten aufeinander.

Die eigentliche Oberschenkelfaszie bildet sich hautpsächlich aus den Ausläufern des großen und mittleren Gesäßmuskels. Weiterhin sind der Schenkelbindenspanner und die Faszien der Bauchmuskeln direkt mit der Oberschenkelfaszie verbunden. An der Außenseite des Beins ist die Faszie besonders dick und an der Innenseite eher dünn.

Die Außenseite wird daher oft auch separat als Tractus iliotibialis bezeichnet. Dieser Bereich verbindet die Muskeln von Becken und Knie und sorgt somit für die Stabilisierung des Kniegelenks. Zusätzlich gewährleistet diese Verbindung die Koordination zwischen der Gesäßmuskulatur und den Muskeln der Oberschenkelvorderseite – vor allem des äußeren breiten Muskels (m. vastus lateralis).

Tractus iliotibialis

Außenseite des Oberschenkels als Verbindung der Muskeln von Becken und Knie.

Eine Beeinträchtigung am Tractus iliotibialis wird häufig durch eine eingeschränkte Funktion der Hüftmuskeln ausgelöst. Eine Versteifung der Faszie kann das sogenannte Kompartmentsyndrom auslösen. Die Faszie verliert ihre Fähigkeit, sich an die Veränderung des Volumens der Muskeln während der Bewegung anzupassen. In der Folge baut sich Druck auf, der zu Schmerzen und verminderter Durchblutung führen kann.

Die Unterschenkelfaszie bildet sich aus den Ausläufern einer Vielzahl an Muskeln (m. biceps femoris, Tractus iliotibialis, m. quadriceps femoris, m. sartorius, m. gracilis, m. semitendinosus, m. semimembranosus, m. extensor digitorum longus).

Die Muskulatur des Unterschenkels ist im Triathlon nahezu durchgehend aktiv. Dies betrifft sowohl die Muskeln der Vorder- als auch der Rückseite des Unterschenkels. Beim Schwimmen und auf dem Rad wird permanent der Knöchel stabilisiert. Beim Laufen wechseln sich Phasen der exzentrischen Belastung kontinuierlich mit konzentrischen Anspannungen ab. Entsprechend hoch ist die Belastung und damit einhergehend die Gefahr der Entwicklung von Triggerpunkten oder akuten Verspannungen. In dem Fall wird der damit einhergehende Schmerz zumeist an der Achillessehne und nicht direkt am Triggerpunkt selbst verspürt.

MERKE!

Schmerzen an der Achillessehne resultieren zumeist aus Triggerpunkten am Unterschenkel.

MERKE!

Störungen an der Plantarfaszie haben das Potential sich im gesamten Körper zu manifestieren, da der einzige Kontaktpunkt zum Boden beeinträchtigt ist.

Interessant ist weiterhin die Plantarfaszie am Fuß. Diese kombiniert elastische und unelastische Fasern miteinander, wodurch der Fuß äußerst hohen Belastungen standhalten kann. Der mittlere Anteil ist dick und entsprechend kräftig. Die Plantarfaszie geht an der Ferse in die Achillessehne über und unterstützt deren Kraftverteilung. Dadurch können Kräfte zwischen dem vorderen und hinteren Fuß weitergeleitet werden.

Darüber hinaus hält die Plantarfaszie den Fußbogen aufrecht und federt somit hohe Kräfte ab. Zugleich dient sie der Sinneswahrnehmung im Fuß und koordiniert die Kontraktion der einzelnen Fußmuskeln.

Eine Verhärtung der Plantarfaszie vom Laufen oder Radfahren ist keine Seltenheit. Ausgelöst wird sie durch die repetitive Belastung der Fußmuskeln. Die Folge ist die Beeinträchtigung der gesamten nachgelagerten kinetischen Kette.

DEEP DIVE NERVEN

An verschiedenen Stellen ist bereits kurz angeklungen, dass die Nervenbahnen selbstverständlich nicht im luftleeren Raum durch unseren Körper verlaufen, sondern die Nervenscheiden eng mit den Faszien und Muskeln verknüpft sind.

Darüber hinaus verdeutlichen beide Theorien zur Entstehung von Triggerpunkten den Zusammenhang der Verspannungen mit dem zentralen und peripheren Nervensystem. Um den Deep Dive der vorherigen beiden Kapitel abzurunden, werfen wir daher noch einen kurzen Blick auf das Thema Nerven.

Da bereits ein hohes Maß an Komplexität aufgezeigt wurde – und der Bogen an dieser Stelle nicht überspannt werden soll – beschränken sich die Ausführungen allerdings auf ein Minimum.

Nachfolgend wird kurz erläutert, was Nerven ausmacht, worin ihre Eigenschaften und Funktionen liegen, weshalb Triggerpunkte respektive akute Verspannungen sich negativ auf die Nerven auswirken und wie der hier vorgestellte Ansatz dem entgegenwirkt.

Es wird bewusst darauf verzichtet, die Bezeichnungen einzelner Nerven und deren Verlauf im Körper darzustellen. Als theoretischer Bezugsrahmen – in welchem die Anwendung von Akupressur im Anwendungsteil dargestellt wird – genügt die Kenntnis der wichtigsten Muskeln und Faszien. Ist an einer Stelle ein gewisser Nerv besonders relevant, wird er individuell hervorgehoben. So wie beispielsweise der Ischiasnerv im Zusammenhang mit Verspannungen am Gesäß und entlang der Oberschenkelrückseite.

Erläuterung und Eigenschaften

Das Nervensystem dient vor allem der Vermittlung von sensorischem Feedback. Es lässt sich anhand der Lage im Organismus oder anhand der Funktion aufteilen.

Hinsichtlich der Lage wird zwischen dem zentralen und dem peripheren Nervensystem unterschieden.

Zentrales Nervensystem

Besteht aus Gehirn und Rückenmark als Steuerungszentrale.

Peripheres Nervensystem

Im gesamten Organismus verteilte Nervenbahnen zur Verbindung des zentralen Nervensystems mit den Organen.

Das zentrale Nervensystem bildet sich aus dem Gehirn sowie dem Rückenmark und dient als Steuerungszentrale. Der Wirbelkanal – worin das Rückenmark mit seinen Nerven enthalten ist – ändert seine Länge je nach Grad der Beugung oder Streckung der Wirbelsäule um bis zu neun Centimeter. An dieser Stelle wird also bereits ersichtlich, dass es sich auch bei den Nervenbahnen um flexible Strukturen handeln muss.

Das periphere Nervensystem hingegen befindet sich im gesamten Organismus, welcher von einer Vielzahl an Nervenfasern durchzogen wird. Je nach ihrem Ursprung lassen sich die Nervenfasern in Hirnnerven (entspringen dem Gehirn) und Spinalnerven (entspringen dem Rückenmark) differenzieren. Das periphere Nervensystem verbindet also das zentrale Nervensystem mit den Organen in der Peripherie.

Nach der Funktion wird zwischen dem somatischen und dem vegetativen Nervensystem unterschieden, wobei das vegetative Nervensystem häufig ebenfalls als autonomes Nervensystem bezeichnet wird.

Somatisches Nervensystem

Vermittlung von sensorischem Feedback und Wahrnehmung verschiedener Sinneseindrücke.

Autonomes Nervensystem

Unterbewusste beziehungsweise automatische Steuerung der Organe.

Das somatische Nervensystem durchläuft die gesamte Skelettmuskulatur. Es dient daher primär der Vermittlung von sensorischem Feedback und der bewussten Wahrnehmung verschiedener Sinneseindrücke.

Das autonome Nervensystem wiederum steuert hauptsächlich die Tätigkeit der Organe. Es zeichnet sich dabei durch seinen unbewussten Ablauf aus, sodass keine unnötige Aufmerksamkeit auf die permanent stattfindenden Körperfunktionen – wie beispielsweise die Darmbewegung zur Verdauung – aufgebracht werden muss.

Da wir uns bei der Anwendung der Akupressur vornehmlich in der Peripherie aufhalten, soll an dieser Stelle etwas dezidierter auf die Nervenendigungen in der Muskulatur eingegangen werden. Jedoch beeinflussen sich zentrales und peripheres Nervensystem gegenseitig. Folglich entfaltet sich gleichfalls eine Wirkung auf das zentrale Nervensystem.

Die Nervenendigungen im Muskel dienen vor allem der Vermittlung von sensorischem Feedback. Je nach Art des wahrgenommenen oder vermittelten Reizes wird zwischen Mechanorezeptoren, Nozizeptoren und Thermorezeptoren unterschieden. Mechanorezeptoren werden durch mechanische Reize erregt. Sie reagieren auf Druck, Vibration, Spannung und Dehnung. Nozizeptoren dienen speziell für die Reaktion auf potentiell gewebeschädigende Reize und sind daher besonders relevant für das Empfinden und Wahrnehmen von Schmerzen. Thermorezeptoren wiederum nehmen die Temperatur wahr und bilden Wärme- sowie Kälterezeptoren.

Propriozeption

Wahrnehmung über die Stellung einzelner Körperteile, des Gesamtkörpers sowie deren Verhältnis zueinander im Raum.

Für die koordinierte Bewegung im Sport – und grundsätzlich auch im Alltag – ist die Propriozeption von entscheidender Bedeutung. Hierunter wird die eigene Wahrnehmung über die Stellung und Bewegung einzelner Körperteile sowie über die Position des Gesamtkörpers und das Verhältnis von beidem zueinander im Raum verstanden.

Früher wurde vermutet, dass die Propriozeption primär auf Informationen aus Gelenkrezeptoren zurückgreift. Diese werden jedoch erst stimuliert, wenn das Gelenk fast am Ende seiner Bewegungsreichweite angekommen ist. Die benötigten Informationen kommen vielmehr durch Rezeptoren in den Faszien und im Muskelbindegewebe. Die Muskeln samt den faszialen Strukturen sind somit das umfassendste Sinnesorgan des Menschen. Denn von dort wird die größte Anzahl an Reizen zurück an das zentrale Nervensystem geleitet. Gautschi bezeichnet das neuromyofasziale System daher sehr zutreffend als "das Ohr des Menschen nach innen".

MERKE!

Die Muskeln und Faszien sind das umfassendste Sinnesorgan des Menschen. Sie senden die meisten Reize zurück an das zentrale Nervensystem und beeinflussen so maßgeblich die Propriozeption.

Die Einteilung in die verschiedenen Rezeptoren verdeutlicht bereits, dass das Nervensystem eine Vielzahl verschiedener Reize wahrnehmen kann. Insbesondere wird das Schmerzempfinden über die Nozizeptoren und das Bewegungsempfinden über die Mechanorezeptoren verarbeitet.

Dabei kann es zu Überlagerungen der Reizwahrnehmung kommen, da im zentralen Nervensystem nur eine begrenzte Kapazität zur Weiterverarbeitung besteht. Hierin liegt die Erklärung für ein allseits bekanntes Verhaltensmuster.

Wer sich den Finger in der Tür einklemmt, fängt unwillkürlich an, sich zu bewegen. Es wird durch den Raum gelaufen, der Arm geschüttelt, man kniet sich hin oder ähnliches. Der empfundene Schmerz wird dann, zumindest teilweise, durch das Bewegungssignal überlagert.

In diesem Verhaltensmuster und der Überlagerung von Schmerz- und Bewegungsreizen liegt jedoch ebenfalls eine Gefahr verborgen. Denn insbesondere bei Athleten:innen kann dies zu einer verzögerten Schmerzwahrnehmung führen, welche erst in Ruhephasen eintritt. Eine schädigende Überlastung wird potentiell zu spät erkannt.

Neurale Dysfunktionen

Die Bedeutung des Nervensystems ist somit etabliert. Wodurch kann es nun allerdings zu Schädigungen der Nerven und damit einhergehenden Funktionsstörungen kommen?

Die Nervenfasern sind sehr empfindlich in Bezug auf sowohl Druck- als auch Zugbelastungen. Daher beeinträchtigen akute Verspannungen und Triggerpunkte deren Funktionsweise. Verspannte Muskelstränge und Verhärtungen des Bindegewebes erhöhen die Belastung der Nervenendigungen. Diese können dadurch sensibilisiert werden oder gar eine Funktionsstörung entwickeln.

Eine Beeinträchtigung kann auf zwei Arten entstehen. Es wird unterschieden zwischen neuralen Kompressionsdysfunktionen und neuralen Gleitdysfunktionen.

Bei der neuralen Kompressionsdysfunktion wird der Nerv zwischen verspannten Muskelfaserbündeln eingeklemmt. Zuweilen kann es auch zur Einklemmung zwischen einem verspannten Muskel und einem benachbarten Knochen kommen.

Kompressionsdysfunktion

Einklemmung von Nerven zwischen Muskeln und Knochen.

Gleitdysfunktion

Beeinträchtigung der Nerven durch Verhärtungen im umgebenden Bindegewebe.

Die neurale Gleitdysfunktion hingegen beruht auf Bewegungen. Während der Bewegung verändert sich die Länge der beteiligten Muskeln, sodass sich das den Muskel umgebende fasziale Gewebe dieser Längenänderung angleichen muss. Da die Nervenfasern in dieses Gewebe eingebettet sind, müssen sie sich ebenfalls anpassen. Hierfür ist es erforderlich, dass die Nerven ungehindert durch das sie umgebende Gewebe hindurchgleiten können. Ist dieses Gewebe jedoch verhärtet, lässt die Gleitfähigkeit zunehmend nach. Die Nerven können irritiert und ebenso dysfunktional werden.

Des Weiteren hängt die Intaktheit des Nervensystems von dessen Blutversorgung ab. Denn Nervengewebe ist sehr gut durchblutet. In der Tat handelt es sich sogar um das am besten durchblutete Gewebe des menschlichen Körpers. Obwohl das Nervensystem lediglich ca. zwei Prozent der Körpersubstanz ausmacht, enthält es 20 bis 30 % des im Körper zirkulierenden Blutes. Denn Nerven benötigen enorm viel Sauerstoff und Nährstoffe. Es handelt sich demnach um ein überaus vitales Organ, welches nicht nur elektrische Impulse weiterleitet.

Die Blutversorgung setzt ein Druckgefälle voraus. Am Nervenende herrscht dabei der geringste Druck, damit der gesamte Nervenstrang gut versorgt wird. Kommt es nun zur Druckerhöhung im Bereich des Nervenendes, kann dies die Durchblutung mindern.

Eine Druckerhöhung am Nerv entsteht zum Beispiel, wenn Druck auf den Nerv ausgeübt oder das Nervengewebe in die Länge gezogen wird. Sowohl die Kompression als auch die Beeinträchtigung der Gleitfähigkeit können somit die Durchblutung der Nervenfasern stören und zu entsprechenden Funktionsstörungen führen. Je länger die Beeinträchtigung vorherrscht, desto stärker sind anschließend die negativen Konsequenzen auf den Nerv.

Interessant ist nun, dass Nerven anfälliger für Druck sind, je weiter sie von der Körpermitte entfernt sind. Daher rührt das allseits bekannte Phänomen, dass sich Taubheitsgefühle oder ein leichtes Kribbeln vor allem an den Händen und Füßen einstellen. Ursächlich hierfür sind erneut die Faszien. Die Bindegewebsanteile nehmen in den distalen Bereichen ab. Folglich steigt die Druckempfindlichkeit, da lediglich ein dünneres Schutzpolster vorhanden ist.

MERKE!

Triggerpunkte können zu Funktionsstörungen am Nervensystem führen, wenn die Nervenbahnen nicht frei durch das fasziale Gewebe gleiten können, sie zwischen Faszien, Muskeln, Knochen eingeklemmt werden oder zu hoher Druck an der Austrittsstelle aus der oberflächlichen Faszie herrscht.

Triggerpunkte und Verspannungen im Allgemeinen haben folglich stets das Potential sich auf die Funktionsweise des Nervensystems auszuwirken. Denn bereits Verhärtungen an der oberflächlichen Faszie können zu Störungen am Nerv führen, da der Nervenstrang durch diese oberflächliche Schicht hindurch muss. Ist die Faszie hart, kann es zu Druck rund um die Einstichstelle kommen.

Arten peripherer Nervenverletzungen

Je nach Schwere der Funktionsstörung lassen sich Nervenverletzungen in drei Kategorien unterteilen, die sich vor allem anhand der Chancen auf Heilung und Rehabilitation voneinander abgrenzen.

Die leichteste Form der peripheren Verletzung von Nerven stellt die sogenannte Neurapraxie dar.

Der eigentliche Nerv ist in diesem Fall nicht unterbrochen. Lediglich ein Teil ist temporär blockiert, da beispielsweise die Nervenmembran beschädigt ist. Die Impulsübertragung ist somit beeinträchtigt. Oftmals liegt die Ursache in einer zeitweisen Durchblutungsstörung infolge einer Druck- beziehungsweise Zugeinwirkung.

Die Folge sind leichte Sensibilitätsstörungen wie etwa Taubheitsgefühle, Kribbeln oder in schwerwiegenderen Fällen zum Teil Muskelschwäche inklusive motorischer Auswirkungen. Bei Druckentlastung wird die normale Funktion in der Regel vollständig wiederhergestellt. Je nach Dauer der Durchblutungsstörung verschwinden die Symptome innerhalb von Stunden bis Wochen.

Die Neurapraxie ist daher die Ausprägung eines peripheren Nervenschadens, die durch akute Verspannungen und Triggerpunkte mit einhergehenden Auswirkungen auf die Muskeln und Faszien verursacht werden kann.

Neurapraxie
Zeitweise Blockade eines Nervenstrangs ohne tatsächliche Zertrennung.

Die Axonotmesis stellt die nächstschwerwiegendere Art einer Nervenverletzung dar. Hierbei kommt es zu einer tatsächlichen Unterbrechung der Axone. Die Axone und die Markscheiden zerfallen daraufhin. Die Komponenten des Bindegewebes bleiben allerdings erhalten. Anschließend dienen diese als Leitschiene bei der Bildung von neuen Axonen. Daher ist eine vollständige Regeneration möglich, welche einen Zeitraum von mehreren Wochen bis Monaten in Anspruch nimmt.

Axonotmesis
Zertrennung der Axone, wobei das umhüllende Bindegewebe intakt bleibt.

Bei der Neurotmesis hingegen sind sowohl die Axone als auch deren Hülle durchbrochen. Diese Art der Nervenschädigung resultiert aus einem scharfen Durchtrennen oder Zerreißen von Nervengewebe. In der Folge existieren keine Leitbahnen für nachwachsende Axone. Deshalb ist in der Regel keine Eigenheilung möglich, sondern es bedarf eines chirurgischen Eingriffs.

Neurotmesis
Zertrennung der Axone mitsamt des umhüllenden Bindegewebes.

Zwischen-Fazit

Zusammenfassend lässt sich feststellen, dass das Nervensystem durch akute Verspannungen und Triggerpunkte ebenfalls in Mitleidenschaft gezogen wird. Denn die Störung und Verhärtung an Muskeln und den faszialen Strukturen kann zu Einklemmungen von Nervenbahnen führen. Zum anderen kann die Gleitfähigkeit des umgebenden Gewebes eingeschränkt werden, was zugleich die Fähigkeit der Längenanpassung der Nerven beeinträchtigt.

Daher wird zuweilen auch vom neuromyofaszialen System gesprochen. Denn Muskeln, Faszien und Nerven sind auf Grund ihrer wechselseitigen Beeinflussung stets gemeinsam zu betrachten.

Sowohl die neurale Kompressionsdysfunktion als auch die neurale Gleitdysfunktion stören die Durchblutung und können zu einer peripheren Nervenverletzung führen. Die Impulsübertragung ist in diesem

Fall eingeschränkt, was sich durch Taubheitsgefühle und Kribbeln bemerkbar macht. Weiterhin können sich Auswirkungen auf die Kraftentwicklung, Koordinationsfähigkeit und Bewegungsökonomie ergeben. Die verminderte Durchblutung kann außerdem die Regenerationszeit negativ beeinflussen.

Da mittels Akupressur die Gleitfähigkeit des umgebenden Gewebes wiederhergestellt wird, handelt es sich um ein wirksames Mittel, um Funktionsstörungen der Nerven zu beseitigen.

Der hier vorgestellte Ansatz aus den Stufen Akupressur, myofasziale Übungen und Dehnungen mitsamt leichter Distraktion gewährleistet den Einbezug aller relevanten Strukturen – das gesamte neuromyofasziale System findet Berücksichtigung. In Kombination mit der biomechanischen Spezifität ergeben sich deshalb nicht nur zeitnahe, sondern ebenfalls nachhaltige Erfolge.

BIOMECHANIK | SWIM

Die vorherigen Deep Dive Kapitel haben alle nötigen Informationen rund um die wichtigsten Gelenke und Muskeln sowie Faszien und Nerven ausführlich dargestellt. Nun gilt es, diese in den Kontext Triathlon – und entsprechend der Wettkampfreihenfolge zuallererst in den Schwimmsport – einzuordnen. Tauchen wir also ab in die Biomechanik des Schwimmens.

Der Schwimmpart unterscheidet sich durch zwei Besonderheiten vom Bike- und Run-Leg. Zum einen durch die horizontale Ausrichtung des Körpers, zum anderen durch die grundsätzlich ungewohnte Umgebung zu Wasser. In Kombination mit der repetitiven Bewegung bei einer Vielzahl an Schwimmzügen stellen beide Umstände potentielle Risikofaktoren für die Entwicklung von akuten Verspannungen und Triggerpunkten dar.

Zu Beginn ist Schwimmen sehr kraftabhängig. Wird jedoch ein gewisses Level an Maximalkraft überschritten, so rückt deren Bedeutung in den Hintergrund. Anschließend kommt es vielmehr darauf an, während der gesamten Schwimmdauer einen möglichst hohen Wert der verfügbaren Kraft auch tatsächlich abrufen zu können. Daher rückt die Technik in den Vordergrund.

Die mechanische Effizienz beim Schwimmen beträgt lediglich zwischen zwei und zehn Prozent. Ein Großteil der Energie wird folglich nicht in Vortrieb umgemünzt, sondern verlässt den Körper in Form von Wärme oder wird an das Wasser – zu dessen Verdrängung – abgegeben.

MERKE!

Der Wirkungsgrad beim Schwimmen beträgt lediglich ca. 10 %.

Die Ökonomisierung des Schwimmstils ist deshalb von enormer Bedeutung. Es gilt, die verbrauchte Energie pro zurückgelegter Distanz zu minimieren, um so die Effizienz zu steigern.

Eine Besonderheit beim Schwimmen ist die horizontale Ausrichtung des Körpers im Wasser. Diese Position beeinflusst das gesamte Herzkreislaufsystem, sodass sich beim Schwimmen bei gleichen Intensitäten eine niedrigere Herzfrequenz als beispielsweise beim Laufen oder Radfahren ergibt. Durch die Position in Bauchlage kann in der Herzkammer mehr venöses Blut aufgenommen werden. Durch diesen Volumenanstieg wird bei geringerer Herzfrequenz die gleiche Menge an Blut durch den Körper gepumpt.

Wasserwiderstand

Ist abhängig von der Form des Körpers im Wasser, den Turbulenzen des Wassers sowie der Reibung zwischen Körper und Wasser.

Der zweite besondere Umstand, den es bei der Biomechanik des Schwimmens zu beachten gilt, ist die Umgebung. Ein offenkundiger Aspekt, der jedoch den Schwimmpart vom Radfahren und Laufen unterscheidet.

Im Grunde handelt es sich bei der bestmöglichen Schwimmtechnik stets um eine Kombination aus der Biomechanik des Schwimmens und der Hydrodynamik – also der Wissenschaft von der Bewegung von Körpern durch ein flüssiges Medium. In diesem Fall eben das Gleiten des menschlichen Körpers durch Wasser.

Dabei werden drei Arten des Wasserwiderstands differenziert. Der Formwiderstand ist abhängig von der Form des Körpers im Wasser. Je waagerechter die Körperlage, desto geringer ist grundsätzlich der reine Formwiderstand.

Hinzu kommt der Wellenwiderstand. Sind weniger Turbulenzen vorhanden – beziehungsweise wird beim Schwimmen weniger Wasser aufgewirbelt – reduziert sich diese Art des Widerstands. Da sich in tieferem Wasser Turbulenzen und Wellen langsamer ausbreiten, sind tiefe Schwimmbecken daher tendenziell schneller.

Zu guter Letzt beeinflusst der Reibungswiderstand die Hydrodynamik. Dieser resultiert aus dem Kontakt von Haut und Haaren mit dem Wasser.

Widerstand ist beim Schwimmen jedoch nichts rein Negatives. Im Gegenteil: Der Widerstand ist notwendig, damit überhaupt Vortrieb erzeugt werden kann, indem sich der Körper gegen den Wasserwiderstand beschleunigt. Es muss sich quasi vom Wasser abgestoßen werden, respektive benötigen die Hände und Arme eine Widerstandsfläche an der gezogen wird.

Grundlagen der Biomechanik

Nachfolgend ist die grundlegende Biomechanik des Schwimmens dargestellt. Die Ausführungen beschränken sich jedoch auf den Kraulzug als vorherrschenden Schwimmstil im Triathlon.

Um das Verständnis der im jeweiligen Moment aktiven Muskeln und der zugehörigen Gelenkstellungen zu erleichtern, untergliedert sich der Kraulzug in die folgenden Phasen:

- ⇒ Eintauchen
- ⇒ Wasserfassen
- ⇒ Zugphase
- ⇒ Druckphase
- ⇒ Regenerationsphase

Das Eintauchen und Wasserfassen beinhaltet darüber hinaus die Gleitphase. Gemeinsam machen sie ca. 8 % des Armzugs beim Kraulen aus. Die Zugphase dauert für 30 % und die Druckphase für 21 % des Zyklus an. Die verbleibenden 41 % entfallen auf die Regenerationsphase.

Der Bewegungsablauf erfolgt alternierend. Befindet sich der rechte Arm in der Regenerationsphase, ist der linke Arm in der Zugphase.

Wir beginnen die Beschreibung des Kraulzugs mit dem **Eintauchen** der Hand.

Die Fingerspitzen tauchen zuerst ein. Die Eintauchstelle befindet sich zwischen der Körpermittellinie und der Schulter. Als erstes durchbricht der Daumen die Wasseroberfläche. Um den Wasserwiderstand zu minimieren, zeigt dieser leicht nach unten. Das Handgelenk und der Ellenbogen folgen anschließend durch dasselbe "Loch", welches bereits durch die Finger aufgemacht wurde. Der Ellenbogen ist in diesem Moment noch leicht gebeugt.

Anschließend folgt das **Wasserfassen**. Wenn Handgelenk und Ellenbogen eingetaucht sind, streckt sich die Hand nach vorne, bis der Arm vollständig gestreckt ist. Die maximale Streckung des Arms erfolgt somit erst unter Wasser. Die Zuglänge wird in dieser Phase vor allem durch die Bewegung im Schultergelenk maximiert.

Die Schulter rotiert nach innen, wird gestreckt und in eine Adduktionsstellung gebracht. Sie ist damit maßgeblich für die Beschleunigung der Hand verantwortlich. Tatsächlich sorgt die Streckung der Schulter beim Wasserfassen für 66 % der an der Hand wirkenden Kräfte. Die Bewegung des Ellenbogens hingegen bedingt lediglich ca. 25 % der Handbeschleunigung.

Die bewusste Verlängerung des Arms durch die Streckung und Innenrotation der Schulter erleichtert zugleich die sogenannte "body-roll". Hierunter wird die Drehung um die eigene Körperlängsachse verstanden. Da insbesondere diese body-roll ein essenzielles Unterscheidungsmerkmal von besonders guten Athleten:innen ist, gehen wir hierauf im weiteren Verlauf separat und detailliert ein.

MERKE!

Die vollständige Streckung des Arms erfolgt unter Wasser. Sie wird vor allem durch die Streckung, Innenrotation und Adduktion der Schulter ausgelöst. Dadurch wird die "body-roll" erleichtert.

body-roll

Rotation um die eigene Körperlängsachse.

Die Fortsetzung des Kraulzugs erfolgt in der **Zugphase**. Die Handinnenfläche wird leicht nach innen gedreht und bewegt sich in Richtung Brust. Die Schulter bleibt dabei in einer Position der Innenrotation und Adduktion.

Die wesentlichen Muskeln zur Erzeugung von Vortrieb in der Zugphase sind der breite Rückenmuskel und der große Brustmuskel. Zu Beginn dieser Phase – wenn sich der Arm noch weit vorne befindet – dominiert der große Brustmuskel. Der breite Rückenmuskel übernimmt, wenn die Bewegung weiter voranschreitet und sich der Übergang in die Druckphase nähert.

MERKE!

In der Zugphase erzeugen vor allem der große Brustmuskel und der breite Rückenmuskel Vortrieb.

Die Bewegung wird durch die Muskulatur der Schulter unterstützt – vornehmlich durch den Unterschulterblattmuskel, den großen Rundmuskel und den vorderen Sägemuskel.

Wärend des gesamten Zugs bleibt der Ellenbogen oberhalb der Hand. Daher beugt sich der Ellenbogen analog zur Bewegung in der Schulter, wobei die Beugung primär durch den zweiköpfigen Oberarmmuskel erfolgt. Bei der Beugung handelt es sich um einen aktiven Vorgang. Der Ellenbogen wird in der Zugphase gebeugt, um zusätzlich Kraft zu erzeugen. Es wird nicht lediglich der Arm mit gebeugtem Ellenbogen unter dem Körper hindurch gezogen.

Zugleich führt der hohe Ellenbogen zu der typischen "S"-förmigen Bewegung unter Wasser. In der Zugphase muss das Wasser um die Hand herumfließen. Auf Grund der spezifischen Form der Hand – vor allem wegen des Daumens – sind die beiden Seiten der Hand jedoch nicht symmetrisch. Entsprechend benötigt der Wasserfluss auf der Ober- und Unterseite der Hand unterschiedlich lang, um diese zu umspülen. Hierdurch entsteht ein Druckgefälle, welches im Wasser für Auf- und somit auch Vortrieb sorgt.

Beim Kraulschwimmen ist die Bewegung nach vorne demzufolge immer abhängig von der Ausrichtung der Hand, deren Geschwindigkeit und deren Drehmoment. Erfolgt der Zug in der Form eines "S", findet die Hand stets unaufgewirbeltes Wasser. Von diesem kann sich am besten abgestoßen werden.

MERKE!

In der Druckphase erzeugt vor allem der dreiköpfige Armstrecker Vortrieb.

Von der Zugphase geht die Armbewegung nahtlos in die **Druckphase** über. Die Hand bewegt sich nach hinten und außen, während sie unter dem Körper hindurchbewegt wird. Der dreiköpfige Armstrecker bringt dabei den Ellenbogen in die Streckung, sodass du dich vom umgebenden Wasser abstoßen kannst.

Der Arm bleibt währenddessen nahe am Körper. Deshalb streift der Daumen kurz vor dem Austritt der Hand aus dem Wasser nahezu den Oberschenkel. Die Hand drückt in diesem Moment zusätzlich nach außen und hinten.

Sobald die Hand die Oberfläche durchbricht, beginnt die **Regenerationsphase**, wobei zum Teil bereits der Austritt des Ellenbogens als Zeitpunkt des Phasenübergangs betrachtet wird. Die Regenerationsphase ermöglicht sodann die Rückkehr des Arms in die gestreckte Ausgangsposition.

Die Regenerationsphase ist abhängig von den Außenrotatoren und einer effektiven body-roll – also der Drehung des Oberkörpers um die eigene Längsachse.

MERKE!

In der Regenerationsphase sind vor allem die Rotatorenmanschette, die Rautenmuskeln sowie der Delta- und Kapuzenmuskel aktiv.

In dieser Phase ziehen die Rautenmuskeln und der mittlere Anteil des Kapuzenmuskels das Schulterblatt wieder nach hinten. Im Zuge dessen wird die Schulter nach außen gedreht. Dies geschieht durch die Aktivität des hinteren Anteils des Deltamuskels, des kleinen Rundmuskels und des Untergrätenmuskels.

Anschließend wird die Schulter nach außen ausgerichtet. Hierfür sind der mittlere Anteil des Deltamuskels und der Obergrätenmuskel zuständig. Seine Hauptaufgabe ist die Stabilisierung des Oberarmknochens in der Gelenkpfanne der Schulter. Denn nur so kann die Rotatorenmanschette insgesamt effizient arbeiten.

In der Mitte der Regenerationsphase wird der Wiedereintritt der Hand in das Wasser vorbereitet. Hierzu orientiert sich das Schulterblatt nach oben, um die Schulter zu stabilisieren. Dies wird durch die Aktivität des vorderen Sägemuskels und des oberen Anteils des Kapuzenmuskels gewährleistet.

Der Ellenbogen ist in dieser Phase somit gebeugt und vollständig in der Luft. Im Fokus steht die größtmögliche Entspannung des Arms.

Zwar wird beim Schwimmen der Vortrieb primär durch die Arme aufgebracht, aber auch die **Beinarbeit** hat natürlich ihre Bewandnis.

Der Beinschlag dient vor allem der Krafterzeugung für die Rotationsbewegung während der body-roll. Des Weiteren stabilisieren die Tritte den Körper und sorgen so für eine bessere Wasserlage.

Die Bewegung der Beine nach oben kommt hauptsächlich aus der Hüfte, welche hierfür gestreckt wird. Das Knie bleibt in gestreckter Stellung und auch der Knöchel befindet sich in einer Position der leichten Plantarflexion. An der Bewegung beteiligt sind daher die Gesäßmuskulatur und die Oberschenkelrückseite sowie am Unterschenkel der Schollen- und Zwillingswadenmuskel.

Der Tritt der Beine nach unten wiederum wird durch die Beugung der Hüfte ausgelöst. Das Knie ist währenddessen leicht gebeugt, sodass die Bewegung des Fußes jener des Oberschenkels mit einem kurzen zeitlichen Versatz folgt. Anschließend streckt sich das Knie, um die Bewegung nach unten fortzusetzen. Auch in dieser Phase ist der Knöchel in einer Position der leichten Plantarflexion. Die Beugung der Hüfte wird insbesondere durch den Lenden-Darmbein Muskel und den geraden Schenkelmuskel verantwortet.

Verspannte Hüftbeuger können folglich dazu führen, dass das Becken nach vorne gezogen wird. Dies beeinträchtigt die Streckung der Hüfte beim Schwimmen, wodurch es wiederum zu einer Überstreckung der Wirbelsäule im lumbalen Bereich kommen kann. Darüber hinaus sackt das Becken im Wasser ab, weshalb der Wasserwiderstand ansteigt.

Die Streckung des Knies beim Beinschlag nach unten erfolgt durch den quadriceps auf der Oberschenkelvorderseite.

MERKE!

Der Beinschlag wird maßgeblich durch die Muskulatur zur Streckung und Beugung der Hüfte beeinflusst.

MERKE!

Verspannte Hüftbeuger lassen das Becken absacken, wodurch die Wirbelsäule stärker belastet wird und der Schwimmstil an Effizienz verliert.

Besonderheit Schwimmerschulter

Beim Schwimmen kommt es – ähnlich wie beim Laufen – vor allem durch wiederholte Mikrotraumata und Überlastung zu Verletzungen. Besonders häufig ist das Schultergelenk betroffen, sodass zuweilen bereits von der Schwimmerschulter die Rede ist.

Ursache für Schmerzen in der Schulter ist deren Instabilität, welche durch die sportartenspezifischen Anforderungen des Schwimmens ausgelöst wird. Das Problem dabei: Die Bewegungsabläufe und körperlichen Voraussetzungen, welche leistungssteigernd wirken, erhöhen zugleich das Verletzungsrisiko.

Zu diesen Faktoren zählen unter anderem eine möglichst hohe Bewegungsreichweite im Schultergelenk, eine starke Muskulatur zur Innenrotation und Adduktion sowie langanhaltendes und damit für die Schultermuskulatur sehr anstrengendes Training.

Durch die erhöhte Bewegungsreichweite in der Schulter steigt grundsätzlich die Leistung. Denn Arm und Körper können somit kongruent zueinander ausgerichtet werden und einen Winkel von bis zu 180 Grad erreichen. Der Körper befindet sich dadurch parallel zur Wasseroberfläche, wodurch sich der Wasserwiderstand deutlich reduziert.

Darüber hinaus geht eine größere Bewegungsreichweite mit einer längeren Zuglänge einher. Und eine längere Zuglänge korreliert beim Schwimmen direkt mit der Geschwindigkeit.

MERKE!

Der vordere Anteil des Schultergelenks wird durch das Kraulen übermäßig mobil, wohingegen der hintere Anteil des Gelenks verhärtet.

Ebenso wird die Muskulatur zur Innenrotation der Schulter überproportional stark im Verhältnis zu den Muskeln zur Außenrotation.

Die Folge sind jedoch sowohl Verhärtungen als auch Hypermobilitäten am Schultergelenk. Der vordere Anteil der Schulter samt Bandapparat wird zu locker und übermäßig mobil. Der hintere Anteil hingegen verhärtet und verspannt, um der verminderten Stabilität auf der Vorderseite entgegenzuwirken.

Dieser Effekt schlägt sich auch in muskulären Dysbalancen nieder. Das Verhältnis der Muskeln zur Innenrotation in der Schulter zu jenen der Außenrotation beträgt üblicherweise 1,35 – bei Schwimmer:innen hingegen 1,89.

In Summe ergibt sich eine nach vorne wirkende Kraft auf den Oberarmknochenkopf im Gelenk, sodass dessen Ausrichtung in der Gelenkpfanne beeinträchtigt werden kann. Je besser der Oberarmknochenkopf jedoch im Schultergelenk ausgerichtet ist, desto weniger stabilisierende Arbeit muss durch die Muskeln der Rotatorenmanschette aufgebracht werden. Da diese Muskulatur während des gesamten Zyklus beim Schwimmen aktiv ist, liegt hierin ein großes Überlastungs- und Verletzungsrisiko.

Impingement

Einklemmen einer Sehne im Gelenk.

Im schlimmsten Fall kann die veränderte Ausrichtung des Oberarmknochenkopfes im Schultergelenk zu einem Impingement – also dem Einklemmen – führen.

Beim Kraulschwimmen werden insbesondere die Sehnen des Obergrätenmuskels und des zweiköpfigen Armbeugers stark beansprucht. Beide Sehnen verlaufen im Schultergelenk direkt über den Oberarmknochenkopf, die Biceps-Sehne im vorderen Bereich und die Sehne des Obergrätenmuskels im äußeren Bereich.

Im Falle einer muskulären Dysbalance und einer unverhältnismäßig stark ausgeprägten Muskulatur der Stabilisatoren des Schulterblattes kommt es dazu, dass während des Schwimmens der Arm in einer abduzierten und nach vorne gebeugten Schulter geführt wird. Dadurch werden die beiden Sehnen vor allem in einem Bereich belastet, welcher ohnehin schlecht durchblutet wird.

Die Kombination aus mangelnder Durchblutung mit starker mechanischer Belastung erhöht das Risiko einer Entzündung, des Einklemmens oder auch des Reißens. Dauert die Entzündung an oder wird gar chronisch, verschlimmert sich das Problem, weil es zur Narbenbildung und Verdickung der Sehne kommen kann. Da schmerzhafte Bewegungen automatisch vermieden werden, führt die Schwimmerschulter zu Anpassungen des Schwimmstils – insbesondere in der Zug- und Regenerationsphase. Bei unbeirrter Fortsetzung des Trainings kann dies die Problematik steigern und einen Teufelskreis in Gang setzen.

Aus diesem Grund wächst die Schwimmerschulter schnell zu einem chronischen Problem heran, falls keine begleitenden Maßnahmen ergriffen werden.

Das Schwimmen mit hohem Ellenbogen hilft einer Schwimmerschulter vorzubeugen. Sobald sich der Ellenbogen absenkt, erhöht sich die Außenrotation in der Schulter. Dadurch werden die Muskeln – welche in dieser Phase eigentlich den Vortrieb erzeugen sollen – in eine biomechanisch ungünstige Ausgangsposition versetzt. Ermüdung und Überlastung setzen in der Folge frühzeitig ein.

Deshalb ist das Absinken des Ellenbogens eines der ersten Ermüdungsanzeichen bei ungeübten Athleten:innen. Die Adduktoren und Innenrotatoren der Schulter sind augenscheinlich noch nicht ausreichend traininert.

Weiterhin gilt es, die gesamte Rotatorenmanschette zu kräftigen. Ansonsten kommt es zu einer angepassten Haltung des Schulterblattes, um dem Kraftdefizit zu begegnen. Zusätzlich bekämpft dies die muskuläre Dysbalance zwischen den Muskeln zur Ein- und Auswärtsdrehung der Schulter sowie das Ungleichgewicht der Flexibilität von vorderem und hinterem Schulteranteil.

MERKE!

Das Schwimmen mit hohem Ellenbogen reduziert die Gefahr eines Schulterimpingements.

Eine ungenügende Rotation um die eigene Körperlängsachse sowie das Überqueren der Hand über die Körpermitte hinaus, stellen weitere potentielle Ursachen für ein Schulterimpingement dar. Denn beides führt zu einer übermäßigen internen Rotation und Adduktion der Schulter.

Besonderheit body-roll

Der Vortrieb wird beim Schwimmen nicht lediglich durch die Arme und Beine generiert. Auch der Rumpf leistet hierzu einen wichtigen Beitrag, da er als Widerlager und Antriebsgenerator fungiert. Die body-roll – also die Drehung um die eigene Längsachse des Körpers – kann so die Bauch- und Rückenmuskulatur einbeziehen.

MERKE!

Die body-roll zieht die Hand förmlich durch das Wasser und ist maßgeblich für die Erzeugung von Vortrieb verantwortlich.

Die Rotation des Oberkörpers entfaltet daher enorme Kräfte, welche anschließend die Hand und den Arm durch das Wasser ziehen. Der Bewegungspfad der Hand unter Wasser wird somit genauso stark durch die body-roll beeinflusst, wie durch Bewegungen, die direkt am Arm, dem Ellenbogen oder der Schulter ansetzen. Zu Beginn der Zugphase bewegt sich die Hand entgegen der Rotationsbewegung des Oberkörpers, in der zweiten Hälfte der Zugphase hingegen in Richtung der Rotation.

Daneben erleichtert die Drehung des Rumpfes die Atmung, minimiert den Wasserwiderstand durch eine Reduktion der Körperfläche und verringert das Verletzungsrisiko der Schulter.

Das Bewegungsausmaß der body-roll kann bis zu 160 Grad betragen. Wobei die Eindrehung in Schulter und Hüfte unterschiedlich stark ausgeprägt ist. Die Rotation nimmt von der Schulter zum Becken hin ab, um anschließend in Richtung der Knie und darüber hinaus wieder zuzunehmen. Dies begründet sich insbesondere durch den Beinschlag. Die Beine stellen eine Gegenkraft zum Armzug dar und stabilisieren folglich das Becken.

Darüber hinaus ist die Technik der body-roll respektive der grundsätzliche Schwimmstil von der Geschwindigkeit abhängig. Die body-roll richtet sich hinsichtlich der Häufigkeit nach der Zugfrequenz und steht in einer 1:1 Beziehung zu dieser. Bei zunehmender Geschwindigkeit nimmt die Zuglänge tendenziell ab, wohingegen die Zugfrequenz steigt. Entsprechend muss die body-roll ebenfalls schneller ausgeführt werden. Um dies zu ermöglichen, schränkt sich der Bewegungsumfang der Drehbewegung ein.

Allerdings bringt die body-roll nicht nur Vorteile mit sich, sondern stellt ebenso eine potentielle Verletzungsursache dar. Vorrangig professionelle Schwimmer:innen leiden deutlich häufiger unter degenerativen Veränderungen der Bandscheiben.

In erster Linie betroffen ist der Bereich der Wirbelsäule von L5-S1 – also der Übergang zum Becken, an welchem der Bewegungsablauf des Kraulschwimmens starken mechanischen Stress verursacht.

Das hohe Verletzungsrisiko bei sehr schnellen Athleten:innen begründet sich vor allem im verwendeten Schwimmstil. Denn die Ausführung der bereits beschriebenen body-roll variiert stark mit zunehmender Geschwindigkeit.

Bei höherem Tempo nimmt die Bewegungsreichweite in der Schulter ab, sodass diese weniger stark eingedreht wird. Der Rotationsumfang verringert sich von ca. 120 auf lediglich 95 Grad. Ähnliches gilt für die Hüfte. Auch hier sinkt der Bewegungsradius deutlich von 86 auf 48 Grad. Im Gegensatz hierzu erhöht sich jedoch die Rotationsgeschwindigkeit in der Schulter deutlich – diejenige der Hüfte bleibt unabhängig von der Schwimmgeschwindigkeit verhältnismäßig konstant.

Hieraus folgt, dass die steigende Geschwindigkeit beim Kraulschwimmen eine Technikveränderung im Schwimmstil hervorruft. Bei höherem Tempo wird von der "body-roll" Technik zur "twist" Technik gewechselt. Der Übergang erfolgt dabei fließend und ist nicht klar voneinander abgrenzbar.

"twist" Technik

Die Drehung des Oberkörpers fällt an Schulter und Becken auseinander. Es kommt zu einer Verwringung dieser Körpersegmente, wodurch zusätzliche Spannung aufgebaut wird, die anschließend die Aktivierung der Oberkörpermuskulatur fördert.

Mit zunehmenden Geschwindigkeiten fallen die Rotationsbewegungen von Hüfte und Oberkörper somit mehr und mehr auseinander. Denn es findet keine allgemeine Drehung des gesamten Körpers um die Längsachse statt. Die Rotation beginnt nun an der Hüftachse und die Schulterdrehung setzt zeitlich verzögert ein.

Dies ist im Wesentlichen auf die schnellere Abfolge der Schwimmzyklen zurückzuführen. Dadurch wird die zur Verfügung stehende Bewegungszeit eingegrenzt. An Schulter- und Hüftachse wird nun unterschiedlich mit dieser Zeitrestriktion umgegangen.

In der Hüfte wird die Bewegungsreichweite stärker beschränkt. Deshalb kann die Rotationsgeschwindigkeit nahezu unverändert bleiben und die Hüfte kann eine stabile Position im Wasser aufbauen. Der deutliche Rückgang der Bewegungsreichweite im Bereich der Hüfte ist dabei auf die Zunahme der Trittfrequenz zurückzuführen.

In der Schulter hingegen kommt es zu einem starken Anstieg der Rotationsgeschwindigkeit, wobei sich das Rotationsausmaß weniger stark reduziert als an der Hüfte. Durch die unterschiedlichen Anpassungen der Geschwindigkeit der Rotation an Hüfte und Schulter entsteht somit der Phasenversatz, welcher schlussendlich den Übergang zur "twist" Technik markiert. Da die beiden Körpersegmente durch den Versatz der Phasen in unterschiedliche Richtungen eingedreht werden, baut sich eine Vorspannung auf. Diese wiederum wird von den diagonal arbeitenden Muskelschlingen genutzt, um einen effizienteren Schwimmstil zu ermöglichen. Das Resultat ist eine Verwringungstechnik, die stark den Rotationsbewegungen aus der Leichtathletik bei diversen Wurfdisziplinen ähnelt.

Der Übergang des Schwimmstils bildet jedoch zugleich einen Risikofaktor für die Bandscheiben. Denn im Bereich der Umkehrpunkte der Rotationsbewegungen kommt es zu stärkeren Torsionsbelastungen. Vorrangig betroffen ist die Wirbelsäule im Bereich zwischen L5 bis S1.

Um die Wirbelsäule zu schützen, ist folglich ein gezieltes Training der Rumpfmuskulatur erforderlich. Dazu zählen sowohl die Stärkung der Stabilität als auch die Förderung der Mobilität der Wirbelsäule.

Da die Beweglichkeit der Wirbelsäule zu großen Teilen durch die Mobilität der Brustwirbelsäule gewährleistet wird, ist insbesondere in diesem Bereich auf eine ausreichende Flexibilität und Mobilität zu achten. Ansonsten leidet die Fähigkeit zur Rotation des gesamten Oberkörpers und die Belastung der Bandscheiben verstärkt sich.

MERKE!

Eine gute Beweglichkeit der Brustwirbelsäule reduziert die Belastung der Bandscheiben beim Kraulschwimmen.

Besonderheit Freiwasserschwimmen

Bei Triathlon Wettkämpfen wird in der Regel im Freiwasser geschwommen. Da die Orientierung ohne markierte Bahnen und Beckenbegrenzung deutlich schwerer fällt und zumeist noch das allgemeine Durcheinander eines Massen- oder zumindest Gruppenstarts hinzukommt, wirkt sich dies auf den Schwimmstil aus.

Typischerweise zeichnet sich dieser durch eine leicht nach vorne ausgerichtete Atmung aus. Denn so können Landmarken besser gesehen werden, welche im freien Wasser zusammen mit den anderen Athleten:innen als einzige Orientierungspunkte in Frage kommen.

Indem jedoch der Kopf zum Atmen nicht ausschließlich zur Seite eindreht, sondern eine Bewegungskomponente nach vorne ergänzt wird, verändert sich die Belastung der Halswirbelsäule. Es findet zeitgleich eine Rotation und eine Streckung statt, was die Wirbelkörper und Bandscheiben besonders stark belastet.

Die Kombination aus Drehen und Strecken oder Beugen ist grundsätzlich Gift für die Wirbelsäule – egal in welchem Bereich. Daher ist eine häufig auslösende Bewegung für Bandscheibenvorfälle im Bereich des unteren Rückens das Be- und Entladen des Autos durch die Tür. Es wird sich gebückt und gleichzeitig dreht sich der Oberkörper ein, um beispielsweise die Wasserkiste auf die Rückbank zu stellen oder herauszuheben. Die Bandscheiben werden gleich doppelt belastet und folglich oftmals überstrapaziert.

MERKE!

Insbesondere die gleichzeitige Drehung und Streckung oder Beugung überlasten die Wirbelsäule.

Des Weiteren führt das Strecken des Kopfes nach vorne aus dem Wasser heraus zu einem Absinken der Beine. Die Körperlage im Wasser verschlechtert sich, weshalb der Wasserwiderstand ansteigt. Zugleich sorgt dies für eine kompensierende Streckung der Wirbelsäule im unteren Rücken. Daher belastet eine fehlerhafte Kopfposition auch den lumbalen Bereich stärker.

Durch die Vielzahl an Schwimmzügen – und damit Atemvorgängen – ist die Halswirbelsäule beim Schwimmen ohnehin anfällig für Überlastungsverletzungen. Denn wer bei jedem zweiten Zug atmet, für eine 25 m Bahn ca. 20 Züge benötigt und in der Woche bis zu 6 km schwimmt, kommt bereits auf sage und schreibe 2.400 Atemzüge pro Woche.

Von Schädigungen der Bandscheiben an der Halswirbelsäule ist im Wesentlichen der Bereich von C4 bis C6 betroffen. In diesem Areal kann es zur Einklemmung von Nervenbahnen kommen, wodurch Schmerzen bis in die Schulter einstrahlen.

Einen Risikofaktor stellt dabei das einseitige Atmen dar. So wird der gesamte Nackenbereich immer wieder auf die gleiche Art belastet, was die Entwicklung muskulärer Dysbalancen begünstigt.

Dem lässt sich unter anderem durch eine 3-er Atmung begegnen. In diesem Fall wird erst beim dritten Armzug geatmet, wodurch die Atmung alternierend auf der linken und rechten Seite erfolgt.

MERKE!

Die 2-er Atmung auf beiden Seiten zu beherrschen, reduziert die Belastung der Halswirbelsäule enorm und erleichtert die Orientierung im Freiwasser.

Vor allem bei höheren Intensitäten wird dies allerdings schnell unangenehm, da seltener Sauerstoff aufgenommen wird. Um dennoch eine einseitige Belastung der Halswirbelsäule zu vermeiden, bietet es sich an, bereits im Training das Atmen bei einer normalen 2-er Atmung auf beiden Seiten zu üben. Beispielsweise wird immer bei einer geraden Anzahl an Bahnen nach rechts und bei einer ungeraden Anzahl nach links geatmet.

Der Vorteil dabei: Auch im Wettkampf steigt die Flexibilität. Ist beim Freiwasserschwimmen zum Beispiel etwas mehr Wellengang, kann immer auf die ruhigere Seite geatmet werden, sodass sich die Abhängigkeit der eigenen Leistung von den Witterungsbedingungen reduziert. Ebenso fällt es leichter, sich an den vorhandenen Landmarken zu orientieren, wenn du diese beiderseits beobachten kannst.

Des Weiteren ist erneut die body-roll von Relevanz. Denn diese erleichtert das Atmen deutlich. Eine gute Drehung um die eigene Körperlängsachse vermindert die nötige Rotation der Halswirbelsäule und beugt so Überlastungsverletzungen vor.

BIOMECHANIK | BIKE

Raus aus dem Wasser, zügig durch die Wechselzone und ab auf das Rad. Wir widmen uns der Biomechanik im Radsport. War der vorherige Part durch die ungewohnte Körperlage und Umgebung geprägt, gilt es jetzt, das Zusammenspiel von Körper und Material zu berücksichtigen.

Sodann wird bereits ersichtlich, weshalb einige Muskeln im Radsport besonders anfällig für die Entwicklung von akuten Verspannungen und Triggerpunkten sind. Ebenso wird deutlich, dass einige Körperregionen hinsichtlich des Krafterfordernisses überproportional stark beansprucht werden. Unumstößlich ist daher die Tatsache, dass der Radsport eine Gefahr für die Beweglichkeit darstellt. Dem gilt es also mit dem hier vorgestellten Ansatz zielgerichtet entgegenzuwirken. So optimierst du deine Regeneration zwischen den einzelnen Trainingseinheiten und kannst die eigene Leistung voll ausschöpfen.

Wechselwirkung Bike und Athlet:in

Die Biomechanik im Radsport zeichnet sich durch die Besonderheit des Zusammenspiels von Athlet:in und Sportgerät aus. Denn das Rad gibt maßgeblich den Bewegungsablauf vor. Die optimale Sitzposition spielt daher eine enorme Rolle und sollte in jedem Fall im Rahmen eines professionellen Bikefittings eingestellt werden.

Ebenso ist zu berücksichtigen, dass es nicht "die eine" Sitzposition gibt. Vielmehr wird sich diese auf Grund der Wechselwirkung im Laufe der Jahre verändern. Nur so kann das Bikefitting die aktuellen körperlichen Gegebenheiten – in Bezug auf Beweglichkeit und relatives Kraftverhältnis der Muskeln untereinander – bestmöglich widerspiegeln.

Im Umkehrschluss bedeutet dies auch, dass die Bestimmung der Sitzposition ein iterativer Prozess ist. Es werden keine radikalen Änderungen vorgenommen, sondern sich nach und nach an die optimale Position herangetastet.

Die optimale Sitzposition ist dabei stets ein Tradeoff zwischen Kraft, Aerodynamik und Komfort. Joe Friel und Gordon Byrn konstatieren daher zutreffend:

MERKE!

Bike und Athlet:in stehen in einer Wechselwirkung zueinander. Dies gilt es beim Bikefitting zu berücksichtigen.

"Largest gains are made by making yourself comfortable, powerful, and aerodynamic." [2]

Entscheidend ist das Optimum aus diesen drei Parametern herauszuholen. Denn eine Maximierung aller Variablen auf einmal ist leider nicht möglich.

Je besser allerdings die körperlichen Ausgangsvoraussetzungen in Bezug auf die Beweglichkeit und ein ausgewogenes Kraftverhältnis der einzelnen Muskeln untereinander sind, desto besser werden die Ergebnisse des Bikefittings in Bezug auf alle drei Parameter sein.

Eine aggressive Sitzposition zur Steigerung der Aerodynamik setzt beispielsweise ein hohes Maß an Flexibilität auf der Beinrückseite voraus. Wer diese mitbringt, wird daher selbst bei einer Optimierung in Bezug auf die Aerodynamik weniger an Komfort einbüßen als Athleten:innen mit akuten Verspannungen in diesem Bereich.

Muskelaktivität beim Pedaltritt

Für ein besseres Verständnis wie ein gezieltes Lösen von akuten Verspannungen und Triggerpunkten deine Leistung auf dem Rad verbessern kann, ist eine gewisse Kenntnis der Biomechanik erforderlich. Daher starten wir damit, welche Muskeln überhaupt für den gewünschten Vortrieb sorgen.

MERKE!

Der Vortrieb auf dem Rad wird vor allem durch die Oberschenkelvorderseite erzeugt.

Im Wesentlichen sind dies die Muskeln des m. quadriceps – also der Oberschenkelvorderseite. Und dort vor allem der äußere sowie der zur Mitte gelegene breite Muskel, welche das Knie strecken und so das Pedal nach unten drücken.

Der gerade Schenkelmuskel ist ebenfalls an dieser Streckung des Knies beteiligt und beugt darüber hinaus die Hüfte. Unterstützt wird die Bewegung durch den großen Gesäßmuskel, welcher die Hüfte wieder streckt.

In der Kraftphase (Downstroke) werden Hüfte, Knie und Knöchel somit gleichzeitig gestreckt, wohingegen in der Regenerationsphase (Upstroke) alle drei Gelenke gebeugt werden, um das Pedal wieder über den toten Punkt hinaus zu heben.

Rein mechanisch wird die meiste Kraft auf das Pedal bei einem Winkel der Kurbel von 90 Grad ausgeübt, da in dieser Position die größte mechanische Hebelwirkung besteht. Jedoch ist der biomechanische Hebel in dieser Kurbelstellung nicht der erheblichste, weshalb es nicht zwingend Sinn macht auf eine möglichst lange Kurbel zu setzen. Vielmehr verhindert eine zu lange Kurbel einen optimalen Krafteinsatz des m. quadriceps, da die Hüfte nach oben gedrückt wird und der m. quadriceps dadurch erst später aktiv werden kann.

[2] Vgl. Friel und Byrn (2003).

Der höchste Grad der Ökonomisierung wird hingegen erreicht, wenn der Tritt bereits bei einem Winkel der Kurbel von 300 Grad beginnt. Bereits ab diesem Zeitpunkt wird Vortrieb durch den m. quadriceps erzeugt. Daher können professionelle Radsportler:innen bei gleichem Kraft-Input einen höheren Output erzeugen. Dies ist primär auf den ökonomischeren Pedaltritt zurückzuführen.

MERKE!

Der Pedaltritt ist nach vorne gerichtet (nicht nach unten) und beginnt daher bereits bei einer Kurbelstellung von zehn Uhr.

Die Muskulatur der Oberschenkelrückseite – vornehmlich der zweiköpfige Schenkelbeuger – sorgt anschließend dafür, dass das Bein zurück in seine Ausgangsposition geführt wird. Dies geschieht durch die Beugung des Knies und der Hüfte.

Die Muskulatur des Unterschenkels stabilisiert im Wesentlichen den Knöchel, damit die Fußstellung während der Rotationsbewegung konstant bleibt. Dies betrifft den vorderen Schienbeinmuskel und den Schollenmuskel.

Der Zwillingswadenmuskel auf der Rückseite des Unterschenkels erfüllt eine Doppelfunktion. Er stabilisiert ebenfalls den Knöchel, ist allerdings auch an der Rückführung des Pedals beteiligt, da er das Knie beugt.

Die Muskulatur des Unterschenkels ist daher nahezu durchgehend aktiv, damit sich die Knöchel in einer stabilen Position befinden. Dies wiederum reduziert den Kraftverlust im Gelenk. Gleichzeitig erhöht sich dadurch jedoch das Risiko der Entwicklung von Verspannungen und Triggerpunkten. Zugehörige Schmerzen manifestieren sich zumeist im Bereich der Achillessehene.

MERKE!

Die Muskeln des Unterschenkels sind nahezu dauerhaft aktiv und entsprechend anfällig für die Entwicklung akuter Verspannungen.

Die folgende Abbildung veranschaulicht, wann welcher Muskel innerhalb der Rotationsbewegung aktiv ist. Die Pfeile markieren jeweils den Punkt der höchsten Kraftentfaltung.

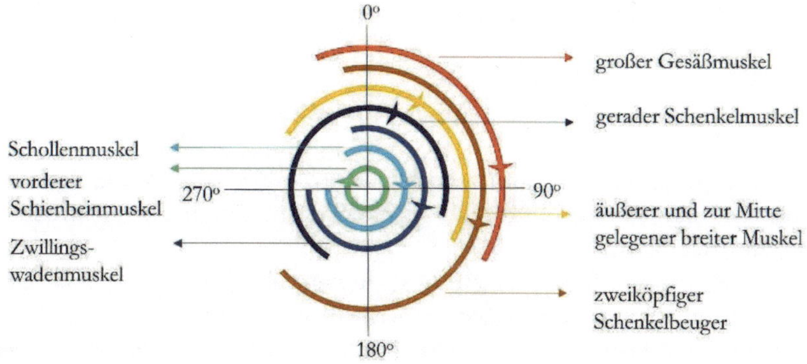

Abbildung 9: Kurbelrotation und Muskelkontraktion[3]

[3] Basierend auf Ryan und Gregor (1992).

Tabelle 12: Kurbelrotation und Muskelkontraktion

	Name	Lage	Aktiv	Spitze	Gruppe
1	vorderer Schienbeinmuskel	Unterschenkel (vorne)	0-360	280	RF/TA
2	Schollenmuskel	Unterschenkel (hinten)	340-270	90	HAM/SG
3	Zwillingswadenmuskel	Unterschenkel (hinten)	350-270	110	HAM/SG
4	gerader Schenkelmuskel	Oberschenkel (vorne)	200-110	20	RF/TA
5	äußerer und zur Mitte gelegener breiter Muskel	Oberschenkel (vorne)	300-130	30	EF
6	zweiköpfiger Schenkelbeuger	Oberschenkel (hinten)	350-230	110	EF und HAM/SG
7	großer Gesäßmuskel	Gesäß	340-130	80	EF

MERKE!

Eingelenkige Muskeln erzeugen den Vortrieb, zweigelenkige Muskeln koordinieren die Bewegung.

Nach Raasch und Zajac gliedern sich die hier dargestellten Muskeln in drei Gruppen.

Die EF Gruppe (Extensor und Flexor) ist primär für den Vortrieb verantwortlich. Die darin enthaltenen Muskeln tangieren vornehmlich nur ein Gelenk. Ausgenommen ist der zweiköpfige Schenkelbeuger, welcher grundsätzlich sowohl das Knie- als auch das Hüftgelenk betrifft. Der EF Gruppe ist jedoch nur der kurze Kopf zugeordnet.

In der RF/TA und der HAM/SG Gruppe sind hingegen insbesondere Muskeln enthalten, die zwei Gelenke ansteuern. Folglich sind diese Muskeln weniger an der Erzeugung des Vortriebs als vielmehr der Koordination zwischen den einzelnen Muskeln und Gelenken beteiligt. Sie stabilisieren den Knöchel, das Knie und die Hüfte, sodass die erzeugte Kraft schlussendlich am Pedal ankommt und nicht durch die Gelenke geschluckt wird.

Die RF/TA Gruppe unterstützt die Krafterzeugung am Ende der zweiten Phase der Rotation und hilft beim Übergang zur nächsten Umdrehung. Die HAM/SG Gruppe hingegen ist insbesondere am Ende der ersten Phase aktiv und unterstützt ebenfalls den Übergang zur nächsten Umdrehung.

Trittfrequenz und intermuskuläre Koordination

MERKE!

Sitzposition, Fahrweise und muskuläre Ausgangsvoraussetzungen beeinflussen das Risiko der Entstehung von Triggerpunkten.

Die Sitzposition hat grundsätzlich keine Auswirkung auf die Belastung der Gelenke, ebenso wird die Gelenkbelastung durch die Trittfrequenz nicht beeinflusst.

Die Aktivität der einzelnen Muskeln wird allerdings zum einen durch die Fahrweise und zum anderen durch die muskulären Voraussetzungen verändert. Entsprechend besteht ein Zusammenhang zwischen dem Risiko der Entwicklung von Triggerpunkten, der Sitzposition respektive Fahrweise und den muskulären Voraussetzungen. Glücklicherweise kann all dies durch die Athleten:innen aktiv gesteuert werden, wobei sich dieses Buch insbesondere auf die Beeinflussung der muskulären Voraussetzungen konzentriert.

So wird zum Beispiel durch eine höhere Trittfrequenz die Aktivität des großen und mittleren Gesäßmuskels, des zur Mitte gelegenen breiten Muskels, des Zwillingswadenmuskels und des Schollenmuskels erhöht.

Des Weiteren beeinflusst die Stärke einzelner Muskeln wie sehr andere Muskeln für die Erzeugung von Vortrieb genutzt werden können. Daher ist die gezielte Kräftigung der unterstützenden Muskulatur hilfreich, damit die für den Vortrieb relevanten Muskeln auch tatsächlich diese Aufgabe wahrnehmen können.

Sind zum Beispiel die Hüftstrecker auf der Oberschenkelrückseite (Plattsehnenmuskel und Halbsehnenmuskel) schwach ausgeprägt, muss der zweiköpfige Schenkelbeuger einspringen, um die Hüftstreckung zu finalisieren. Dadurch kann der Schenkelbeuger weniger Kraft in die Erzeugung von Vortrieb investieren.

Ebenso kann der m. quadriceps mehr Kraft entfalten, wenn der Plattsehnenmuskel und der Halbsehnenmuskel die Hüftstreckung unterstützen, sodass auch dieser von einer Stärkung der Oberschenkelrückseite profitiert.

MERKE!

Die Kräftigung der Oberschenkelrückseite erhöht die Leistung auf dem Rad, obwohl der Vortrieb primär durch die Vorderseite erzeugt wird.

Obwohl die Oberschenkelrückseite im Vergleich zur Oberschenkelvorderseite deutlich weniger stark an der Rotationsbewegung beteiligt ist, verbessert somit die funktionelle Kräftigung der Beinrückseite die Leistung auf dem Rad. Und das sogar, ohne die positiven Effekte auf die Körperstabilität insgesamt zu berücksichtigen, welche sich aus einem ausgewogenen Training zur Verhinderung von Dysbalancen ergeben.

Insbesondere ist zu bedenken, dass nicht nur die absolute Kraft einzelner Muskeln die Leistungsfähigkeit beeinflusst. Auch deren relatives Kräfteverhältnis untereinander ist von Bedeutung. Die einseitige Belastung der Beinstrecker und deren überproportionale Kräftigung im Radsport kann daher einige Nachteile mit sich bringen, die sich durch ein ausgewogenes Training abseits des Rads verhindern lassen.

MERKE!

Die Ausgewogenheit der Muskulatur schützt die Gelenke und steigert die Leistung.

So entlastet zum Beispiel eine höhere Kraft in den eingelenkigen Muskeln die synergistischen mehrgelenkigen Muskeln. Gleichzeitig wird jedoch die Belastung auf die antagonistischen mehrgelenkigen Muskeln erhöht. Die Ausgewogenheit der Muskulatur fördert deshalb den Schutz der Gelenke, wobei insbesondere das Kniegelenk von einer überproportional stark ausgeprägten Muskulatur des m. quadriceps in Mitleidenschaft gezogen wird.

Auch eine Dysbalance innerhalb des m. quadriceps selbst kann zu Kniebeschwerden führen. Oftmals ist der äußere breite Muskel stärker ausgeprägt als der innere, wodurch sich die Kraftübertragung auf die Patellasehne erhöht.

Ziel ist es, ein Gleichgewicht zwischen Knie- und Hüftstreckung in der Kraftphase herbeizuführen.

Besonderheit Aeroposition

Eine möglichst aggressive – und damit aerodynamische – Sitzposition stellt die Muskulatur vor besondere Herausforderungen. Dies gilt unabhängig davon, ob du tatsächlich ein Zeitfahrrad oder Triathlonrad nutzt oder lediglich sehr tief am Unterlenker fährst.

Zugleich liegt darin jedoch eine Menge Potential mit Blick auf die zu erzielende Geschwindigkeit. Denn der Luftwiderstand steigt exponentiell an. Bei der doppelten Geschwindigkeit vervierfacht sich demnach der Luftwiderstand. Bereits bei einer Geschwindigkeit von 20 km/h wird ca. die Hälfte der mechanisch erzeugten Kraft zur Überwindung des Luftwiderstands aufgewandt. Bei 40 km/h sind es bereits um die 82 %.

Die Gravitation hingegen folgt einem linearen Zusammenhang. Am Berg kann also fast doppelt so schnell gefahren werden, wenn die aufgebrachte Leistung verdoppelt wird.

Egal wie viel Zeit und Geld in das Material in Form von aerodynamischen Laufrädern etc. investiert wird, der entscheidende Faktor zur Reduktion des Luftwiderstands ist die eigene Körperhaltung. Denn die Angriffsfläche des Körpers entspricht ca. der siebenfachen Angriffsfläche des Bikes. Es lohnt sich daher die muskulären Ausgangsvoraussetzungen zu optimieren, um durch die Vorteile der Aerodynamik einige Watt einzusparen.

Sowohl die Nutzung von Aerobars als auch die allgemein tiefe Position dienen primär dem Zweck, den Oberkörper in eine horizontalere Lage zu versetzen und somit die Angriffsfläche für den Fahrtwind zu reduzieren. Je waagerechter der Oberkörper wird, desto geringer ist der Luftwiderstand. Gleichzeitig mindert sich jedoch die aufbringbare Kraft. Die Sitzposition muss demnach den Effizienzgewinn durch eine verbesserte Aerodynamik mit dem Kraftverlust ins Gleichgewicht bringen.

MERKE!

Die Aeroposition bedarf einer ausreichenden Flexibilität der Beinrückseite.

Gleichzeitig neigt die Beinrückseite zur Verhärtung. Dies soll ein künstliches Kraftgleichgewicht zur überproportional starken Oberschenkelvorderseite schaffen.

Das Fahren in der Aeroposition führt zu einer deutlicheren Streckung in der Hüfte. Dadurch werden die Adduktoren stärker aktiviert und der Bewegungsradius der Hüftbeuger vergrößert sich. Die Hüftbeuger sind deshalb über eine längere Phase der Rotationsbewegung aktiv. Dieser Effekt verstärkt sich mit zunehmender Intensität der Belastung. Wird mit mehr Watt auf dem Pedal gefahren, reduziert sich die Beugung der Hüfte, wohingegen die Streckung zunimmt.

Da die Aeroposition den Bewegungsradius der Hüftbeuger erhöht, muss die Beinrückseite ausreichend flexibel sein, damit während der gesamten aktiven Phase der Rotationsbewegung genügend Kraft generiert werden kann.

Auf Grund der überproportional geforderten Oberschenkelvorderseite neigt die Beinrückseite zu Verhärtungen, um der Vorderseite Paroli bieten zu können. Die Flexibilisierung der Rückseite ist daher ein besonders wichtiger Aspekt. Ansonsten können Crosslinks und Hartspannstränge schnell die Beweglichkeit eindämmen, sodass das Fahren in aerodynamischer Position nicht über längere Zeiträume möglich ist.

Zwar hat die Position des Oberkörpers grundsätzlich keinen Einfluss darauf, welche Muskeln primär den Kraftaufwand leisten, allerdings beeinflusst sie die Aktivität der Synergisten. So stellte eine Studie bei professionellen Triathleten:innen fest, dass eine aerodynamische Sitzposition zu einer geringeren Entspannung der sekundären – also unterstützenden – Muskulatur und somit ebenfalls zu einer stärkeren Ko-Aktivität dieser Muskeln führte. Bei professionellen Radsportler:innen konnte dieser Effekt hingegen nicht festgestellt werden. Hieraus schlussfolgerten die Autoren:innen, dass bei den Triathleten:innen die Sitzposition einen negativen Effekt auf die neuronale Steuerung der Beinmuskulatur hat. Wohingegen Radprofis durch ein radspezifischeres Training hiervon nicht beeinflusst wurden.

Daher werden insbesondere die Adduktoren – also die Innenseiten der Oberschenkel – in der Aeroposition vermehrt belastet. Da diese Muskeln sonst nicht primär für die Erzeugung von Vortrieb herangezogen werden, besteht die Gefahr der Ermüdung und Überlastung. In der Folge können sich akute Verspannungen und Triggerpunkte in diesem Bereich entwickeln. Um der Überlastung vorzubeugen, sind die Adduktoren daher ebenso in ein Programm der funktionellen Kräftigung einzubeziehen.

MERKE!

Die Aeroposition erhöht die Aktivität der Innenseite der Oberschenkel.

Die waagerechte Position des Oberkörpers in der Aeroposition verlangt darüber hinaus eine ausreichende Beweglichkeit im Bereich des unteren (lumbalen) Rückens.

Da der untere Rücken über myofasziale Sequenzen untrennbar mit der Beinrückseite verbunden ist, muss diese dabei stets einbezogen werden. Demzufolge ist der klassische Test zur Ermittlung des Finger-Boden-Abstands für sich genommen kein Indikator für die Flexibilität des unteren Rückens. Denn er legt nicht die Ursache offen, weshalb das Erreichen des Bodens nicht möglich ist. Dies kann entweder in einer eingeschränkten Flexibilität des Rückenstreckers oder ungenügender Beweglichkeit der Beinrückseite begründet sein. Beziehungsweise ist es in der Regel eine Kombination aus beiden Faktoren.

MERKE!

Die Aeroposition bedarf einer guten Flexibilität im Bereich des unteren Rückens.

Ein gesunder unterer Rücken ist im Radsport besonders wichtig, da Rückenprobleme grundsätzlich zu einer erhöhten Spannung in der Muskulatur führen. Die größere Spannung dient der Stabilität und dem Schutz der Wirbelsäule. Bei gesunden Athleten:innen hingegen entspannt sich die Rückenmuskulatur, wenn der Oberkörper nach vorne gebeugt wird. Im Bereich zwischen 46 bis 50 Grad erlischt die Muskelspannung der Rückenstrecker gar vollständig.

In dieser Position ist keine Muskelaktivität erforderlich, da ein Gleichgewichtszustand erreicht wird. Die Gravitation zieht den Oberkörper nach vorne beziehungsweise unten und eine entgegenwirkende Kraft in gleicher Höhe wird durch die Streckung der hinteren Wirbelelemente aufgebracht. Der Rückenstrecker dient dann vor allem der Herstellung einer Balance zwischen diesen beiden passiven Kräften.

Demnach reduziert ein gesunder Rücken die erforderliche Muskelspannung in der gebeugten Haltung auf dem Rad. Die Eliminierung von Triggerpunkten und akuten Verspannungen im Bereich des unteren

Rückens kann den Fahrkomfort somit maßgeblich erhöhen.

MERKE!

Die Aeroposition erhöht die Aktivität der Gesäßmuskulatur.

Weiterhin beeinflusst die Aeroposition die Aktivität der Gesäßmuskulatur. Je horizontaler der Oberkörper, desto höher ist die auf die Beinrückseite einwirkende Grundspannung. Ebenso muss die Muskulatur des unteren Rückens stärker arbeiten. Dadurch nimmt die Streckung der Hüfte zu, was wiederum die Spannung der Gesäßmuskulatur erhöht. Diese kann dadurch effektiver arbeiten und wird somit in der Aeroposition stärker einbezogen.

MERKE!

Die Nackenmuskulatur wird in der Aeroposition nicht zwingend stärker belastet, allerdings ist ein korrektes Bikefitting essenziell.

Entgegen der geläufigen Meinung wird in der Aeroposition grundsätzlich keine größere Belastung im Bereich des Nackens verursacht als bei einer normalen Sitzposition am Rennlenker. Voraussetzung ist ein korrektes Bikefitting.

Die Nackenmuskulatur muss auch in der Aeroposition gestreckt sein. Hierfür bedarf es der Aufspannung des Rückens, damit der Kapuzenmuskel in die Länge gezogen wird und nicht verkrampft. Um die erforderliche Grundspannung im Rücken aufbauen zu können, dürfen die Aerobars oder der verwendete Vorbau daher vor allem nicht zu lang sein. Ansonsten fällt der Athlet oder die Athletin einfach nur nach vorne und die Nackenmuskulatur ist dauerhaft angespannt.

Der aufgespannte Rücken erhöht darüber hinaus die insgesamt aufbringbare Kraft, da der gesamte Oberkörper an der Kraftentwicklung mitwirkt. Hände, Arme, Schultern, Bauch und Rücken bilden eine Art Schlinge, welche sich rhythmisch zum Pedaltritt bewegt und so das Becken bei der Krafterzeugung unterstützt.

Besonderheit Wiegetritt

MERKE!

Im Wiegetritt wird insbesondere die Gesäßmuskulatur deutlich stärker belastet.

Neben der Aeroposition stellt der Wiegetritt eine besondere biomechanische Herausforderung dar. Denn er sorgt für eine Änderung bei der Aktivierung der an der Rotationsbewegung beteiligten Muskeln.

Wird im Stehen gefahren, erhöht sich die Aktivität des großen Gesäßmuskels, des geraden Schenkelmuskels und des äußeren breiten Muskels. Außerdem sind diese Muskeln über einen längeren Anteil der Rotation aktiv.

Vor allem im Bereich von 340 bis 180 Grad kommt es zu einer verstärkten Belastung, da sich im Wiegetritt der Bewegungsradius des Hüftgelenks enorm vergrößert. Ebenso verändert sich die Geometrie zwischen Rad und Athlet:in. Im Wiegetritt befindet sich die Hüfte im Verhältnis zum Tretlager weiter vorne. Der horizontale Abstand zwischen Gelenk und Pedal als Punkt der Kraftübertragung reduziert sich folglich. Darüber hinaus fällt der Sattel als Kontaktpunkt und Stabilisator weg.

Die erhöhte Aktivität des großen Gesäßmuskels wird im Wesentlichen der zusätzlich notwendigen Stabilisierung der Hüfte zugeschrieben. Der gerade Schenkelmuskel ist länger an der Bewegung beteiligt als im Sitzen, da er sowohl früher in der Rotation aktiv wird und ebenfalls länger an dieser mitwirkt. Er fungiert dabei in einer Doppelrolle als Hüftbeuger und Kniestrecker.

BIOMECHANIK | RUN

Das Rad ist abgestellt, die Laufschuhe sind geschnürt – nur noch schnell die Startnummer nach vorne ziehen und ab auf den letzten Abschnitt.

Beim Laufen kommt nun dem Energietransfer zur Ökonomisierung des Laufstils eine entscheidende Rolle zu. Dieser hängt maßgeblich von der Intaktheit der Muskulatur samt dem faszialen Gewebe ab. Akute Verspannungen und Triggerpunkte schmälern die Leistung daher erheblich. Darüber hinaus stellen sie einen Risikofaktor für die Entwicklung laufbedingter Überlastungsverletzungen dar. Betroffene Muskeln ermüden vorzeitig und überlasten schneller. Die Folge sind äußerst lange Regenerationsphasen oder gar der Trainingsausfall.

Je nach Laufgeschwindigkeit wird der primäre Vortrieb durch unterschiedliche Muskelgruppen erzeugt. Deshalb betrachten wir die Biomechanik des Laufens nachfolgend ausführlich und aus verschiedenen Blickwinkeln.

Beim Laufen muss die Muskulatur insbesondere folgende Aufgaben übernehmen:

- ⇒ Aufnahme der Erschütterung beim Bodenkontakt,
- ⇒ Balance halten und die allgemeine Körperhaltung kontrollieren,
- ⇒ Energie erzeugen und in Vortrieb umwandeln,
- ⇒ Richtungswechsel des Körperschwerpunktes regulieren.

Dabei wird die Muskulatur sowohl exzentrisch als auch konzentrisch belastet. Die exzentrische Anspannung dient vor allem dem Abbremsen, wohingegen durch die konzentrische Belastung eine Beschleunigung erfolgt. Beides ist notwendig, um eine kontrollierte Vorwärtsbewegung zu ermöglichen. Beim Abbremsen wird Energie aufgenommen oder absorbiert. Dabei senkt sich der Körperschwerpunkt ab. Den höchsten Punkt erreicht der Körper beim Laufen, wenn sich beide Füße in der Luft befinden – in der Flugphase. Bei der Beschleunigung hingegen wird Energie erzeugt oder elastische Energie übertragen.

Exzentrische Belastung

Abbremsen oder Absorption von Energie.

Konzentrische Belastung

Beschleunigung oder Erzeugung von Energie.

Zwar erscheint uns Laufen oftmals als eher triviale Bewegung, aber das Gegenteil ist der Fall. Daher sind ganze 11 % der energetischen Kosten des Laufens derzeit noch unklar. Dahingegen ist bekannt, dass 80 % der energetischen Kosten für die Erzeugung von Vortrieb und die Stütze des Körpergewichts aufgewendet werden, 7 % werden für die Schwungphase der Beine benötigt und 2 % balancieren den Körper seitlich.

Die Schwierigkeit, den Energieverbrauch einzelnen Bewegungsabläufen zuzuordnen, ergibt sich vor allem aus der Umverteilung von Kräften zwischen verschiedenen Körpersegmenten. Denn selbst ohne eine Längenänderung kann ein Muskel an dieser intersegmentalen Kraftverteilung beteiligt sein. Dies lässt sich jedoch nicht ohne Weiteres beobachten und daher lediglich durch Modellrechnungen annähern.

Saggitalebene

Ansicht der Körperseite, hier findet der Großteil der Bewegung statt (Vortrieb).

Frontalebene

Ansicht von vorne, gibt Aufschluss über Auf- und Abwärtsbewegungen.

Transversalebene

Ansicht von oben, gibt Aufschluss über Rotationsbewegungen.

Die nachfolgenden Ausführungen legen die Komplexität der Biomechanik schnell offen. Eine Vielzahl an Muskeln und Gelenken ist am Bewegungsablauf beteiligt. Ebenso findet die Bewegung in verschiedenen räumlichen Ebenen statt und grundsätzlich bedarf eine präzise Beschreibung nicht nur der Erläuterung der Richtung einer Kraftentfaltung, sondern ebenso eine Aussage zu deren Höhe.

Soll die Biomechanik des Laufens daher vollumfassend beschrieben werden, muss eine separate Beschreibung in Bezug auf die drei räumlichen Ebenen sowie zusätzlich hinsichtlich der Höhe der wirkenden Kräfte erfolgen. Für unsere Zwecke wäre dies etwas zu komplex. Dennoch gehen die nachfolgenden Ausführungen über den in der Literatur üblichen Umfang hinaus. Somit werden die Zusammenhänge der sportartenspezifischen Bewegung und die daraus folgende Entwicklung von Triggerpunkten ersichtlich und du kannst diese besser mit dem anschließenden Anwendungsteil in Einklang bringen.

Laufstile

Rearfoot-Strike (RFS)

Erstkontakt auf dem hinteren Drittel.

Midfoot-Strike (MFS)

Ferse und Ballen kommen nahezu gleichzeitig auf.

Forefoot-Strike (FFS)

Erstkontakt auf der vorderen Hälfte.

Die Biomechanik beim Laufen kann selbstverständlich nicht vollkommen von der Art des genutzten Laufstils getrennt werden. Allerdings sollen die folgenden Ausführungen keinen einzelnen Laufstil als besonders gut hervorheben oder die biomechanischen Zusammenhänge separat für verschiedene Laufstile durchdeklinieren. Der Kern des Kapitels ist vielmehr das Aufzeigen der Verknüpfung des Laufens als solches mit den daraus resultierenden Risiken für die Entwicklung sportartenspezifischer Triggerpunkte sowie akuter Verspannungen. Und ebenso die andere Richtung – wie sich Triggerpunkte und akute Verspannungen wiederum auf die Leistung beim Laufen auswirken.

Ergeben sich auf Grund des verwendeten Laufstils jedoch besonders hervorzuhebende Unterschiede, so sind diese im Anwendungsteil kenntlich gemacht.

In der Literatur wird zumeist die Position des Fußes bei der Landung zur Unterscheidung der Laufstile genutzt, wobei zwischen Rearfoot-Strike (RFS), Midfoot-Strike (MFS) und Forefoot-Strike (FFS) differenziert wird.

Mit Abstand am weitesten verbreitet ist die Landung auf der Ferse.

Beobachtungen von Larson et al. an der 10 km Marke eines Marathon beziehungsweise Halbmarathon Rennens zeigten auf, dass fast 90 % der Teilnehmer:innen diesen Laufstil nutzten. Auf dem Mittelfuß hingegen landeten lediglich 3,4 % und auf dem Vorderfuß sogar nur 1,8 %. Bei den Marathon-Läufer:innen wurde der Laufstil darüber hinaus an der 32 km Marke festgestellt und mit der vorherigen Beobachtung abgeglichen. Zu diesem Zeitpunkt wechselten nahezu alle Athleten:innen auf RFS oder zumindest MFS. Die voranschreitende Ermüdung scheint sich folglich auf den Laufstil auszuwirken.

Betrachtet man hingegen lediglich die Profis, ändert sich das Bild ein wenig. Hasegawa et al. führten ähnliche Beobachtungen bei einem Halbmarathon im Feld der Profis durch. Insbesondere unter den 50 schnellsten Athleten:innen wurde der Unterschied deutlich. In diesem Fall landeten lediglich 62 % auf der Ferse, 36 % auf dem Mittelfuß und 2 % auf dem Vorderfuß. Die Geschwindigkeit beeinflusst den bevorzugten Laufstil daher ebenfalls.

Fraglich ist jedoch, ob die Ausrichtung der Füße überhaupt ein entscheidendes Kriterium für den Laufstil darstellt. So argumentieren zum Beispiel van Oeveren et al., dass die neuromuskuläre Kontrolle von proximal nach distal erfolgt – also von der Körpermitte beginnend in die weiter entfernten Körpersegmente. Demnach wäre die Ausrichtung der Füße vielmehr eine Folge der Art und Weise, wie gelaufen wird. Viel entscheidender wären in dem Fall das Verhältnis der Dauer von Stand- zu Flugphase, die Schrittfrequenz und die Geschwindigkeit.

Ähnliche Ergebnisse liefern andere Studien. Dem folgend können wir festhalten, dass Athleten:innen mit ausreichender Erfahrung im Laufe der Zeit in einem kontinuierlichen Prozess der Selbstoptimierung einen für sich selbst energetisch optimalen Laufstil einnehmen.

Den meisten wird die Unterscheidung der Laufstile im Zusammenhang mit der Bodenreaktionskraft bereits begegnet sein. Denn der Verlauf der Kraftentfaltung der Bodenreaktionskraft unterscheidet sich zwischen RFS und FFS deutlich.

Bodenreaktionskraft

Fuß und Untergrund wirken mit jeweils gleich großer Kraft in entgegengesetzter Richtung aufeinander ein. Position und Beschleunigung des Körperschwerpunktes beeinflussen in welche Richtung die Bodenreaktionskraft wirkt.

Wird auf der Ferse gelandet, schlägt die Kurve der Bodenreaktionskraft im Zeitpunkt der Landung aus, da die Kraft bei nahezu gestrecktem Bein absorbiert werden muss. Ein zweiter – und zwar stärkerer Ausschlag – ergibt sich im Zeitpunkt des Abstoßens vom Boden.

Bei der Landung auf dem Vorderfuß hingegen fehlt dieser typische erste Ausschlag. Zu diesem Zeitpunkt kommt es daher zu einer geringeren vertikalen Beschleunigung des Schienbeins. Allerdings ist die Bodenreaktionskraft beim anschließenden Abstoßen typischerweise sogar höher als beim RFS.

Die absolute Höhe der Bodenreaktionskraft wird folglich weder beim FFS noch beim MFS reduziert. Zudem muss die Bodenreaktionskraft im Zeitpunkt der Landung nicht schlagartig vom Körper aufgenommen werden. Vielmehr wird die Energie sukzessive absorbiert und durch verschiedene Körpersegmente geleitet. Die Abschwächung und Weiterleitung erfolgt vornehmlich durch die Achillessehne, die Plantarfaszie, die Oberschenkelvorderseite und die Gesäßmuskulatur.

MERKE!

Die Bodenreaktionskraft erreicht beim Abstoßen vom Boden ihren Höhepunkt, nicht bei der Landung.

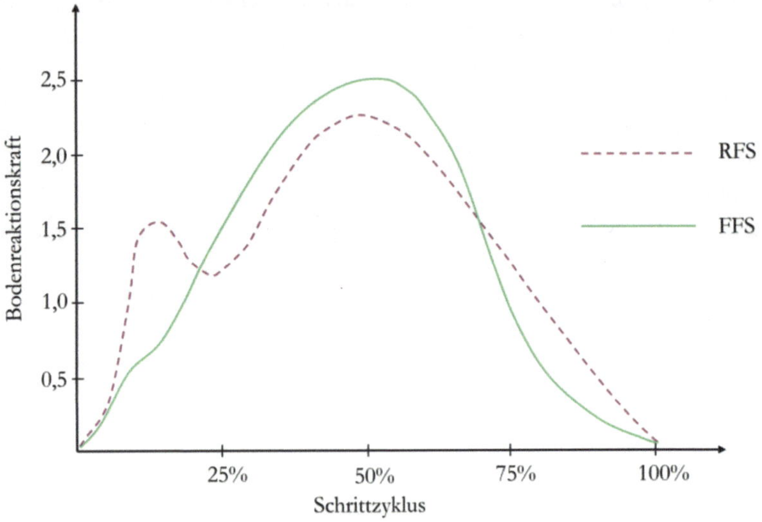

Abbildung 10: Entwicklung der Bodenreaktionskraft

Daher wird mittlerweile davon ausgegangen, dass ein Großteil der laufbedingten Verletzungen nicht im Zeitpunkt der Landung ihren Ursprung nehmen. Stattdessen werden sie durch die wiederholten starken Kräfte gegen Ende der Standphase beim Abstoßen vom Boden ausgelöst. Entsprechend besteht in der Literatur ebenfalls keine einheitliche Meinung, ob die Landung auf der Ferse nun potentiell das Verletzungsrisiko und die Belastung der Gelenke erhöht oder nicht.

Der Fuß als Bindeglied zum Boden

Bevor wir die Funktion der einzelnen Muskeln beim Laufen betrachten, soll kurz die besondere Bedeutung des Fußes hervorgehoben werden. Denn eine gute Lauftechnik setzt voraus, dass alle Bestandteile der kinetischen Kette sich im Einklang zueinander bewegen. Dabei fungiert der Fuß als Bindeglied zwischen eben dieser kinetischen Kette und dem Boden.

In dieser Funktion erfüllt der Fuß eine Vielzahl an Aufgaben. Er passt sich an Unebenheiten des Untergrunds an, übernimmt wichtige propriozeptive Aufgaben in Bezug auf das Gleichgewicht und die Wahrnehmung im Raum; außerdem dient er als Hebel zur Erzeugung von Vortrieb.

Das Gelenk am Knöchel (Talokruralgelenk) verbindet das Schienbein und das Wadenbein mit dem Fuß. Es bewegt sich primär in der saggitalen Ebene und erlaubt so die Plantarflexion sowie die Dorsalflexion im Knöchel. Durchschnittlich beträgt die Bewegungsreichweite des Knöchels ganze 45 Grad. Die Dorsalflexion macht davon ungefähr 20 Grad aus. Die Plantarflexion befindet sich typischerweise in einem Bereich von 25 bis 35 Grad. Darüber hinaus ermöglicht es eine Bewegung in der Frontalebene – die sogenannte Pronation und Supination.

Die Stellung des Fußes und somit der zugehörigen Gelenke beeinflusst daher maßgeblich die Anatomie des Unterschenkels und bestimmt so die Ausrichtung der kinetischen Kette am Unterschenkel. Entsprechend wirkt sich die Fußstellung auf alle nachfolgenden Körperregionen aus.

Plantarflexion
Beugung zur Fußsohle

Dorsalflexion
Beugung zum Fußrücken

Pronation
Einwärtsdrehung

Supination
Auswärtsdrehung

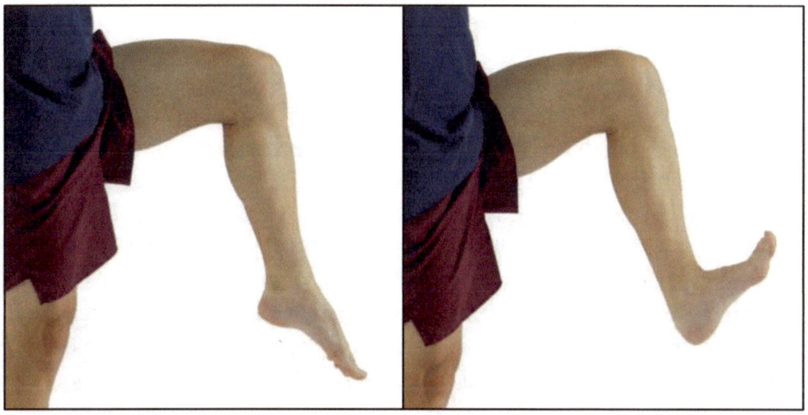

Abbildung 11: Plantar- und Dorsalflexion

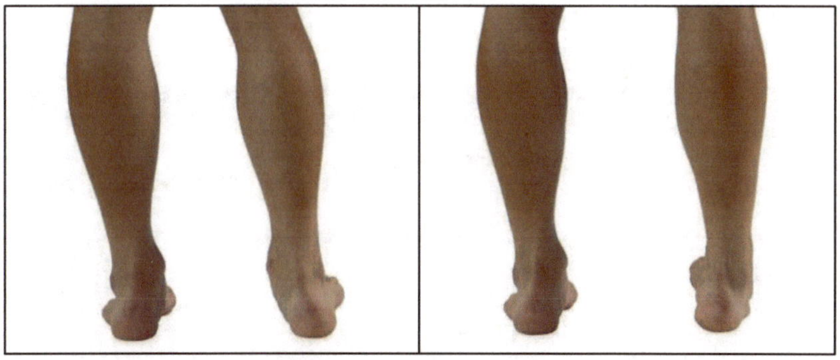

Abbildung 12: Pronation und Supination

Die Plantarfaszie am Fuß übernimmt eine übergeordnete Funktion, um die notwendige Stabilität für den Vortrieb beim Laufen zu erzeugen. Denn sie kreuzt sowohl die Gelenke der Zehen mit den Mittelfußknochen als auch den Knöchel als solches.

Dabei limitiert sie deren Bewegungsreichweite. Drückst du dich beim Laufen vom Boden ab, sind die Zehen gebeugt und der Fuß befindet sich in der Plantarflexion. Dadurch zieht sich die Plantarfaszie unter dem Fuß zusammen. Gleichzeitig wird der Knöchel in die Beugung gezwungen, was wiederum die Stabilität des Fußes stärkt. So kann der Fuß als effektiver Hebel zur Erzeugung von Vortrieb dienen.

MERKE!
Der Fuß als Bindeglied zum Boden beeinflusst die gesamte kinetische Kette.

Der Bandapparat des Fußes sorgt darüber hinaus für passive Stabilität. Die Kombination aus diesen Bändern mit der knöchernen Struktur des Fußes bildet die typischen Fußbögen. Insgesamt sind es drei Stück.

In der Längsrichtung werden der mediale und der laterale Bogen unterschieden. Des Weiteren spannt sich ein Bogen querverlaufend auf. Gemeinsam bedingen diese drei Fußbögen, dass sich das Gewicht beim

Laufen primär auf das Fersenbein sowie die Mittelfußköpfe verteilt. Ebenso erlaubt die Konstruktion aus den drei Bögen, dass der Fuß flexibel ist und sich somit an den Untergrund anpassen kann. Gleichzeitig stabilisiert er sich jedoch selbst durch die Abstoßbewegung beim Laufen und kann so den Vortrieb verstärken.

Grundlagen der Biomechanik

Damit können wir in die eigentliche Biomechanik des Laufens einsteigen. Der Schrittzyklus beginnt mit der Landung – dem initialen Kontakt des Fußes mit dem Untergrund – und endet, wenn derselbe Fuß erneut den Boden berührt. Folglich teilt sich der Schrittzyklus in drei Phasen: die Standphase, die Schwungphase und die Flugphase.

Stand- und Schwungphase werden zur genaueren Betrachtung nochmals untergliedert. Die Flugphase schließt sich jeweils zu Beginn und Ende der Schwungphase an und zeichnet sich dadurch aus, dass beide Füße gleichzeitig in der Luft sind. Es besteht demnach kein Bodenkontakt.

Die nachfolgende Abbildung fasst die einzelnen Phasen des Laufens anschaulich zusammen. Anschließend werden diese der Reihe nach betrachtet.

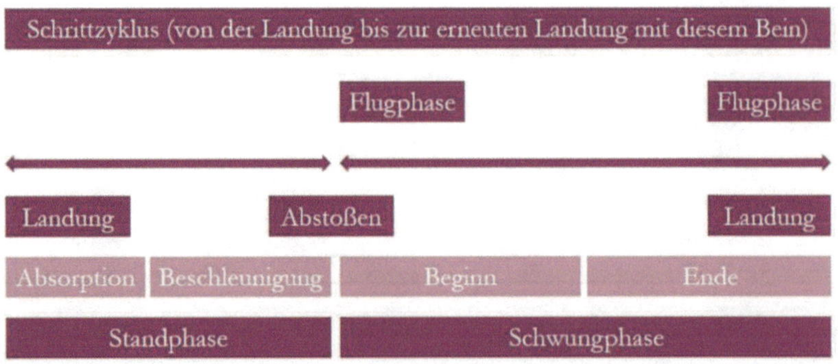

Abbildung 13: Übersicht Schrittzyklus

Hinweis

Beim FFS erfolgt die Landung entsprechend in der Plantarflexion und beim MFS in nahezu neutraler Fußstellung.

Die **Standphase** beginnt mit dem initialen Kontakt des Fußes mit dem Untergrund und zeichnet sich durch die Absorption von Energie aus, weshalb es überwiegend zu exzentrischen Anspannungen der Muskulatur kommt. Die äußere Ferse berührt zuerst den Boden, wobei der Fuß leicht supiniert ist. Es kommt nicht zu einer Plantarflexion. Vielmehr wird der Fuß automatisch in eine Dorsalflexion gebracht.

Die Dorsalflexion in der Standphase nimmt jedoch mit zunehmender Laufgeschwindigkeit ab, da die Landung bereits eher in einer Position der Plantarflexion erfolgt. Dadurch reduziert sich die Bodenkontaktzeit und somit die Zeit der Energieabsorption. Im Umkehrschluss nimmt die Plantarflexion beim Abstoßen wiederum zu.

Der vordere Schienbeinmuskel spannt sich konzentrisch an, um den Knöchel zu stabilisieren. Dabei beschleunigt er ebenso das Schienbein über den fixierten Fuß hinaus.

Der Zwillingswadenmuskel und der Schollenmuskel kontrahieren währenddessen exzentrisch und kontrollieren so die Vorwärtsbewegung des Schienbeins. Des Weiteren sorgen sie für die notwendige Stabilität im Knöchel.

Eine gute Dämpfung des Aufpralls setzt voraus, dass die Bewegung der Gelenke, die exzentrische Kontraktion der Muskeln und die Knorpelverdichtungen optimal funktionieren. Außerdem helfen die Dorsalflexion am Knöchel und die Beugung von Hüfte sowie Knie den Aufprall zu dämpfen. Daher geht die Fußstellung in die Pronation über. Somit wird das Sprunggelenk entsperrt, sodass es besser als Dämpfer fungieren kann.

Die konzentrische Anspannung des geraden Schenkelmuskels (auf der Oberschenkelvorderseite) nach dem Bodenkontakt kontrolliert die vertikale Ausrichtung des Körperschwerpunkts und verhindert eine zu starke Beugung im Knie, während die Bodenreaktionskraft hinter dem Kniegelenk entlanggereicht wird.

Die Muskulatur der Oberschenkelrückseite ist in der gesamten Standphase aktiv, während der Körper sich über das Standbein hinwegbewegt. Die Beinrückseite streckt hierbei die Hüfte. Insbesondere in der ersten Hälfte der Standphase ist die Oberschenkelrückseite – in ihrer Funktion als Hüftstrecker – folglich die wichtigste Vortrieb erzeugende Kraft.

Für die notwendige Stabilität des Beins beim Aufprall sorgen die Muskeln der Oberschenkelinnenseite. Grundsätzlich sind die Adduktoren jedoch während des gesamten Schrittzyklus zu unterschiedlichen Intensitäten aktiv und somit konstant angespannt.

Während der Körper sich in der Standphase immer weiter nach vorne bewegt, steigert sich gleichermaßen die Dorsalflexion im Knöchel – bis schließlich das Maximum von ca. 20 Grad erreicht wird. Der Fuß ist nun fix mit dem Untergrund verbunden und steht vollends auf. Die Dorsalflexion ist daher im Grunde genommen das Ergebnis der Vorwärtsbewegung des Schienbeins.

Die Pronation des Fußes wird in dieser Phase durch die exzentrische Anspannung des hinteren Schienbeinmuskels und des triceps surae kontrolliert. Das Gleiche gilt für die Vorwärtsbewegung des Schienbeins.

Während die Bodenreaktionskraft nun vor dem Knie weitergegeben wird, stabilisiert die Kontraktion des m. quadriceps und der Muskulatur der Oberschenkelrückseite die Bewegung.

Wenn nun das andere Bein nach vorne schwingt, rotiert entsprechend das Becken. Im Standbein entsteht dadurch ein Drehmoment in Richtung Außenrotation. Die externe Rotation des Schienbeins wiederum sorgt für eine Umkehr des Fersenbeins, sodass der Fuß nun in eine supinierte Stellung gebracht wird. Die Neutralstellung wird bei ca. 70 % der Standphase erreicht. Hierdurch verriegelt sich das Sprunggelenk wieder, sodass sich die Steifigkeit des Fußes erhöht. Dieser kann so als Hebel dienen, um das Abstoßen vom Boden effektiver zu gestalten.

Die Supination markiert damit das Ende dieser Phase des Schrittzyklus und die Ferse beginnt sich vom Boden zu lösen.

Es folgt der **Moment des Abstoßens**. Der Körper insgesamt und auch das gegenüberliegende Bein bewegen sich stetig weiter nach vorne.

Triceps surae

Zwillingswaden- und Schollenmuskel sind beim Laufen in der Regel gemeinsam aktiv und werden daher als zusammengehöriger Komplex als triceps surae bezeichnet.

MERKE!

In der ersten Hälfte der Standphase wird Vortrieb primär durch die Hüftstreckung (Oberschenkelrückseite) erzeugt.

Das Standbein wird so auf den Abstoß und die Erzeugung von Vortrieb vorbereitet.

MERKE!

Kurz vor dem Abstoßen wird Vortrieb primär durch die Plantarflexion (Wadenmuskeln), Kniestreckung (Oberschenkelvorderseite) und Hüftabduktion (Gesäßmuskeln) erzeugt.

Es kommt zur Plantarflexion am Knöchel, indem der Zwillingswadenmuskel und Schollenmuskel konzentrisch anspannen. Durch diese Plantarflexion beschleunigt sich das Standbein maßgeblich. Während der Fuß des Standbeins noch in Kontakt zum Boden steht und die Plantarflexion durchgeführt wird, streckt sich das Bein. Dadurch wird ein Absinken des Körperschwerpunkts verhindert. Gleichzeitig schwingt das andere Bein nach vorne, um seinerseits für den Aufprall vorbereitet zu werden. Die Plantarflexion trägt folglich zur Verlängerung des Beins am Boden bei und erhöht dadurch die Effizienz des Laufens. Durch die Gesäßmuskeln wird zugleich die Hüfte nach außen gespreizt. Auch dies steigert den erzeugten Vortrieb.

Die Supination des Fußes beginnt, wenn sich die Ferse vom Boden löst und verbleibt für den Rest der Standphase. Der Knöchel wird gebeugt und erhöht folglich die Spannung innerhalb der Plantarfaszie. Gleichzeitig sind jede Menge kleinerer Muskeln im Fuß aktiv, um den Knöchel zusätzlich zu stabilisieren.

Zu diesem Zeitpunkt erreicht die Bodenreaktionskraft das Maximum, da sich der Fuß vom Boden abstößt und den Körper nach vorne treibt. Beim Laufen kann die Bodenreaktionskraft das bis zu 2,8-fache des Körpergewichts betragen.

Gegen Ende der Standphase erlischt die Muskelkontraktion im triceps surae. Stattdessen übernimmt nun der vordere Schienbeinmuskel. Während der Fuß darauf vorbereitet wird, den Bodenkontakt zu verlieren, strecken sich das Kniegelenk und die Hüfte. Auf diese Weise wird ausreichend Vortrieb erzeugt, um den Körper schlussendlich in die Flugphase zu katapultieren.

Die Muskulatur der Oberschenkelrückseite wechselt nun ihre Funktion. Hat sie zuvor hauptsächlich das Knie durch die Beugung stabilisiert, streckt sie nun aktiv die Hüfte. Der gerade Schenkelmuskel kontrahiert konzentrisch genau bevor der Fuß sich vom Boden abdrückt und maximiert somit die Streckung im Kniegelenk.

MERKE!

Zu Beginn der Schwungphase wird Vortrieb primär durch die Hüftbeugung (Lenden-Darmbein Muskel und gerader Schenkelmuskel) erzeugt.

Es folgt der **Beginn der Schwungphase.** Nach dem Abstoßen vom Boden befindet sich der Körper in der ersten Flugphase – beide Beine sind in der Luft und es besteht kein Bodenkontakt.

Das Knie wird gebeugt während der Körper sich nach vorne bewegt. Mit zunehmender Geschwindigkeit nimmt die Beugung im Knie zu und erhöht sich vom typischen rechten Winkel bis hin zu 130 Grad.

Die Beugung im Knie wird dabei durch die exzentrische Anspannung des geraden Schenkelmuskels gebremst. Gleichzeitig ist dieser konzentrisch aktiv, um gemeinsam mit dem Lenden-Darmbein Muskel die Hüfte zu beugen und so das Bein weiter nach vorne zu bringen. Ermöglicht wird dies durch die zwei separaten Muskelköpfe des geraden Schenkelmuskels. Er kann zeitgleich unterschiedliche Impulse an Hüfte und Knie senden.

Die Beugung der Hüfte verstärkt sich ebenfalls mit zunehmender Geschwindigkeit. Derart vergrößert sich die Schrittlänge.

Zu Beginn der Schwungphase wird die Hüfte nach außen gezogen.

Nach der Flugphase berührt das gegenüberliegende Bein den Boden. Die Abduktoren – also maßgeblich die Gesäßmuskulatur – werden nun aktiviert und stabilisieren das Becken.

Während das schwingende Bein sich weiter nach vorne bewegt, rotiert das Becken, wodurch die Hüfte abduziert wird. Diese Beckenrotation des schwingenden Beins hilft darüber hinaus, das Standbein ebenso in eine externe Rotationsstellung zu bringen. Dadurch kann eine größere Supination erreicht werden. Die Hüftadduktoren begrenzen diesen Bewegungsablauf und sorgen somit für die nötige Stabilität. Sie sind daher erneut während der gesamten Phase aktiv.

Des Weiteren ist der vordere Schienbeinmuskel zu Beginn der Schwungphase konzentrisch angespannt, um die Dorsalflexion des Knöchels zu gewährleisten. Denn diese sorgt für ausreichend Abstand zum Boden.

Wenn sich nun das gegenüberliegende Bein vom Boden abstößt, beginnt die zweite Flugphase. Zugleich markiert dies das **Ende der Schwungphase** bevor der Schrittzyklus von Neuem beginnt. Das schwingende Bein bereitet sich wiederum auf den Bodenkontakt vor.

Die Beugung in der Hüfte wird beendet und schwingt in die Streckung um. Dies geschieht durch die konzentrische Anspannung der rückseitigen Oberschenkelmuskulatur und der großen Gesäßmuskeln.

Das Knie wird zügig gestreckt. Zur Vorbereitung auf den Bodenkontakt bremst die Muskulatur der Oberschenkelrückseite nun exzentrisch diese Streckung zum Ende der Schwungphase. Folglich sind Spieler und Gegenspieler zeitgleich aktiv, um die Stabilität des Kniegelenks zu gewährleisten und eine Hyperextension zu vermeiden.

Während des Endes der Schwungphase zieht es die Hüfte durch die Adduktoren nach innen. Dabei wird ebenfalls der Oberschenkelknochen zur Mittellinie bewegt. Wie auch zuvor bleiben die Adduktoren die gesamte Zeit über aktiviert, damit das Bein stabilisiert wird. Die Adduktoren sind somit während des gesamten Schrittzyklus zu einem gewissen Grad angespannt.

Wenn sich der Fuß für die Landung vorbereitet, beginnt erneut der triceps surae anzuspannen. Der vordere Schienbeinmuskel bleibt während der Schwungphase bis in die Standphase hinein aktiv. Er ist nun exzentrisch angespannt. Bei initialem Bodenkontakt sorgen dessen Anspannung zusammen mit der rückseitigen Muskulatur des Unterschenkels für die notwendige Stabilität im Fuß, sobald dieser das Körpergewicht aufnimmt.

In diesem Moment ist ein vollständiger Schrittzyklus durchlaufen und obiges Schema der aufeinanderfolgenden Muskelaktivierungen beginnt erneut.

Bis jetzt beschränkten sich die Ausführungen vornehmlich auf die Kinematik – sprich, es wurde lediglich die Bewegungsrichtung dargestellt. Um ein vollständiges Bild der biomechanischen Abläufe zu erlangen, ist darüber hinaus grundsätzlich eine **kinetische Darstellung** erforderlich. Diese berücksichtigt nicht nur die Wirkungsrichtung einer Kraft, sondern ebenso deren Höhe (Drehmoment). Um die Komplexität nicht unnötig zu

MERKE!

In der zweiten Hälfte der Schwungphase wird Vortrieb primär durch die Hüftstreckung (Oberschenkelrückseite und großer Gesäßmuskel) erzeugt.

MERKE!

Die Oberschenkelinnenseite ist während des gesamten Schrittzyklus als Stabilisator aktiv.

Kinematik

Beschreibt die Richtung der Kraft.

Kinetik

Beschreibt die Höhe der Kraft.

erhöhen, beschränken sich die diesbezüglichen Ausführungen jedoch auf ein Minimum.

MERKE!

Je höher die Laufgeschwindigkeit, desto mehr Kraft wird am Becken erzeugt.

Grundsätzlich kann konstatiert werden, dass eine höhere Laufgeschwindigkeit stets mit einer größeren insgesamt erzeugten Kraft einhergeht. Allerdings verändert sich der relative Anteil der jeweiligen Muskeln an der Krafterzeugung. Je schneller gerannt wird, desto mehr Kraft wird nahe der Körpermitte – also durch am Becken ansetzende Muskeln – erzeugt. Diese werden somit bei zunehmendem Leistungsniveau stärker beansprucht, sodass der Muskulatur rund um das Becken und den Hüftgelenken bei der Beseitigung von Verspannungen entsprechend viel Aufmerksamkeit zu widmen ist.

Wird mehr Kraft erzeugt, muss in der Standphase ebenfalls mehr Energie aufgenommen werden. Auch hier variiert der Ort der Absorption in Abhängigkeit der Laufgeschwindigkeit.

MERKE!

Je höher die Laufgeschwindigkeit, desto mehr Energie wird am Knöchel aufgenommen.

Bei höheren Geschwindigkeiten wird mehr Energie im Knöchel aufgenommen. Knie und Hüfte hingegen sind weniger stark an der Absorption beteiligt. Da die Plantarflexoren – also der Zwillingswadenmuskel und der Schollenmuskel – die Beweglichkeit des Knöchels maßgeblich beeinflussen, kommt auch diesen eine besondere Rolle im anschließenden Anwendungsteil zu.

Um die wichtigsten Muskeln zur Erzeugung von Vortrieb hervorzuheben, sind diese in der nachfolgenden Tabelle inklusive ihrer Phase der Aktivität innerhalb des Schrittzyklus zusammengefasst.

Tabelle 13: Vortrieb erzeugende Muskeln

Muskel	Funktion	Aktive Phase
Oberschenkelrückseite	Hüftstreckung	Beginn Standphase
Unterschenkelrückseite	Plantarflexion	Ende Standphase
Oberschenkelvorderseite	Kniestreckung	Ende Standphase
Gesäßmuskulatur	Hüftabduktion	Ende Standphase
Lenden-Darmbein Muskel und gerader Schenkelmuskel	Hüftbeugung	Beginn Schwungphase
Oberschenkelrückseite und großer Gesäßmuskel	Hüftstreckung	Ende Schwungphase
Oberschenkelinnenseite	Stabilisation des Beckens	durchgehend

MERKE!

Alle Muskeln zur Erzeugung von Vortrieb werden erst exzentrisch gedehnt, bevor sie konzentrisch Kraft entfalten. Dadurch kann effizient Energie übertragen werden, jedoch steigt ebenso das Verletzungsrisiko.

Bemerkenswert ist nun, dass alle diese Muskeln zur Kraftentfaltung erst exzentrisch gedehnt werden, bevor sie selbst Vortrieb erzeugen. Dadurch spannen sich die zugehörigen Sehnen ähnlich einer Feder auf und können so Energie kurzfristig einspeichern, um sie anschließend wieder abzugeben. Die Muskeln fungieren daher vor allem zur Spannung dieser Feder und anschließenden Übertragung von Energie.

Allerdings gilt dieser permanente Wechsel zwischen Spannungsaufbau und Energieabgabe an die Sehnen auch als eine der wesentlichen Ursachen für die Entwicklung laufbedingter Überlastungsverletzungen.

Energietransfer

Zum besseren Verständnis der biomechanischen Abläufe betrachten wir die wesentlichen Mechanismen des Energietransfers etwas genauer. Denn insbesondere unter diesem Aspekt wird die enorme Bedeutung des Zusammenspiels von Muskeln und dem sie umgebenden faszialen Netz deutlich. Störungen durch akute Verspannungen und Triggerpunkte innerhalb der Muskeln selbst oder in den faszialen Strukturen können den Laufstil und die Laufökonomie daher schnell vom Optimum entfernen.

Dem Körper stehen zwei Mechanismen zur Verfügung, um Energie zwischen unterschiedlichen Körpersegmenten zu transferieren und damit möglichst wenig Energie zu verschwenden. Zum einen kann – wie bereits angedeutet – durch Muskelkraft erzeugte Energie in den Sehnen als Bestandteil der faszialen Strukturen gespeichert werden. Zum anderen ermöglichen Muskeln, welche die Stellung von zwei Gelenken beeinflussen, die Übertragung von Energie zwischen den durch die Gelenke verbundenen Körpersegmenten.

Zur Mitte der Schwungphase hin erreichen beim Laufen die kinetische sowie die potentielle Energie ihr Maximum, da sich der Körperschwerpunkt am höchsten Punkt befindet. Anschließend fällt dieser ab, sodass potentielle Energie abhandenkommt. Sobald der Fuß den Boden berührt, geht ebenfalls kinetische Energie verloren.

Jedoch wird ein Großteil dieser reduzierten potentiellen und kinetischen Energie in den elastischen Muskeln, Bändern und Sehnen als neue potentielle Energie gespeichert.

In der Beschleunigungsphase wird der Körperschwerpunkt anschließend wieder angehoben. Sowohl die potentielle als auch die kinetische Energie steigen daher an. Die hierfür notwendige Energie wird durch konzentrische Muskelkontraktionen und die Freisetzung der in den Sehnen und Bändern gespeicherten Energie gewonnen.

Tatsächlich speichern Sehnen und Bänder mehr als die Hälfte der Energie. Anschließend steht diese wieder zur Verfügung. Besonders wichtig für die Wiederverwendung der Energie ist die Achillessehne. Diese wird in der ersten Hälfte der Standphase gedehnt und damit wie eine Sprungfeder aufgespannt. Von der so gespeicherten Energie gibt sie anschließend bis zu 90 % wieder ab. Sofern mit dem Vorder- oder Mittelfuß gelandet wird, erhöht sich dieser Dehnungseffekt sogar noch weiter. Die exzentrische Anspannung der Plantarflexoren wirkt so synergistisch zur Achillessehne.

Darüber hinaus speichern die faszialen Strukturen – welche die Hüfte kreuzen – einen substanziellen Anteil an mechanischer Energie während die Hüfte gestreckt wird und geben diese anschließend kurz vor der Schwungphase wieder ab.

Muskeln, welche zwei Gelenke ansprechen, sind ein weiterer Mechanismus für den Energietransfer beim Laufen. Demzufolge reduzieren sich ebenfalls die energetischen Kosten der Fortbewegung.

Kinetische Energie

Wird durch die Bewegung des Körpers bestimmt.

Potentielle Energie

Wird durch die Lage des Körpers bestimmt.

MERKE!

Mehr als die Häfte der Energie wird in Sehnen und Bändern gespeichert und kann so wiederverwendet werden.

Die Achillessehne speichert gar 90 % der Energie und gibt sie anschließend wieder ab.

MERKE!

Zweigelenkige Muskeln sind am Energietransfer beteiligt.

Hierzu zählen zum Beispiel die Muskeln der Oberschenkelrückseite. Denn neben der Streckung der Hüfte sind diese auch an der Beugung des Knies beteiligt.

Die Hüftstrecker sind in der **ersten Hälfte der Standphase** aktiv, wenn die Hüfte schnell gestreckt wird. Anschließend übernehmen die Hüftbeuger und bremsen die nach hinten rotierenden Oberschenkel aus, um auf die **Schwungphase vorzubereiten.** In dieser Zeit ist die Sehne des Lenden-Darmbein Muskels stark gedehnt. Durch die Dehnung wird Energie in der Sehne gespeichert, die anschließend beim Abstoßen vom Boden wieder freigesetzt wird.

In der **ersten Hälfte der Schwungphase** unterstützt der zweigelenkige gerade Schenkelmuskel als weiterer Hüftbeuger diese Bewegung. Da er sowohl das Knie streckt als auch die Hüfte beugt, übernimmt er ebenso eine wichtige Rolle für den Energietransfer zwischen den Körpersegmenten.

In der **zweiten Hälfte der Schwungphase** werden Hüfte und Knie gestreckt. Folglich wird an der Hüfte eine Kraft für die Streckung erzeugt. Gleichzeitig wird durch die Oberschenkelrückseite jedoch eine Kraft in Richtung Beugung des Knies generiert.

Im Ergebnis absorbiert die Oberschenkelrückseite damit Energie am Knie und bringt gleichzeitig Energie an der Hüfte hervor. Da sich die Länge des Muskels während dieses Vorgangs allerdings nahezu nicht verändert, nimmt die Oberschenkelrückseite in Summe weder Energie auf, noch gibt sie Energie ab. Vielmehr fungiert sie als reiner Vermittler von Energie und transferiert diese vom Unterschenkel bis hinauf zur Hüfte.

Der Energietransfer läuft dabei in zwei Richtungen. Es wird sowohl Energie von Fuß und Knöchel zur Körpermitte hingeleitet, um dort die Aufnahme der mechanischen Energie zu erleichtern. Umgekehrt wird ebenso Energie von der Körpermitte zu den entfernten Gelenken umgeleitet, damit dort mehr Kraft zur Streckung und somit zum Abstoßen vom Boden zur Verfügung steht.

Das Becken als Kraftzentrum

Die vorangehenden Ausführungen verdeutlichen bereits, dass Laufsport durchaus nicht lediglich eine optimal funktionierende und trainierte Beinmuskulatur erfordert. Vielmehr kommt den Muskeln rund um das Becken und der Hüfte eine übergeordnete Rolle zu. Denn diese erzeugen einen Großteil des Vortriebs und ermöglichen zugleich den effektiven Energietransfer zwischen der Körpermitte und den Beinen.

Daher werden die an Becken und Hüfte ansetzenden Muskeln im weiteren Verlauf des Buches auch als Kraftzentrum zusammengefasst.

Je größer die Laufgeschwindigkeit wird, desto weniger tragen Knie und Knöchel zur Krafterzeugung bei. Stattdessen gewinnen das Becken und die Hüfte vermehrt an Bedeutung für die Erzeugung des Vortriebs. Entsprechend wichtig ist eine ausreichend stark ausgeprägte Muskulatur in diesem Bereich, damit diese nicht vor der Beinmuskulatur ermüdet.

Ebenso beeinflussen unnatürliche Bewegungsmuster des Beckens die

Biomechanik beim Laufen und können so das Verletzungsrisiko erhöhen. Das Becken kann dabei durch verschiedene Faktoren aus dem Gleichgewicht gebracht werden. Dazu zählen Verspannungen in den am Becken ansetzenden Muskeln, Abschwächungen dieser Muskeln oder strukturelle Problematiken wie eine Beinlängendifferenz oder Wirbelsäulenkrümmung.

Beispielsweise sorgt eine eingeschränkte Flexibilität der Hüftbeuger dafür, dass das Becken nach vorne gezogen wird. In der Folge befindet sich die Lendenwirbelsäule nicht mehr in einer neutralen Position, wodurch rasch Schmerzen im unteren Rücken entstehen können.

Beim Laufen bewegt sich das Becken zu gewissen Teilen in allen drei räumlichen Ebenen. Wird der Körper von der Seite betrachtet, kann relativ wenig Bewegung im Beckenbereich beobachtet werden. Dies dient der Minimierung des Energieverbrauchs. Die Bewegungen in der Frontal- und Transversalebene allerdings sind äußerst interessant und werden daher kurz beleuchtet. Begonnen wird mit der Frontalebene – die betrachtete Person läuft folglich auf einen zu.

Hier ist vor allem die horizontale Ausrichtung des Beckens relevant. Daher bleibt die Position des Beckens selbst bei der Landung relativ konstant. Allerdings wird die Hüfte im Verhältnis zum Becken nach innen gezogen (Adduktion). Hierbei handelt es sich um ein Mittel zur Schockabsorption – ähnlich wie die Beugung im Kniegelenk. Anschließend fällt das Becken ab. Mit Einleitung der Schwungphase kehrt sich diese Bewegung um. Das Becken wird angehoben, um mehr Freiraum für die Fußbewegung zu schaffen.

MERKE!

Bei der Landung dienen Becken und Hüfte der Schockabsorption.

Von besonderer Bedeutung sind die Bewegungen in der Transversalebene – also bei der Betrachtung von oben. Dies ist etwas abstrakt, ermöglicht jedoch die Beobachtung von Rotationsbewegungen. Und eben diese Rotationsbewegungen beeinflussen maßgeblich den Energieverbrauch des Laufstils.

In der Standphase wirkt in der Hüfte kontinuierlich eine Kraft in Richtung Abduktion – also nach außen hin. Diese wird hauptsächlich durch den mittleren Gesäßmuskel erzeugt. Beim Bodenkontakt hingegen, wenn die Energie aufgenommen werden muss, zieht es die Hüfte nach innen. Denn die Bodenreaktionskraft tritt weiter innen auf als sich die Hüfte befindet und entfaltet eine stärkere Wirkung, als es die nach außen wirkende Kraft des Gesäßes kann. Der mittlere Gesäßmuskel ist in dieser Phase exzentrisch angespannt, um dem entgegenzuwirken.

MERKE!

Insbesondere der mittlere Gesäßmuskel beeinflusst die Rotation des Beckens.

In der Phase der Beschleunigung allerdings kontrahiert der mittlere Gesäßmuskel konzentrisch und zieht die Hüfte nach außen, damit Energie erzeugt wird. In der Mitte der Schwungphase ist der Punkt der größten internen Rotation des Beckens, welche der Verlängerung des Schrittes dient. Bis zum Zeitpunkt des Bodenkontakts ist das Becken aber bereits wieder nach außen rotiert. Dadurch wird ein potentieller Energieverlust vermieden und die horizontale Beschleunigung maximiert.

Darüber hinaus fungiert das Becken als wichtiger Drehpunkt zwischen

Beinen und Schultern, welche sich gegensätzlich zueinander bewegen. Ist das linke Bein während der Schwungphase vorne, so ist die rechte Schulter nach vorne eingedreht. Das Becken hingegen befindet sich in neutraler Stellung und entkoppelt somit diese beiden gegensätzlichen Bewegungen.

Ähnliches gilt für die unteren Extremitäten. Auch hier dient das Becken der Entkopplung der intensivst beanspruchten und somit zügig bewegten Beine vom Oberkörper. Denn zur Erhaltung der Balance ist es wichtig, dass Kopf und Oberkörper möglichst konstant bleiben.

MERKE!

Die Kraft der Hüftmuskulatur lässt beim Laufen rapide nach.

Dass viele Hobby-Läufer:innen die Muskulatur des Beckens – und hierbei insbesondere die Gesäßmuskulatur – unterschätzen, legte eine Studie von Glace et al. offen. Dabei wurde nach einem zweistündigen Lauf ein entsprechender Krafttest durchgeführt. Dieser offenbarte, dass die Kraft zur Beugung, Abduktion und Adduktion durch den vorangehenden Lauf um durchschnittlich 12 bis 19 % reduziert war.

Muskuläre Aktivität und Steifigkeit der Gelenke

Der Transfer von Energie zwischen verschiedenen Körperregionen legt bereits nahe, dass die Aktivität einzelner Muskeln und insbesondere die Ko-Aktivität von Spielern und Gegenspielern eine entscheidende Rolle einnimmt. Ebenso wurde bei den Erläuterungen zu Triggerpunkten im Allgemeinen herausgearbeitet, dass akute Verspannungen sowie Triggerpunkte und Störungen entlang der faszialen Strukturen sich auf die intermuskuläre Koordination auswirken. Daher betrachten wir die muskuläre Aktivität und deren Auswirkung auf die Steifigkeit der Gelenke nun im Kontext der Biomechanik des Laufens genauer.

MERKE!

Kurz vor und direkt nach der Landung ist die Muskulatur am aktivsten.

Beginnen wir mit der muskulären Aktivität als solches. Durch Analysen per EMG wird ersichtlich, dass die Muskulatur kurz vor und direkt nach der Landung am aktivsten ist. Dies setzt ein hohes Maß an neuromuskulärer Kontrolle voraus, da nur so eine frühere Pre-Aktivität der relevanten Muskeln erreicht werden kann. Diese beginnt bereits bis zu 100 ms vor der Landung durch eine entsprechende Anspannung der Muskeln.

Derart kann bereits vor dem Bodenkontakt die Steifigkeit der Gelenke angepasst werden, um eine biomechanisch optimale Ausgangsposition bei der Landung zu erreichen. Folglich sind anschließend keine Korrekturen hinsichtlich der Anspannung einzelner Muskeln erforderlich und die energetischen Kosten des Laufens sinken.

MERKE!

Regelmäßiges Laufen verbessert bereits die neuromuskuläre Kontrolle und somit die Effizienz des eigenen Laufstils.

Insbesondere kann durch die bestmögliche Ansteuerung der Muskulatur – und damit einhergehend der Steifigkeit der Gelenke – der Energiefluss zwischen den einzelnen Laufphasen besser ausgesteuert werden. Auf diese Weise kann ein größerer Anteil der Bremskraft anschließend wieder in Vortrieb umgemünzt werden, sodass der Laufstil insgesamt an Effizienz gewinnt.

Das Resultat sind kürzere Bodenkontaktzeiten, wodurch sich wiederum der Impuls der Bremskraft bei der Landung reduziert. Die neuromuskuläre Kontrolle kann dabei durch stetes Wiederholen trainiert werden. Daher verbessert sich im Laufe der Zeit die Pre-Aktivierung der

Muskeln und die Effizienz des eigenen Laufstils nimmt zu.

Die Steifigkeit der Gelenke hängt nun maßgeblich von der Ko-Aktivität von Spieler und Gegenspieler ab. Je höher die Ko-Aktivität ist, desto steifer ist das Gelenk. Die Ko-Aktivierung der Muskulatur kann sich demzufolge bedeutend auf die Leistungsfähigkeit beim Laufen sowie auf das Verletzungsrisiko auswirken.

Eine zu geringe Steifigkeit kann die Gefahr von Verletzungen am weichen Gewebe erhöhen. Dahingegen birgt zu viel Steifigkeit die Gefahr von Verletzungen an den Knochen – beispielsweise in Form von Ermüdungsbrüchen.

Das ausgewogene Verhältnis der Aktivierung von Agonist und Antagonist ist deshalb erforderlich, um abnormale Kraftverhältnisse und somit Verletzungen zu vermeiden. Darüber hinaus wird ersichtlich, dass es ein zugehöriges Optimum in Bezug auf die muskuläre Ko-Aktivität gibt. An diesem Punkt befindet sich die Ko-Aktivität der Muskulatur derart im Gleichgewicht, dass die Gelenke ausreichend stabilisiert sind, der Laufstil ökonomisch ist und die energetischen Kosten der Fortbewegung minimiert sind. Wer dieses Optimum erreicht, steigert die eigene Leistung und reduziert das Risiko verletzungsbedingter Trainingsausfälle.

Die Auswirkung der Ko-Aktivität sowie der Steifigkeit der Gelenke auf die Leistungsfähigkeit hängt primär mit den energetischen Kosten zusammen. Denn sie prägen maßgeblich die Übertragung der elastischen Energie. Ob nun eine erhöhte oder eine verminderte Steifigkeit der Gelenke die energetischen Kosten des Laufens reduziert, hängt mit dem betrachteten Gelenk zusammen. Interessante Erkenntnisse hierzu liefern Studien von Tam et al.

Die Autoren:innen kommen unter anderem zu dem Schluss, dass eine geringere Steifigkeit im Knöchel die Laufökonomie verbessert und so den Sauerstoffverbrauch pro zurückgelegtem Kilometer reduziert. Konkret bedeutet dies eine möglichst geringe Ko-Aktivität zwischen dem äußeren Anteil des Zwillingswadenmuskels und dem vorderen Schienbeinmuskel. Dies geht einher mit einer frühzeitigen Pre-Aktivierung der hinteren Wadenmuskulatur.

MERKE!

Eine geringere Steifigkeit im Knöchel reduziert die energetischen Kosten des Laufens.

In Bezug auf das Kniegelenk kam die Studie zum gegenteiligen Ergebnis. Ein steiferes Kniegelenk – und damit eine erhöhte Ko-Aktivität der Gegenspieler – reduzierte die energetischen Transportkosten. Konkret wird die Steifigkeit des Knies daher durch die Ko-Aktivität des geraden Schenkelmuskels auf der Oberschenkelvorderseite und des zweiköpfigen Schenkelbeugers auf der Oberschenkelrückseite beeinflusst. Die Steifigkeit des Kniegelenks nimmt zu, wenn die Aktivität des geraden Schenkelmuskels sowohl kurz vor dem Bodenkontakt als auch in der Standphase verstärkt wird.

MERKE!

Eine höhere Steifigkeit im Kniegelenk reduziert die energetischen Kosten des Laufens.

Ein ökonomischer Laufstil zeichnet sich somit zusammenfassend durch eine vermehrte Pre-Aktivierung der Muskulatur und einer starken Aktivität der biartikulären Muskeln während der Standphase aus.

Ökonomische Läufer:innen profitieren von der größeren Aktivität der zweigelenkigen Muskeln – wie beispielsweise dem geraden Schenkelmuskel oder Zwillingswadenmuskel – da diese energetisch effizienter sind. Indem zwei Gelenke gleichzeitig angesprochen werden, eignen sie sich besonders gut zur Weitergabe von elastischer Energie. Die Koordination zwischen den Gelenken wird optimiert und die Muskelsehnen können ebenfalls besser in die federartige Weiterleitung von Energie eingebunden werden.

Rotation des Beckens und Armschwung

MERKE!

Ein optimaler Armschwung reduziert die energetischen Kosten des Laufens.

Abschließend wird auch der Armschwung beim Laufen zumindest kurz thematisiert. Zwar benötigt dieser grundsätzlich Energie, aber tatsächlich reduzieren sich in einer Nettobetrachtung gemäß Arellano und Kram die energetischen Kosten des Laufens durch das Schwingen der Arme. Ermöglicht wird dies durch das optimale Zusammenspiel von Becken, Armen sowie Beinen.

Im Grunde dient der Armschwung beim Laufen als Gegengewicht zu den schwingenden Beinen. Daher bedarf es eines Koordinationsmusters zwischen Becken und Wirbelsäule, welches diesen unterstützt. Der Armschwung wird so zumindest zum Teil auf passive Weise durch die Bewegung des Oberkörpers ausgelöst. Und das Becken wiederum stützt die Bewegung des Oberkörpers.

Dieser rotiert in der Standphase vom Standbein weg. Insbesondere zu Beginn der Standphase dreht das Becken allerdings erst kurz zum Standbein hin, bevor es analog zur Bewegung des Oberkörpers ebenfalls in Richtung Schwungbein rotiert. Die Bewegung des Oberkörpers geht daher jener des Beckens voraus. Folglich wird der Armschwung nicht vollends passiv durch die Rotation des Beckens ausgelöst. Dennoch sind beide Bewegungen so eng miteinander verknüpft, dass die Drehung des Beckens die erforderliche Kraft für die Rotation des Oberkörpers und somit für den Armschwung reduziert.

MERKE!

Der große Gesäßmuskel verantwortet maßgeblich die Rotation des Beckens und unterstützt somit den Armschwung.

Die Rotationsbewegungen des Beckens sind vor allem das Resultat der Aktivität des großen Gesäßmuskels. Dieser ist fast die ganze Standphase aktiv und streckt die Hüfte. Darüber hinaus dreht er die Hüfte nach außen, wodurch das Becken vom Standbein wegrotiert wird.

Außerdem kontrolliert das Schultergelenk den Armschwung beim Laufen. Der Deltamuskel sorgt für die Abduktion des Arms vom Körper, sodass dieser ungehindert schwingen kann. Als Gegenspieler dienen hauptsächlich die Brustmuskeln, welche die schwingende Bewegung limitieren.

Der Laufstil wird ökonomischer, wenn die Arm- und Beinbewegungen gut synchronisiert sind. Denn dadurch beschränken sich die Eindrehung des Beckens und des Oberkörpers auf das notwendige Minimum, was wiederum Energie spart. Gleichzeitig ist gewährleistet, dass sich der Kopf durchgehend in einer stabilen Position befindet.

ANWENDUNG

EINSATZBEREICH UND ZEITPUNKT

Hintergrundwissen ist nun mehr als genug vorhanden. Damit lassen wir die Theorie hinter uns und schwenken den Fokus auf die Anwendung.

Die nachfolgenden Ausführungen sind daher bewusst etwas in ihrer Komplexität reduziert – insbesondere im Vergleich zu den theoretischen Erläuterungen hinsichtlich des Hintergrundwissens. Schließlich soll dieser Part auch ohne vorherige Lektüre der ausführlichen Zusammenhänge im ersten Teil des Buches für alle verständlich sein. Wer die Theorie also größtenteils übersprungen hat, keine Sorge, der Anwendungsteil ist dennoch sehr gut nachvollziehbar.

Die wichtigsten Kernaussagen bezüglich der Wirkungsweise, grundlegender Zusammenhänge etc. sind deshalb in den folgenden Kapiteln an einigen Stellen nochmals aufgeführt, damit alle abgeholt werden und ihre Triggerpunkte sowie akuten Verspannungen bestmöglich lösen können. Denn nur so sind der optimale Energietransfer und die volle Kraftübertragung gewährleistet. Die Effizienz steigt, Regenerationsphasen zwischen den einzelnen Trainingseinheiten reduzieren sich und verletzungsbedingte Trainingsausfälle gehören der Vergangenheit an.

Hinweis

Der Anwendungsteil ist auch ohne vorherige Lektüre der Ausführungen zum Hintergrundwissen verständlich.

Die zu behandelnden Punkte sind ausnahmslos mit einer leicht verständlichen Abbildung versehen. In diesem Kontext werden die Körperstellen daher als "Triggerpunkte" bezeichnet, da wir dort den Trigger anwenden. Wer den ersten Part aufmerksam gelesen hat, stellt bereits fest, dass es sich hierbei um eine der erwähnten sprachlichen Ungenauigkeiten handelt. Denn der Begriff Triggerpunkt ist zugleich die pathologische Beschreibung des Schmerzphänomens bei myofaszialen Verspannungen.

Im Anschluss an die Darstellung der relevanten Triggerpunkte folgen stets konkrete Übungsanleitungen, welche die Stufen zwei und drei des hier vorgestellten systematischen Ansatzes zum Lösen von akuten Verspannungen und Triggerpunkten darstellen – konkret also myofasziale Übungen sowie klassische Dehnungstechniken. Diese sind allesamt durch Abbildungen illustriert.

MERKE!

Nachfolgend werden die zu behandelnden Körperstellen als Triggerpunkte bezeichnet, wenngleich es sich nicht immer zwingend um Triggerpunkte gemäß der pathologischen Definition handelt.

Hinweis

Die Videoanleitungen sind bequem per QR Code abrufbar. Einfach die Smartphone Kamera darauf richten und den Link klicken.

Zum besseren Verständnis der Übungsdurchführung können bei Bedarf optional Videoanleitungen abgerufen werden. Hierzu findet sich neben den entsprechenden Illustrationen am Seitenrand ein QR Code. Um zum Video zu gelangen, einfach die Kamera des Smartphones auf diesen QR Code richten. Anschließend erfolgt die automatische Weiterleitung zum Video.

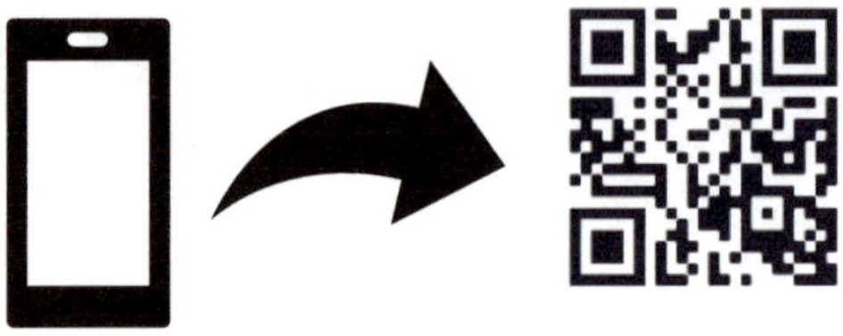

Analog sind am Ende eines jeden Kapitels einige Übungen zur funktionellen Kräftigung der entsprechenden Körperregion dargestellt, ebenfalls per Illustration samt Video.

Die Stärkung der Muskulatur ist von großer Bedeutung für die langfristige Prävention von Dysbalancen und Beschwerden. Zugleich ist sie jedoch erst dann zielführend, wenn zuvor Verspannungen und Triggerpunkte gelöst wurden, da ansonsten die Gefahr der vorzeitigen Ermüdung, Überlastung und in der Konsequenz Bildung neuerlicher Problemfelder besteht.

Der Fokus dieses Buches liegt auf dem Lösen von akuten Verspannungen und Triggerpunkten. Daher beschränken sich die Ausführungen zum funktionellen Krafttraining auf einen kurzen Exkurs je Körperregion. Die dargestellten Übungen sind folglich als Beispiel für den Einstieg anzusehen.

Anwendungszeitpunkt

Bevor es nun richtig losgehen kann, gilt es noch eine Frage zu klären: Wann sollte getriggert werden? Beziehungsweise wann ist lieber auf das Triggern zu verzichten?

Im Zusammenhang mit Belastungen im Ausdauerbereich kommen der Anwendung von Akupressur grundsätzlich drei Rollen zu:

⇒ vor dem Workout – Warm-up
⇒ nach dem Workout – Cool-down
⇒ als separate Einheit – Lösen akuter Verspannungen

Vor einer Trainingseinheit kann getriggert werden, um die Muskulatur bereits auf die bevorstehende Belastung vorzubereiten.

Durch die Kompression punktueller Bereiche in der Muskulatur und den faszialen Strukturen wird dort zwischenzeitlich eine bewusste Mangeldurchblutung ausgelöst. Im Anschluss allerdings kommt es zu einer Überkompensation. Der Körper reagiert mit einer Zunahme der Durchblutung.

Damit wird ein ähnlicher Effekt wie bei einem klassischen Warm-up ausgelöst. Wird die Akupressur direkt vor einer Ausdauereinheit angewandt, sollte jedoch nicht zu intensiv getriggert werden. Jeder Punkt wird für maximal 60 Sekunden bearbeitet. Denn der Fokus liegt nicht auf der Beseitigung von akuten Verspannungen und Triggerpunkten. Es soll lediglich die Durchblutung angeregt werden, ohne beispielsweise eine Entzündungsreaktion oder ähnliches auszulösen.

Entsprechendes gilt für die anschließende Ausdauereinheit. Sind intensivste Sprints geplant, ist ein klassisches Warm-up dem Triggern vorzuziehen.

Des Weiteren ersetzt die Akupressur nicht die anderen Bestandteile eines Warm-ups. Denn dessen Funktion beschränkt sich nicht auf die Förderung der Durchblutung. Eine zusätzliche Aufgabe ist die Vorbereitung der Stoffwechselprozesse. Eine sukzessive Steigerung der Intensität gewährleistet, dass der im Ausdauerbereich so wichtige aerobe Stoffwechsel in Gang kommen kann und nicht bereits zu Beginn des Trainings die anaeroben Speicher vergeudet werden.

Dies begründet sich primär in der Energiebereitstellung im Ruhezustand. Die lebenswichtigen Organe – Gehirn, Herz, Leber und Nieren – machen zwar nur 7 % der Körpermasse aus, nutzen bei Inaktivität jedoch ca. 58 % des verfügbaren Sauerstoffs. Demgegenüber besteht nahezu die Hälfte der Körpermasse aus der Skelettmuskulatur. Diese verbraucht im Ruhezustand allerdings nur 20 % des Sauerstoffs. Wird nun auf das Warm-up verzichtet, müssen die Muskeln durch den anaeroben Stoffwechsel versorgt werden. Schließlich wird die aerobe Energie bereits zur Versorgung der lebenswichtigen Organe herangezogen.

Das Triggern vor der Belastung ist somit eine gute Ergänzung zur Förderung der Durchblutung, ersetzt aber nicht das Warm-up als solches.

MERKE!

Vor dem Training kann getriggert werden, um die Durchblutung anzuregen. Allerdings nicht länger als 60 s je Punkt.

Damit auch die Stoffwechselprozesse einbezogen werden, ist dennoch das Ausdauertraining mit einem typischen Warm-up zu beginnen.

Für die Anwendung direkt nach dem Ausdauertraining gilt im Grunde das Gleiche. Hier kann die Akupressur ebenfalls dazu dienen die Blutzirkulation zu fördern. Derart kann die Nährstoffversorgung der Muskulatur direkt nach der Belastung verbessert werden. Ebenso beschleunigt sich der Abtransport von Stoffwechselrestprodukten, weshalb sich insgesamt positive Auswirkungen auf die Regeneration ergeben. Aber auch an dieser Stelle ersetzt das Triggern nicht ein reguläres Cool-down, sondern stellt vielmehr einen ergänzenden Bestandteil dar.

Darüber hinaus ist zu berücksichtigen, dass sich die Muskeln und faszialen Strukturen bereits in einem beanspruchten Zustand befinden. Analog zur Anwendung im Rahmen des Warm-ups beschränkt sich das Triggern daher auf eine submaximale Anwendung. Sprich, jeder bearbeitete Punkt wird für maximal 60 Sekunden getriggert.

Weiterhin sollte nicht sofort im Anschluss an besonders harte Einheiten getriggert werden. Dies gilt sowohl in Bezug auf die Intensität als auch den Umfang. Ist bereits spürbar, dass sich beispielsweise ein Muskelkater – und somit Mikroverletzungen an den Muskelfasern – anbahnt, ist auf die Akupressur zu verzichten.

MERKE!

Auch nach dem Training sollte je Punkt nicht länger als 60 s getriggert werden.

Ebenso ist nach besonders anspruchsvollen Einheiten nicht unmittelbar zu triggern.

Den Kern der Anwendung bilden separate Einheiten zum gezielten

Lösen von akuten Verspannungen und Triggerpunkten. In diesen kann der gesamte hier vorgestellte Ansatz kombiniert zur Anwendung kommen. Und zwar ohne das Risiko der Überforderung von Muskeln oder faszialen Strukturen durch die Kombination mit anspruchsvollstem Ausdauertraining.

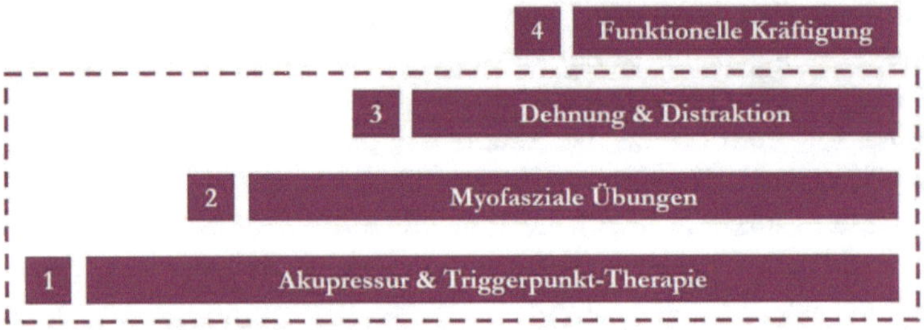

Abbildung 14: Der Ansatz im Überblick

MERKE!

Die Kombination des punktuell wirkenden Triggerns mit flächig wirkenden Techniken der Dehnung oder myofaszialen Übungen sorgt für bestmögliche Ergebnisse.

In diesem Fall kann daher das Maximum aus der Akupressur herausgeholt werden. Einzelne Punkte können je nach Grad der Verspannung von 60 Sekunden aufwärts bis hin zu mehreren Minuten bearbeitet werden.

Daneben können die komplementär wirkenden klassischen Dehnungstechniken ebenfalls unter Verwendung der maximalen Dehnungsspannung genutzt werden. So lassen sich optimale Ergebnisse erzielen und die Akupressur entfaltet ihr volles Potential.

Akute Verspannungen lassen sich dergestalt deutlich schneller – und auch nachhaltiger – lösen, als du es bis jetzt wahrscheinlich dachtest. Denn insbesondere die Kombination des punktuellen Triggerns mit flächig wirkenden Techniken der Dehnung oder myofaszialen Übungen beschleunigt den Prozess zurück in die Entspannung.

Einsatzbereich

Hinweis

Eine umfassende Aufzählung der Kontraindikationen findet sich auf S. 29.

Da die Akupressur in der Tiefe wirkt, einen starken Druck aufbaut und dieser über eine längere Zeit aufrechterhalten wird, ist sie jedoch nicht für alle geeignet. Denn es ergeben sich Auswirkungen auf die Durchblutung und ebenso auf das biochemische Milieu samt Rückkopplung in das Nervensystem.

Unter keinen Umständen sollte getriggert werden, wenn Blutgerinnungsstörungen vorliegen oder aktuell eine Strahlenbehandlung durchgeführt wird beziehungsweise die letzte Bestrahlung weniger als zwölf Monate zurückliegt.

Daneben gibt es einige relative Kontraindikationen. Hier ist erhöhte Vorsicht geboten und es ist situationsbedingt im Einzelfall zu entscheiden, ob eine Triggerpunkt-Therapie angebracht ist. Im Zweifelsfall ist ärztlicher Rat oder eine Spezialistenmeinung einzuholen.

HILFSMITTEL UND METHODEN

Bis jetzt wurde schon unzählige Male vom Triggern, der Triggerpunkt-Therapie oder der Akupressur gesprochen. Aber wie genau kann das nun zu Hause in Eigenregie umgesetzt werden? Und welche Hilfsmittel werden dazu benötigt?

Den Kern des Triggerns stellt immer die Ausübung von Druck dar. Denn dieser setzt die positiven Anpassungseffekte in Gang und bildet den Impuls von außen, der zuweilen nötig ist, um den Körper zur Selbstheilung zu befähigen. Zur Entfaltung der bestmöglichen Adaptionen muss dieser Druck darüber hinaus punktuell, langanhaltend und in der Tiefe wirken. Nur so können optimale Ergebnisse erzielt werden.

Triggern | Akupressur

Behandlung von Triggerpunkten mittels punktuellem, langanhaltendem und in der Tiefe wirkendem Druck auf Muskeln und Faszien.

Wirkungsweise

Damit unterscheidet sich das Triggern maßgeblich von anderen Methoden zum Lösen von Verspannungen – wie zum Beispiel der Anwendung von Faszienrollen oder ähnlichen Hilfsmitteln. Diese wirken lediglich oberflächlich an der Fascia superfiscialis, welche die Muskeln mit der Haut verbindet. In diesem Bereich spielt sich der Abtransport von Lymphe ab, welcher beeinflusst werden kann. Da der Großteil der Nährstoffversorgung und Beseitigung von Schadstoffen allerdings im Blutsystem abläuft, ist der Nutzen der oberflächlichen Anwendung begrenzt. Akute und tief sitzende Verspannungen lassen sich dergestalt zumeist nicht lösen.

Beim Triggern hingegen wird in den Bereich zwischen den einzelnen Muskelfaserbündeln vorgedrungen. Da dort die kapillare Dichte – und somit die Blutversorgung – am größten ist und darüber hinaus die sympathischen Nervenfasern dort innervieren, entfaltet sich ein ganz anderer Effekt. In der Folge können selbst akute Verspannungen und Triggerpunkte eliminiert werden.

Die Wirkungsweise des Triggerns lässt sich mit jener einer Schmerztablette vergleichen. Durch die punktuelle Anwendung werden die Schmerzrezeptoren gehemmt, da das Druckempfinden den Schmerz überlagert.

MERKE!

punktuell → Schmerzlinderung
langanhaltend → Entspannung
tief → Bewegungsreichweite

Schmerzwahrnehmung und Schmerzempfindung werden im Laufe der Zeit folglich gelindert. Indem der Druck über eine längere Zeit aufrechterhalten wird und Körperregionen mit einer Vielzahl an Nervenfasern behandelt werden, kommt es zur Reduktion der Sympathikusaktivität. Das Nervensystem fährt herunter, weshalb die Entspannung einsetzen kann.

Und zuletzt wirkt der Druck in der Tiefe. Somit werden die Fibroblasten stimuliert, die daraufhin neue Bindegewebsschmiere produzieren. Dies führt anschließend zur Steigerung der Bewegungsreichweite.

Hilfsmittel

Um diesen punktuellen, langanhaltenden und tiefen Druck zu erzeugen, wird sich am einfachsten die Schwerkraft und das eigene Körpergewicht zu Nutze gemacht. Indem sich auf oder an ein entsprechendes Hilfsmittel gelehnt wird, ist der Druck sehr gut auf einen punktuellen Bereich abgrenzbar.

Die nachfolgende Abbildung veranschaulicht einige derartige Hilfsmittel. Im Idealfall wird ein "echter" Trigger (auch Triggerpointer oder Triggerpunkt-Drücker genannt) genutzt. Diese gewährleisten es bestmöglich wirklich in die Tiefe zu kommen. Behelfsweise kommen aber auch Faszienbälle, Indoor-Golfbälle und ähnliches in Frage.

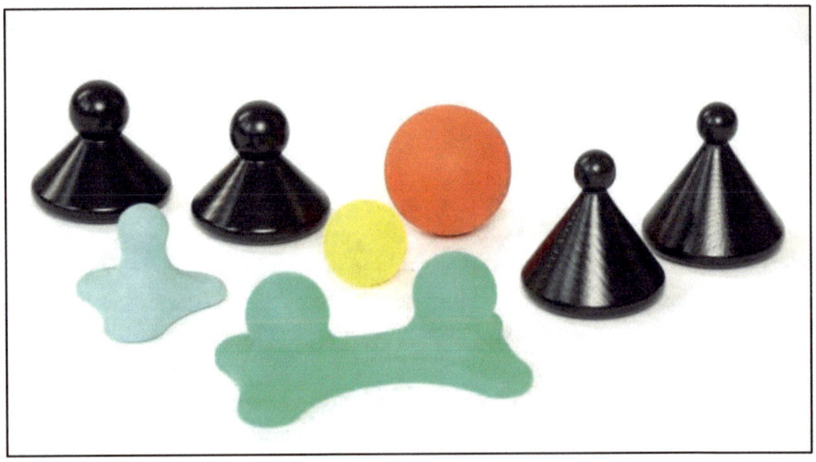

Abbildung 15: Hilfsmittel zum Triggern

Entscheidend sind die Höhe des Triggers sowie die Größe des Kopfes, sodass du alle Körperregionen gut bearbeiten kannst. Hier im Anwendungsteil werden daher zwei Varianten genutzt. Zum einen ein etwas flacherer Trigger mit relativ voluminösen Kopf. Dieser eignet sich besonders gut für große Muskeln und erleichtert den Einstieg in die Akupressur. Die zweite Ausführung ist etwas höher und hat einen kleineren Kopf. Dies intensiviert die Akupressur und macht diese Variante ideal, um auch kleinere Muskeln zu bearbeiten.

Grundsätzlich gilt es, anhand des eigenen Empfindens zu entscheiden, welcher Trigger optimal geeignet ist. Zur Orientierung sind bei den einzelnen Körperregionen jedoch Empfehlungen in Bezug auf die Größe des Triggerkopfes am Seitenrand aufgeführt.

◆ kleiner, spitzer Triggerkopf

● großer, flächiger Triggerkopf

Darüber hinaus empfiehlt sich ein Produkt, welches mittels Saugnapf oder Sticky Pad an einem Türrahmen angebracht werden kann. Dies erleichtert die Anwendung im Stehen deutlich und macht den Trigger möglichst vielseitig einsetzbar.

Schlussendlich sollte sich das Material auf der Haut gut anfühlen. Je nach individueller Vorliebe bieten sich Holz oder diverse Kunststoffe an.

Anwendung

Im ersten Schritt gilt es, den Punkt der Verspannung im Muskel oder in den faszialen Strukturen zu finden. Die Abbildungen liefern hierfür stets eine gute Indikation, in welchem Bereich du mit der Suche beginnen solltest. Da es natürlich von Person zu Person individuelle Unterschiede gibt, musst du anschließend in der vorgeschlagenen Region nach deinem persönlichen Triggerpunkt suchen. In der Regel lässt sich der Punkt der maximalen Verspannung sehr gut selbst aufspüren. Denn das Schmerzempfinden gibt direkt Rückmeldung. Demnach heißt die Devise:

Finde den Punkt, der bei Druckbelastung am schmerzhaftesten ist! Genau dort liegt dein Triggerpunkt.

Hast du diesen Punkt gefunden, beginnt das eigentliche Triggern. Übe nun langsam Druck auf den Punkt aus, indem du dich gegen oder auf den Trigger lehnst. Zu Beginn lässt du ausschließlich die Schwerkraft arbeiten und fühlst dich langsam in die Druckbelastung hinein. Das gleichmäßige Atmen hilft, sich dem Prozess hinzugeben und nicht zu verkrampfen.

Je nach Grad der vorherrschenden Verspannung kann es durchaus schmerzhaft sein. Da gibt es leider nichts zu beschönigen. Allerdings sollte der Schmerz zu jeder Zeit beherrschbar sein. Hast du das Gefühl, dass der Schmerz zu groß wird oder sich ein Schwindelgefühl einstellt, pausiere lieber und gehe es langsam an.

Der Erstkontakt je Punkt sollte mindestens 60 Sekunden aufrechterhalten werden, bevor die nächsten Schritte erfolgen.

Bei wirklich akuten Verspannungen kann etwas Ablenkung während des Triggerns nicht schaden, um den Fokus von den Schmerzen wegzurücken. Außerdem ist dies eine gute Methode das regelmäßige Triggern besser in den Alltag zu integrieren und somit langfristig umzusetzen. Podcasts oder Musik hören, ist immer eine gute Idee. In einigen Positionen

MERKE!

Der Triggerpunkt liegt dort, wo die Druckbelastung am schmerzhaftesten ist.

kann aber sogar bequem während des Triggerns eine Serie oder ein Film geschaut werden, was das Ganze besonders angenehm macht.

Je nach individuellem Schmerzempfinden kann im nächsten Schritt die Intensität erhöht werden. Dies kannst du mittels des eigenen Körpergewichts regulieren. Triggerst du zum Beispiel den Rücken an der Wand kann der Druck gesteigert werden, indem der Abstand zur Wand erhöht wird. Eine weitere Steigerung kann durch die Akupressur im Liegen erfolgen, wobei das gesamte Körpergewicht auf dem Trigger lastet. Alternativ kann eine Intensivierung stattfinden, indem das Eigengewicht der Arme und Beine genutzt wird, um zusätzlichen Druck aufzubauen.

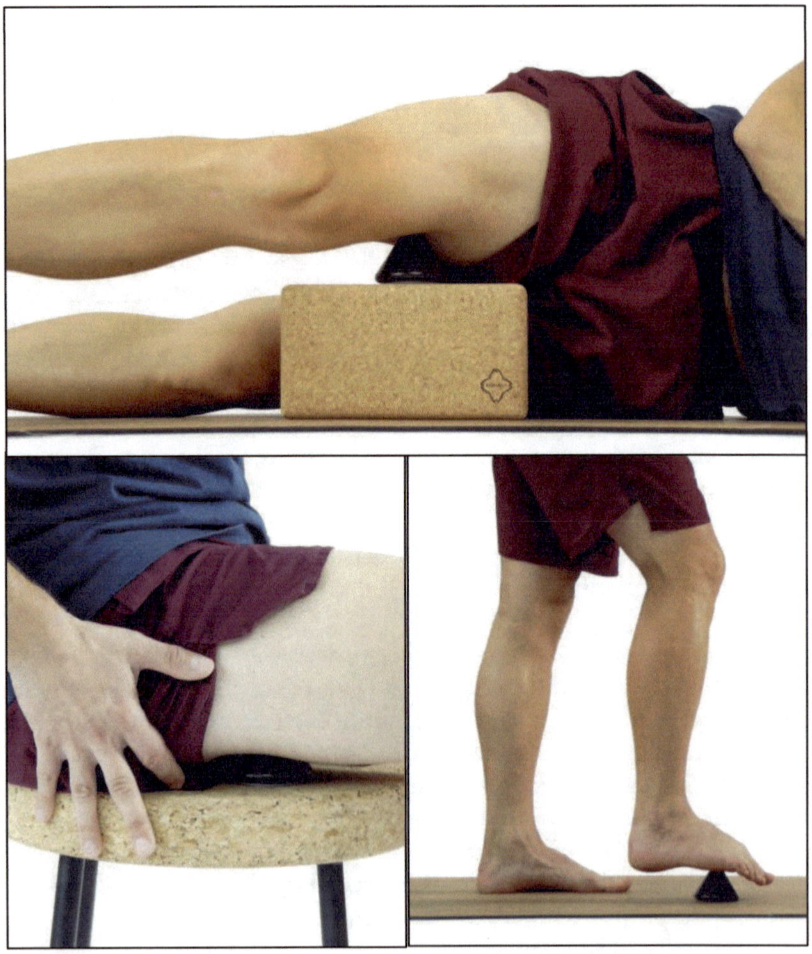

Abbildung 16: Beispiel Triggern im Liegen, Sitzen, Stehen

Nachdem der Punkt nun bereits mindestens 60 Sekunden passiv getriggert wurde, gilt es, zusätzlich Scherkräfte zu erzeugen. Dies geschieht mittels der Mobilisierung, wobei sanfte Bewegungen eingebaut werden. Dadurch kann der Trigger weiter in die Tiefe vordringen und so wirklich die wichtigen Bereiche zwischen den einzelnen Muskelfaserbündeln und Muskelfasern erreichen.

Die Mobilisierung kann zehn bis 20 Sekunden ausgeführt werden. Das passive Triggern und das Mobilisieren wechseln sich nun stetig ab. Je nach individuellem Empfinden wird einige Sekunden oder Minuten getriggert und immer wieder leicht mobilisiert.

Anschließend gilt es, den getriggerten Muskel zu dehnen. Da die Akupressur punktuell wirkt und die Dehnung flächig, kann durch die Kombination der beiden Techniken das bestmögliche Ergebnis erzielt werden. Des Weiteren verhindert das Dehnen nach dem Triggern, dass sich potentielle Crosslinks in den Faszien festsetzen, die als Reaktion auf die starke Druckbelastung entstehen können.

Jeder Punkt mit akuten Verspannungen kann zwischen drei und fünf Minuten bearbeitet werden. Damit zwischen den einzelnen Belastungen genügend Zeit zur Regeneration verbleibt, empfiehlt sich die Anwendung zwei bis drei Mal pro Woche. Wobei sich dies stets auf den individuellen Triggerpunkt bezieht. Es kann folglich durchaus täglich getriggert werden. Zum Beispiel wenn der Rücken, die Oberschenkel und die Unterschenkel jeweils an separaten Tagen einbezogen werden.

Zum Abschluss noch ein Appell an deine Experimentierfreudigkeit. Im Laufe der Zeit verbessert sich dein eigenes Körpergefühl immer weiter. Schon bald merkst du daher selbst, welche Stellung für dich persönlich optimal ist. Wenn in den nachfolgenden Kapiteln die Akupressur eines Triggerpunktes beispielsweise im Stehen abgebildet ist, heißt dies nicht, dass dies für alle die beste Option ist.

Je nach verwendetem Trigger und eigenem Empfinden lässt sich der gleiche Punkt gegebenenfalls besser im Liegen lösen. Hier gilt es, etwas zu experimentieren und sich Stück um Stück heranzutasten. Also keine falsche Scheu und einfach mal ausprobieren.

MERKE!

1. Schmerzpunkt suchen
2. passiv triggern (60 s)
3. Intensität steigern
4. mobilisieren (3-4 mal)
5. dehnen
6. pro Woche 2-3 mal

TRIGGERPUNKTE UND REFERRED PAIN

Insbesondere Ausdauersportarten belasten den Körper in einer äußerst vorhersagbaren Weise. Denn Kern der Bewegung ist stets die Erzeugung von Vortrieb, damit möglichst schnell eine große Distanz überwunden oder die Fortbewegung möglichst lang aufrechterhalten werden kann. Das Ergebnis ist eine grundsätzlich einseitige Belastung, da diese ausschließlich nach vorne ausgerichtet ist. Mehrdimensionale Bewegungen – wie sie etwa in Ballsportarten vorkommen – sind eher selten. Entsprechend sind ebenso die muskuloskeletalen Anpassungen prinzipiell vorhersagbar, sodass alle Athleten:innen von akuten Verspannungen und Triggerpunkten in ähnlichen Körperregionen geplagt sind.

Die Einseitigkeit der Belastung führt im Umkehrschluss zu muskulären Dysbalancen und mangelnder, respektive in manchen Fällen auch einer zu hohen, Flexibilität in fest definierbaren Körperregionen. Auf Grund der hohen Vorhersagbarkeit kann dem jedoch besonders gut durch die hier vorgestellten Ausgleichshandlungen begegnet werden.

Triggerpunkte

Eine grundsätzliche Gefahr für die Bildung von akuten Verspannungen und Triggerpunkten besteht in der vorzeitigen Ermüdung und anschließenden Überlastung einiger Muskeln, da die immer gleichen Bewegungsabläufe im Training unzählige Male wiederholt werden.

Haben sich derartige Triggerpunkte gebildet, so reagiert der Körper mit Anpassungsmustern. Das absolute Krafterfordernis zur Ausführung der Bewegung bleibt unverändert bestehen. Kann nun jedoch der Muskel – der eigentlich die Hauptarbeit leisten sollte – infolge der Übermüdung und Überlastung nicht optimal eingesetzt werden, müssen andere Muskeln kompensierend einspringen. Diese sind allerdings in einer physiologisch nicht optimalen Ausgangsposition zur Verrichtung dieser Arbeit. Denn eigentlich sind sie für eine andere Form der Bewegungsausführung oder lediglich die Unterstützung der Bewegung konzipiert. In der Folge besteht ein höheres Risiko, dass diese ausgleichenden Muskeln ebenfalls Triggerpunkte und akute Verspannungen entwickeln.

Demnach entsteht ein Teufelskreis und die Verspannungen breiten sich entlang der kinetischen Kette im Körper aus. Diesem Phänomen wird nachfolgend durch die Unterscheidung in primäre und sekundäre Triggerpunkte Rechnung getragen. Da zuweilen vor allem die sekundären Triggerpunkte Schmerzen verursachen, ist dies besonders wichtig. Denn die Beseitigung der sekundären Triggerpunkte kann immer nur kurzfristig Besserung bescheren, wenn nicht zugleich die primären Triggerpunkte eliminiert werden.

Die primären Triggerpunkte sind daher von übergeordneter Bedeutung zur Erzielung langfristiger Erfolge. Sie tatsächlich zu identifizieren kann jedoch in manchen Fällen schwierig sein. Um dies zu erleichtern, sind nachfolgend jene Körperregionen besonders hervorgehoben, die typischerweise derartige primäre Triggerpunkte aufweisen.

Primäre Triggerpunkte

Sind die hauptsächliche Ursache einer Bewegungseinschränkung oder Schmerzentwicklung.

Sekundäre Triggerpunkte

Entstehen als Folge eines primären Triggerpunkts durch eine Überlastung entlang der kinetischen Kette.

Referred Pain

Im Ergebnis führt unter anderem diese Systematik der Kompensation und anschließenden Überlastung zum Phänomen des sogenannten "Referred Pain". Der Schmerz macht sich in einer Körperregion bemerkbar, welche nicht hauptverantwortlich für die eigentliche Entstehung des Schmerzes ist.

Referred Pain

Die Schmerzursache und die Körperregion des Schmerzempfindens fallen räumlich auseinander. Der Schmerz breitet sich aus.

Des Weiteren bewirken der Aufbau der Muskeln und ihr Zusammenspiel mit den faszialen Strukturen ein Auseinanderfallen von Schmerzempfinden und Schmerzursache.

Akute Verspannungen und Triggerpunkte bilden sich besonders häufig am Muskelbauch. Dort befindet sich das sogenannte Koordinationszentrum. Dieses bewirkt gemeinsam mit den Muskelspindeln die Bewegung, da dort die myofasziale Spannung ihren Höhepunkt erreicht. Dadurch wird der Schwellenwert überschritten, ab welchem es zur Muskelanspannung und somit zur tatsächlichen Bewegungsausführung kommt.

Koordinationszentrum

Verantwortet gemeinsam mit den Muskelspindeln die Bewegung.

Schmerzen hingegen werden oftmals nicht am Koordinationszentrum wahrgenommen. Vielmehr konzentriert sich die Schmerzwahrnehmung auf Gegenden nahe einem Gelenk. Dort liegt das sogenannte Perzeptionszentrum, welches die Information über die Ausrichtung der Bewegung an die Gelenkrezeptoren weiterleitet.

In diesem Bereich sind Spieler und Gegenspieler somit neurologisch über ein komplexes Netzwerk sowie Reflexe und Feedbackschleifen sehr eng miteinander verknüpft. Entsprechend hoch ist die Dichte an Sensoren, sodass sich Schmerzen typischerweise in dieser Region manifestieren.

Perzeptionszentrum

Gibt Informationen über die Ausrichtung der Bewegung an die Gelenkrezeptoren weiter und verbindet somit den Spieler mit seinem Gegenspieler.

Erschwerend kommen die Charakteristika muskulärer Schmerzen hinzu. In der Regel werden diese als eher diffus empfunden, wobei sie in oberflächlichen sowie tiefen Bereichen wahrgenommen werden und sich auf andere Körperregionen ausbreiten können. Eine Verletzung am Gewebe hingegen – wie etwa eine Schnittwunde – verursacht einen stechenden Schmerz in der unmittelbaren Umgebung der Verletzung. Die Identifikation der Ursache ist somit deutlich leichter.

Akute Muskelschmerzen sind die Folge der Stimulation von Nozizeptoren als Reaktion auf einen mechanischen oder chemischen Reiz. Die Nozizeptoren werden somit sensibilisiert. Der Schwellenwert ab dem mechanische Reize wahrgenommen werden sinkt. Daher spielt diese Sensibilisierung des zentralen Nervensystems ebenfalls eine Rolle beim Phänomen der Referred Pain.

Hinweis

Wer direkt in den Anwendungsteil gesprungen ist, sollte besonders auf die Hervorhebung von primären Triggerpunkten und Referred Pain Gebieten achten.

Im Ergebnis erschwert all dies die Beseitigung von akuten Verspannungen und Triggerpunkten. Damit du an dieser Stelle zielgerichtet vorgehen kannst, wird bei den folgenden Erläuterungen zu den einzelnen Körperregionen auf potentielle Gebiete der Schmerzausstrahlung unter dem Stichwort Referred Pain eingegangen. Dies ist besonders relevant für alle, die den theoretischen Teil des Buches übersprungen haben, damit selbst ohne viel Wissen in Bezug auf die Verknüpfungen von kinetischen Ketten best- und schnellstmögliche Ergebnisse erzielt werden.

Die folgende Abbildung gibt dies beispielhaft wieder. Das Kreuz markiert den Punkt, welcher den Schmerz auslöst und daher getriggert wird. Hier handelt es sich um den hinteren Schienbeinmuskel, welcher sich an der Vorderseite des Unterschenkels befindet. Farbig markiert ist hingegen der Bereich der Schmerzausstrahlung. Dieser erstreckt sich auf die Wade, Achillessehne und den Fuß. Das Gebiet des Schmerzempfindens weicht folglich deutlich von der auslösenden Körperregion ab.

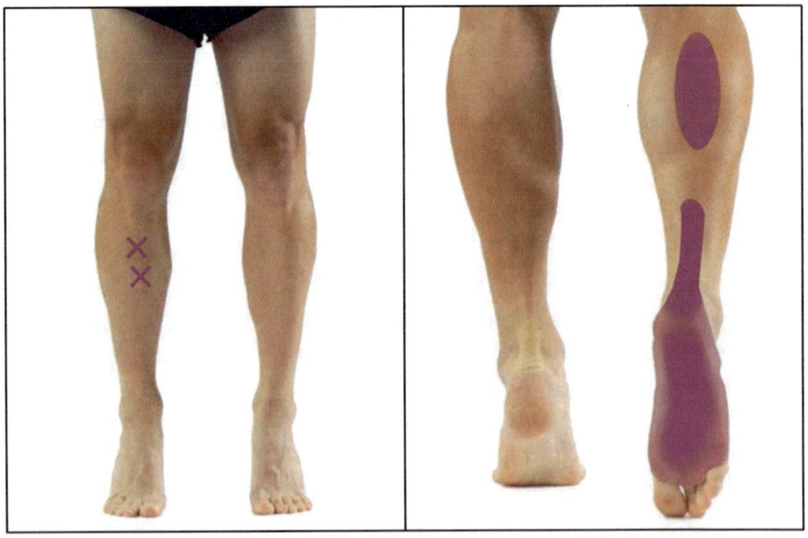

Abbildung 17: Beispiel Referred Pain

RÜCKEN | BRUSTKORB | BAUCH

Damit kann losgelegt werden! Je nach Profession beginnt die Ursachenforschung für akute Verspannungen typischerweise in einer anderen Körperregion. Osteopathen:innen konzentrieren sich zumeist auf das Becken. Chiropraktiker:innen hingegen beginnen am Atlas – also an der Halswirbelsäule. Und Posturologen:innen rücken die Füße in den Fokus. Jede dieser Herangehensweisen hat eine valide Begründung und kann zum Erfolg führen. Denn wie im Part Hintergrundwissen dargestellt, kann keine Körperregion separat betrachtet werden, da allesamt über das fasziale Netz miteinander verknüpft sind.

Wir beginnen mit den Triggerpunkten entlang der Wirbelsäule sowie im Bereich des Brustkorbs und des Bauchs. Eine ausreichende Flexibilität im Bereich des Rückens ist die Grundvoraussetzung für eine gute body-roll beim Schwimmen und eine aerodynamische Sitzposition auf dem Rad. Beides steigert die Effizienz maßgeblich. Allerdings ergibt sich ein weiterer positiver Nebeneffekt, wenn zu Beginn die Rumpfpartie gelockert wird.

Das große Ziel ist die Reduktion der Regenerationszeiten durch die Beseitigung von akuten Verspannungen, indem die Effizienz in allen drei Sportarten gesteigert und das Risiko überlastungsbedingter Verletzungen mit damit einhergehenden Trainingsausfällen gemindert wird. Sowohl die bestehenden Verspannungen als auch die Anwendung der Akupressur wirken sich auf das zentrale Nervensystem aus. Diesen Zusammenhang machen wir uns nachfolgend zu Nutze.

Im ersten Schritt wird das Triggern deshalb primär verwendet, um das allgemeine Stresslevel zu reduzieren. Im Anschluss lassen sich die akuten Verspannungen entlang des gesamten Bewegungsapparates deutlich schneller und einfacher lösen.

Darüber hinaus bedingt jede Form des Ausdauersports eine intensive Belastung der Atemmuskulatur. Denn am Ende ist stets entscheidend, wie viel Sauerstoff für den Stoffwechsel zur Verfügung steht, damit die Leistung auf einem höchstmöglichen Niveau und für einen möglichst langen Zeitraum aufrechterhalten werden kann. Daher sind ebenfalls die im Zusammenhang mit der Atmung stehenden Triggerpunkte einleitend dargestellt.

Brustwirbelsäule

Entlang der Brustwirbelsäule (BWS) erfolgt die Sympathikusversorgung aller Organe im Kopf- und Brustbereich. Konkret verlassen die relevanten Nervenfasern den Wirbelkanal durch die Wirbelsegmente Th1 bis Th5. Die Versorgung der Bauchorgane wird durch den Bereich Th6 bis L3 verantwortet.

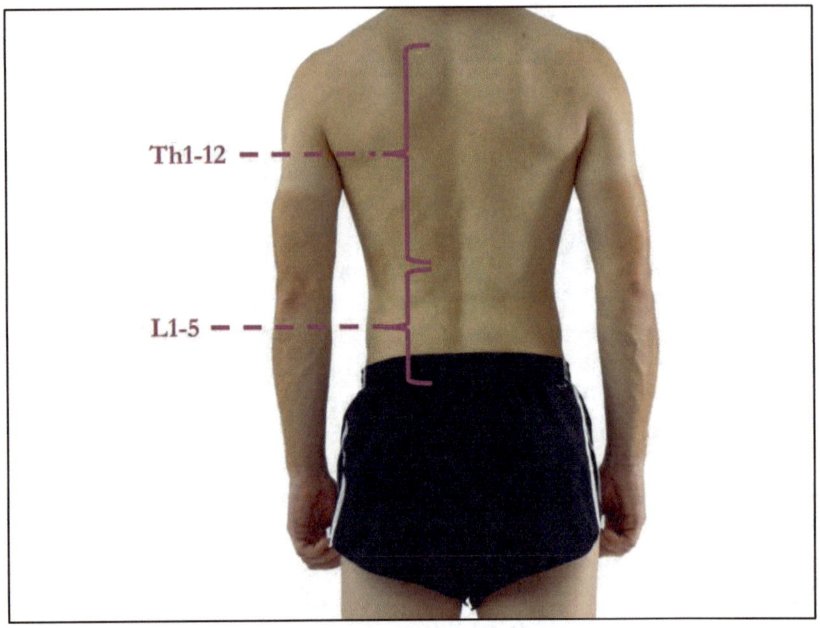

Abbildung 18: Übersicht Brust- und Lendenwirbelsäule

MERKE!
Im ersten Schritt kann das Triggern entlang der Brustwirbelsäule das allgemeine Stresslevel reduzieren. In der Folge lassen sich auch andere Verspannungen leichter lösen.

Sind in diesen Arealen die Muskeln oder faszialen Strukturen verhärtet, werden die Nervenendigungen gereizt und stimuliert. Die allgemeine Aktivität des Sympathikus steigt. Da dieser die autonomen Prozesse im Körper steuert – zum Beispiel die Durchblutung des Verdauungstraktes oder die Regulierung des Blutdrucks – ist er hauptsächlich aktiv, wenn der "Fight or Flight" Reflex gefordert ist.

Die erhöhte Sympathikusaktivität versetzt den Körper somit in eine Art dauerhaften Stresszustand. Die Bildung von weiteren akuten Verspannungen und Triggerpunkten wird begünstigt. Im Umkehrschluss senkt die Beseitigung der Verhärtungen entlang der Wirbelsäule das allgemeine Stresslevel. Deshalb können Verspannungen in anderen Bereichen des Bewegungsapparates ebenfalls leichter gelöst werden.

Vor allem beim Schwimmen kommt es auf eine gute Beweglichkeit der Brustwirbelsäule an. Die Bandscheiben werden beim Kraulen überdurchschnittlich stark belastet. Schnelle Athleten:innen sind besonders stark betroffen.

Denn mit zunehmender Schwimmgeschwindigkeit nimmt der Phasenversatz bei der body-roll zu. Es wird unwillkürlich zur twist Technik übergegangen, da sich Schulter und Hüfte während der body-roll nicht kongruent zueinander verhalten. Die Torsionskräfte an der Wirbelsäule verstärken sich.

MERKE!

Eine gute Beweglichkeit der BWS schützt beim Schwimmen die Bandscheiben – auch bei der twist Technik.

Die nachfolgende Abbildung zeigt die typischen Triggerpunkte im Bereich der Brustwirbelsäule auf. Diese beziehen sich konkret auf die beidseitig entlang der Wirbelsäule verlaufenden Rückenstrecker sowie die tiefe Rückenfaszie.

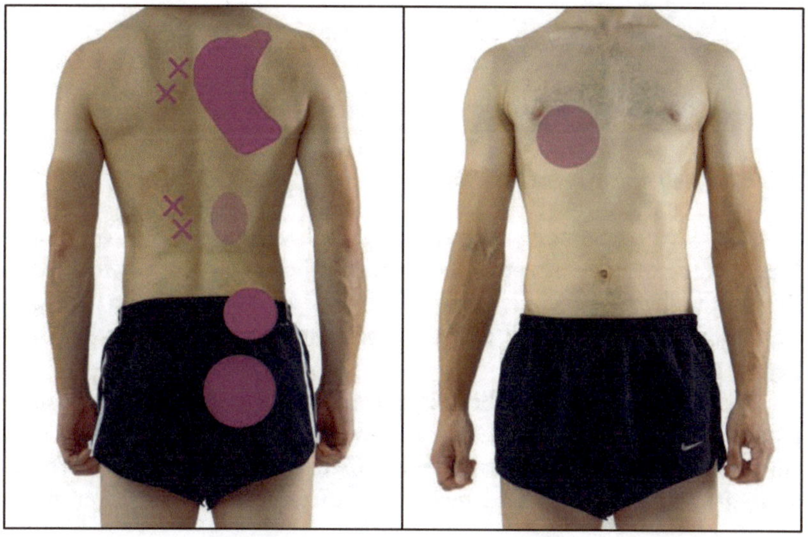

Abbildung 19: Triggerpunkte entlang der Brustwirbelsäule

Zum Lösen der Verspannung kann im ersten Schritt im Stehen getriggert werden. Eine freie Wand – oder noch besser ein Türrahmen – bieten sich an. Am Türrahmen kann in der Regel der Trigger besser platziert werden und es besteht keine Gefahr einer etwaigen Beschädigung der Tapete.

Die Füße werden zu Beginn etwa zehn bis 15 cm von der Wand entfernt aufgestellt. Dadurch ist der Druck verhältnismäßig gering. Wurde der Triggerpunkt bereits für mindestens 60 s bearbeitet, kann der Druck sukzessive erhöht werden, indem der Abstand zur Wand erweitert wird.

Damit eine echte Tiefenwirkung entfaltet werden kann, ist die Erzeugung von Scherkräften notwendig. Hierzu dient die Mobilisierung. Der Arm auf der zu triggernden Seite des Rückenstreckers wird ausgestreckt und seitlich angehoben. Indem dieser nun leicht auf- und abwärts bewegt wird, kann der Trigger noch tiefer in das Gewebe eindringen. Ebenso kann der Arm zur Mobilisierung leicht nach vorne vor die Brust bewegt werden.

●

⇒ **Intensivierung durch Erweiterung des Abstands zur Wand**

⇒ **Mobilisierung durch leichte Armbewegungen**

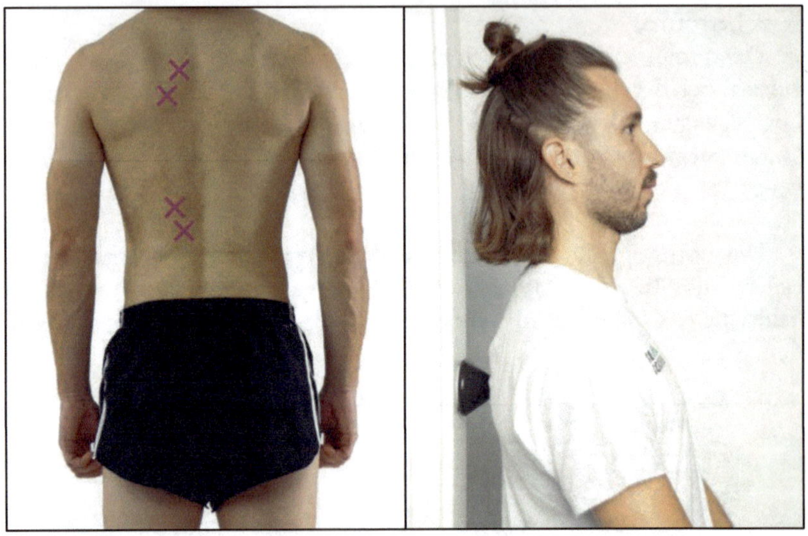

Abbildung 20: Triggern entlang der BWS im Stehen

Sind die Verspannungen nicht zu stark, beziehungsweise sofern eine hohe Schmerztoleranz besteht, können die Rückenstrecker sowie die tiefe Rückenfaszie im Bereich der Brustwirbelsäule ebenso im Liegen getriggert werden. Der Vorteil dabei: Beide Körperseiten werden gleichzeitig bearbeitet.

Hierzu zwei gleich große Trigger nebeneinander auf dem Boden platzieren. Wenn sich die Grundflächen der Trigger berühren, ist der Abstand optimal und es besteht keine Gefahr versehentlich die Wirbelsäule an Stelle der links und rechts verlaufenden Rückenstrecker zu erwischen.

Derart kann der gesamte BWS Bereich von Verspannungen befreit werden. Einfach Stück um Stück alle schmerzhaften Punkte durchgehen.

Um mit geringem Druck zu starten, sind die Beine vollends ausgestreckt. Stellst du die Beine hingegen auf, erhöht sich der Druck. Je näher die Füße in Richtung Gesäß rücken, desto mehr Druck wird ausgeübt. Weiterhin beeinflusst die Stellung der Arme die Druckbelastung. Indem die Arme seitlich vom Körper weggestreckt werden, reduziert sich die Intensität.

Damit in dieser Variante eine Mobilisierung stattfindet, kannst du die aufgestellten Beine leicht nach links und rechts bewegen. Somit können selbst in der liegenden Ausführung Scherkräfte erzeugt und damit eine Tiefenwirkung entfaltet werden.

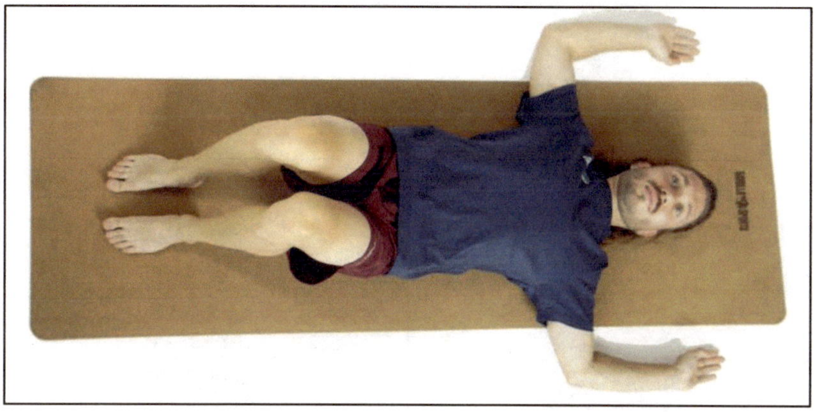

⇒ **Intensivierung durch Aufstellen der Beine**

⇒ **Mobilisierung durch leichte Seitwärtsbewegung der Beine**

Abbildung 21: Triggern entlang der BWS im Liegen

Nachdem die Triggerpunkte gelöst sind, wird der Gefahr der erneuten Entstehung von Verspannungen im Bereich der Brustwirbelsäule durch gezielte Rotationsbewegungen vorgebeugt.

Vor allem im Ausdauersport beschränkt sich die Bewegungsachse in der Regel auf eine Dimension, da stets die Erzeugung von Vortrieb im Mittelpunkt steht. Die Beugung und Streckung in der Saggitalebene dominieren daher den Bewegungsradius. Drehungen und Rotationsbewegungen hingegen werden vernachlässigt.

Indem du regelmäßig eine der beiden nachfolgenden Varianten der "Windmill" Übung durchführst, hältst du deine Muskeln sowie faszialen Strukturen geschmeidig, verhinderst Verhärtungen und reduzierst das allgemeine Stressempfinden.

MERKE!

Insbesondere die Rotation der Wirbelsäule wird oftmals vernachlässigt. Durch die Windmills kannst du die Rückenstrecker samt der faszialen Strukturen flexibel halten.

In der stehenden Ausführung wird aus dem schulterbreiten Stand begonnen. Die Knie sind leicht gebeugt und das Gesäß etwas nach hinten gestreckt, sodass die Wirbelsäule gerade ist. Die Arme werden vor dem Körper gehalten, wobei die Handinnenflächen nach oben zeigen. Im Ellenbogen sind die Arme leicht gebeugt.

Nun wird um die eigene Körperlängsachse rotiert. Dazu wird ein Arm nach oben zur Decke geführt. Die Bewegung wird dabei jedoch durch die Drehung des Brustkorbs respektive der Brustwirbelsäule ausgelöst. Der Arm folgt dieser Bewegung lediglich.

Die Übung kannst du für die linke und rechte Seite abwechselnd durchführen oder aber es werden mehrere Wiederholungen am Stück je Seite absolviert. Auf jeder Körperseite können gut und gerne 30 Wiederholungen stattfinden – zum Beispiel zwei Sätze mit je 30 alternierenden Ausführungen oder je Seite drei Sätze mit zehn Wiederholungen.

Videoanleitung

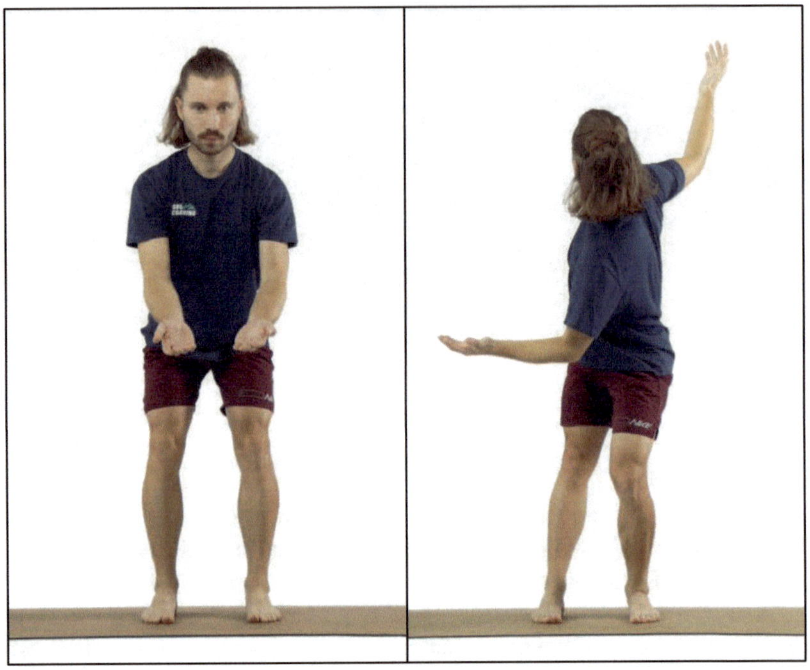

Abbildung 22: Windmills stehende Ausführung

Alternativ können die Windmills aus einer halb-knienden Position durchgeführt werden, wodurch es zuweilen leichter fällt sich auf die Rotation zu konzentrieren, sodass eine größere Bewegungsreichweite erreicht wird.

Hierzu stellst du aus dem Knien heraus ein Bein nach vorne auf. Auf der Seite mit dem aufgestellten Bein wird der Arm senkrecht nach oben ausgestreckt. Der andere Arm ist ebenfalls gestreckt, befindet sich jedoch seitlich.

Nun wird erneut der Oberkörper eingedreht. Die Rotation erfolgt zu der Körperseite hin, an welcher das Knie den Boden berührt. Auch in dieser Variante ist es entscheidend, dass du die Rotation durch die Drehung des Oberkörpers auslöst. Die Arme werden im Grunde genommen nicht aktiv bewegt, sondern folgen lediglich der Drehung um die eigene Körperlängsachse. Analog bleibt ebenso die Haltung des Kopfes stabil.

Flächig wirkende Dehnungsübungen runden entsprechend des in diesem Buch vorgestellten Ansatzes die Bearbeitung der Brustwirbelsäule ab. Zwei Übungen hierzu finden sich auf den nächsten Seiten, da die Rückenmuskulatur im Bereich der Brust- und Lendenwirbelsäule gleichzeitig gedehnt wird.

Beispielhafte Kräftigungsübungen sind am Ende des Kapitels für die gesamte Körperregion des Rumpfes in einem kurzen Exkurs erläutert.

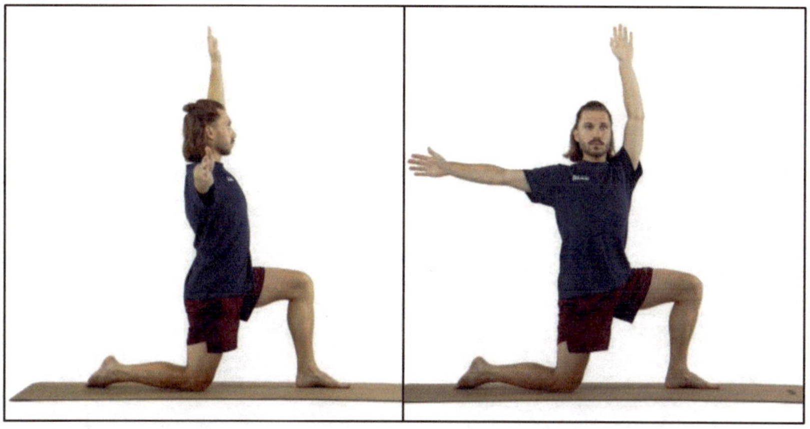

Abbildung 23: Windmills kniende Ausführung

Videoanleitung

Lendenwirbelsäule

Wurden die Verspannungen im Bereich der Brustwirbelsäule gelöst, kann mit der Lendenwirbelsäule fortgefahren werden. An dieser Stelle wird nun der untere Anteil der Rückenstrecker sowie der tiefen Rückenfaszie getriggert.

Insbesondere auf dem Rad kommt der Flexibilität im unteren Rücken eine große Bedeutung zu. Nur wer dort über einen ausreichenden Bewegungsradius verfügt, kann über einen langen Zeitraum in einer aerodynamischen Sitzposition fahren. Der daraus resultierende Vorteil kann nicht deutlich genug hervorgehoben werden.

MERKE!
Die ausreichende Flexibilität des unteren Rückens sowie der Beinrückseite ist die absolute Grundvoraussetzung für eine gute Aeroposition.

Zusätzlich gilt es, die gesamte Beinrückseite zu beachten. Denn über die faszialen Strukturen sowie die Gesäßmuskulatur sind Rücken und Beine untrennbar miteinander verknüpft. Nur wenn entlang der gesamten myofaszialen Kette die nötige Flexibilität gegeben ist, kann eine bestmögliche Sitzposition erreicht und die Effizienz optimiert werden.

Beim Schwimmen resultieren Schmerzen im unteren Rücken typischerweise aus einer schlechten Wasserlage – das Becken sackt ab. Ursächlich hierfür sind entweder verspannte Hüftbeuger oder eine überstreckte Halswirbelsäule auf Grund einer nach vorne ausgerichteten Atmung.

MERKE!
Sackt das Becken beim Schwimmen ab, wird der untere Rücken stark belastet.

Langes Sitzen führt zu einer chronischen Überlastung im Bereich der Lendenwirbelsäule. Studien mittels EMG zeigen auf, dass es nicht möglich scheint, länger als 30 Minuten ergonomisch zu sitzen. Selbst unter optimierten Arbeitsplatzbedingungen steigert sich anschließend die Muskelaktivität. Daraus resultierende Rückenschmerzen treten in der Regel lediglich auf einer Seite der Wirbelsäule auf.

Darüber hinaus gilt es zu beachten, dass das Fahren in einer aerodynamischen Sitzposition – gegebenenfalls sogar auf Aerobars – den lumbalen Rücken besonders fordert. Dieser Effekt verstärkt sich, sofern

Trainingsformen mit hohem Drehmoment und niedriger Trittfrequenz genutzt werden. Wer also positionsspezifische K3 oder Kraft-am-Berg Intervalle fährt, sollte anschließend besonders acht auf eventuelle Triggerpunkte entlang der Lendenwirbelsäule geben.

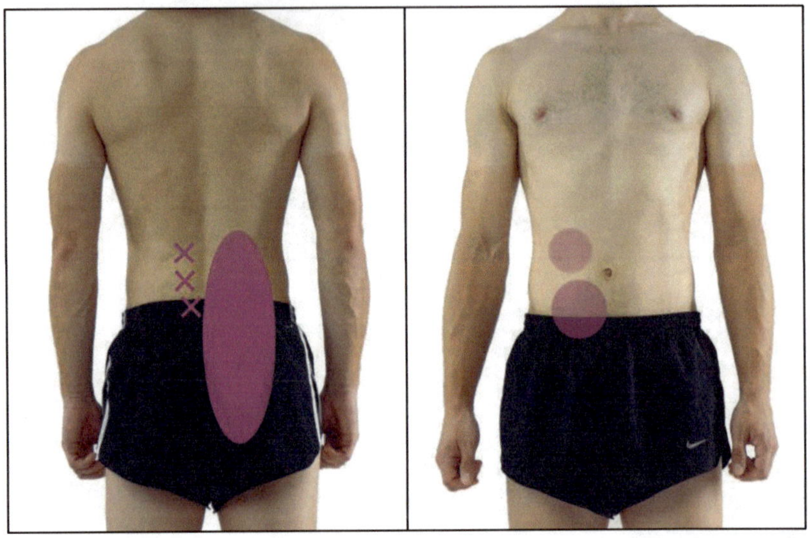

Abbildung 24: Triggerpunkte entlang der Lendenwirbelsäule

Je oberflächlicher eine Verspannung sitzt, desto größer ist tendenziell das Gebiet der Schmerzausstrahlung. Liegt ein Triggerpunkt hingegen in der tiefen Schicht der Rückenmuskulatur, treten Beschwerden eher punktuell auf.

Bei akuten Verspannungen kann sich eine Funktionsstörung bilden. Die Wirbelsäule wird nicht ausreichend oder erst zu spät stabilisiert. In der Folge kommt es zu Fehl- respektive Überlastungen der Bandscheiben und Facettengelenke. Des Weiteren muss die Bauchmuskulatur kompensierend einspringen, wodurch es dort ebenfalls zu Überlastungen und Folgebeschwerden kommen kann.

MERKE!

Die Lendenwirbel L4 und L5 bilden den Übergang zum Kraftzentrum, weshalb ihnen eine besondere Bedeutung zukommt.

Tendenziell bilden die Lendenwirbel L2 und L3 den schwächsten Punkt innerhalb der gesamten Wirbelsäule. Denn an dieser Stelle wirken gleich zwei Kräfte. Zum einen muss das Körpergewicht getragen werden. Der Oberkörper drückt mit seiner Last von oben. Zum anderen manifestieren sich in diesem Bereich Zugkräfte, da in der Bewegung die Beine von unten an der Wirbelsäule ziehen.

Zugleich stellt L3 den untersten Lendenwirbel dar, welcher keine Verbindung in Form eines Bandapparats zum Becken mehr aufweist. Die Wirbel L4 und L5 weiter unten sind hingegen mit Bändern am Becken befestigt. Entsprechend kommt ihnen eine besondere Bedeutung zu, da sie den Übergang zum Becken als Kraftzentrum bilden.

Das Triggern der Rückenstrecker und tiefen Rückenfaszie entlang der Lendenwirbelsäule erfolgt grundsätzlich ähnlich wie im Bereich der BWS.

Allerdings kann in diesem Fall getrost direkt mit der liegenden Ausführung begonnen werden, da die Druckbelastung grundsätzlich geringer ist, je weiter unten an der Wirbelsäule gearbeitet wird.

Daher nutzt du am besten zwei Trigger, um die linke und rechte Körperhälfte gleichzeitig zu triggern. Eine Intensivierung findet erneut durch das Aufstellen der Beine statt. Um den Druck weiter zu erhöhen, können die Beine überschlagen werden. Derart kann gezielt der linke oder rechte Rückenstrecker intensiver behandelt werden. Mobilisiert wird durch kleine seitliche Bewegungen der aufgestellten Beine.

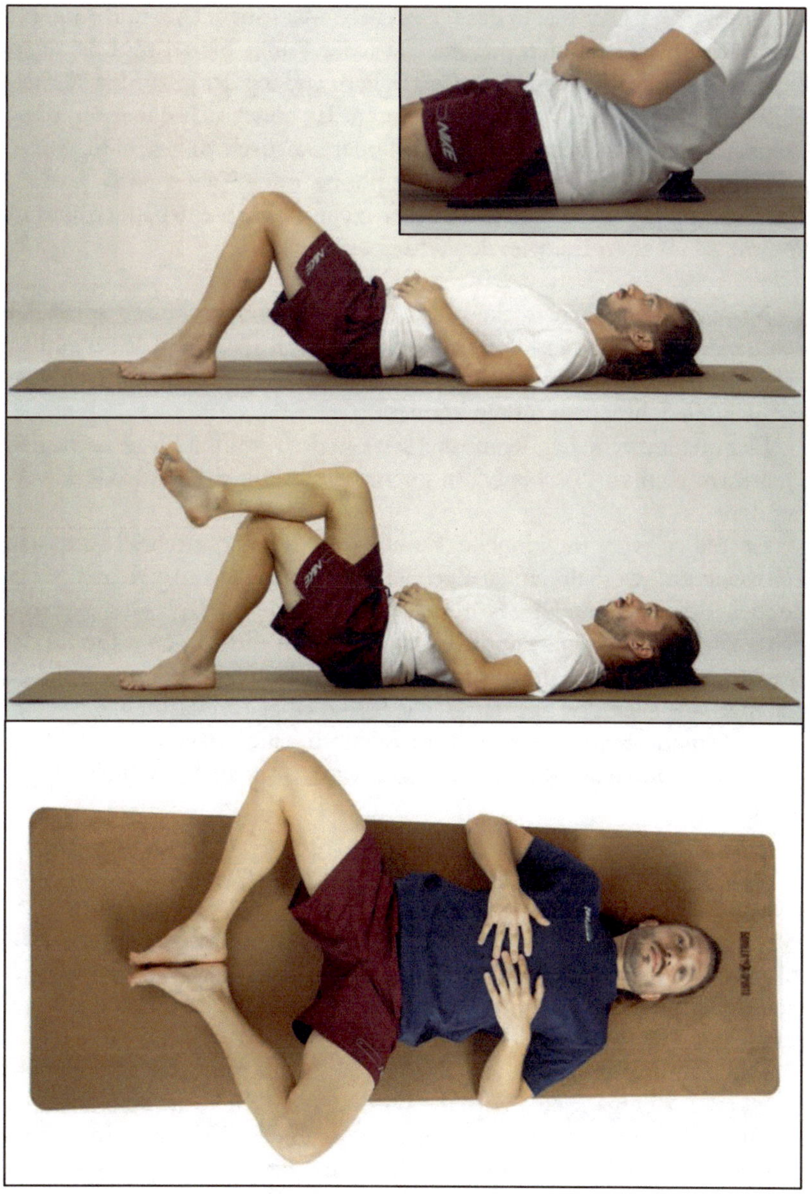

●

⇒ **Intensivierung durch Aufstellen oder Überschlagen der Beine**

⇒ **Mobilisierung durch leichte Seitwärtsbewegung der Beine**

●

⇒ **Dehnung der Adduktoren durch Anziehen der Beine**

⇒ **Mobilisierung durch leichte Seitwärtsbewegung der Beine**

Abbildung 25: Triggern entlang der LWS im Liegen inklusive Dehnung der Adduktoren

Außerdem kann eine leichte Dehnung der Oberschenkelinnenseite – der Adduktoren – integriert werden.

Hierzu ziehst du die Beine an, sodass sich die Fußsohlen berühren. Auch in dieser Stellung erfolgt die Mobilisierung, indem die Beine leicht nach links und rechts bewegt werden.

Wird zum ersten Mal entlang der Wirbelsäule getriggert, sind in der Regel eindeutige Verhärtungen spürbar. Bei regelmäßiger Anwendung wird der Vorgang jedoch immer angenehmer.

Schnell kannst du sowohl den BWS als auch den LWS Bereich im Liegen triggern. Dies macht das Ganze besonders angenehm und sorgt für einen echten Entspannungseffekt. Da jeder Punkt bis zu fünf Minuten bearbeitet werden kann, dauert das Triggern entlang der gesamten Wirbelsäule jedoch zuweilen 20 bis 30 Minuten. Es bietet sich daher an, diese Zeit zu nutzen und sich parallel visuell oder akustisch zu beschäftigen.

Dabei aber bitte nicht das Smartphone oder Tablet aktiv nutzen. Ansonsten können die Rückenstrecker nicht wirklich entspannen und es kommt zu Überstreckungen der Wirbelsäule.

MERKE!

Der quadratische Lendenmuskel enthält besonders häufig primäre Triggerpunkte.

Es kann zu Schmerzen im unteren Rücken, dem Gesäß, der Leiste und an den Iliosakralgelenken kommen.

Neben den Rückenstreckern samt der faszialen Strukturen spielt der quadratische Lendenmuskel eine übergeordnete Rolle. Denn dieser enthält besonders häufig primäre Triggerpunkte, die anschließend zu weit ausstrahlenden Schmerzen führen können.

Der quadratische Lendenmuskel setzt an der zwölften Rippe sowie den Querfortsätzen von L1 bis L4 an und ist direkt mit der Bauchfaszie verbunden.

Er bildet eine funktionelle Einheit mit dem Zwerchfell und den Hüftbeugern, weshalb er maßgeblich zur korrekten Ausrichtung der Lendenwirbelsäule und der Körperstatik insgesamt beiträgt. Des Weiteren beugt er die Wirbelsäule zur Seite und stabilisiert die Rippen während der Atmung sowie den Übergang von der Wirbelsäule zum Becken. Folglich resultiert aus allen drei Sportarten das Risiko einer Überlastung.

Im Grunde genommen handelt es sich um einen Bauchmuskel. Da er jedoch von hinten am Rücken getriggert wird, ist er an dieser Stelle aufgeführt.

Akute Verspannungen und Triggerpunkte im quadratischen Lendenmuskel sind eine der häufigsten Ursachen für Rückenschmerzen, werden jedoch ebenso häufig übersehen. Unter anderem weil die Symptome leicht mit einem Piriformissyndrom oder einer ISG-Blockade verwechselt werden können. An den entsprechenden Stellen bilden sich in der Regel sekundäre Triggerpunkte.

Die Schmerzen treten am Rücken, der Leiste, im Gesäß und am iliosakralen Übergang auf. Wird die Wirbelsäule nach vorne oder zur Seite gebeugt, verstärkt sich typischerweise der Schmerz. Weiterhin sind insbesondere schmerzhafte Positionswechsel aus der Rückenlage heraus ein Indiz für Triggerpunkte im quadratischen Lendenmuskel. Wer hierunter bereits litt, wird sich an dieser Stelle sofort wiedererkennen. Denn auch Ruheschmerzen sind ein Symptom. Daher ist vor allem das nächtliche

Umdrehen im Bett oftmals eine schmerzhafte Angelegenheit.

Chronische Ursachen für die Entwicklung von Beschwerden am quadratischen Lendenmuskel sind ein Beckenschiefstand auf Grund einer echten Beinlängendifferenz oder unterschiedlich guter Beweglichkeit in den Hüftgelenken.

Ebenso kann das lange Verharren in einer Position, welche ein hohes Maß an Stabilisation im Bereich des unteren Rückens erfordert, zur Überlastung führen.

Die typische Lage der Triggerpunkte im quadratischen Lendenmuskel sowie das Ausstrahlungsgebiet der Schmerzen sind der nachfolgenden Abbildung zu entnehmen.

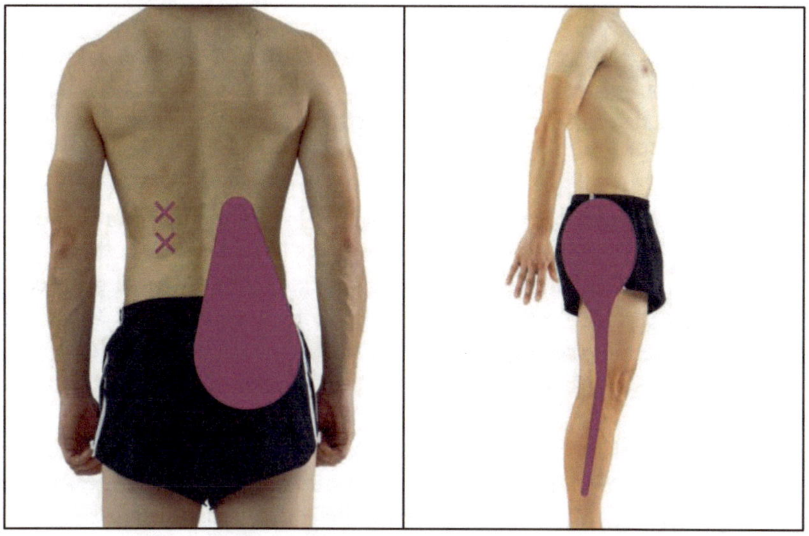

Abbildung 26: Triggerpunkte im quadratischen Lendenmuskel und Referred Pain Gebiet

Am besten lässt sich der quadratische Lendenmuskel aus einer leichten Seitlage heraus triggern, wobei ein Bein aufgestellt ist. Da er an der untersten Rippe ansetzt, ist der Brustkorb eine gute Orientierungshilfe für das Aufspüren der Triggerpunkte. Im Vergleich zur Bearbeitung der Rückenstrecker wird der Trigger nun etwas weiter von der Wirbelsäule entfernt angesetzt.

Um die Druckbelastung zu intensivieren, kann aus der Seitlage vermehrt in eine Rückenlage gewechselt werden. Zur anschließenden Mobilisierung wird das aufgestellte Bein leicht hin und her bewegt.

♦

⇒ **Intensivierung durch vermehrte Rückenlage**

⇒ **Mobilisierung durch leichte Seitwärtsbewegung der Beine**

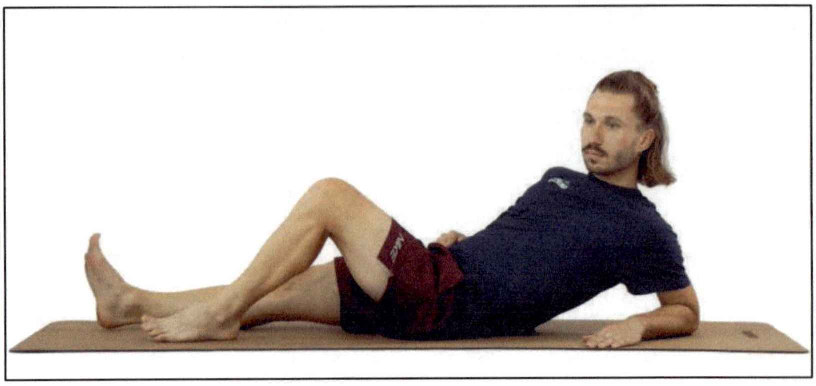

Abbildung 27: Triggern des quadratischen Lendenmuskels

Neben der Akupressur helfen die sogenannten "Scorpion Taps" die tiefen Rückenmuskeln und faszialen Strukturen im lumbalen Bereich beweglich zu halten. Erneut greifen wir hierzu auf bewusste Rotationsbewegungen zurück.

Als Ausgangsstellung dient die Bauchlage auf der Matte. Die Arme sind seitlich vom Körper weggestreckt, wobei die Handinnenflächen zum Boden zeigen.

Nun wird ein Bein angewinkelt, sodass der Unterschenkel senkrecht nach oben zeigt. Ziel ist es, mit dem Fuß des angewinkelten Beins die Hand des gegenüberliegenden Arms zu berühren. Hierzu wird der untere Bereich der Wirbelsäule eingedreht und das Becken hebt leicht von der Matte ab.

Zur Erleichterung kann der Arm zu Beginn etwas näher an den Körper herangeführt werden. Ebenso wird die Bewegung geschmeidiger, wenn der Kopf in die gleiche Richtung wie die Bewegungsausführung zeigt.

Je Körperseite bieten sich erneut bis zu 30 Wiederholungen an, welche sich am besten auf zwei bis drei Sätze aufteilen.

Videoanleitung

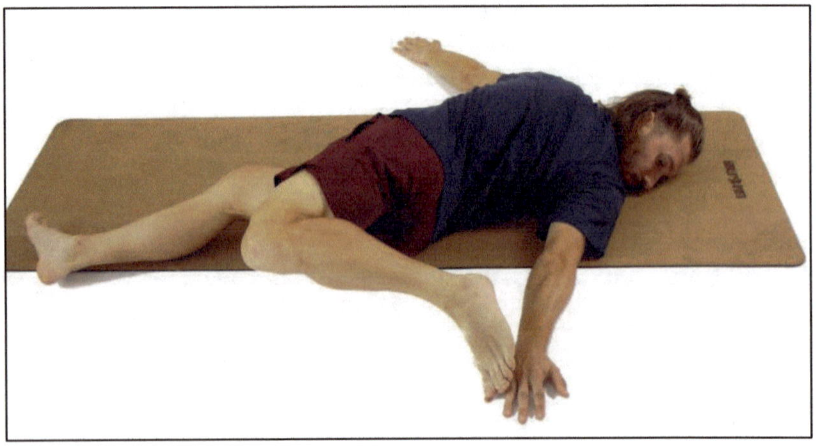

Abbildung 28: Scorpion Taps

Am Anfang fühlt sich diese Bewegung oft ungewohnt an. Mit zunehmender Flexibilität und Beweglichkeit im lumbalen Rücken stellt sich jedoch im Laufe der Zeit ein flüssiger Bewegungsablauf ein.

Den Abschluss bilden klassische Dehnungsübungen. Die lumbale Dehnung und der QL Stretch berücksichtigen die relevante Tiefenmuskulatur entlang der Wirbelsäule.

Für die lumbale Dehnung setzt du dich am besten auf die vordere Kante eines Hockers. Die Beine sind etwas weiter als schulterbreit aufgestellt. Nun wird der Oberkörper nach vorne gebeugt und die Arme zwischen den Beinen durchgestreckt. Die Hände umgreifen die Rückseite der Unterschenkel, sodass du dir selbst durch die Beine schaust.

Die Spannung im Bereich des unteren Rückens wird durch das bewusste nach vorne unten Ziehen mit den Armen aufgebaut. In der Dehnung wird ca. 20 Sekunden verharrt und das ganze drei Mal hintereinander durchgeführt. Zur Erhöhung der Spannung können die Beine weiter auseinander aufgestellt werden.

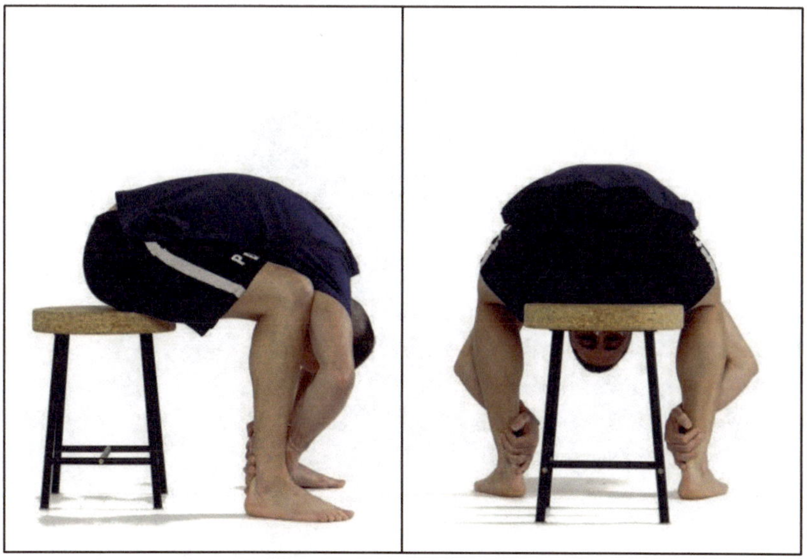

Abbildung 29: Lumbale Dehnung

Videoanleitung

MERKE!

Der QL Stretch ist eine der wichtigsten Dehnungsübungen, um Beschwerden im unteren Rücken vorzubeugen.

Damit neben den Rückenstreckern ebenso der quadratische Lendenmuskel in die Dehnung einbezogen wird, ist regelmäßig der QL Stretch durchzuführen. Wurde der untere Rücken getriggert – egal ob primär die Rückenstrecker oder der quadratische Lendenmuskel – ist dies die perfekte Übung, um das Festsetzen von Crosslinks zu verhindern und somit die Ergebnisse der Akupressur zu optimieren.

Zur Vermeidung von akuten Verspannungen und Triggerpunkten im lumbalen Rücken ist diese Übung daher ein Muss.

Die Ausgangsposition bildet der sogenannte "90/90-Sitz". Beide Beine sind im Kniegelenk im 90 Grad-Winkel gebeugt. Dabei werden sie so zueinander ausgerichtet, dass sich der Oberschenkel des einen Beins parallel zum Unterschenkel des anderen Beins befindet. Wie in der folgenden Abbildung dargestellt, ist der linke Unterschenkel parallel zum rechten Oberschenkel platziert. Der Oberkörper wird aus diesem Sitz heraus möglichst weit aufgerichtet. Nun greift der rechte Arm das linke Knie, damit ein Widerlager zum Spannungsaufbau vorhanden ist.

Um die eigentliche Dehnungsspannung aufzubauen, wird der linke Arm gestreckt und über den Kopf geführt. Anschließend beugt sich der gesamte Oberkörper zur rechten Seite. Dabei ist darauf zu achten, nach Möglichkeit nicht mit dem Oberkörper nach vorne zu fallen. Ansonsten verlagert sich die Dehnung weg vom quadratischen Lendenmuskel. Stattdessen wird hauptsächlich der breite Rückenmuskel gedehnt.

Videoanleitung

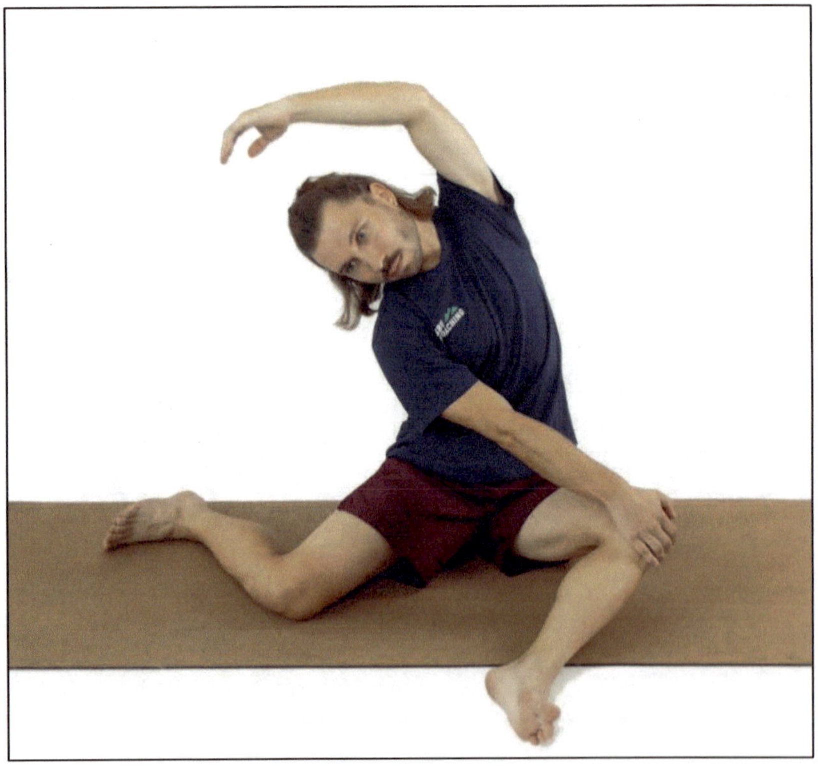

Abbildung 30: QL Stretch sitzend

Die Dehnung kann je Seite bis zu zwei Minuten gehalten werden. Vor allem zu Beginn wird diese Position jedoch bereits nach kurzer Zeit unangenehm werden – insbesondere falls die Beweglichkeit in der Hüfte noch nicht optimal ist. Es bietet sich daher an, mit drei Wiederholungen à 20 Sekunden zu beginnen und diese im Laufe der Zeit auf 30, 45, 60 Sekunden auszuweiten.

Zwerchfell

Einen weiteren Hebel zur Reduktion des allgemeinen Stresslevels bietet die Atemmuskulatur. Bei jedweder Form des Ausdauersports wird diese über Gebühr belastet. In der Folge können sich an den beanspruchten Muskeln Verspannungen und Triggerpunkte bilden.

Wenn zusätzlich der Brustkorb und das Becken nicht optimal zueinander ausgerichtet sind, entstehen weitere Zugkräfte auf das Zwerchfell – welches der primäre Atemmuskel ist – sodass sich Verhärtungen im gesamten Rumpfbereich festsetzen können.

Als Resultat wird die Atmung ineffizient. Darüber hinaus kann im Bauchraum weniger Druck erzeugt werden, worunter wiederum die allgemeine Stabilität der Wirbelsäule leidet.

In unserem Kontext aber noch wichtiger – ein verhärtetes Zwerchfell erhöht das allgemeine Stresslevel. Erneut wird der "Fight or Flight"-Modus aktiviert, weshalb Entspannung und erholsamer Schlaf schwerfallen.

MERKE!

Auch an der Atemmuskulatur können sich Verspannungen festsetzen, welche sodann das allgemeine Stresslevel erhöhen.

Wird das Zwerchfell getriggert, stimuliert dies den Parasympathikus. Dieser dient der Regeneration des gesamten Organismus, indem er unter anderem als Regulator fungiert. Damit spielt er vor allem langfristig eine Rolle. Der Sympathikus hingegen versucht die Körperfunktionalitäten den aktuell herrschenden Bedingungen anzupassen. Zum Beispiel indem die Blutzufuhr in der gerade belasteten Muskulatur erhöht und die Durchblutung des Verdauungsapparates dahingegen reduziert wird.

Das Zwerchfell spannt sich von der Innenseite der Rippen auf. Gemeinsam mit den Halsmuskeln verantwortet es den Vorgang des Einatmens in der Ruheatmung. Das Ausatmen ist – zumindest in der Ruheatmung – ein passiver Prozess. Da das Gewebe elastisch ist, bringt es die an der Atmung beteiligten Strukturen automatisch zurück in die Ausgangsstellung.

Unterstützt wird das Zwerchfell durch diverse Hilfsmuskeln. Welche genau das sind, hängt maßgeblich von der Tiefe der Atmung ab.

Als erstes werden die Zwischenrippenmuskeln zur Hilfe herangezogen. Daher werden diese im weiteren Verlauf nochmals separat betrachtet.

Anschließend werden unter anderem der Kapuzenmuskel, die Brustmuskeln, der quadratische Lendenmuskel, der Lenden-Darmbein Muskel, die Rautenmuskeln und die Rückenstrecker ebenfalls aktiviert.

Beim Einatmen zieht das Zwerchfell den Beckenboden nach unten, wodurch sich der Druck im Brustkorb reduziert. Luft strömt in die Lungen. Zugleich steigt der Druck im Bauchraum an. Dieser Druck in der Bauchgegend wiederum sorgt für den Stopp der Abwärtsbewegung des Beckenbodens. Der Atemvorgang beeinflusst somit bereits die Position des Beckens und folglich ebenso der Beine.

Anschließend zieht das Zwerchfell die Rippen nach oben. Der Brustkorb hebt sich. Die Zwischenrippenmuskeln stabilisieren dabei die Rippen untereinander.

Diese Auf- und Abbewegung des Brustkorbs setzt voraus, dass genügend Stabilität im gesamten Körper vorhanden ist. Die Wirbelsäule muss stabil sein, damit das Zwerchfell einen guten Halt findet. Ebenso muss das Schulterblatt stabil sein, sodass die daran ansetzenden Muskeln die Rippen anheben können.

Die Triggerpunkte des Zwerchfells sowie das potentielle Gebiet der Schmerzausstrahlung kann nachfolgender Abbildung entnommen werden.

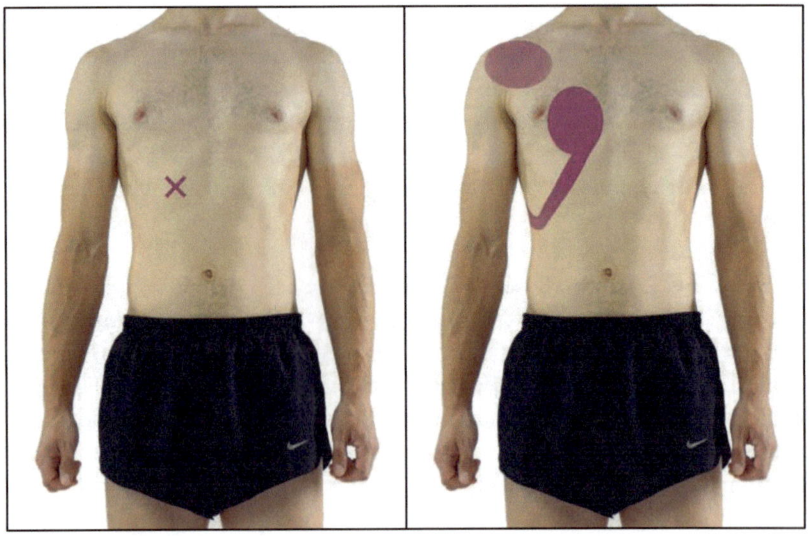

Abbildung 31: Triggerpunkte im Zwerchfell und Referred Pain Gebiet

Das Zwerchfell lässt sich am einfachsten aus der Bauchlage heraus triggern. Um den richtigen Punkt zu finden, orientierst du dich an den Brustwarzen. Einfach die gedachte Linie von den Brustwarzen beginnend nach unten gehen und nun noch ein kleines Stück zur Körpermitte hin. In Bezug auf die Höhe werden die Trigger direkt unterhalb des Brustkorbs respektive der Rippen angesetzt.

In diesem Fall können zwei gleich große Trigger genutzt werden, um beide Körperseiten simultan zu bearbeiten.

Hinweis

Die Dehnung des Zwerchfells erfolgt gemeinsam mit den Bauchmuskeln und ist auf S. 145 beschrieben.

Die Intensität des Drucks lässt sich über die Atmung regulieren. Je tiefer ein- und ausgeatmet wird, desto energischer wirkt die Akupressur.

Analog verhält es sich mit der Mobilisierung zur Erzeugung von Scherkräften. Durch den dauerhaften Atemvorgang kommt es zwangsweise zur alternierenden Bewegung des Brustkorbs und somit ebenfalls des Zwerchfells. Die Mobilisierung findet ob dieser Besonderheit folglich automatisch statt.

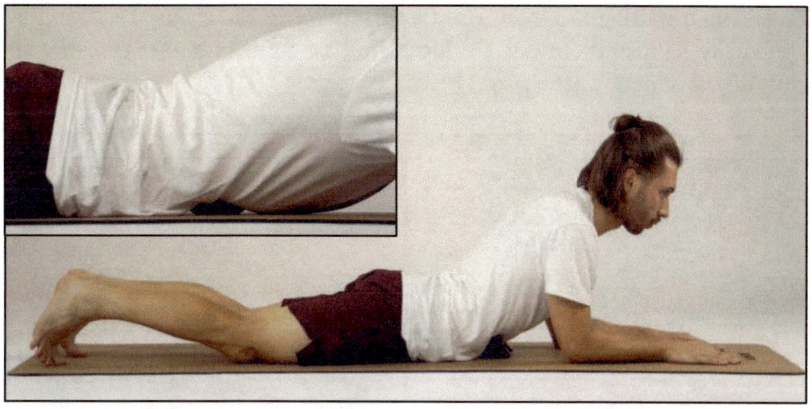

Abbildung 32: Triggern des Zwerchfells

- ⇒ Intensivierung durch eine tiefere Atmung
- ⇒ Mobilisierung erfolgt automatisch durch die Atmung

Zwischenrippenmuskeln

Die Muskulatur zwischen den Rippen unterstützt den Atemvorgang. Wer umfangreich und intensiv im Ausdauersport aktiv ist, kann schnell Verspannungen und Triggerpunkte in diesem Bereich entwickeln, da die Atemhilfsmuskeln enormen Belastungen ausgesetzt werden.

Neben der Unterstützung des Atemvorgangs nehmen die Zwischenrippenmuskeln allerdings noch weitere Aufgaben wahr.

Im Rumpf befinden sich zwei Organe, die sich grundsätzlich ausweiten. Sowohl in der Lunge als auch im Darm ist Luft enthalten. Deshalb sind der Brustkorb und die Bauchhöhle von Muskeln umhüllt, welche eine entsprechende Gegenkraft aufbringen und Druck gen Körpermitte hin ausüben. Diese Muskeln sind daher stets unter Grundspannung, damit die nach innen und die nach außen gerichteten Kräfte gleich groß sind.

So dienen die Zwischenrippenmuskeln der grundsätzlichen Stabilisierung der Körperhaltung und beeinflussen ebenso die Rotationsfähigkeit der Brustwirbelsäule. Vor allem der zweite Punkt ist an dieser Stelle für uns interessant. Wie bereits dargestellt, ist die Beweglichkeit entlang der Wirbelsäule von elementarer Bedeutung, um der Entstehung von Verspannungen aktiv vorzubeugen. Weiterhin profitiert der Schwimmstil von einer möglichst beweglichen Wirbelsäule.

MERKE!
Die Zwischenrippenmuskeln entwickeln im Ausdauersport schnell Triggerpunkte, welche die Beweglichkeit der Wirbelsäule einschränken können.

Sind aktive Triggerpunkte vorhanden, kommt es in der Regel zu stechenden Schmerzen entlang der Rippen. Darüber hinaus wird die Drehung der Brustwirbelsäule eingeschränkt.

Damit die Zwischenrippenmuskeln gut getriggert werden können, bedarf es eines relativ kleinen Triggerpointers, um in den Raum zwischen zwei Rippenbögen vordringen zu können. Am einfachsten gelingt dies im Stehen. Der Arm ist nach oben oder vorne gestreckt, sodass der Brustkorb nahe an die Wand gebracht werden kann.

Wie in den meisten Fällen beim Triggern im Stehen bieten sich insbesondere Türrahmen für die Durchführung an. Denn diese bieten in der

Regel einen haftbaren Untergrund und schränken die eigene Bewegungsreichweite nahezu nicht ein. Dadurch sind sie zumeist besser geeignet als eine Wand oder ähnliche plane Fläche.

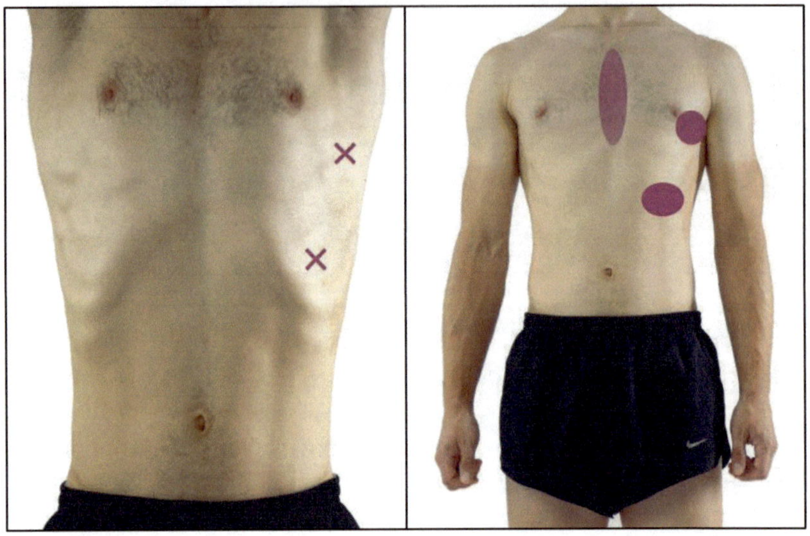

Abbildung 33: Triggerpunkte in den Zwischenrippenmuskeln und Referred Pain Gebiet

⇒ **Intensivierung durch eine tiefere Atmung**

⇒ **Mobilisierung erfolgt automatisch durch die Atmung**

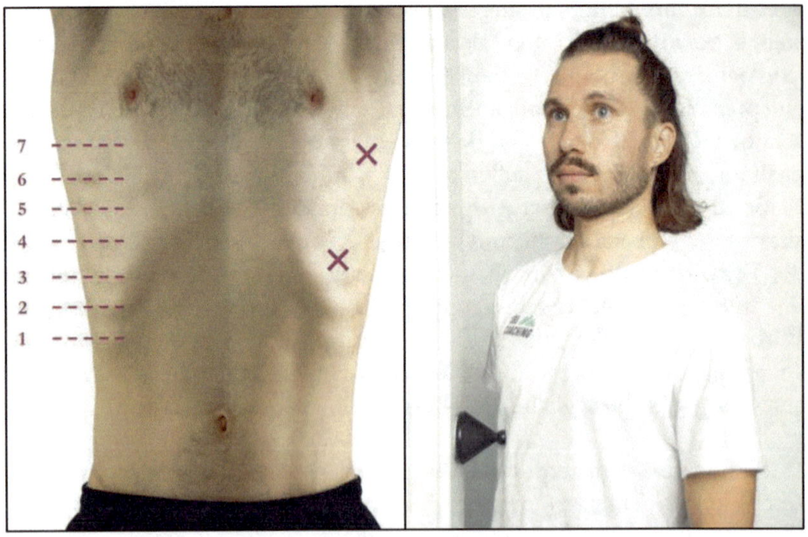

Abbildung 34: Triggern der Zwischenrippenmuskeln

Angesetzt wird nun zwischen der dritten und vierten Rippe oder aber zwischen der sechsten und siebten.

Analog zu den Triggerpunkten am Zwerchfell wird die Intensität des Drucks über die Atmung reguliert. Je tiefer die Atmung, desto intensiver wirkt die Akupressur. Ebenso findet im Bereich der Rippen automatisch eine Mobilisierung statt, da sich der Brustkorb durch den Atemvorgang ohnehin rhythmisch hebt und senkt.

Bauchmuskeln

Die Bauchmuskeln bilden die letzte Muskelpartie im Bereich des Rumpfes. Ihre Bedeutung für die allgemeine Körperstabilität ist allseits bekannt – und wird sogar oftmals eher zu stark in den Vordergrund gerückt.

Von herausragender Bedeutung ist dabei die querverlaufende Bauchmuskulatur. Diese verbindet die Körpervorderseite mit der Körperrückseite. Darüber hinaus handelt es sich um den Muskel, welcher als erstes aktiv wird, um die Wirbelsäule im Stehen zu stabilisieren. Wird zum Beispiel auf der Treppe eine Stufe übersehen und es droht ein Sturz, so hat die querverlaufende Bauchmuskulatur die kürzeste Reaktionszeit.

Neben der stabilisierenden Funktion dienen die Bauchmuskeln als Gegenspieler zum Zwerchfell beim Einatmen. Des Weiteren sorgen sie für die Entlastung der Wirbelsäule, indem sie intraabdominalen Druck aufbauen.

Hierin liegt nun jedoch der Grund, weshalb in der Bauchregion nicht in Eigenregie getriggert werden sollte. Die Druckverhältnisse im Rumpf sollten nur bedingt beeinflusst werden, weshalb die Triggerpunkte im Bauchraum der Behandlung durch Experten:innen vorbehalten sind.

MERKE!

Die Behandlung von Triggerpunkten in der Bauchregion ist auf Grund der delikaten Druckverhältnisse den Profis vorbehalten.

Wer dennoch nicht untätig sein möchte, kann die nachfolgende Dehnungsübung für die Bauchmuskulatur in seine Routine aufnehmen.

Begonnen wird aus der Bauchlage. Die Ellenbogen sind im rechten Winkel gebeugt, sodass sich die Unterarme am Boden befinden. Die Handflächen berühren diesen.

Nun hebst du den Oberkörper an, um die Dehnungsspannung in den Bauchmuskeln zu erzeugen. Damit die Halswirbelsäule nicht überstreckt, bleibt der Blick nach unten gerichtet.

Wie üblich ist die Dehnung für ein bis zwei Minuten aufrechtzuerhalten. Sofern die Dehnungsspannung zu unangenehm ist, kann die gesamte Dehnung auf mehrere Intervalle à 20 Sekunden aufgeteilt werden.

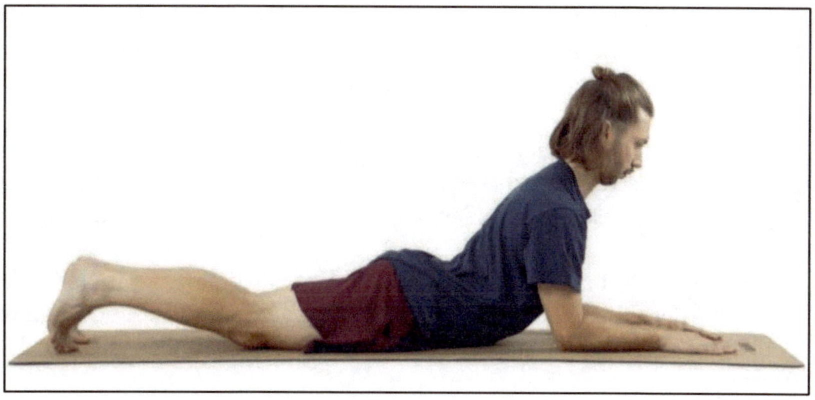

Abbildung 35: Dehnung Bauchmuskeln

Videoanleitung

Ansonsten finden sich funktionelle Kräftigungsübungen direkt im Anschluss. Denn in Bezug auf die Bauchmuskulatur kommt diesen in jedem Fall eine größere Bedeutung zu als dem Lösen von akuten Verspannungen und Triggerpunkten.

Exkurs funktionelles Krafttraining

MERKE!

Krafttraining ist erst sinnvoll, wenn aktive Triggerpunkte beseitigt wurden. Ansonsten besteht die Gefahr der Bildung neuer sekundärer Triggerpunkte.

Den Abschluss für die Körperregion Rücken, Brustkorb und Bauch bildet ein kleiner Exkurs rund um das Thema funktionelles Krafttraining für diesen Bereich.

Dabei kann nicht oft genug betont werden: Kräftigungsübungen sind der langfristige Schlüssel zum Erfolg, um muskulären Dysbalancen und allen daraus entstehenden Folgeproblemen vorzubeugen. Aber! Jedwege Form des Krafttrainings ist erst dann sinnvoll, wenn zuvor die vorhandenen Verspannungen und Triggerpunkte in den jeweiligen Zielmuskeln gelöst wurden.

Ansonsten kommt es zur vorzeitigen Ermüdung und Überlastung, wodurch sich die Problematik entlang der kinetischen Kette ausbreitet. Bevor die Muskulatur nicht in eine gute Ausgangslage gebracht wurde, kann daher kein optimales Training stattfinden.

Dieses Buch fokussiert sich auf die ersten drei Stufen des hier vorgestellten Ansatzes, welche sich insbesondere auf das Lösen der akuten Verspannungen beziehen. Zusätzlich ein vollumfängliches funktionelles Krafttraining für den gesamten Körper darzustellen, würde schlichtweg den Rahmen sprengen.

In Form von kurzen Exkursen werden jedoch die wesentlichsten Übungen angerissen. Diese bilden bereits eine sehr gute Basis, sodass du nach der Beseitigung der Triggerpunkte direkt mit der Kräftigung anknüpfen kannst.

MERKE!

Die Stärkung der Tiefenmuskulatur stellt die absolute Basis eines funktionellen Krafttrainings dar. Vor allem die querverlaufende Bauchmuskulatur und die Rückenstrecker sind relevant.

Beginnen wir daher an dieser Stelle mit einigen Übungen zur Stärkung der Tiefenmuskulatur. Da die tief liegenden – eingelenkigen – Muskeln am besten zur Stabilisierung des Körpers geeignet sind, stellen die nachfolgenden Kräftigungsübungen die absolute Basis eines funktionellen Krafttrainings dar. Besonders hervorzuheben sind die querverlaufende Bauchmuskulatur und die Rückenstrecker.

Zur Stärkung der quer verlaufenden Bauchmuskulatur sind vor allem ganzkörperliche Rotationsbewegungen besonders gut geeignet. Eine sehr gute Kräftigungsübung kann daher aus der Rückenlage heraus begonnen werden.

Die Beine sind im Kniegelenk angewinkelt und schweben in der Luft. Nun wird der Oberkörper ebenfalls leicht angehoben, sodass die gesamte Bauchmuskulatur unter Spannung steht. Die Hände befinden sich vor der Brust.

Zur Einleitung der eigentlichen Übung werden die Beine und Arme nun in entgegengesetzte Richtungen rotiert. Um die Übung im Zeitverlauf zu erschweren, können kleine Hanteln oder ein Medizinball vor der Brust in den Händen gehalten werden. Um den Hebel weiter zu verstärken, können die Hanteln mit gestrecktem Arm seitlich am Körper gehalten werden. Die Bewegung erfolgt dann ähnlich wie beim Rudern.

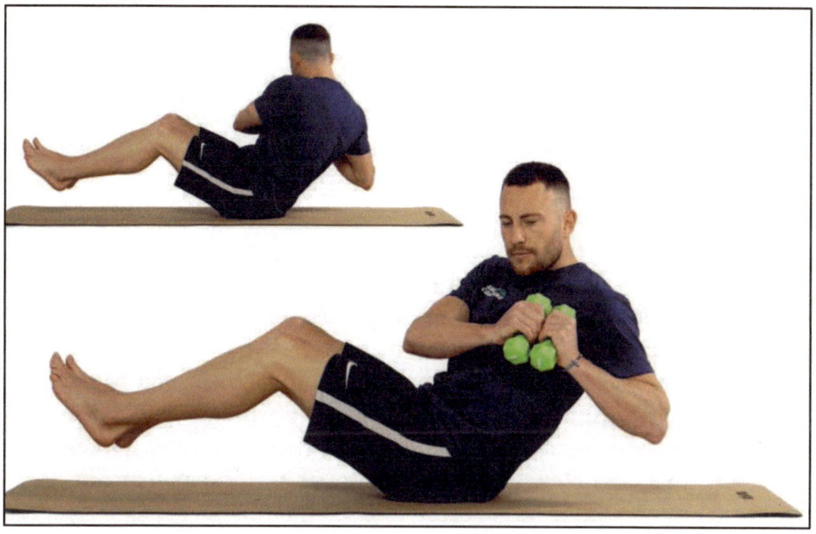

Videoanleitung

Abbildung 36: Rotation Bauchmuskeln

Des Weiteren eignen sich die diversen Formen des Plankings für eine gezielte Stärkung der gesamten Bauchmuskulatur. Denn hierbei handelt es sich je nach Variation um eine komplexe Übung, die auch den Rückenstrecker oder die Rautenmuskeln einbeziehen kann. Bei Verwendung solcher komplexen Übungen gestaltet sich das Stabilisationstraining besonders effizient, da mehrere relevante Muskeln in einem Durchgang gefördert werden. Der Fokus liegt deshalb auf den komplexen Übungen.

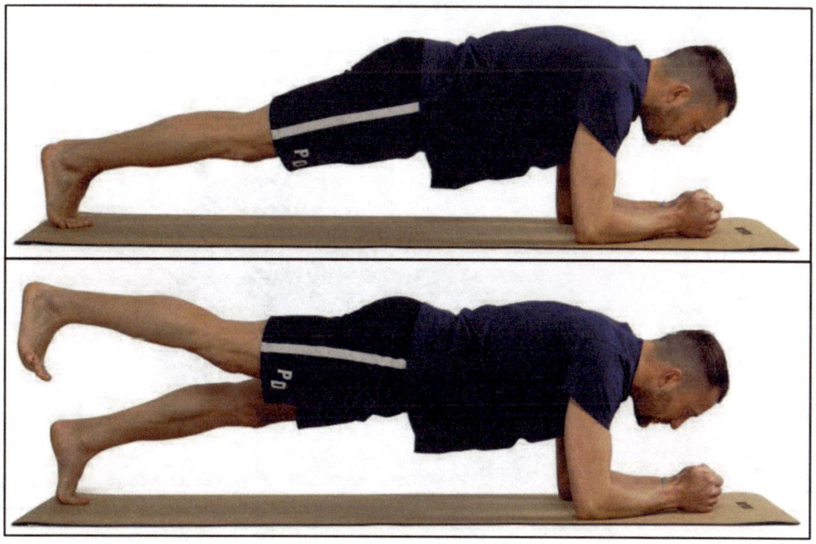

Videoanleitung

Abbildung 37: Planking Variationen

In der Grundvariante des geraden Unterarmstützes (Plank) werden die Unterarme etwa schulterbreit auf der Matte abgestützt. Der Ellenbogen ist im rechten Winkel gebeugt. Der Körper wird so weit angehoben, dass Kopf, Rumpf und Beine eine gerade Linie bilden. Der Kopf bleibt dabei stets in Verlängerung der Wirbelsäule. Die Körperspannung wird je Durchgang einige Sekunden gehalten, sodass eine konstante Spannung besteht. Ziel der Übung ist die fokussierte Stärkung der tiefen Bauchmuskulatur – möglichst ohne substituierende Kraft der oberflächlichen Bauchmuskeln.

Um auch bei dieser Übung die quer verlaufenden Bauchmuskeln einzubeziehen, wird in der Stützposition die sogenannte "draw-in" Bewegung ausgeführt, welche nachweislich zur langfristigen Reduktion von Rückenbeschwerden beiträgt.

Hierzu ziehst du den Bauch so weit wie möglich ein und hältst diese Position einige Sekunden. Die Atmung bleibt gleichmäßig. Die quer verlaufenden Bauchmuskeln erhöhen so den intraabdominalen Druck, was wiederum zu einer höheren Stabilität des unteren Rückens führt.

In einer weiteren Variation werden nun die Rückenstrecker zusätzlich einbezogen. Hierfür hebst du ein Bein vom Boden, wenn du dich bereits in der Stützposition befindest. Dadurch wird das Becken in eine freischwebende Position versetzt und der Rückenstrecker muss die waagerechte Position des Beckens gemeinsam mit der gegenüberliegenden Gesäßmuskulatur aufrechterhalten. Um die Belastung zu intensivieren, wird das Bein zusätzlich in gestreckter Haltung nach außen bewegt.

Zur Stärkung der seitlichen Bauchmuskeln dient der Seitstütz. Auch hier wird sich auf den Unterarm gestützt und der Ellenbogen ca. 90 Grad gebeugt. Diesmal jedoch aus einer seitlichen Position heraus.

Videoanleitung

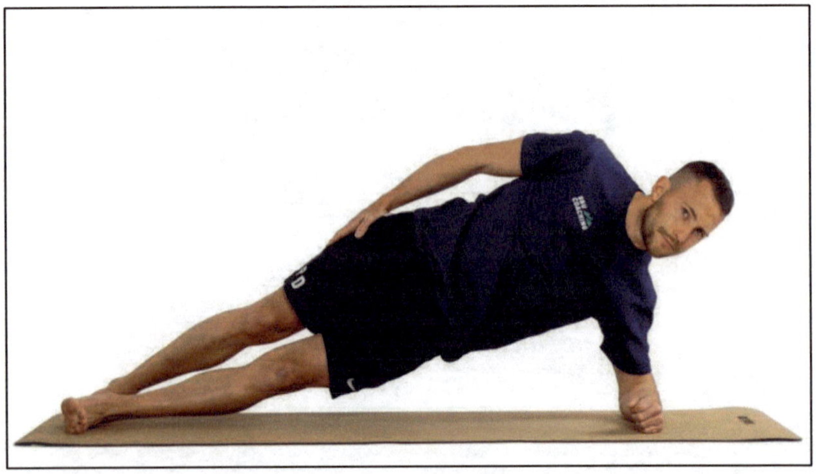

Abbildung 38: Seitstütz

Der Körper wird abgehoben, bis der Rumpf und die Beine eine gerade

Linie bilden. Diese Position kann nun entweder gehalten werden oder aber der Oberkörper wird alternierend leicht abgesenkt und wieder angehoben. Wichtig ist hierbei, dass der Oberkörper nie ganz abgelegt wird, um die Spannung aufrechtzuerhalten.

Grundsätzlich ist kein großes Bewegungsausmaß erforderlich, um die gewünschte Belastung zu erreichen. Vielmehr ist auf die saubere Ausführung und das Einhalten der geraden Bewegungsachse zu achten, sodass die Hüfte nicht nach hinten ausweicht.

Um die Belastung zu intensivieren und die querverlaufenden Bauchmuskeln gezielt einzubeziehen, wird der Oberkörper seitlich eingedreht. Den freien Arm bewegst du so, als ob du einen Gegenstand unter dem Körper hindurchreichen möchtest. Erschwerend wird eine leichte Kurzhantel genutzt.

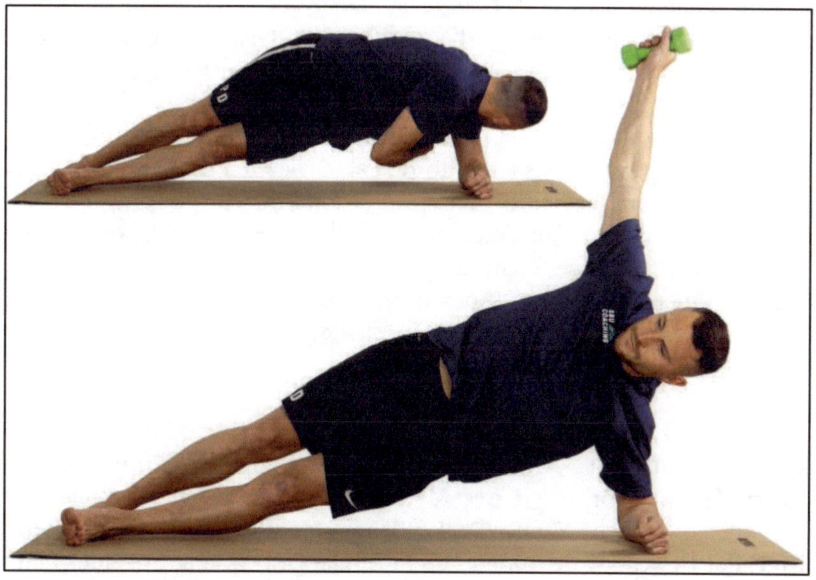

Abbildung 39: Seitstütz Variationen

Videoanleitung

Eine weitere gute Übung zur Kräftigung der Bauchmuskulatur ist der Reverse Crunch. Vor allem für Athleten:innen, die in der Vergangenheit ihre Bauchmuskulatur primär durch klassische Crunches trainiert haben, wird diese Übung einen starken neuen Trainingsreiz erzeugen. Hierbei wird vor allem die untere gerade Bauchmuskulatur belastet.

Ausgangsposition ist die Rückenlage auf der Matte. Die Hände sind hinter dem Kopf verschränkt, damit die Halswirbelsäule während der Übungsdurchführung zusätzlich stabilisiert und geschützt ist.

Nun werden die Knie und die Hüfte im rechten Winkel gebeugt, als ob die Beine auf einem Stuhl abgelegt werden. Aus dieser Position heraus rollst du das Becken in Richtung Brustkorb auf, als ob du eine Kerze machen würdest. Das Becken wird dabei nur durch die Kraft der Bauchmuskeln und nicht durch eine schwungvolle Bewegung angehoben.

Videoanleitung

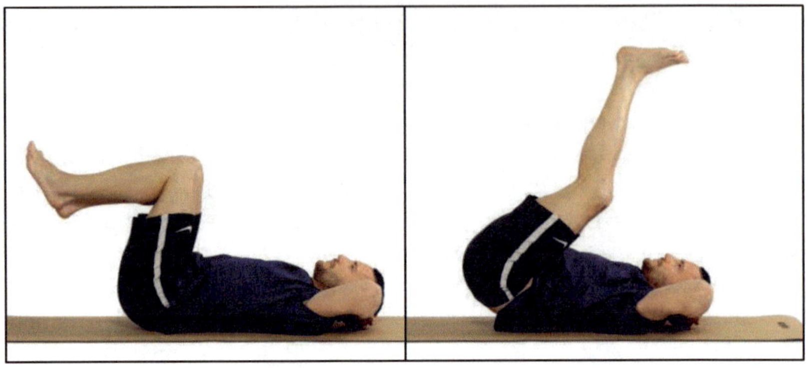

Abbildung 40: Reverse Crunch

Eine der wichtigsten Übungen des funktionellen Krafttrainings für Triathleten:innen stellt das Bridging dar. Denn auch hierbei handelt es sich um eine komplexe Übung, die gleich zwei typische Schwachstellen eliminiert. Primär dient das Bridging der Kräftigung des Rückenstreckers. Zugleich wird jedoch die Oberschenkelrückseite gestärkt.

Dies ist besonders relevant für alle Athleten:innen, die einen Großteil ihres Grundlagentrainings auf dem Rad absolvieren. Denn stundenlanges Radfahren führt zu einer überproportionalen Ausprägung des m. quadriceps auf der Vorderseite des Oberschenkels. Daher ist die Kräftigung der Rückseite zur Erhaltung des muskulären Gleichgewichts von enormer Bedeutung. Ansonsten entfernt sich die Position des Beckens – und somit das Kraftzentrum – langfristig von seiner physiologisch optimalen Lage.

Aus der Rückenlage heraus werden die Beine etwa hüftbreit auseinander aufgestellt. Die Arme liegen entweder seitlich am Körper oder du stellst die Ellenbogen auf der Matte auf, um zusätzliche Stabilität zu gewinnen. Nun hebst du das Becken langsam vom Boden ab, bis sich am Ende der Bewegung der Oberkörper und die Oberschenkel in einer Linie befinden.

Diese Position wird einige Sekunden gehalten und anschließend der Oberkörper wieder abgesenkt. Damit die Spannung erhalten bleibt, wird der Oberkörper jedoch nicht wieder ganz abgelegt.

In einer ersten Variation wird in der Endstellung ein Bein nach vorne ausgestreckt. Das Becken ist somit erneut freischwebend und muss durch die gegenüberliegende Gesäßmuskulatur und den Rückenstrecker in der Waage gehalten werden. Gleichzeitig verstärkt sich die Beanspruchung der Beinrückseite des Standbeins.

Um den Schwierigkeitsgrad weiter zu erhöhen, kann auch mit gestrecktem Bein der Oberkörper leicht abgesenkt und wieder angehoben werden. Während der gesamten Ausführung ist darauf zu achten, dass sich das Becken in einer absolut waagerechten Position befindet, damit der gewünschte Trainingseffekt eintritt.

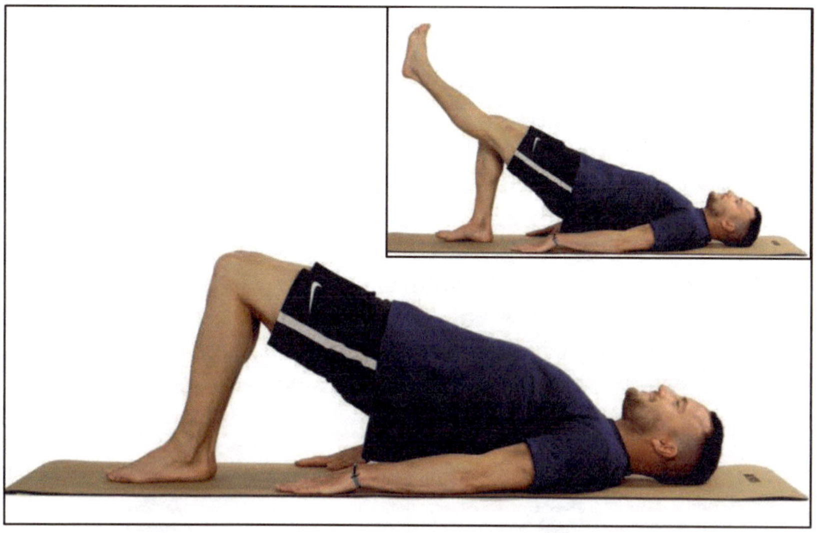

Abbildung 41: Bridging Variationen

Videoanleitung

Ein starker unterer Rücken kann ebenfalls gut mit der sogenannten Superman Übung erreicht werden. Um den Trainingsreiz variabel zu halten, können die isometrische und konzentrische Ausführung dieser Übung regelmäßig abgewechselt werden.

Die Ausgangsposition ist die Bauchlage. Die Arme sind dabei nach vorne ausgestreckt. Nun wird der Oberkörper leicht von der Matte abgehoben. Der Kopf bleibt in Verlängerung der Wirbelsäule.

Alternativ können ein Bein und der gegenüberliegende Arm angehoben werden. Dadurch werden der linke und rechte Teil des Rückenstreckers separat trainiert.

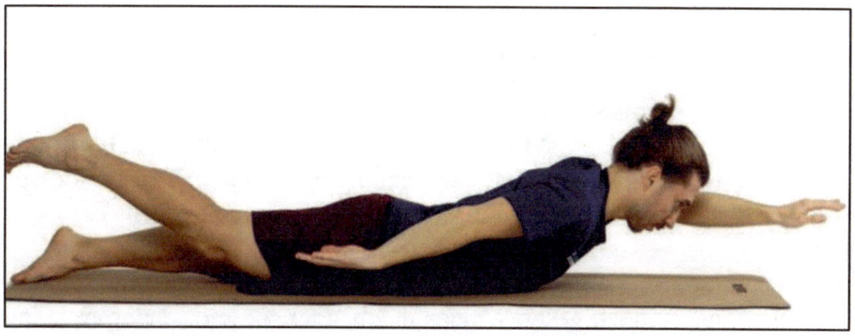

Abbildung 42: Superman

Videoanleitung

Wer gerne mit Gewichten trainiert, kann den Rückenstrecker mit vorgebeugtem Rudern gezielt stärken. Die gleiche Übung ist alternativ mit einem Band möglich, wenn keine Hanteln parat liegen.

Die Ausgangsposition ist die Grundhaltung für nahezu alle Übungen mit Freihanteln. Die Beine sind in den Knien etwas gebeugt und ca.

schulterbreit aufgestellt. Das Gesäß ist leicht nach hinten gestreckt und der Rücken gerade. Der Kopf befindet sich in Verlängerung der Wirbelsäule. So ist selbst beim Trainieren mit schweren Gewichten stets der Schutz der Bandscheiben gewährleistet.

Um mit dieser Übung gezielt den Rückenstrecker zu stärken, wird der Oberkörper nun weiter nach vorne gebeugt. Die Hanteln werden im Obergriff gehalten und entlang der Oberschenkelvorderseiten zum Körper gezogen.

Damit zusätzlich die Rautenmuskeln einbezogen werden, können in der Endstellung ganz bewusst die Schulterblätter zusammengeführt werden. Hierbei ist es hilfreich sich vorzustellen, dass du zum Beispiel einen Stift zwischen den Schulterblättern einklemmen möchtest.

Videoanleitung

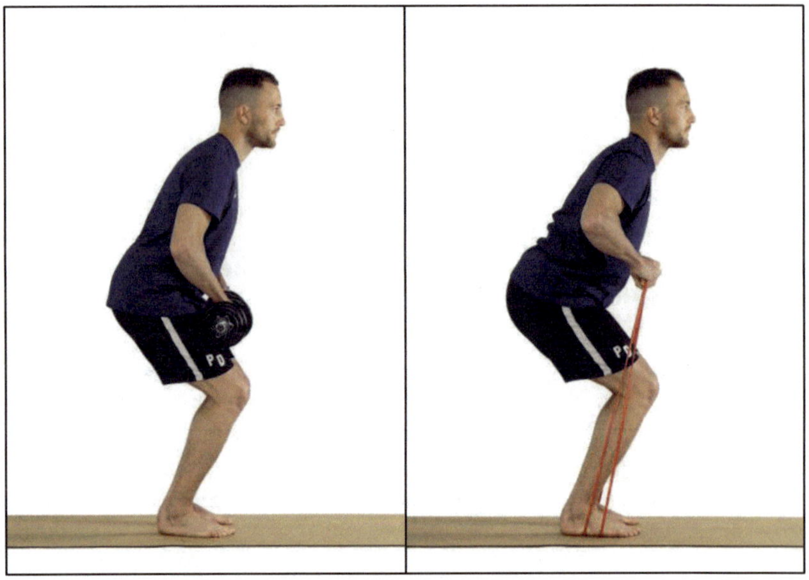

Abbildung 43: Rudern – vorgebeugt (mit Hantel und mit Band)

Workout-Playlist

Bei den hier vorgestellten Übungen handelt es sich natürlich lediglich um eine sehr kleine Auswahl an Möglichkeiten zur Stärkung des Rumpfes. Entscheidend ist vor allem, dass das Training Spaß macht. Denn nur dann wird es langfristig durchgeführt und kann zu nachhaltigen Erfolgen führen.

Ein oft unterschätztes Kriterium ist dabei das Trainingsgerät. Einige Athleten:innen nutzen gerne Widerstandsbänder, andere wiederum Hanteln oder doch lieber Kettlebells oder ausschließlich das eigene Körpergewicht. Hier gilt es für sich selbst auszuprobieren, welche Varianten den meisten Spaß bringen.

Neben den hier vorgestellten Übungen finden sich auf dem YouTube Kanal von SBU Coaching zahlreiche weitere Trainingsvorschläge, um die gleichen Ziele zu erreichen. Der Link am Seitenrand führt direkt zu einer Playlist mit zahlreichen Übungsvorschlägen zur Inspiration. Alle sind bequem zu Hause durchführbar und als Trainingshilfsmittel werden maximal Widerstandsbänder, Kurzhanteln oder Kettlebells genutzt.

BECKEN | HÜFTE | GESÄß

Sind die akuten Verspannungen entlang der Wirbelsäule beseitigt, reduziert sich gleichermaßen die Aktivität des Sympathikus. Das allgemeine Stresslevel sinkt. Weitere Triggerpunkte und Verspannungen in anderen Körperregionen lassen sich folglich leichter lösen.

Wir widmen uns nun also intensiver den triathlonspezifischen Problemzonen. Da das Becken und die Hüfte das eigentliche Kraftzentrum für die Rotationsbewegung auf dem Rad darstellen, beim Laufen maßgeblich den Vortrieb erzeugen und beim Schwimmen die Wasserlage bestimmen, wird hiermit begonnen.

Bewegungseinschränkungen in diesem Bereich beeinträchtigen den gesamten Körper. Der optimale Energietransfer zwischen den Körpersegmenten wird verhindert. Darunter leiden die Effizienz und somit auch die Leistung. Darüber hinaus wird die Koordination in Mitleidenschaft gezogen, weshalb Bewegungsabläufe nicht flüssig erfolgen. Nur wenn die Funktionsfähigkeit aller Gelenke am Becken gewährleistet ist, besteht die volle Integrität des Übergangs von der Wirbelsäule zum Becken. In diesem Fall sind der Rumpf und die Beine derart miteinander verbunden, dass die vollumfängliche Kraftübertragung stattfindet und du maximalen Vortrieb generieren kannst. Gleichzeitig verbessert eine gesunde Position des Beckens die allgemeine Körperhaltung und Gesundheit, was wiederum Trainingsausfälle reduziert.

Die Position des Beckens kann sich durch disproportionale Zugkräfte in allen räumlichen Ebenen verändern, sofern muskuläre Dysbalancen oder akute Verspannungen vorherrschen.

Zum einen kann dies zu einer übermäßigen Streckung oder Beugung des Beckens führen. Es ergibt sich ein Schiefstand in der Saggitalebene. Zum anderen können das linke und rechte Hüftgelenk dadurch unterschiedlich viel Spiel im Gelenkraum aufweisen. Es entwickelt sich eine Beinlängendifferenz, obwohl beide Beine anatomisch gesehen gleich lang sind. Dies macht sich in der Frontalebene bemerkbar. Zu guter Letzt können diese Effekte kombiniert auftreten, sodass Scherkräfte und Verwringungen entstehen, welche in der Transversalebene ersichtlich sind.

MERKE!

Sind die am Becken ansetzenden Muskeln verspannt, kann sich im Laufe der Zeit ein Beckenschiefstand entwickeln. Ebenso verändern sich die Gelenkräume der Hüfte, weshalb eine unechte Beinlängendifferenz entstehen kann.

MERKE!

Typische Auslöser eines Beckenschiefstands sind:

⇒ Verspannungen in den Hüftbeugern sowie dem unteren Rücken in Kombination mit einer abgeschwächten Muskulatur des Bauchs und Gesäßes (saggital)
⇒ Ungleiche Beweglichkeit in den Hüftgelenken (frontal)
⇒ Einseitige Verspannungen in den Adduktoren oder Gesäßmuskeln (transversal)

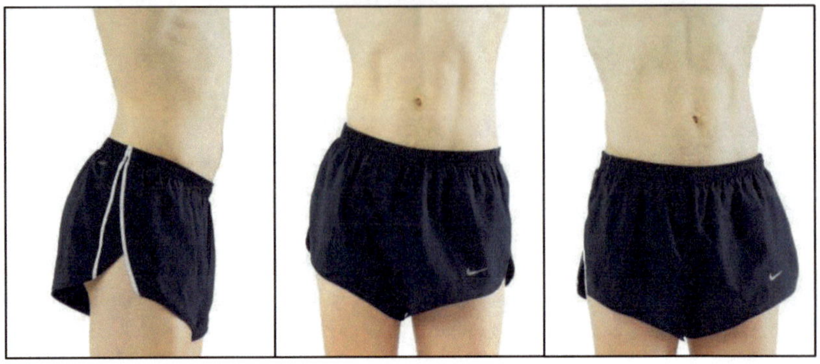

Abbildung 44: Beckenschiefstand in der Saggital-, Frontal-, Transversalebene

Grundsätzlich wird empfohlen Beinlängendifferenzen von mehr als drei Millimetern auszugleichen – und zwar unabhängig davon, ob es sich um echte, also anatomische Beinlängendifferenzen oder erworbene handelt.

Ansonsten ist das Kreuzbein nicht in einer waagerechten Position. Demzufolge sind angrenzende Muskeln permanent belastet, da sie bestrebt sind die Kreuzbeinbasis in eine bessere Ausgangsstellung zu bringen. Diese Muskeln entlang der kinetischen Kette sind also dauerhaft aktiviert, weshalb im Laufe der Zeit Verspannungen entstehen. Erneut handelt es sich um außen liegende Muskeln, die auf Grund ihrer Lage nicht für stabilisierende Funktionen, sondern vielmehr für die Mobilisierung, vorgesehen sind.

Am kürzeren Bein tritt häufig eine Supinationsstellung am Fuß auf. Erkennbar ist dies zumeist an der Außenseite der Fußsohle. Ist diese an einer Seite deutlich schneller abgelaufen, handelt es sich vermutlich um das kürzere Bein.

Des Weiteren wird in der Regel das kürzere Bein in der Entspannungshaltung vermehrt genutzt. Neigst du beim Warten dazu, dein Gewicht auf ein Bein zu verlagern und dieses dabei vollständig zu strecken, ist dies tendenziell das kürzere Bein.

Sofern die Beinlängendifferenz nicht anatomischer Natur ist, führen die in diesem Buch dargestellten Übungen im Laufe der Zeit zu einer Annäherung. Indem akute Verspannungen gelöst und die Rotationsfähigkeit der Hüftgelenke wiederhergestellt werden, gleichen sich die Gelenkräume einander an. Das Becken – und somit das Kraftzentrum – erreicht die optimale Ausgangsposition für die kraftvolle Erzeugung von Vortrieb.

Normalerweise sorgen vor allem passive Kräfte für das Gleichgewicht des Körpers und wirken so der Schwerkraft entgegen. Das Skelett, die Gelenke und Bänder sind dergestalt konzipiert, dass eine Art Verriegelung in der aufrechten Position stattfindet, wodurch das Körpergleichgewicht bei einem Minimum an muskulärer Aktivität erreicht wird.

Bei einem Beckenschiefstand, einer Beinlängendifferenz oder ähnlichem wird dieser Mechanismus jedoch außer Kraft gesetzt. Es kommt zur Überlastung einzelner Muskeln, da sie dauerhaft stabilisierend aktiv sind. Deshalb ist es wiedermals von übergeordneter Bedeutung mit der Beseitigung von Triggerpunkten und muskulären Dysbalancen zu beginnen, bevor im nächsten Schritt eine funktionelle Kräftigung erfolgen kann.

Nachfolgend sind die häufigsten Triggerpunkte im Bereich des Kraftzentrums dargestellt. Viele dieser Muskeln haben Doppelfunktionen, da sie beispielsweise sowohl das Hüft- als auch das Kniegelenk betreffen.

Somit sind sie an der Erzeugung von Vortrieb und zugleich an der Übertragung von Energie zwischen verschiedenen Körpersegmenten beteiligt. In diesem Kapitel steht der Energietransfer im Vordergrund. Daher sind nicht alle am Becken ansetzenden Muskeln an dieser Stelle enthalten. Die übrigen – etwa die Adduktoren – finden sich im darauffolgenden Kapitel zu den Triggerpunkten entlang der Beine.

Hüftbeuger

Akute Verspannungen und Triggerpunkte an den Hüftbeugern sind ein weit verbreitetes Phänomen. Denn insbesondere die primär sitzende Tätigkeit der modernen Arbeitswelt erhöht diese Gefahr. Werden zusätzlich noch endlose Stunden im Sattel verbracht, ist die Entwicklung von Beschwerden nahezu vorprogrammiert. Aber auch das Schwimmen und das Laufen belasten die Hüftbeuger. Im Wasser sind diese maßgeblich für den Beinschlag verantwortlich. Beim Laufen sorgen sie zu Beginn der Schwungphase erheblich für den gewünschten Vortrieb und sind hoch relevant für den effizienten Energietransfer.

MERKE!

Die Hüftbeuger sind in allen drei Sportarten an der Erzeugung von Vortrieb beteiligt. Triggerpunkte mindern die Leistung und sorgen für Effizienzeinbußen.

Akute Verspannungen und Triggerpunkte in den Hüftbeugern mindern deine Leistung daher enorm, da weniger Vortrieb generiert werden kann. Hinzu kommt, dass beim Schwimmen deine Wasserlage leidet. Die verspannten Hüftbeuger lassen das Becken absacken, wodurch zusätzlich die Belastung des unteren Rückens zunimmt. Ebenso verliert der Laufstil an Effizienz, da weniger Energie zwischen den Körpersegmenten transferiert werden kann.

Konkret sind der Lenden-Darmbein Muskel und der gerade Schenkelmuskel entscheidend.

Der Lenden-Darmbein Muskel beeinflusst auf Grund seines Verlaufs über mehrere Gelenke die Position von Hüfte, Becken und Lendenwirbelsäule. Die Ausrichtung des Beckens und der Wirbelsäule wird dabei sowohl in der Frontal- als auch in der Saggitalebene von ihm beeinflusst. Nur bei voller Funktionsfähigkeit kann er die angesprochenen Körpersegmente aufeinander abstimmen.

MERKE!

Der Lenden-Darmbein Muskel beeinflusst die Ausrichtung von Hüfte, Becken und Wirbelsäule zueinander. Er spielt daher eine entscheidende Rolle bei Schmerzen im unteren Rücken und weist häufig primäre Triggerpunkte auf.

Es handelt sich folglich um einen der essenziellsten Muskeln für die Körperstabilität, welcher häufig primäre Triggerpunkte aufweist. Darüber hinaus gleiten unter anderem die Nieren direkt auf dem Muskel. Eine muskuläre Beeinträchtigung kann sich demnach ebenso auf die Funktionsfähigkeit der angrenzenden Organe auswirken.

Bei akuten Verspannungen und Triggerpunkten im Lenden-Darmbeinmuskel entstehen Schmerzen vor allem beim Aufstehen nach einer Phase des langen Sitzens. Primär tritt der Schmerz in der Leistengegend oder dem unteren Rücken auf. Zuweilen kann es jedoch zur Schmerzausstrahlung bis hinab zum Knie kommen.

Die permanente Verspannung dieses wichtigen Hüftbeugers verhindert, dass die Hüfte vollständig gestreckt werden kann. Außerdem mangelt es in der Folge an Stabilität entlang der Lendenwirbelsäule.

Viele werden in diesem Zusammenhang das sogenannte "Schnapp-Phänomen" kennen. Werden aus der Rückenlage heraus die Beine angehoben oder wird im Stand der Oberschenkel angezogen, entsteht ein unangenehmes Geräusch und es ist deutlich spürbar, wie eine Sehne über den Knochen "schnappt". Um Beschwerden in diesem Bereich vorzubeugen, gilt es daher, bereits das funktionelle Krafttraining der Bauchmuskeln entsprechend anzupassen. Die im vorherigen Kapitel vorgestellten Übungen mit Rotationskomponente belasten die Hüftbeuger deutlich weniger stark, als es zum Beispiel klassische Crunches tun.

MERKE!

Die Aeroposition erfordert bewegliche Hüftbeuger.

Weiterhin sind Besonderheiten des Fahrstils auf dem Rad zu beachten. Unter anderem beeinflusst die Sitzposition die Erfordernisse an die Hüftbeuger. Eine besonders aerodynamische Haltung mit flachem Oberkörper sorgt für eine zunehmende Streckung der Hüfte. Dadurch vergrößert sich der Bewegungsradius der Hüftbeuger, welche entsprechend ausreichend flexibel sein müssen.

MERKE!

Je höher die Laufgeschwindigkeit, desto mehr Vortrieb wird am Becken erzeugt.

Beim Laufen wirkt sich vor allem die Geschwindigkeit auf die Aktivität und somit Belastung der Hüftbeuger aus. Je höher das Tempo, desto mehr tragen die Hüftbeugung und -streckung zur Erzeugung von Vortrieb bei. Eine höhere Laufgeschwindigkeit geht daher mit einem höheren Risiko eines überlasteten Lenden-Darmbein Muskels einher.

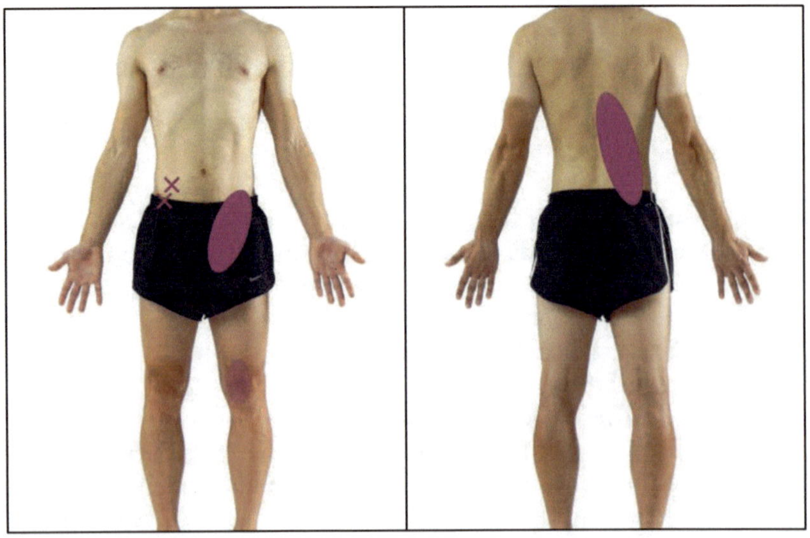

Abbildung 45: Triggerpunkte im Lenden-Darmbein Muskel und Referred Pain Gebiet

Sollen Verspannungen nachhaltig gelöst werden, ist es besonders wichtig, die primären Triggerpunkte zu beseitigen. Denn diese stellen den Ursprung der Verhärtungen dar und führen sodann entlang der kinetischen Kette zu Folgeproblemen.

Im Falle von verspannten Hüftbeugern ist der quadratische Lendenmuskel ein besonders häufiger primärer Triggerpunkt. Treten Schmerzen in den zuvor abgebildeten Regionen auf, lohnt sich daher stets die gleichzeitige Bearbeitung des quadratischen Lendenmuskels.

MERKE!

Triggerpunkte im quadratischen Lendenmuskel sorgen häufig für Folgeprobleme in den Hüftbeugern.

Bevor aufgezeigt wird, wie der Lendendarmbeinmuskel konkret getriggert werden kann, lohnt sich eine kleine Warnung vorab. Es handelt sich um einen Muskel, der oftmals bei Dehnungsübungen vernachlässigt wird und daher in der Regel enorme Verspannungen aufweist. Im Umkehrschluss ist die Akupressur in diesem Bereich typischerweise durchaus schmerzhaft.

Folglich sollte die Dauer des Triggerns am besten schrittweise gesteigert werden, um die eigene Schmerztoleranz nicht über Gebühr zu belasten. Des Weiteren wird anschließend die Behandlung der Sehne des geraden Schenkelmuskels vorgestellt. Diese ist weniger intensiv und stellt somit eine gute Alternative dar. Ebenso kann es hilfreich sein, vor der erstmaligen Akupressur im Bereich der Hüftbeuger einige Male die hier vorgestellten Dehnungsübungen zu absolvieren.

Den Lenden-Darmbein Muskel triggerst du aus der Bauchlage heraus. Da das Gebiet relativ klein und tiefliegend ist, bietet sich ein Triggerpointer mit kleinem Kopf an.

Grundsätzlich können beide Körperseiten gleichzeitig getriggert werden. Auf Grund der hohen Intensität ist davon allerdings abzuraten.

Wer im Zeitverlauf den Effekt verstärken möchte, kann hierzu das Bein auf der zu triggernden Seite im Knie anwinkeln. Aus dieser Position heraus erfolgt ebenso die Mobilisierung. Das angewinkelte Bein wird hierzu entweder abwechselnd leicht gebeugt und gestreckt oder es werden kleine Kreisbewegungen durchgeführt.

◆

⇒ **Intensivierung durch Anwinkeln der Beine**

⇒ **Mobilisierung durch leichte Beinbewegungen**

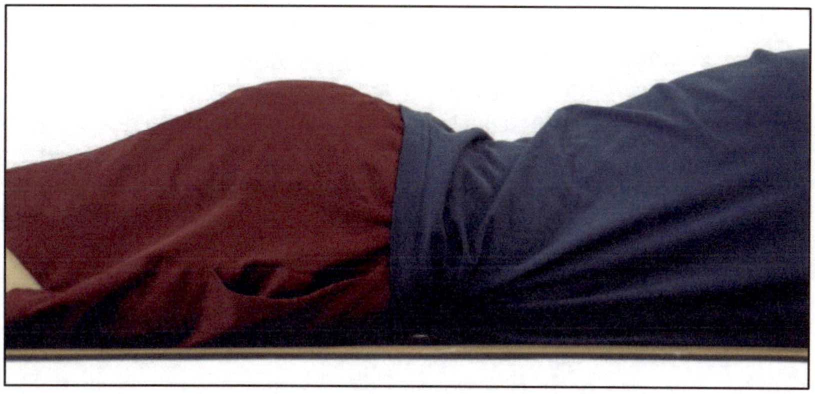

Abbildung 46: Triggern des Lenden-Darmbein Muskels

◆

⇒ **Intensivierung durch Anwinkeln der Beine**

⇒ **Mobilisierung durch leichte Beinbewegungen**

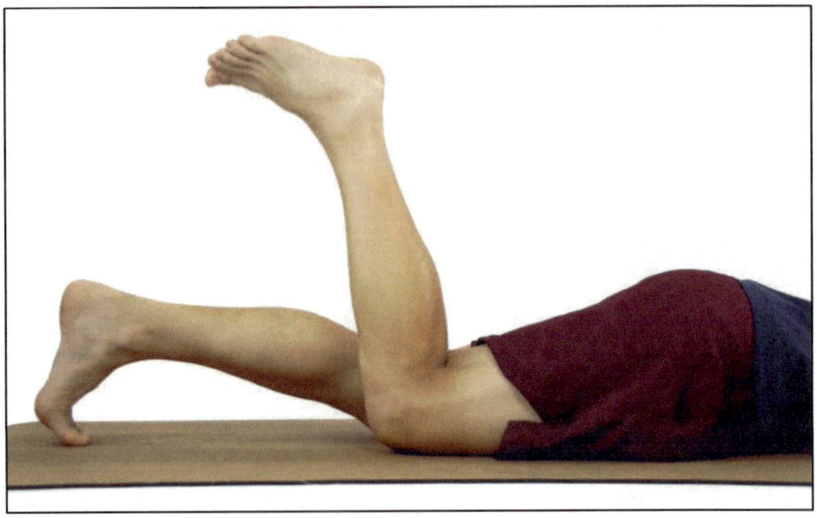

Abbildung 47: Triggern des Lenden-Darmbein Muskels intensiviert

In gewohnter Manier schließt sich an die punktuell wirkende Akupressur die flächig wirkende Dehnung an. Wie eingangs erwähnt, kann es jedoch im Bereich der Hüftbeuger sinnvoll sein, die nachfolgend erläuterten Dehnungstechniken bereits vor dem erstmaligen Triggern einige Tage lang zu absolvieren. Die eigene Schmerztoleranz wird dann vor eine deutlich kleinere Herausforderung gestellt.

Zur Dehnung der Hüftbeuger gilt es, eine möglichst große Streckung der Hüfte zu erzeugen. Besonders gut geeignet ist hierfür der sogenannte "Couch-Stretch". Wie der Name bereits vermuten lässt, wird als Hilfsmittel eine Couch, ein Hocker oder eine ähnliche Ablagefläche benötigt. Und in der Tat ist die Couch der perfekte Ort, um diese Dehnungsübung regelmäßig durchzuführen. Dort fällt es leichter, sich während der Dehnung abzulenken und die Spannung somit für einen längeren Zeitraum aufrechtzuerhalten.

Die Übung findet in einer halb knienden Position statt. Das vordere Bein ist im Kniegelenk im rechten Winkel gebeugt und der Fuß steht sicher auf. Das hintere Bein wird so weit wie möglich gebeugt. Die Ferse wird also bis an das Gesäß herangeführt. Nun gilt es das Knie des hinteren Beins so nah wie möglich an der Sitzkante der Couch zu positionieren.

Damit die Übung angenehmer ist, wird am besten ein Kissen oder doppelt gefaltetes Handtuch untergelegt. Ansonsten kann das Abstellen des Knies auf dem Untergrund unnötige Schmerzen verursachen.

Die Dehnungsspannung wird nun erzeugt, indem du die Hüfte bewusst streckst. Dabei ist es wichtig, dass der Rücken aufrecht bleibt. Das hintere Schienbein befindet sich während der gesamten Ausführung im direkten Kontakt mit der Couch. Ebenso wird die Beugung aufrechterhalten. Die Ferse berührt durchgehend das Gesäß.

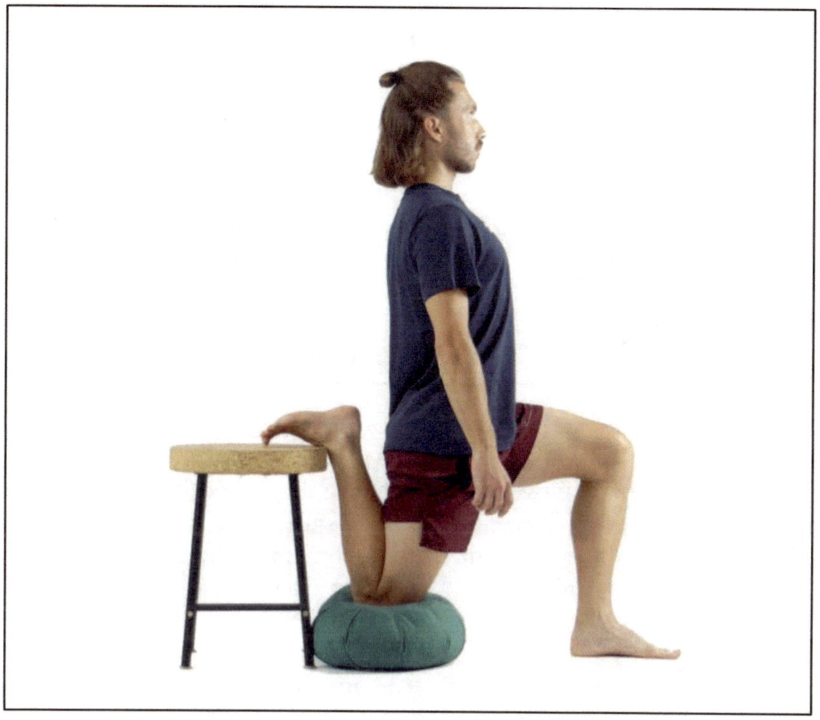

Abbildung 48: Dehnung Lenden-Darmbein Muskel – Couch-Stretch

Videoanleitung

Besteht keine Möglichkeit das hintere Bein abzulegen, kann die Dehnung auch ohne Hilfsmittel erfolgen. In diesem Fall wird das zu dehnende Bein möglichst weit nach hinten ausgestreckt. Der Aufbau der korrekten Dehnungsspannung ist allerdings etwas schwieriger. Entscheidend ist die gerade Positionierung des Beckens. Die Spannung wird erneut aufgebaut, indem das Becken bewusst gestreckt wird.

Sowohl beim Couch-Stretch als auch bei der Dehnung des Lenden-Darmbein Muskels ohne Hilfsmittel kann sehr gut eine leichte Distraktion integriert werden. Dadurch wird vor allem die Gelenkkapsel der Hüfte vermehrt in die Dehnung einbezogen, sodass der Bewegungsradius des Gelenks im Laufe der Zeit zunimmt.

Hierzu wird ein Widerstandsband an einem fixen Gegenstand etwa auf Kniehöhe befestigt. Das freie Ende des Bands wird um den Oberschenkel des hinteren Beins gelegt. Es befindet sich soweit oben wie möglich und damit möglichst nahe am zu dehnenden Hüftgelenk.

Durch das Widerstandsband intensiviert sich die Dehnung, da durch die zusätzliche Zugwirkung eine externe Kraft ergänzt wird. Durch unterschiedliche Positionierungen des Bandes, kann der Impuls von außen in verschiedene Richtungen auf das Hüftgelenk einwirken.

Insbesondere der Zug nach außen und vorne sind in diesem Kontext relevant, um den Bewegungsumfang in der Hüfte durch die leichte Distraktion zu erhöhen.

Videoanleitung

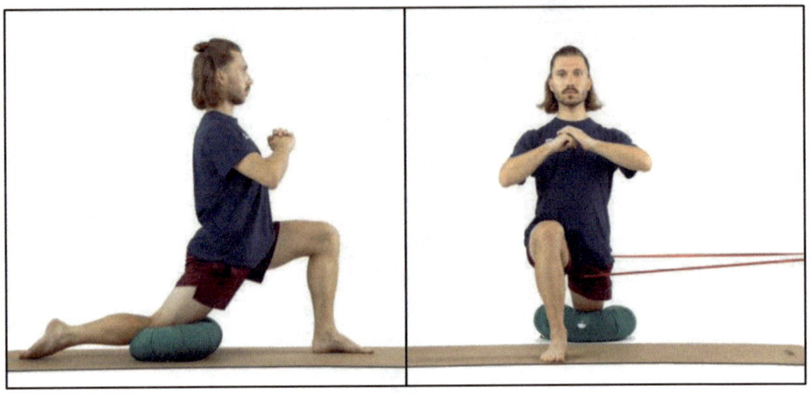

Abbildung 49: Dehnung Lenden-Darmbein Muskel – inklusive Distraktion

Des Weiteren verantwortet der gerade Schenkelmuskel die Beugung der Hüfte. Dieser ist Bestandteil des m. quadriceps, welcher aus vier Muskeln besteht, die in eine gemeinsame Sehne am Kniegelenk übergehen. Der gerade Schenkelmuskel ist jedoch der einzige von ihnen, der eine Doppelfunktion erfüllt. Er ist sowohl an der Streckung des Knies als auch der Beugung der Hüfte beteiligt.

Entsprechend wird er nachfolgend in seiner Rolle als Hüftbeuger betrachtet. Weitere Ausführungen finden sich bei den Beschreibungen der Triggerpunkte der Vorderseite des Oberschenkels im nächsten Kapitel.

MERKE!

Der primäre Triggerpunkt bei Verspannungen im geraden Schenkelmuskel befindet sich häufig am Lenden-Darmbein Muskel.

Analog zum Lenden-Darmbein Muskel wird auch dieser Hüftbeuger vor allem auf dem Rad und beim Laufen stark belastet.

Der gerade Schenkelmuskel, als Bestandteil des m. quadriceps, erzeugt maßgeblich den Vortrieb beim Radfahren. Hinsichtlich potentieller Auswirkungen des Fahrstils und der Sitzposition kann festgehalten werden, dass vor allem der Wiegetritt eine besondere Herausforderung für den geraden Schenkelmuskel darstellt. In diesem Fall weist er eine höhere Aktivität auf und ist zugleich über einen längeren Zeitraum aktiv.

Beim Laufen ist er zu Beginn der Schwungphase in seiner Funktion als Hüftbeuger die treibende Kraft. Es handelt sich um einen essenziellen Muskel für den Energietransfer, sodass akute Verspannungen und Triggerpunkte in diesem Bereich die Effizienz des Laufstils stark beeinträchtigen. Im Wasser unterstützt er den Beinschlag.

Zusätzlich trifft das bereits zum Lenden-Darmbein Muskel Gesagte zu. Das dauerhafte Sitzen fördert die Entwicklung von akuten Verspannungen ebenfalls.

Für die Akupressur bietet es sich an, die Sehne des geraden Schenkelmuskels ins Visier zu nehmen. Diese kann sehr gut selbst ertastet werden. Hierzu einfach zwei Finger am Übergang von Oberschenkel zu Hüfte leicht hin und her bewegen. So kann schnell ausgemacht werden, wo genau die Sehne verläuft. Die ungefähre Position gibt nachfolgende Abbildung wieder.

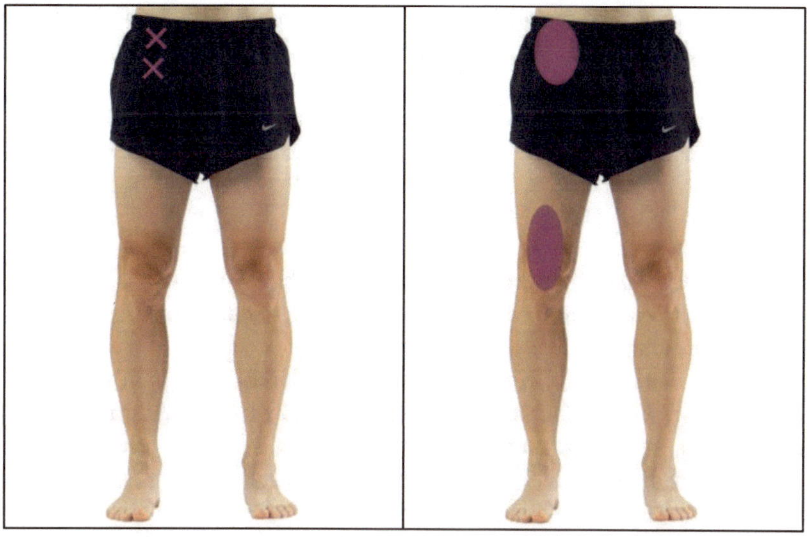

Abbildung 50: Triggerpunkte im geraden Schenkelmuskel und Referred Pain Gebiet

Das Triggern der Sehne des geraden Schenkelmuskels erfolgt nun analog zum Lenden-Darmbein Muskel. Der Triggerpointer wird lediglich etwas weiter unten platziert.

◆

⇒ **Intensivierung durch Anwinkeln der Beine**

⇒ **Mobilisierung durch leichte Beugung und Streckung des Beins**

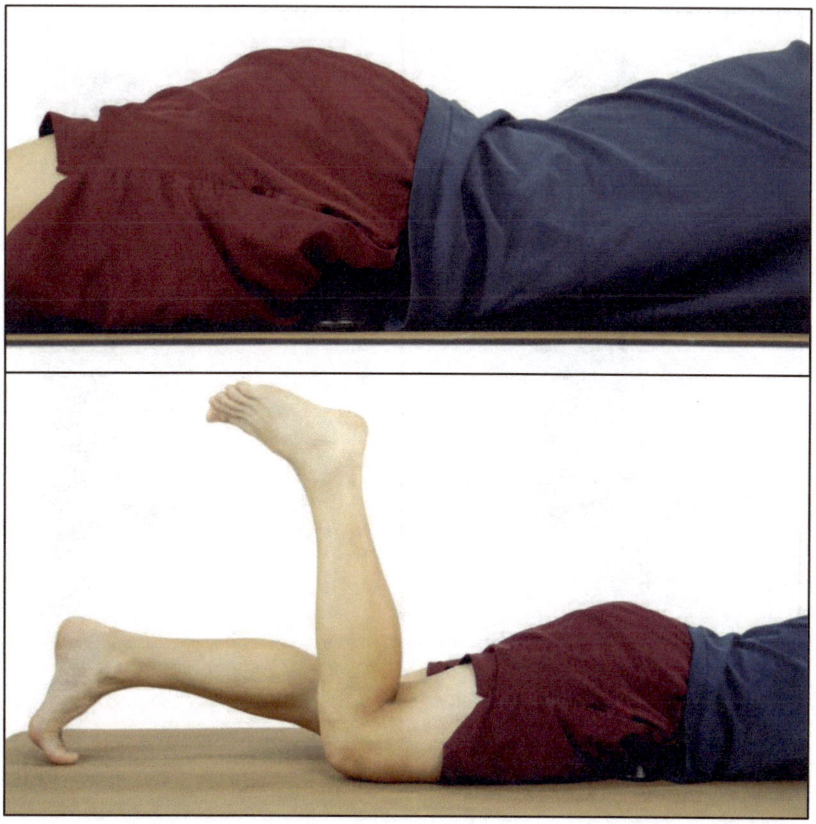

Abbildung 51: Triggern des geraden Schenkelmuskels

Zur Intensivierung wird das Bein angewinkelt. Um Scherkräfte zu erzeugen und dadurch noch tiefer in das Gewebe vordringen zu können, wird das angewinkelte Bein leicht gebeugt und gestreckt.

Da auch dieser Bereich verhältnismäßig schmerzhaft in der Behandlung ist, sollte sich nach und nach an die Belastung herangetastet werden. Aus dem gleichen Grund ist von einer beidseitigen Anwendung der Akupressur eher abzuraten.

Eine Dehnungsübung für den geraden Schenkelmuskel wird nahezu allen noch aus der Schulzeit bekannt sein. Obgleich diese häufig fehlerhaft und damit nicht zielführend angewendet wird.

Hierzu wird im Einbeinstand das zu dehnende Bein am Knöchel umfasst und der Unterschenkel in Richtung Gesäß gezogen. Alternativ kann die Übung in der Seitlage durchgeführt werden. Dies erleichtert die Konzentration auf die Übungsdurchführung, da nicht zusätzlich das Gleichgewicht gehalten werden muss.

Bei beiden Varianten ist jedoch darauf zu achten, dass die Spannung nicht durch ein möglichst weites Heranziehen des Unterschenkels an das Gesäß aufgebaut wird. Vielmehr baust du die Dehnung durch eine Streckung des Beckens nach vorne auf. Denn nur so wird tatsächlich im Hüftbeuger Spannung erzeugt und die auf das Becken und die Hüftgelenke wirkenden Kräfte können reduziert werden.

Videoanleitung

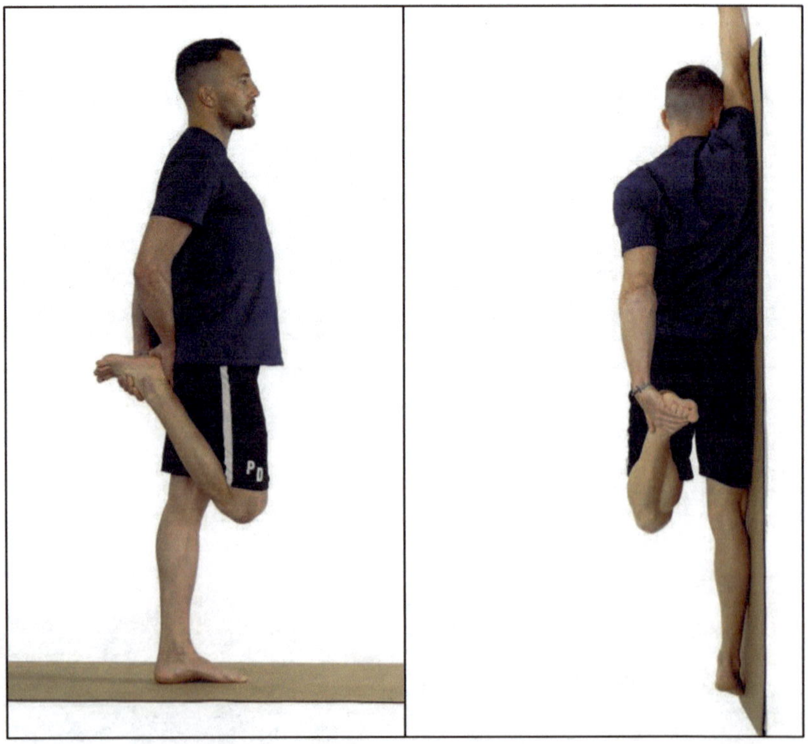

Abbildung 52: Dehnung gerader Schenkelmuskel – stehend und liegend

Hüftstrecker

Auf der Körperrückseite setzen die Hüftstrecker an. Gemeinsam mit den Hüftbeugern verantworten die Hüftstrecker den Beinschlag beim Schwimmen. Auf dem Rad erzeugen sie Vortrieb und bringen die Kurbel in der Regenerationsphase zurück in die Ausgangsstellung. Beim Laufen erzeugen die Hüftstrecker in der ersten Hälfte der Standphase und der zweiten Hälfte der Schwungphase den gewünschten Vortrieb.

Vornehmlich handelt es sich um den großen Gesäßmuskel sowie den zweiköpfigen Schenkelbeuger auf der Oberschenkelrückseite.

Die Muskulatur der Rückseite der Oberschenkel ist an dieser Stelle lediglich angerissen. Weiterführende Details finden sich – ähnlich wie bei den Hüftbeugern auf der Oberschenkelvorderseite – im nächsten Kapitel zu den Muskeln der Beine.

MERKE!

Die Hüftstrecker sind in allen drei Sportarten an der Erzeugung von Vortrieb beteiligt. Triggerpunkte mindern die Leistung und sorgen für Effizienzeinbußen.

Der große Gesäßmuskel ist ein äußerst starker Hüftstrecker. Zugleich strahlen mehr als 80 % seiner Muskelfasern in die Beinfaszie ein. Ebenso ist er über das fasziale Netz unmittelbar mit der Rückenfaszie verknüpft.

Akute Verspannungen und Triggerpunkte im großen Gesäßmuskel können folglich zu weitreichenden Funktionsstörungen entlang der kinetischen Kette führen. Denn er fungiert als Bindeglied zwischen dem Rumpf und den Beinen. Er übernimmt eine wichtige Rolle sowohl für den optimalen Energietransfer als auch die Bewegungskoordination.

Sind dort Triggerpunkte vorhanden, erhöht sich die Spannung entlang der gesamten Beinfaszie. Die Funktionsweise der einzelnen Muskeln des Beins kann somit beeinträchtigt werden. Dies betrifft die Adduktoren, die Oberschenkelrückseite und den m. quadriceps.

Insbesondere das Verhältnis der Anspannung des zur Mitte gelegenen breiten Muskels und des äußeren breiten Muskels – also dem innersten und äußersten Muskel des m. quadriceps – wird aus dem Gleichgewicht gebracht. Diese beiden Muskeln sind hauptverantwortlich für die Erzeugung von Vortrieb auf dem Rad. An dieser Stelle kommt es daher zwangsweise zu Leistungseinbußen.

Ermüdet der große Gesäßmuskel auf Grund von akuten Verspannungen vorzeitig, fällt weiterhin ein essenzieller Hüftstrecker zur Erzeugung von Vortrieb beim Laufen aus. Dies mindert ebenfalls direkt die Leistung und kann zu Folgeproblemen in den kompensierenden Muskeln führen.

MERKE!

Triggerpunkte im großen Gesäßmuskel beeinträchtigen den Energietransfer und die Bewegungskoordination.

Speziell im Triathlon gilt es zu beachten, dass sich die Sitzposition sowie das Fahrverhalten auf die Aktivität des großen Gesäßmuskels auswirken. Vor allem in der Aeroposition wird die Gesäßmuskulatur vermehrt einbezogen. Durch die waagerechte Positionierung des Oberkörpers wird die Hüfte stärker gestreckt, sodass sich die Grundspannung am Gesäß erhöht. Die dortigen Muskeln können effektiver arbeiten und werden dadurch stärker an der Krafterzeugung beteiligt. Der Wiegetritt sorgt ebenfalls für eine vermehrte Aktivierung der Gesäßmuskeln. Dies ist insbesondere auf das Wegfallen des Sattels als Fixpunkt zurückzuführen. Ebenso wirkt sich eine höhere Trittfrequenz auf den Einbezug des großen Gesäßmuskels aus. Je schneller getreten wird, desto stärker ist dieser aktiv.

MERKE!

Eine besonders aerodynamische Sitzposition, der Wiegetritt oder eine hohe Trittfrequenz verstärken die Aktivität der Gesäßmuskulatur.

Darüber hinaus können Verspannungen an den Hüftstreckern – analog zu den Hüftbeugern – die Stellung des Beckens beeinflussen und das Kraftzentrum in eine ungünstige Ausgangsposition versetzen.

MERKE!

Bei akuten Verspannungen am großen Gesäßmuskel ist der primäre Triggerpunkt häufig im quadratischen Lendenmuskel zu finden.

Akute Verspannungen im großen Gesäßmuskel sind häufig die Folge von Triggerpunkten im quadratischen Lendenmuskel. Erneut stellt dieser einen typischen primären Triggerpunkt dar, sofern sich das nachfolgend dargestellte Gebiet der Schmerzausstrahlung ergibt.

Bei myofaszialen Beschwerden im Bereich des Gesäßes ist daher stets der untere Rücken zusätzlich zu berücksichtigen.

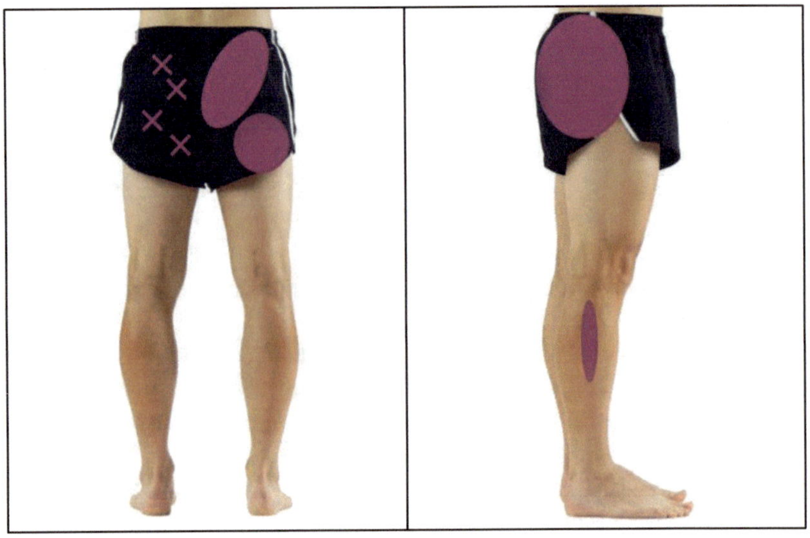

Abbildung 53: Triggerpunkte im großen Gesäßmuskel und Referred Pain Gebiet

Am bequemsten lässt sich der große Gesäßmuskel aus der Rückenlage heraus triggern. Die Beine sind entweder beide ausgestreckt oder das zu bearbeitende Bein wird aufgestellt. Je nachdem wie weit vom Gesäß entfernt das Bein aufgestellt wird, lassen sich unterschiedliche Punkte erreichen. Ebenso variiert die Intensität der Akupressur je nach Winkelstellung.

Da es sich um den oberflächlichsten Muskel am Gesäß handelt, fällt es leicht, die richtigen Punkte aufzuspüren. Es gilt hierfür ein gewisses Gespür zu entwickeln. Der große Gesäßmuskel eignet sich dazu hervorragend. Denn in der Regel entstehen deutlich weniger Schmerzen als beispielsweise beim Triggern der Hüftbeuger.

Verschiebe den Triggerpointer immer wieder um ein paar Centimeter und probiere unterschiedliche Winkelstellungen der Beine aus. Ziel ist es, den schmerzhaftesten Punkt zu identifizieren und anschließend dort den punktuellen Druck auszuüben.

Zur Mobilisierung wird das gestreckte oder angewinkelte Bein leicht seitlich hin und her bewegt.

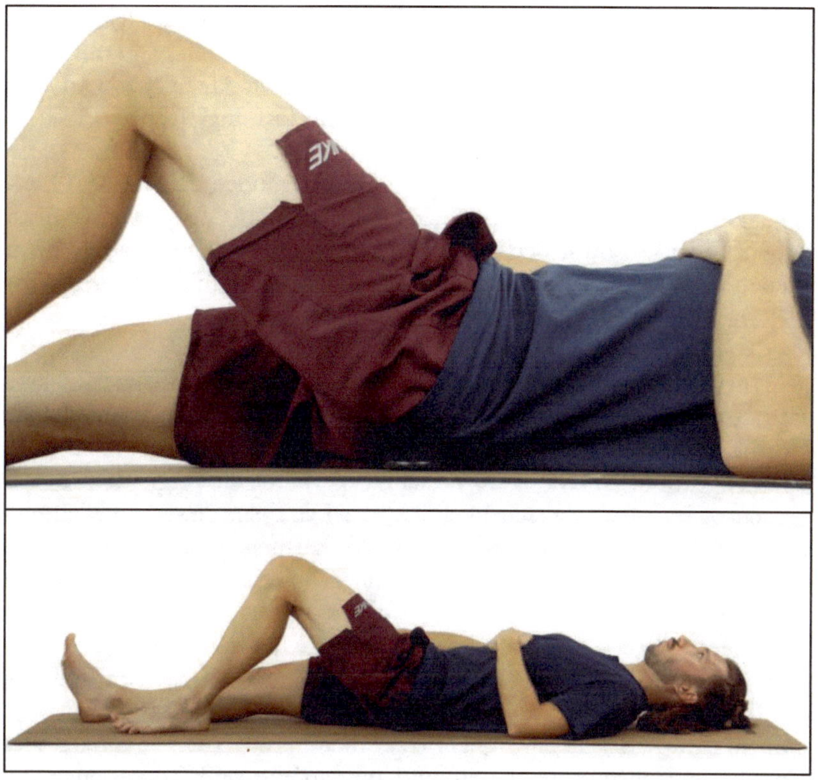

⇒ **Intensivierung je nach Winkelstellung der Beine**

⇒ **Mobilisierung durch leichte Seitwärtsbewegung der Beine**

Abbildung 54: Triggern des großen Gesäßmuskels

Für die folgende Dehnungsübung ist die Ausgangsposition ebenso die Rückenlage auf der Matte. Die Beine werden hüftbreit aufgestellt. Nun wird das eine Bein über das andere geschlagen. Dabei wird der Unterschenkel knapp oberhalb des Knöchels auf das Knie des aufgestellten Beins gelegt.

Anschließend umfasst du mit beiden Armen den Oberschenkel des aufgestellten Beins. Die Hände können dabei ineinander verschränkt werden und sollten sich direkt unterhalb des Knies befinden.

Videoanleitung

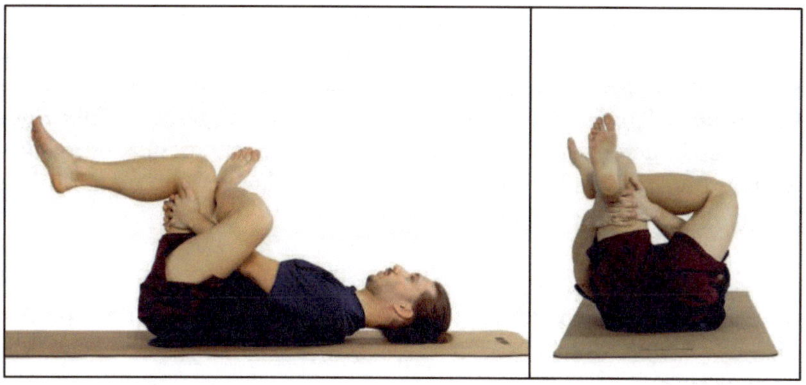

Abbildung 55: Dehnung des großen Gesäßmuskels

So ziehst du das Bein nun zum Körper heran, um die Dehnung im aufgelegten Bein auszulösen. Wichtig ist, dass das Becken nicht mit angehoben wird, sondern bewusst auf der Matte bleibt. Ansonsten wird eher die Oberschenkelrückseite statt der Gesäßmuskulatur gedehnt.

Weitere Muskeln zur Streckung der Hüfte befinden sich auf der Oberschenkelrückseite. Es handelt sich konkret um den zweiköpfigen Schenkelbeuger sowie den Halbsehnen- und Plattsehnenmuskel. Beim Stehen und Gehen stabilisieren diese den Beckenbereich und verhindern die unwillkürliche Beugung der Hüfte.

MERKE!

Die Oberschenkelvorderseite wird auf dem Rad überproportional gekräftigt. Als Reaktion auf die ungleiche Kraftverteilung verhärtet die Beinrückseite. Dies schmälert die Kraft des m. quadriceps und erschwert das Fahren in der Aeroposition.

Durch das Radfahren stellen sich entlang der gesamten Beinrückseite Verhärtungen ein. Denn der Vortrieb wird hauptsächlich durch die Vorderseite der Oberschenkel erzeugt. Entsprechend kommt es zu einer überproportionalen Kräftigung dieser Körperpartie im Vergleich zu ihrem Gegenspieler – der Oberschenkelrückseite. Die Folge dieser unverhältnismäßigen Kraftverteilung sind fasziale Verhärtungen der Beinrückseite. Derart versucht der Körper einen neuen Gleichgewichtszustand zu erreichen.

Insbesondere für Athleten:innen, die vom Radsport kommen, kann dem langfristig nur durch ein entsprechendes funktionelles Krafttraining der Beinrückseite begegnet werden. Denn ausgewogene Kraftverhältnisse sorgen dafür, dass der m. quadriceps mehr Kraft zur Entfaltung von Vortrieb erzeugen kann. Kurz- und mittelfristig sind jedoch auch die Entspannung und das Lösen von Triggerpunkten auf der Körperrückseite von großer Bedeutung. Nur wenn dieser Bereich frei von akuten Verspannungen ist, können auch die Muskeln des m. quadriceps nachhaltig entspannt werden. Darüber hinaus ist die ausreichende Beweglichkeit und Flexibilität der Beinrückseite eine notwendige Voraussetzung, um möglichst lange und beschwerdefrei in der Aeroposition fahren zu können.

MERKE!

Triggerpunkte in den Hüftstreckern mindern den Energietransfer beim Laufen.

Athleten:innen, die ihren sportlichen Ursprung im Laufen haben, besitzen hingegen tendenziell kräftige Hüftstrecker. Vor allem, weil die Hüftmuskulatur bei zunehmender Laufgeschwindigkeit vermehrt zur Erzeugung von Vortrieb beiträgt. Weiterhin handelt es sich bei den Hüftstreckern auf der Oberschenkelrückseite um zweigelenkige Muskeln, weshalb sie stark zum Energietransfer beitragen. Die Diskrepanz zwischen Oberschenkelvorder- und -rückseite ist in diesem Fall geringer. Allerdings bedarf es in der Regel einer gezielten Kräftigung des m. quadriceps, um die Leistung auf dem Rad zu erhöhen. In den Exkursen zum funktionellen Krafttraining ist dies separat hervorgehoben.

Hinweis

Weitergehende Erläuterungen zur Oberschenkelrückseite finden sich auf S. 200.

Da die gesamte Muskulatur der Oberschenkel im nächsten Kapitel detailliert betrachtet wird, sind nachfolgend lediglich die Triggerpunkte und das Gebiet der Schmerzausstrahlung des zweiköpfigen Schenkelbeugers abgebildet.

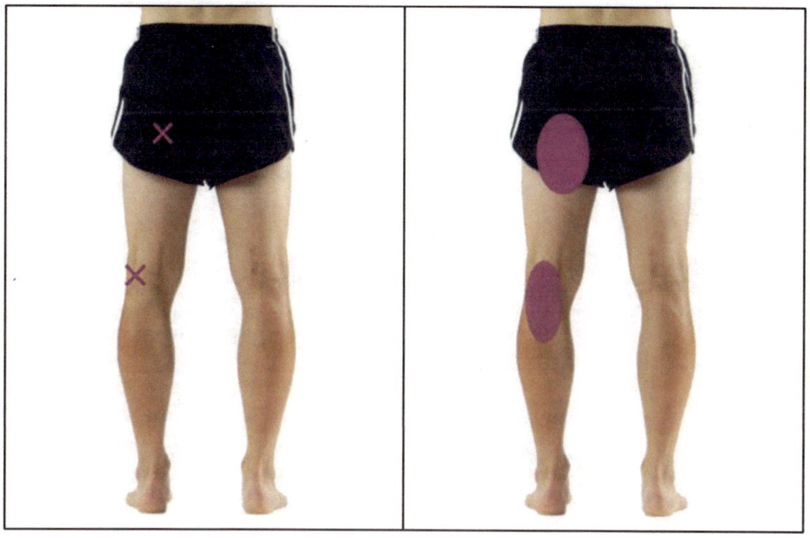

Abbildung 56: Triggerpunkte im zweiköpfigen Schenkelbeuger und Referred Pain Gebiet

Der zweiköpfige Schenkelbeuger kann sehr gut im Sitzen getriggert werden. Dadurch lässt sich die Akupressur perfekt in den Arbeitsalltag integrieren. Zusätzlich sorgt die sitzende Haltung mit gebeugten Beinen für eine Entspannung der auf der Beinrückseite verlaufenden Nervenstränge.

Wird die Oberschenkelrückseite hingegen im Liegen getriggert, kann sich unter Umständen schneller ein Kribbeln oder leichtes Taubheitsgefühl einstellen, da der Ischiasnerv unter Spannung gesetzt wird.

Zur Intensivierung der Akupressur wird das Eigengewicht der Beine genutzt. Hierzu einfach die Beine überschlagen.

Um die Mobilisierung zu erreichen und tiefer in den sehr voluminösen Muskel vorzudringen, wird das Bein abwechselnd leicht gestreckt und anschließend wieder gebeugt.

Hinweis

Weitere Möglichkeiten zum Triggern der Oberschenkelrückseite inklusive myofaszialer Übungen und Dehnungstechniken finden sich im nächsten Kapitel.

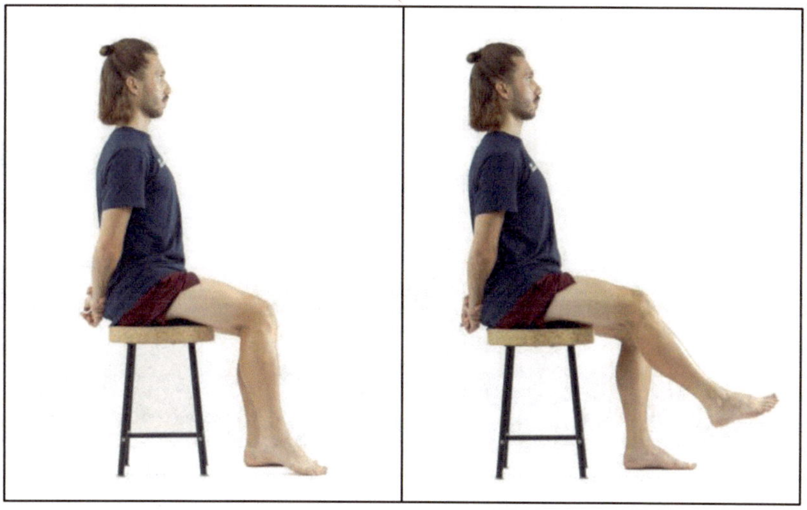

- ⇒ **Intensivierung durch Überschlagen der Beine**
- ⇒ **Mobilisierung durch leichte Streckung und Beugung der Beine**

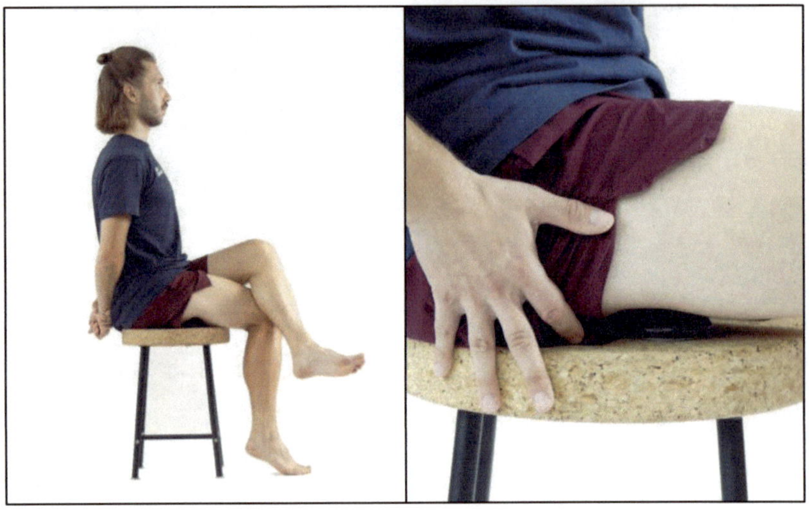

Abbildung 57: Triggern des zweiköpfigen Schenkelbeugers im Sitzen

Bei der nun vorgestellten Übung zur Dehnung der Oberschenkelrückseite handelt es sich um eine Form des aktiv statischen Dehnens. Der Zielmuskel wird durch die Anspannung des Gegenspielers in die Dehnung gebracht. Dabei wird ein Band als Hilfsmittel genutzt.

Ausgangsposition ist die Rückenlage auf einer Matte. Die Enden des Bands werden jeweils in eine Hand genommen und um den Fuß des zu dehnenden Beins gelegt. Das Bein wird nun in vollständig gestrecktem Zustand nach oben zur Decke hinbewegt. Die Zehen sind zum Körper gezogen, um die Dehnung zu intensivieren.

Bei dieser Übung wird der m. quadriceps als Antagonist angespannt, um die Beinrückseite zu dehnen. Das Band erleichtert dabei den Bewegungsablauf. Da hier keine Elastizität des Bands erforderlich ist, kann alternativ auch ein Handtuch genutzt werden.

Videoanleitung

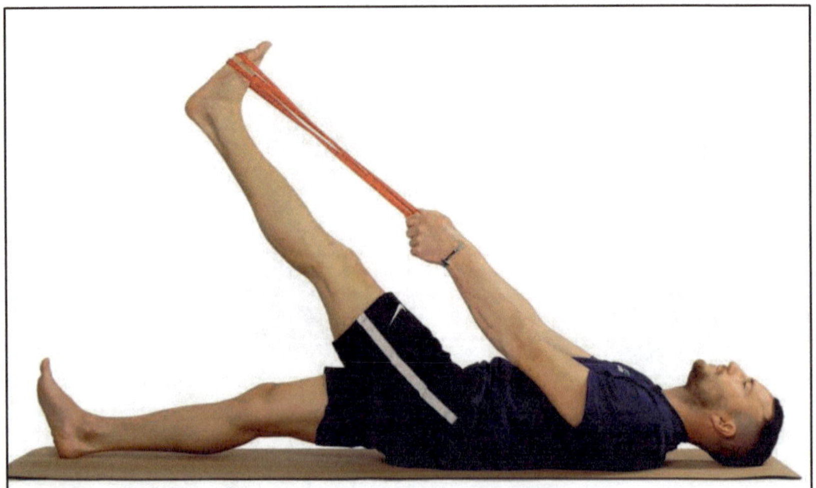

Abbildung 58: Dehnung Oberschenkelrückseite mit Band

Hüftrotatoren

Den Abschluss in Bezug auf das Kraftzentrum bilden die Muskeln zur Innen- und Außenrotation der Hüfte.

Da die Hüfte ein Kugelgelenk darstellt, erlaubt sie ein hohes Bewegungsausmaß in nahezu alle Richtungen. Allerdings fokussiert sich die Bewegungsachse im Triathlon auf die Beugung und Streckung. Mehrdimensionale Bewegungen – wie sie etwa in Ballsportarten dominieren – sind äußerst selten.

In der Folge geht die Fähigkeit zur Rotation im Laufe der Zeit verloren. Die faszialen Strukturen verhärten und schränken den Bewegungsradius ein. Allerdings ist die Rotationsfähigkeit eine Voraussetzung für die Erzeugung von Drehmoment. Dieses wiederum ist notwendig, um das Gelenk zu stabilisieren.

Im Triathlon spielt die Kräftigung der Hüftmuskeln zur Außenrotation eine übergeordnete Rolle. So lässt sich einer Vielzahl an laufbedingten Überlastungsverletzungen entgegenwirken. Da im Wettkampf der Laufpart, je nach Distanz, mit einem hohen Maß an Vorbelastung begonnen wird, lässt sich die Leistung dergestalt enorm steigern. Sind die Außenrotatoren nicht ausreichend kräftig, ermüden sie vorzeitig. In der Folge wird vom präferierten Bewegungspfad abgewichen. Es zieht den Oberschenkelknochen nach innen. Die Adduktoren – auf der Oberschenkelinnenseite – versuchen dem durch eine verstärkte Aktivität entgegenzuwirken. Da die Aeroposition den Adduktoren zuvor auf dem Rad jedoch bereits einiges abverlangt hat, kann die geminderte Stabilität durch den Wegfall der Muskeln zur Außenrotation nicht kompensiert werden. Der Laufstil verliert an Effizienz. Es drohen laufbedingte Überlastungsverletzungen, Trainingsausfälle und übermäßig ausgedehnte Regenerationsphasen.

Wie gewohnt sind akute Verspannungen und Triggerpunkte vor dem funktionellen Krafttraining zu beseitigen. So befindet sich das Konstrukt aus Muskeln, Faszien und Nerven in einer optimalen Ausgangslage und das anschließende Krafttraining entfaltet seine volle Wirkung.

MERKE!

Im Triathlon dominieren eindimensionale Bewegungen zur Erzeugung von Vortrieb. Die Fähigkeit zur Rotation in der Hüfte zur Erzeugung von Stabilität geht verloren. Es drohen vor allem laufbedingte Überlastungsverletzungen und damit Trainingsausfälle sowie längere Regenerationsphasen.

Je nachdem ob das Bein gestreckt, gebeugt, abduziert oder adduziert ist, sind verschiedene Muskeln für die Rotation im Hüftgelenk zuständig. Diese arbeiten synergistisch zusammen. Ebenso kann ein und derselbe Muskel sowohl die Drehung nach innen als auch nach außen verantworten, da sich die einzelnen Muskelfasern von einer Vielzahl an Ansatz- und Ursprungspunkten aufspannen.

Die wichtigsten Hüftrotatoren sind der kleine und mittlere Gesäßmuskel, der birnenförmige Muskel (m. piriformis) sowie der Schenkelbindenspanner.

Der kleine und mittlere Gesäßmuskel bilden eine funktionelle Einheit, weshalb sie gemeinsam betrachtet werden. Unter anderem stabilisieren sie im Einbeinstand das Becken und verhindern so dessen Absinken. Darüber hinaus verantworten sie die Einwärts- sowie Auswärtsdrehung der Hüftgelenke und die Abduktion – also das Abspreizen.

Sofern akute Verspannungen beziehungsweise Triggerpunkte im kleinen oder mittleren Gesäßmuskel vorhanden sind, macht sich dies in einem unsicheren Einbeinstand bemerkbar. Schmerzen entstehen hauptsächlich an der Außenseite des Gesäßes. Auf Grund der myofaszialen Verknüpfungen können diese jedoch bis hinab zum Knie ausstrahlen.

Weiterhin kommt es häufig zur Schmerzentwicklung im unteren Rücken und an den Iliosakralgelenken. Der Schmerz wird dort als besonders tief empfunden. Da der Ischiasnerv im Bereich der Verhärtung verläuft, kann dieser in seiner Gleitfähigkeit beeinträchtigt und somit gereizt werden. Aktive Triggerpunkte am kleinen oder mittleren Gesäßmuskel können daher die gleichen Symptome wie eine Nervenverletzung hervorrufen, sodass der Schmerz bei gewissen Bewegungen als äußerst stechend wahrgenommen wird.

Der Auslöser für Verspannungen in diesen beiden Hüftrotatoren ist primär die Überlastung. Liegt ein Beckenschiefstand vor oder mangelt es an einer kräftigen Tiefenmuskulatur zur Stabilisierung der Körpermitte, tritt diese besonders schnell ein. In diesem Fall sind es der kleine und mittlere Gesäßmuskel, die kompensierend einspringen und die Körperstabilität gewährleisten müssen. Somit sind sie dauerhaft angespannt, um die Position des Beckens zu stabilisieren. Auf Grund ihrer Lage sind sie jedoch einer großen Hebelwirkung ausgesetzt. Demzufolge ermüden sie schneller, werden überlastet und bilden aktive Triggerpunkte.

MERKE!

Bei akuten Verspannungen am kleinen oder mittleren Gesäßmuskel ist der primäre Triggerpunkt häufig im quadratischen Lendenmuskel zu finden.

Aus diesem Grund ist erneut der quadratische Lendenmuskel ein typischer primärer Triggerpunkt. Die Verspannungen in den Hüftrotatoren ergeben sich als Folge der Überlastung im unteren Rücken. Da die Schmerzen am Gesäß jedoch häufig sehr viel stärker zu spüren sind als jene im Rücken, kann die eigentliche Schmerzursache – nämlich Triggerpunkte im quadratischen Lendenmuskel – schnell übersehen werden.

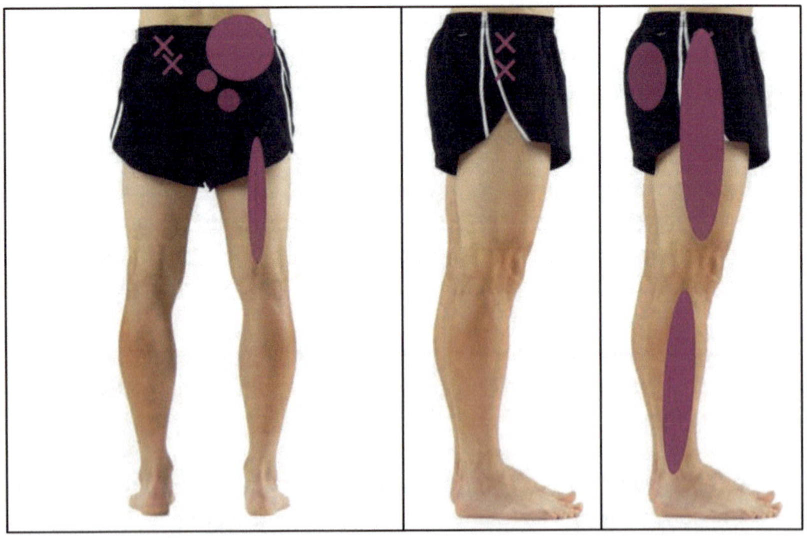

Abbildung 59: Triggerpunkte im kleinen sowie mittleren Gesäßmuskel und Referred Pain Gebiet

Damit der kleine und mittlere Gesäßmuskel getriggert werden können, muss zuvor der große Gesäßmuskel entspannt sein. Denn dieser verdeckt – gemeinsam mit dem Schenkelbindenspanner – den mittleren Gesäßmuskel zu großen Teilen und den kleinen Gesäßmuskel gar vollständig.

Anschließend kann jedoch durch die entspannte Muskulatur des großen Gesäßmuskels hindurch getriggert werden. Die Akupressur erfolgt sodann analog zur bereits beschriebenen Vorgehensweise beim großen Gesäßmuskel.

Begonnen wird aus der Rückenlage, wobei das Bein in unterschiedlich steilen Winkeln aufgestellt wird, um verschiedene Punkte zu erreichen. Dergestalt kannst du ebenfalls die Intensität variieren. Zur Mobilisierung bewegst du das aufgestellte Bein abwechselnd leicht nach links und rechts.

Damit zusätzlich die Triggerpunkte des kleinen und mittleren Gesäßmuskels an der Außenseite erreicht werden können, wird entweder eine leichte Seitlage eingenommen oder du gehst wie nachfolgend abgebildet in den seitlichen Unterarmstütz.

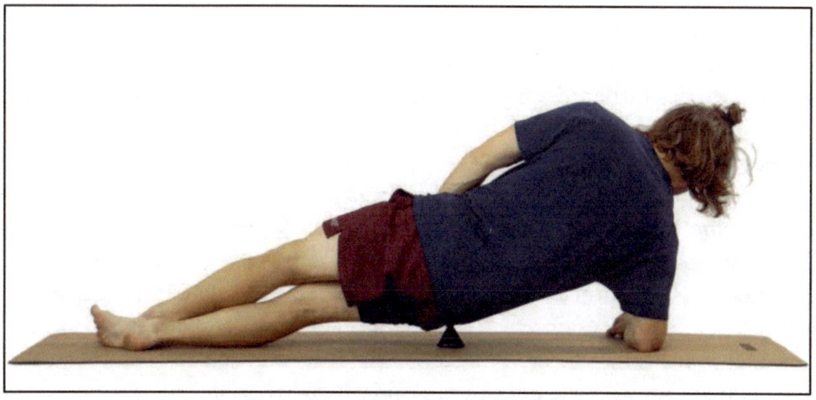

Abbildung 60: Triggern des kleinen und mittleren Gesäßmuskels

●

⇒ **Intensivierung je nach Winkelstellung der Beine**

⇒ **Mobilisierung durch leichte Seitwärtsbewegung der Beine**

Zur anschließenden Dehnung dieses Muskelkomplexes wird erneut aus der Rückenlage heraus begonnen. Nun wird das Bein der zu dehnenden Seite auf der äußeren Seite des gestreckten Beins aufgestellt. Die Beine überkreuzen sich also.

Indem du das aufgestellte Bein nach unten drückst, baut sich die Spannung im kleinen und mittleren Gesäßmuskel auf. Zur Intensivierung der Dehnung kann das Bein mit der Hand weiter Richtung Boden gedrückt werden.

Damit der Oberkörper nach Möglichkeit flach auf der Matte bleibt und nicht zu weit mit eingedreht wird, sollte hierzu die rechte Hand genutzt werden, wenn das rechte Bein gestreckt ist. Der Druck wird auf der Außenseite des Knies gegeben.

Videoanleitung

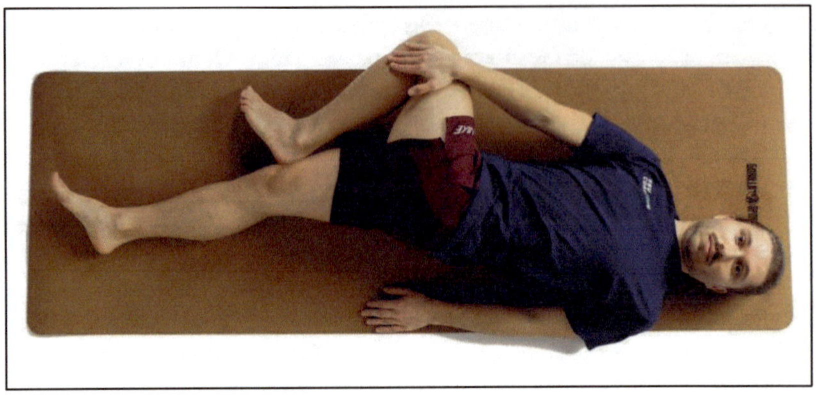

Abbildung 61: Dehnung des kleinen und mittleren Gesäßmuskels

MERKE!

Verspannungen am birnenförmigen Muskel können den Ischiasnerv reizen und die Funktion der Iliosakralgelenke beeinträchtigen.

Der birnenförmige Muskel ist zwar verhältnismäßig klein, dafür aber umso wichtiger. Vielen wird er besser unter dem lateinischen Namen – m. piriformis – bekannt sein. Denn das sogenannte Piriformissyndrom ist weit verbreitet. Die Diagnose ist jedoch nicht immer zutreffend. Die Symptome des Piriformissyndroms überschneiden sich mit einer Vielzahl an weiteren Krankheitsbildern.

Insbesondere ist die Nervenscheide des Ischiasnervs unmittelbar mit der Faszie des birnenförmigen Muskels verbunden. Verhärtungen der faszialen Strukturen in diesem Bereich können daher die Funktionalität des Nervs beeinträchtigen.

Des Weiteren verlaufen der Muskel und der Nerv gemeinsam durch eine kleine knöcherne Öffnung des Beckens. Sofern der birnenförmige Muskel dauerhaft verspannt ist, kann dieser den Nerv am Knochen komprimieren. Es kommt zu einer neurovaskulären Störung des Ischiasnervs, die sich in dessen gesamtem Versorgungsgebiet bemerkbar machen kann. Da dieses bis hinab in die Kniekehle verläuft, ergeben sich zuweilen die gleichen Symptome wie bei einem Bandscheibenvorfall.

Ist der birnenförmige Muskel in seiner Funktion eingeschränkt, wirkt sich dies ebenfalls auf die Iliosakralgelenke aus. Diese bilden den Übergang von der Wirbelsäule zum Becken. Die ISG-Blockade und das Piriformissyndrom sind deshalb zuweilen schwer unterscheidbar.

Ähnlich wie beim kleinen und mittleren Gesäßmuskel ist der Auslöser für die Bildung von akuten Verspannungen und Triggerpunkten im birnenförmigen Muskel hauptsächlich die Überlastung. Denn auch dieser Muskel springt kompensierend zur Stabilisierung des Beckens ein, wenn die Tiefenmuskulatur hierfür nicht ausreichend stark ausgeprägt ist.

Tendenziell wird die Häufigkeit von Triggerpunkten im birnenförmigen Muskel überschätzt. Bei manchen Menschen ist dieser Muskel sogar überhaupt nicht vorhanden. Der Ursprung von Schmerzen im nachfolgend aufgezeigten Bereich findet sich oftmals eher am kleinen und mittleren Gesäßmuskel.

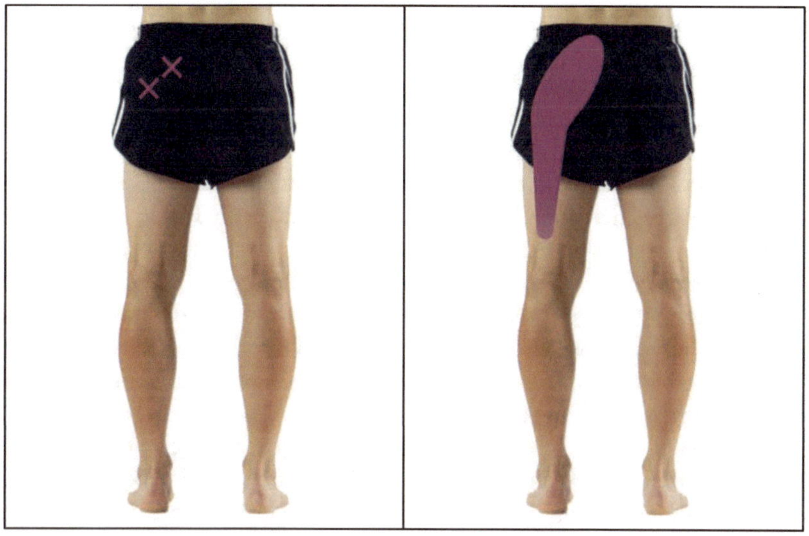

Abbildung 62: Triggerpunkte im birnenförmigen Muskel (m. piriformis) und Referred Pain Gebiet

⇒ Intensivierung je nach Winkelstellung der Beine
⇒ Mobilisierung durch leichte Seitwärtsbewegung der Beine

Das Triggern des birnenförmigen Muskels findet analog zur Bearbeitung des kleinen und mittleren Gesäßmuskels statt. An dieser Stelle wird erneut durch den entspannten großen Gesäßmuskel hindurch getriggert.

Mit der sogenannten Nadelöhr Übung wird der Muskel anschließend gedehnt.

Begonnen wird aus der Rückenlage heraus. Ein Bein ist aufgestellt und das andere Bein darüber geschlagen. Diesmal wird jedoch das Kniegelenk der zu dehnenden Seite auf das aufgestellte Bein gelegt. Die Hände werden ineinander verschränkt und umgreifen das Kniegelenk des aufgestellten Beins von außen.

Nun ziehst du so beide Beine zum Körper heran. Erneut ist es von entscheidender Bedeutung, dass das Becken nicht mit angehoben wird. Dieses bleibt auf der Matte, damit der gewünschte Dehnungseffekt im birnenförmigen Muskel einsetzt.

Videoanleitung

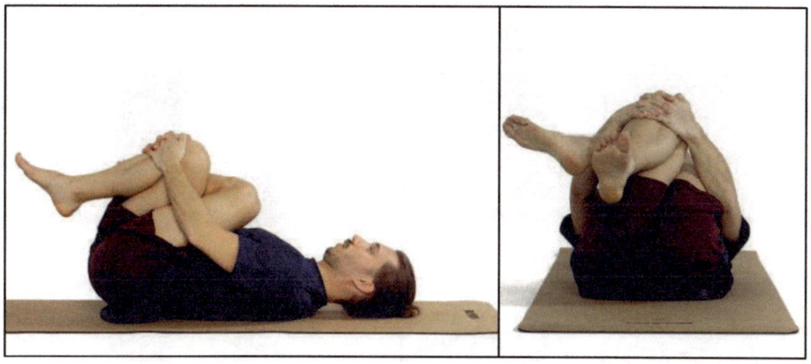

Abbildung 63: Dehnung des birnenförmigen Muskels (m. piriformis)

MERKE!

Insbesondere am Gesäß können die schmerzhaftesten und somit verspanntesten Punkte über Versuch und Irrtum gefunden werden.

Werden mehrere Dehnungsübungen für die Gesäßmuskulatur durchgeführt, sind diese erst alle für die eine Körperhälfte zu absolvieren, bevor die Seite gewechselt wird.

Grundsätzlich lässt sich festhalten, dass im gesamten Bereich des Gesäßes eine Vielzahl an potentiellen Triggerpunkten vorhanden ist. Für Laien ist die trennscharfe Unterscheidung der einzelnen Muskeln äußerst schwierig, da sie sich zum Teil überschneiden und der exakte anatomische Verlauf nicht bei allen Menschen gleich ist.

Für die Eigenbehandlung ist dies jedoch nicht wichtig. Entscheidend ist es, den gesamten Gesäßbereich ausreichend beim Lösen von akuten Verspannungen zu berücksichtigen. Denn Triggerpunkte an den Gesäßmuskeln behindern sowohl den optimalen Energietransfer als auch die Koordinationsfähigkeit. Daher gilt es, verschiedene Positionen beim Triggern auszuprobieren und die individuell schmerzhaftesten Punkte ausfindig zu machen. Ob diese nun auf dem großen oder kleinen Gesäßmuskel liegen, ist schlussendlich unerheblich.

Ebenso bietet es sich deshalb an, die hier vorgestellten Übungen zur Dehnung der einzelnen Gesäßmuskeln allesamt regelmäßig durchzuführen. Zur Erzielung der bestmöglichen Ergebnisse werden erst alle Übungen für eine Körperhälfte absolviert und anschließend gewechselt. So kann sich die Muskelspannung von Übung zu Übung reduzieren.

Stellt sich heraus, dass einzelne Übungen deutlich schwerer fallen als andere, kann die Dehnungsspannung speziell bei dieser Ausführung für eine längere Zeit aufrechterhalten werden. Im Laufe der Zeit findet sodann eine Angleichung der Grundspannung in den verschiedensten Muskeln des Beckens und der Hüfte statt.

Den Abschluss der Hüftrotatoren bildet der Schenkelbindenspanner. Hierbei handelt es sich um den Hauptmuskel zur Innenrotation der Hüfte. Des Weiteren ist er an der Beugung und Abduktion beteiligt. Er stabilisiert so vor allem das Kniegelenk bei gestrecktem Bein. Eine Überlastung mit den damit einhergehenden akuten Verspannungen und Triggerpunkten findet ihren Ursprung deshalb primär im Laufen.

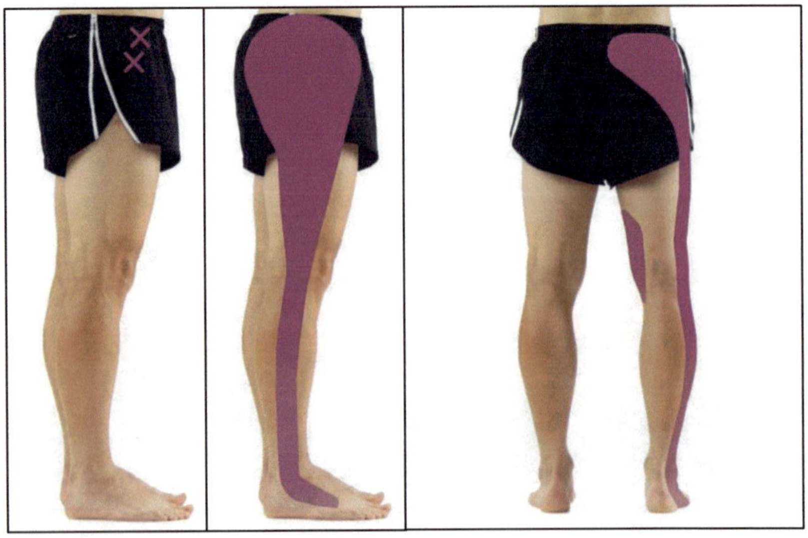

Abbildung 64: Triggerpunkte im Schenkelbindenspanner und Referred Pain Gebiet

Der Schenkelbindenspanner trägt maßgeblich zur Funktionsfähigkeit des gesamten Beinkomplexes bei. Der Name deutet die wahrgenommene Aufgabe bereits an. Durch den Schenkelbindenspanner wird die Beinfaszie unter Spannung gesetzt, sodass diese ihre stabilisierende und verknüpfende Rolle wahrnehmen kann.

Liegen akute Verspannungen und Triggerpunkte im Bereich des Schenkelbindenspanners vor, kann daher die Funktionsweise entlang der gesamten Beinfaszie beeinträchtigt sein. Analog ergibt sich ein, im Verhältnis zur Größe des Muskels selbst, umfangreiches Gebiet der Schmerzausstrahlung. Dieses erstreckt sich von der Region des Hüftgelenks, über die Beinaußenseite, bis hinab zum Fuß.

Erneut besteht eine enge Verbindung mit Beschwerden im quadratischen Lendenmuskel. Dieser bildet häufig den eigentlichen auslösenden Faktor und stellt somit den primären Triggerpunkt für den Schenkelbindenspanner dar.

MERKE!

Bei akuten Verspannungen am Schenkelbindenspanner ist der primäre Triggerpunkt häufig im quadratischen Lendenmuskel zu finden.

Die exakte Lage des doch recht kleinen Muskels kannst du beim Gehen identifizieren. Am besten zwei Finger auf die in obiger Abbildung dargestellte Region der Triggerpunkte legen. Nun gehst du ein paar Schritte. Immer wenn der Fuß den Boden berührt und das Bein vollständig gestreckt ist, kann die Aktivität des Schenkelbindenspanners eindrucksvoll erspürt werden. Genau diese Region gilt es nun in der Akupressur zu bearbeiten.

Dies geschieht aus der Seitlage heraus. Die Beine sind angewinkelt, um die Position zu stabilisieren. Der Oberkörper wird entweder im Seitstütz oder im Unterarmstütz gehalten. Die Positionierung des Oberkörpers dient sodann der Steuerung der Intensität. Je mehr Körpergewicht durch die Arme getragen wird, desto weniger intensiv ist die Akupressur.

Indem mit dem Becken kleine Kreisbewegungen durchgeführt werden, kann eine Mobilisierung erfolgen. Da es sich um einen oberflächlichen und nicht sonderlich voluminösen Muskel handelt, ist an dieser Stelle jedoch kein großes Bewegungsausmaß erforderlich. Auch fällt es deshalb leichter mit einem flachen Trigger zu arbeiten.

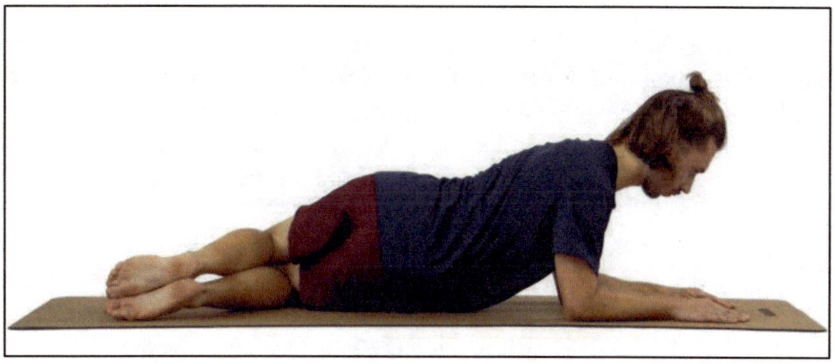

Abbildung 65: Triggern des Schenkelbindenspanners

◆

- ⇒ **Intensivierung je nach Position des Oberkörpers**
- ⇒ **Mobilisierung durch leichte Kreisbewegungen des Beckens**

Die Dehnung des Schenkelbindenspanners erfolgt ebenfalls im Liegen aus der Seitlage heraus. Der unten befindliche Arm ist vollständig ausgestreckt. Der Kopf wird darauf abgelegt. Ebenso ist das untere Bein zu Beginn der Übung gestreckt.

Nun wird der freie – oben befindliche – Arm genutzt, um den Knöchel des oberen Fußes zu umgreifen. Dieser wird mit seiner Ferse an das Gesäß geführt. Das Bein ist folglich gebeugt. Es ergibt sich die gleiche Position wie bei der Dehnung des geraden Schenkelmuskels auf der Vorderseite des Oberschenkels im Liegen.

Damit jedoch explizit der Schenkelbindenspanner gedehnt wird, ist eine Rotationskomponente erforderlich. Hierzu wird das untere Bein genutzt. Auch dieses wird angewinkelt und der Knöchel wird auf dem Knie des oberen Beins abgelegt. Durch das Eigengewicht des Beins wird aus dieser Lage heraus nun die nötige Dehnungsspannung im Schenkelbindenspanner aufgebaut.

Die nachfolgende Abbildung veranschaulicht die Endstellung. Da die Ausführung zugegebenermaßen wenig intuitiv erscheint, hilft es in diesem Fall definitiv, zusätzlich das Übungsvideo anzusehen.

Videoanleitung

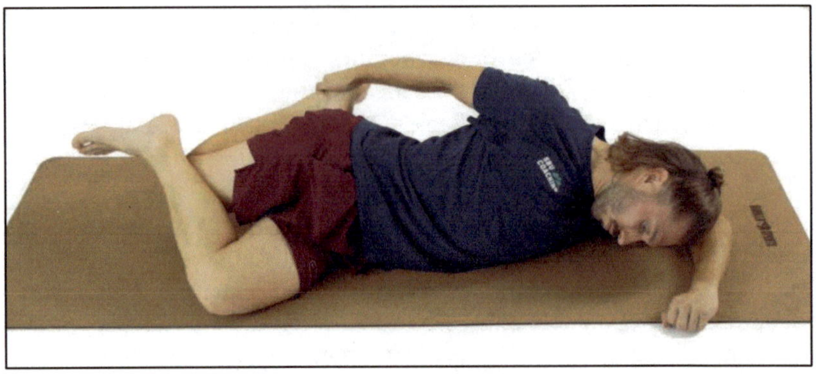

Abbildung 66: Dehnung des Schenkelbindenspanners

Bevor wir einen kurzen Exkurs in das Thema funktionelles Krafttraining speziell für das Kraftzentrum im Triathlon wagen, werden noch zwei weitere Übungen vorgestellt.

Die Einseitigkeit der Bewegung in allen drei Sportarten ist bereits angesprochen worden. Der Bewegungsradius in der Hüfte beschränkt sich auf die Beugung und Streckung. Die Rotation hingegen wird sträflich vernachlässigt. Allerdings ist diese erforderlich, um die notwendige Stabilität im Gelenk zu erzeugen. Folgende Beispiele verdeutlichen die Notwendigkeit einer ausreichenden Rotationsfähigkeit in den Kugelgelenken.

Balle hierzu eine Faust. Diese stellt den Gelenkkopf des Oberschenkelknochens dar. Nun nimm ein T-Shirt oder ein Tuch und lege dieses um die Faust. Dabei handelt es sich um die Gelenkkapsel. Nur wenn das Tuch verdreht wird, spannt es sich fest um die Faust und erzeugt Stabilität.

Ähnlich verhält es sich mit dem Hüftgelenk – und ebenso mit der Schulter. Nur wenn ein Drehmoment aufgebaut wird, stabilisiert sich das Gelenk. In der Folge reduziert sich die Belastung für das Gewebe, die Sehnen und Bänder. Die Erzeugung von Drehmoment setzt jedoch eine ausreichende Fähigkeit zur Rotation im Gelenk voraus.

MERKE!

Kugelgelenke bedürfen einer guten Rotationsfähigkeit, damit genügend Drehmoment aufgebaut und so das Gelenk stabilisiert werden kann.

Der Effekt des Drehmoments lässt sich weniger abstrakt bei der Durchführung einer klassischen Kniebeuge erfahren.

Gehe in die typische Ausgangsstellung mit dem etwa schulterbreiten Stand. Die Knie sind leicht gebeugt, die Zehen zeigen nach vorne, das Gesäß ist etwas nach hinten geschoben und der Rücken gerade. Nun versuche die Füße nach außen zu drehen. Diese bleiben jedoch fest auf dem Boden verankert. Die Vorstellung, die Füße nach außen zu drehen, dient lediglich der Erleichterung der Bewegungsausführung. Denn so wird automatisch ein Drehmoment in der Hüfte erzeugt. Die Gesäßmuskulatur spannt unwillkürlich an.

Absolviere nun einige Kniebeugen mit eben dieser Vorstellung der Auswärtsdrehung der Füße. Vergleiche dies mit deiner normalen Ausführung. Sofort wird ersichtlich, dass die Stabilität im Hüftgelenk mit dem zusätzlichen Drehmoment deutlich höher ist.

Damit genügend Drehmoment zur Stabilisierung aufgebracht werden kann, bedarf es also der Fähigkeit zur Rotation im Hüftgelenk. Die beiden nachfolgenden Übungen fördern dies äußerst gezielt.

Zur Verbesserung der Innenrotation muss der Unterschenkel nach außen zeigen. Denn Oberschenkelknochen und Unterschenkel verhalten sich hinsichtlich der Drehung gegensätzlich zueinander.

Daher beginnt die Übung aus der Rückenlage heraus. Beide Beine sind aufgestellt. Das linke Bein wird nun mit dem Knie auf dem Boden abgelegt. Der Oberschenkel befindet sich geradlinig in Verlängerung des Oberkörpers. Das Knie ist im rechten Winkel gebeugt, sodass der Unterschenkel im 90 Grad Winkel nach außen zeigt. Das rechte Bein wird nun zur Steigerung der Intensität genutzt. Hierzu legst du den rechten Knöchel auf dem linken Knie ab. Damit keine Überstreckung der Wirbelsäule eintritt, wird der linke Arm seitlich ausgestreckt.

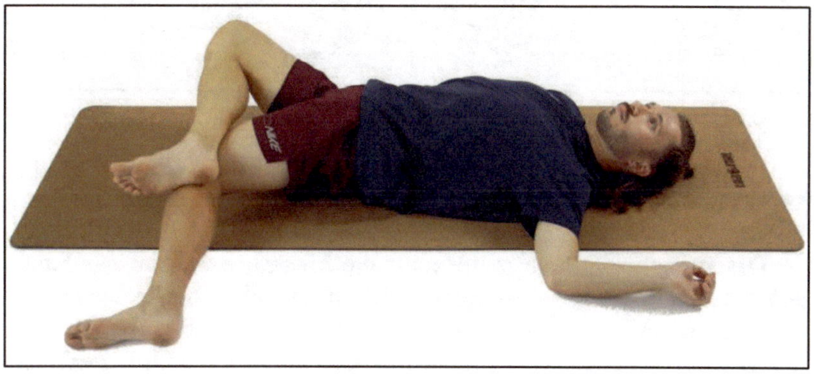

Abbildung 67: Hüftinnenrotation

Videoanleitung

Wie bei den bereits vorgestellten Dehnungsübungen ist die Spannung für einen Zeitraum von mindestens zwei Minuten aufrechtzuerhalten. Da es sich für viele um eine äußerst ungewohnte Position handeln wird, bietet es sich an, die Dauer der Dehnung sukzessive zu steigern.

Die Förderung der Rotationsfähigkeit im Hüftgelenk nach außen setzt entsprechend die Ausrichtung der Unterschenkel nach innen voraus.

Die zweite Übung wird deshalb ebenso aus der Rückenlage absolviert. Beide Beine werden angewinkelt, sodass sich die Fußsohlen gegenseitig berühren. Die Knie zeigen folglich nach außen.

In dieser Position verharrst du nun einige Sekunden. Das erste Spannungsgefühl löst sich bereits und die Knie sinken weiter gen Boden. Zur Verstärkung dieses Effektes wird anschließend die Gesäßmuskulatur angespannt. Die Knie werden bewusst weiter in Richtung Boden bewegt.

Zur Intensivierung kann in einer weiteren Steigerung eine leichte Seitwärtsbewegung der Beine integriert werden. Die Fußsohlen bleiben dabei jedoch durchgehend im Kontakt zueinander.

Erneut gilt es, die Spannung für mindestens zwei Minuten zu halten. Dabei wird regelmäßig zwischen den drei Phasen – nur Halten, Gesäß bewusst anspannen, leichte Seitwärtsbewegung – gewechselt. Im Laufe der Zeit wird diese Übung zur Förderung der Außenrotation immer angenehmer. Häufig kann diese Position nach einigen Übungsdurchgängen deutlich länger als zwei Minuten genutzt werden, um zugleich ein Gefühl der allgemeinen Entspannung zu erzeugen.

Videoanleitung

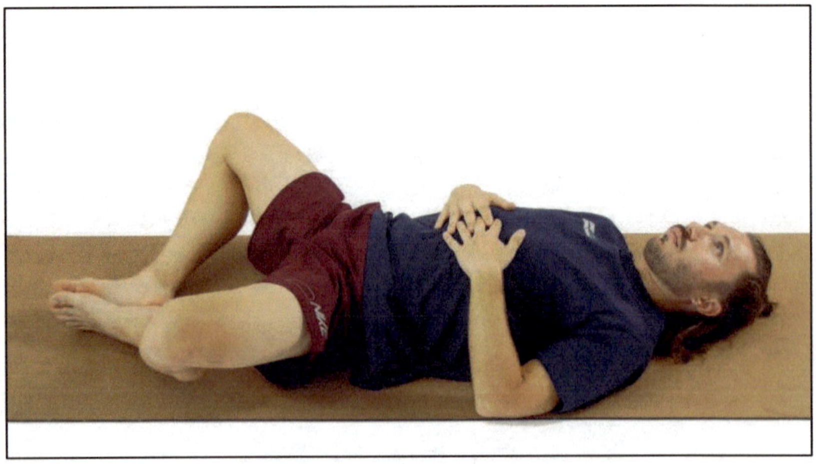

Abbildung 68: Hüftaußenrotation

Exkurs funktionelles Krafttraining

Das funktionelle Krafttraining für die Muskeln rund um das Kraftzentrum im Triathlon fokussiert sich auf die Hüftstrecker sowie die Muskeln zur Außenrotation der Hüfte. Die Hüftbeuger sind auf Grund der Vortrieb generierenden Aktivität in allen drei Sportarten in der Regel nicht gezielt zu stärken. Dies gilt speziell für Athleten:innen, die ihre sportlichen Wurzeln im Radsport haben. An dieser Stelle genügt typischerweise das Lösen akuter Verspannungen und die Verbesserung der Flexibilität.

Die wohl essenziellste Übung zur Stärkung des Kraftzentrums ist der seitliche Ausfallschritt. Bei dieser komplexen Grundübung wird eine Vielzahl an vernachlässigten Muskeln gleichzeitig trainiert. Im Wesentlichen werden die Oberschenkelinnenseite und die Gesäßmuskulatur gestärkt. Zugleich allerdings auch die Beinrückseite und der untere Rücken, welche die Übungsausführung unterstützen.

Der seitliche Ausfallschritt durchbricht darüber hinaus die geradlinige Bewegungsachse und fördert somit gleichzeitig die kognitiven Fähigkeiten.

Die Grundstellung ist der etwa schulterbreite Stand. Das Gesäß ist leicht nach hinten gestreckt, um eine gerade Haltung der Wirbelsäule zu erleichtern. Nun machst du einen großen Ausfallschritt zur Seite bis das Knie ca. 90 Grad gebeugt ist. Das andere Bein wird dabei automatisch gestreckt. Beide Füße bleiben parallel zueinander, sodass die Knie während der gesamten Zeit nach vorne zeigen. Um das Gleichgewicht halten zu können, schiebst du das Gesäß weiter nach hinten.

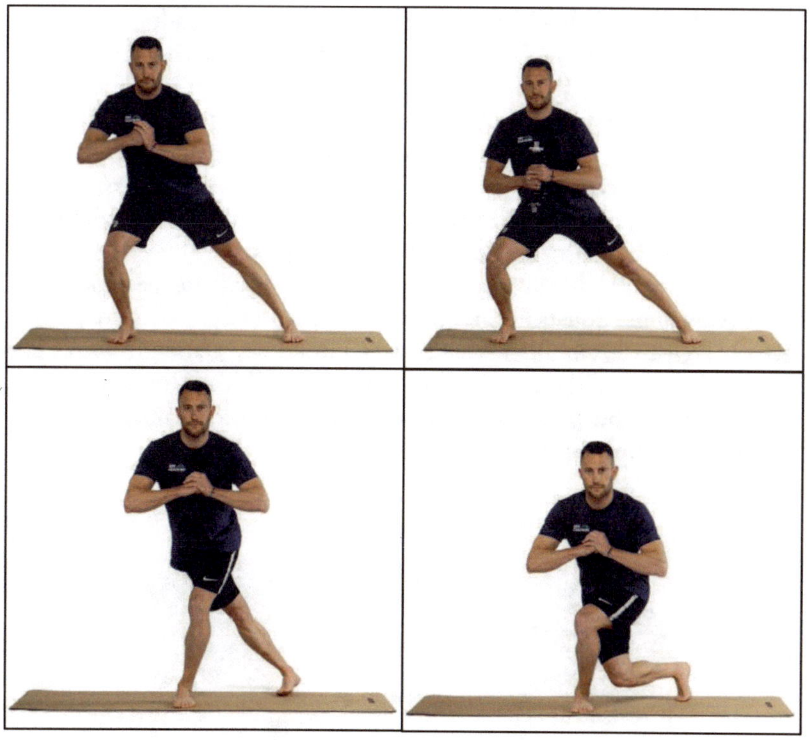

Videoanleitung

Abbildung 69: Seitlicher Ausfallschritt | X-Lunge Variationen

Zur Abwechslung kann die Schrittstellung beliebig variiert werden, wodurch ebenfalls die Anforderungen an das Gleichgewicht steigen. So kann der seitliche Ausfallschritt leicht nach vorne oder hinten versetzt ausgeführt werden. Fortgeschrittene Athleten:innen nehmen weiterhin die sogenannten X-Lunges in das Training auf. Bei dieser Variante werden die Beine nach hinten überkreuzt. Zur Intensivierung werden Gewichte in Form von Kurzhanteln oder Kettlebells genutzt.

Neben dem seitlichen Ausfallschritt bieten sich für Triathleten:innen insbesondere die sogenannten Sumo Squats an. Im Gegensatz zu herkömmlichen Kniebeugen werden die Oberschenkelrückseite und die Gesäßmuskulatur stärker angesprochen. Auf Grund der breiten Beinstellung müssen ebenso die Adduktoren deutlich mehr Arbeit verrichten.

Da die Adduktorengruppe vor allem in einer aerodynamischen Sitzposition mit möglichst waagerechtem Oberkörper stärker aktiv ist, drohen diese Muskeln bei langen Passagen auf den Aerobars als erstes zu ermüden. Anschließend muss der m. quadriceps dies kompensieren, weshalb weniger Muskelkraft zur Erzeugung von Vortrieb zur Verfügung steht. Durch diese Übung kann daher der Ausfall der Adduktoren hinausgezögert werden, wodurch sich die Leistung bei langen und intensiven Einheiten in der Aeroposition und vor allem auch beim nachgelagerten Lauf deutlich steigert.

Die Ausführung ist grundsätzlich analog zu normalen Kniebeugen. Die Beine sind jedoch deutlich weiter als schulterbreit auseinander. Dabei kann die Breite regelmäßig variiert werden. Es gilt der Grundsatz, je breiter die Beinstellung, desto stärker sind die Adduktoren und die Gesäßmuskulatur an der Bewegung beteiligt. Darüber hinaus intensiviert sich die Beanspruchung der Adduktoren je weiter die Füße nach außen zeigen.

Um eine saubere Ausführung der Sumo Squats zu erleichtern, hilft es, die Bewegung durch das Gesäß einzuleiten. Beispielsweise indem sich vorgestellt wird, man wolle sich auf einen Stuhl setzen.

Damit gezielt die äußere Oberschenkelmuskulatur gestärkt wird, können die Sumo Squats in einer schrägen Variation durchgeführt werden. Hierfür stellst du ein Bein weiter nach hinten ab. Dadurch wird beim hinteren Bein verstärkt die Außenseite des m. quadriceps involviert. Auch bei dieser Kraftübung kannst du gut zusätzliche Gewichte nutzen, um den Trainingsreiz abwechslungsreich zu gestalten.

Videoanleitung

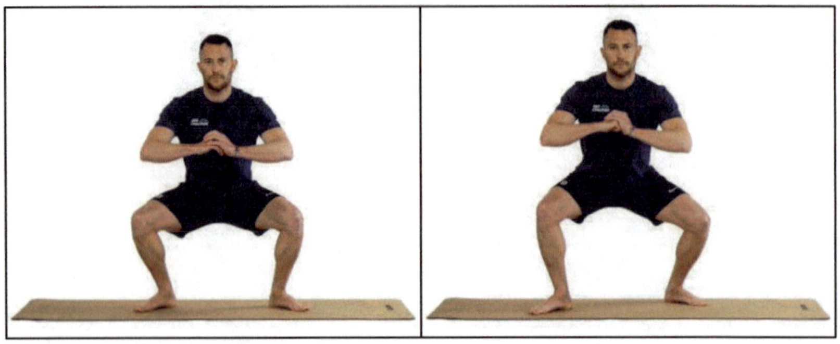

Abbildung 70: Sumo Squat Variationen

Die Außenrotation mit Band stärkt fokussiert die Hüftrotatoren. Damit ist sie essenziell für die Vermeidung einer Vielzahl laufbedingter Überlastungsverletzungen. Das Risiko von Trainingsausfällen reduziert sich deutlich, da der Oberschenkelknochen auf dem präferierten Bewegungspfad bleibt.

Die Übung wird im Einbeinstand durchgeführt. Das angehobene Bein wird in der Hüfte und im Knie jeweils im rechten Winkel gebeugt. Das Band wird kurz unterhalb des Knies angelegt und an einem festen Gegenstand befestigt. Nun drehst du das Bein gegen den Widerstand des Bands nach außen. Der Blick und der Oberkörper bleiben dabei stets nach vorne gerichtet.

Da die Übung im Einbeinstand durchgeführt wird, befindet sich das Becken in einer frei schwebenden Position. Es muss daher entsprechend stabilisiert werden. Durch die Beugung des angehobenen Beins in der Hüfte verhindern insbesondere der kleine und mittlere Gesäßmuskel der gegenüberliegenden Seite ein Abfallen des Beckens.

Die Kombination der Auswärtsdrehung der Hüfte mit dem Einbeinstand kräftigt fast alle Hüftrotatoren simultan.

Nahezu die gleiche Übung kann ebenfalls zur Stärkung der Adduktoren verwendet werden. Diesmal bewegst du das Bein jedoch gegen den Widerstand des Bands nach innen. Dabei ist erneut darauf zu achten, den Oberkörper nicht mit einzudrehen. Auch hierbei wird sich die Besonderheit des Einbeinstands zu Nutzen gemacht, sodass parallel zu den Adduktoren die Gesäßmuskulatur des Standbeins gestärkt wird.

MERKE!

Die Kräftigung der Muskeln zur Außenrotation der Hüfte trägt wesentlich zur Vermeidung laufbedingter Überlastungsverletzungen bei und mindert so die Trainingsausfälle erheblich.

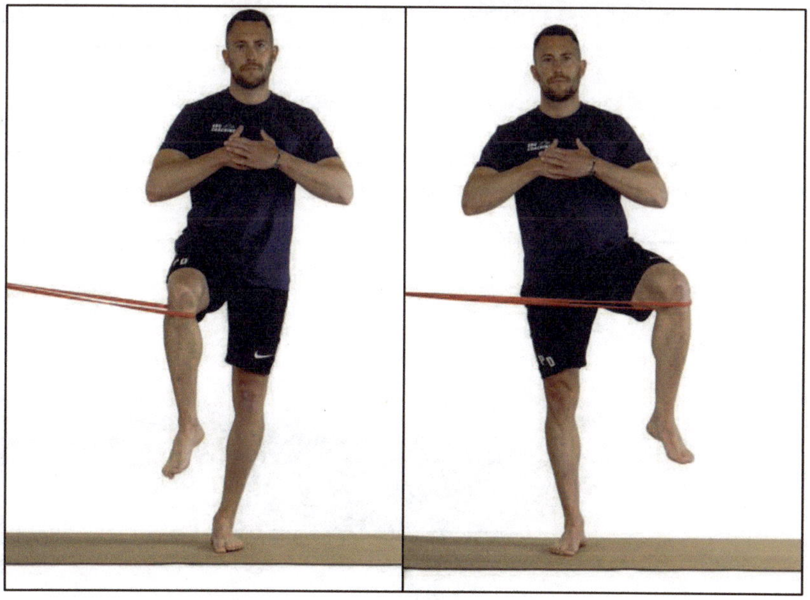

Abbildung 71: Innen- und Außenrotation (stehend mit Band)

Videoanleitung

Des Weiteren können der kleine und mittlere Gesäßmuskel aus dem Vierfüßlerstand heraus gekräftigt werden.

In der Ausgangsposition sind die Knie unter dem Becken aufgestellt.

Die Oberschenkel zeigen folglich senkrecht nach oben und die Knie sind im rechten Winkel gebeugt. Die Arme stützen den Oberkörper. Dabei befinden sich die Hände unterhalb der Schultergelenke. Nach Möglichkeit bleibt der Rücken gerade und der Kopf wird in Verlängerung der Wirbelsäule gehalten.

Zur Stärkung der Hüftrotatoren – also des kleinen und mittleren Gesäßmuskels – spreizt du das angewinkelte Bein seitlich ab. Es gilt, die muskuläre Spannung über die gesamte Dauer der Übung zu halten. Daher wird das Bein nicht wieder abgesetzt, wenn die Ausgangsstellung erreicht ist.

Videoanleitung

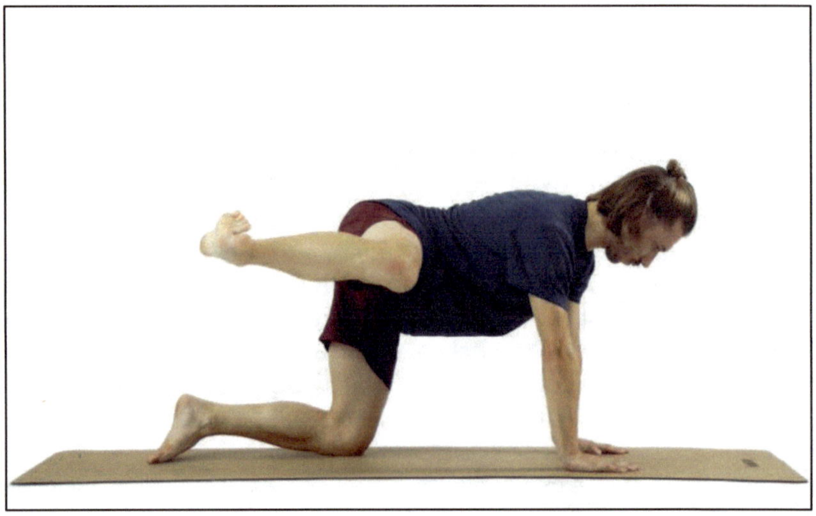

Abbildung 72: Kräftigung kleiner und mittlerer Gesäßmuskel ohne Hilfsmittel

Soll hingegen der große Gesäßmuskel gekräftigt werden, hebst du das gebeugte Bein nach oben in Richtung Decke.

Videoanleitung

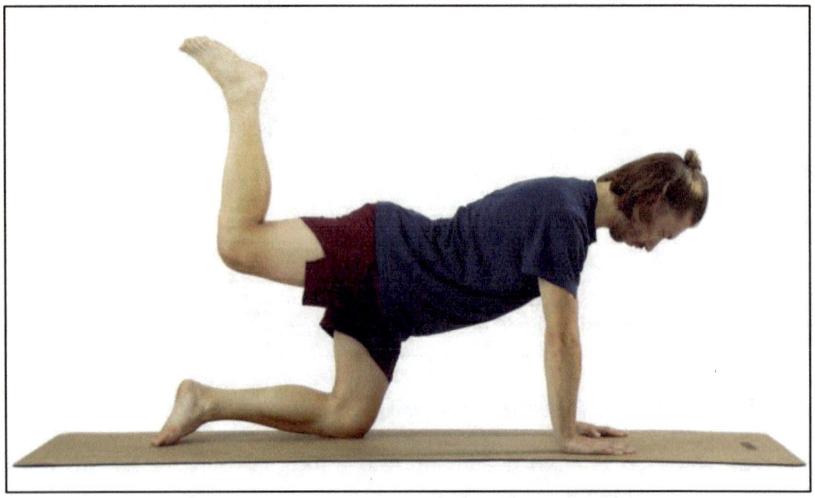

Abbildung 73: Kräftigung großer Gesäßmuskel ohne Hilfsmittel

Anschließend wird in die Ausgangsposition zurückgekehrt, wobei das Bein jedoch nicht vollständig abgesetzt wird. Derart bleibt die Spannung im Gesäß während der gesamten Übungsausführung erhalten.

Die Stärkung des großen Gesäßmuskels ist vor allem für Athleten:innen relevant, die ihre Wurzeln im Radsport haben. Ansonsten droht beim Laufen die vorzeitige Ermüdung und Überlastung dieses wichtigen Hüftstreckers.

MERKE!

Die Kräftigung der Hüftstrecker ist insbesondere für ehemalige Radsportler:innen hoch relevant.

OBERSCHENKEL | UNTERSCHENKEL | FÜẞE

In diesem Kapitel betrachten wir die akuten Verspannungen und Triggerpunkte im gesamten Bereich der Beine. Darüber hinaus werden die Füße einbezogen.

Das Risiko der Entstehung von Verhärtungen an den Muskeln und faszialen Strukturen der Beine liegt auf der Hand. Auf den ersten Blick wird diese Körperregion deshalb häufig priorisiert. Die Beine sind beim Schwimmen und vor allem auf dem Rad sowie beim Laufen permanent in Bewegung und somit in unserem Fokus.

Ebenso spüren wir nach einer langen Ausfahrt oder einem intensiven Lauf die Anstrengung in den Beinen am stärksten. Da auf dem Rad nahezu ausschließlich die konzentrische Belastung vorherrscht, verschwinden diese muskulären Schmerzen jedoch verhältnismäßig schnell wieder – wobei dies leider nicht mit dem Verschwinden der Verspannungen gleichzusetzen ist. Die muskulären Schmerzen vom Laufen unterscheiden sich dahingegen. Beim Laufen werden alle Vortrieb generierenden Muskeln vor der konzentrischen Anspannung zuerst exzentrisch gedehnt. Dies fördert den Energietransfer und ermöglicht einen besonders effizienten Laufstil. Potentielle Muskelschmerzen treten deshalb jedoch erst zwischen 24 und 48 Stunden nach dem Laufen auf und halten tendenziell länger an. Zusätzlich wird hierin mittlerweile eine potentielle Ursache für laufbedingte Überlastungsverletzungen gesehen.

Die gesamte Muskulatur der Beine wird nachfolgend umfangreich hinsichtlich ihrer Triggerpunkte durchleuchtet. Dennoch soll nochmals hervorgehoben werden, dass es sich oftmals lohnt, bereits früher anzusetzen. Zwar spüren wir in der Beinregion die Ermüdung sowie damit einhergehende muskuläre Schmerzen nach der Belastung sehr schnell und zuweilen intensiv, jedoch finden sich vor allem die primären Triggerpunkte wesentlich häufiger im Bereich des Kraftzentrums oder entlang der Wirbelsäule.

Oberschenkelvorder- und -außenseite

Begonnen wird mit der Vorderseite respektive der Außenseite der Obenschenkel. Dort befindet sich der allseits bekannte m. quadriceps.

Dieser besteht aus vier einzelnen Muskeln, die am Kniegelenk in eine gemeinsame Sehne münden. Entsprechend sind die Muskeln eng miteinander verknüpft und stehen in einer Wechselwirkung zueinander. Daher werden die Außen- und Vorderseite der Oberschenkel sinnvollerweise gemeinsam betrachtet.

Ein Akteur des m. quadriceps wurde bereits hervorgehoben. Der gerade Schenkelmuskel erfüllt eine Doppelfunktion – als Kniestrecker und Hüftbeuger. In den folgenden Ausführungen ist er daher etwas knapper dargestellt.

Hinweis

Weitere Informationen zum geraden Schenkelmuskel in seiner Funktion als Hüftbeuger finden sich auf S. 160.

Der m. quadriceps streckt das Knie und ist folglich der maßgebliche Muskel zur Erzeugung von Vortrieb auf dem Rad. Ehemalige Radsportler:innen leiden deshalb häufig unter einem Kraftungleichgewicht zwischen der Oberschenkelvorderseite und der -rückseite. Beim Laufen unterstützt der m. quadriceps das Abstoßen vom Boden. Verhärtungen und Verspannungen stellen sich demzufolge oft ein.

An der Außenseite des Oberschenkels befindet sich der äußere breite Muskel. Zur Entwicklung von Triggerpunkten kommt es dort hauptsächlich durch eine chronische Überlastung auf Grund der endlosen Stunden im Sattel beziehungsweise in den Laufschuhen.

Wegen der engen Verknüpfung mit den umliegenden Muskeln manifestieren sich Beschwerden aus Triggerpunkten im äußeren breiten Muskel typischerweise nicht nur an der Beinaußenseite, sondern ebenfalls am Kniegelenk. Die Kniescheibe blockiert, sodass Knieschmerzen sowohl im äußeren als auch im vorderen Bereich des Gelenks auftreten.

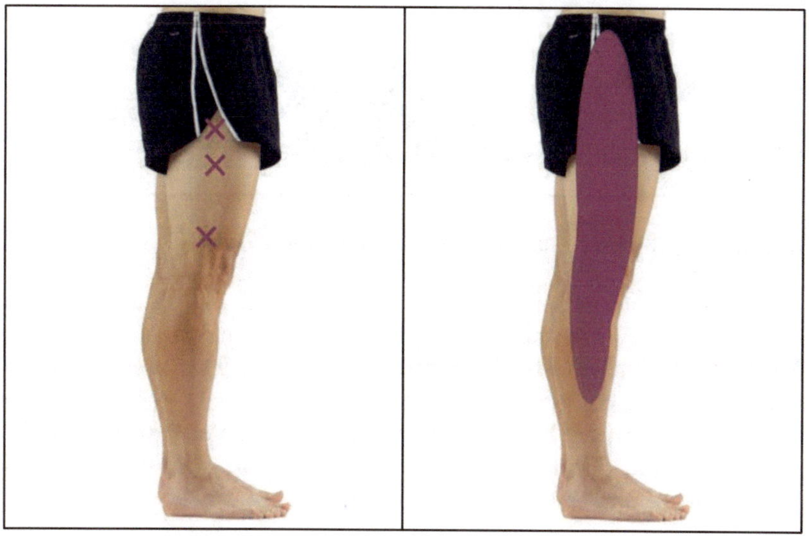

Abbildung 74: Triggerpunkte im äußeren breiten Muskel und Referred Pain Gebiet

MERKE!

Bei akuten Verspannungen an der Oberschenkelaußenseite sind die primären Triggerpunkte häufig in der Gesäßmuskulatur sowie dem Schenkelbindenspanner zu finden.

Der Ursprung von akuten Verspannungen und Triggerpunkten an der Außenseite der Oberschenkel liegt dabei oftmals in der Gesäßmuskulatur sowie dem Schenkelbindenspanner.

Um den äußeren breiten Muskel zu triggern, stellen die Bauch- und Seitlage die Ausgangspositionen dar.

Soll der Bereich nahe am Knie bearbeitet werden, bietet sich die Bauchlage an. Zur Intensivierung der Akupressur wird das Bein angewinkelt. Damit sich die Tiefenwirkung voll entfalten kann, hilft die Mobilisierung durch die alternierende Beugung und Streckung des Beins. Der Bewegungsumfang muss dabei nicht sonderlich groß sein. Es genügt bereits leicht von der 90 Grad Beugung abzuweichen.

Zum Triggern der äußeren Punkte dient die Seitlage. Ähnlich wie bei den Hüftrotatoren stabilisiert das leichte Anwinkeln der Beine die allgemeine Körperlage.

- ⇒ **Intensivierung durch Anwinkeln des Beins**
- ⇒ **Mobilisierung durch leichte Beugung und Streckung des Beins**

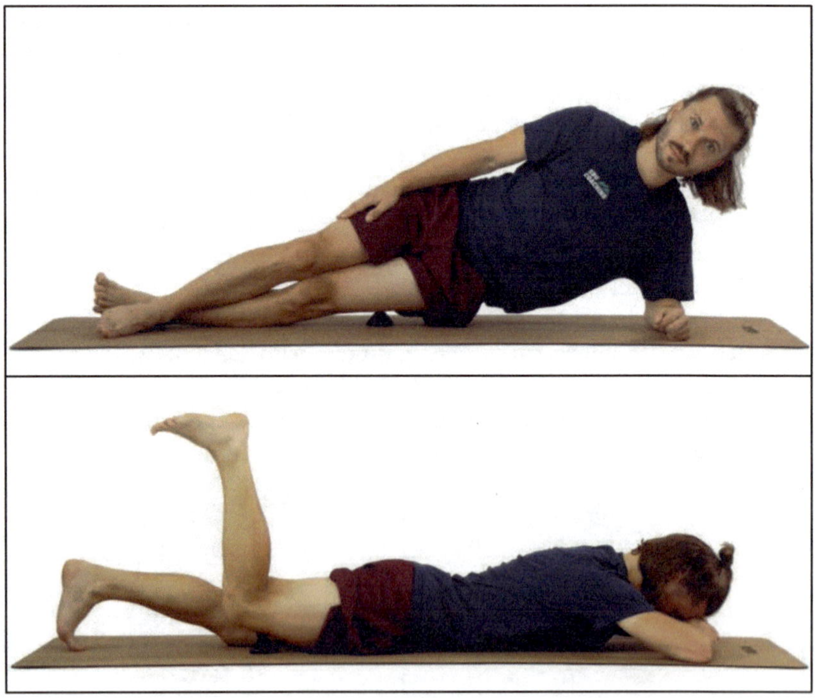

Abbildung 75: Triggern des äußeren breiten Muskels (Bauch- und Seitlage)

Von Natur aus ist die Faszie an der Außenseite des Beins besonders dick. Dieser Bereich stabilisiert maßgeblich das Kniegelenk, indem die Muskeln von Becken und Knie verknüpft werden. Des Weiteren koordiniert diese Verbindung die Bewegung zwischen der Gesäßmuskulatur und den Muskeln der Oberschenkelvorderseite. Eine Verhärtung der Beinaußenseite kann daher die Bewegungskoordination und die Kraftübertragung stören und so Knieschmerzen verursachen.

Die folgende myofasziale Übung lockert die gesamte Außenseite des

Beins – und ebenfalls die Gesäßmuskulatur. Als Hilfsmittel wird ein kleiner Hocker oder ähnliches benötigt, welcher an einer Wand platziert wird.

Nun stützt du dich seitlich mit ausgestrecktem Arm auf dem Hocker ab. Die Beine sind ebenfalls gestreckt, sodass der gesamte Körper in eine möglichst lange Streckung kommt. Es ist darauf zu achten, dass der Körper nicht nach unten durchhängt. Zur Erhöhung der Spannung führst du den freien Arm über den Kopf in Richtung Wand. Nun wird das obere Bein im gestreckten Zustand angehoben und leicht auf und ab bewegt.

Zur Variation der Spannung können auch kleine Kreisbewegungen eingebaut werden. Dadurch wird in der unten befindlichen Gesäßhälfte und dem Bein die fasziale Spannung ausgelöst. Für jede Körperseite werden drei Durchgänge mit jeweils einer Dauer von ca. 20 bis 30 Sekunden absolviert.

Videoanleitung

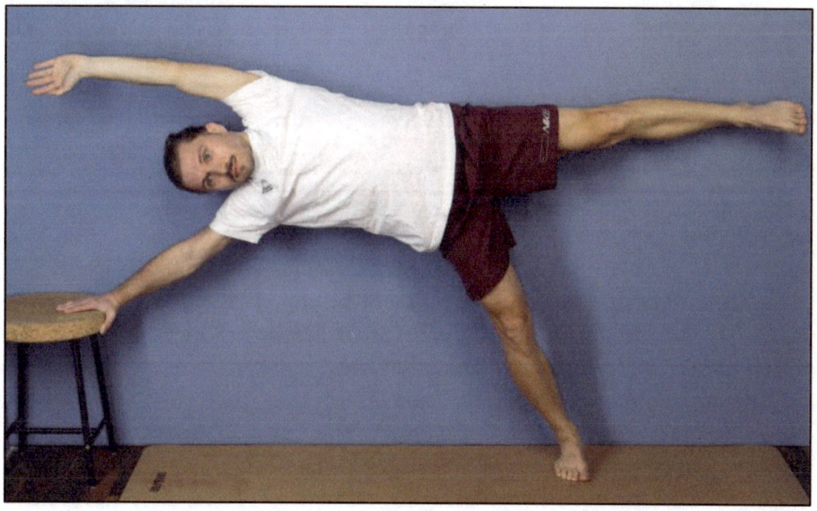

Abbildung 76: Myofasziale Übung für die Beinaußenseite

Die obige myofasziale Übung ist in der Ausführung nicht ganz einfach und erfordert gegebenenfalls etwas Übung. Hartnäckigkeit wird jedoch belohnt, denn es handelt sich um eine äußerst erfolgsversprechende Technik zur Beseitigung von Problemen entlang der Beinaußenseite.

Für alle, die mit der myofaszialen Übung zu Beginn Schwierigkeiten haben, ist die nachfolgende Dehnungstechnik. Diese ist deutlich leichter zu bewerkstelligen und lässt sich vor allem hinsichtlich ihres Schwierigkeitsgrades leichter an die individuelle Situation anpassen.

Die Dehnung der Beinaußenseite wird im Stehen durchgeführt. In der Ausgangsposition sind beide Füße parallel aufgestellt und der Rücken ist gerade. Nun werden die Beine überkreuzt, indem das rechte Bein hinter das linke geführt wird. Hierbei wird nicht der Fuß aufgestellt, sondern der Fußrücken berührt den Boden. Das Körpergewicht trägt folglich das linke Bein, welches automatisch leicht gebeugt wird.

Die Dehnungsspannung in der Außenseite des hinteren Beins baust du durch das Strecken der Arme nach oben auf. Zur Intensivierung der Dehnung wird der Oberkörper mit gestreckten Armen seitlich gebeugt.

Wer auch in dieser Stellung noch keine ordentliche Dehnung verspürt, kann die Spannung weiter erhöhen, indem der Oberkörper zusätzlich nach unten geführt wird.

Die nachfolgende Abbildung veranschaulicht die Endstellung der drei Übungsvarianten.

Videoanleitung

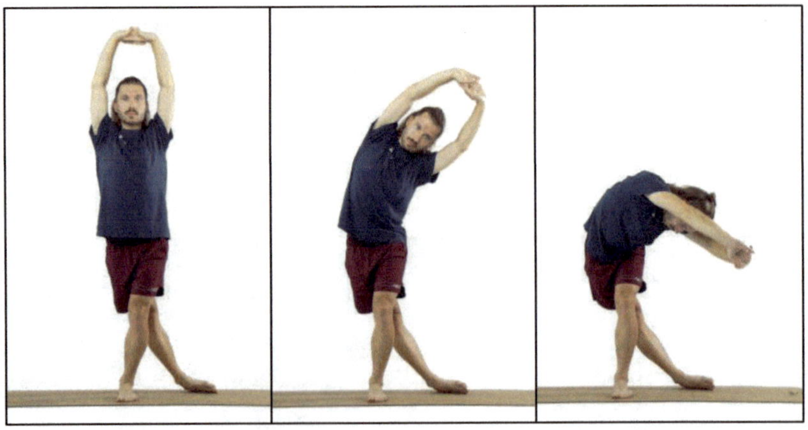

Abbildung 77: Dehnung der Beinaußenseite

MERKE!

Bei höherer Trittfrequenz wird der innere Anteil des m. quadriceps stärker belastet. Dahingegen verstärkt das Fahren im Wiegetritt die Aktivität des äußeren Anteils.

Neben dem äußeren breiten Muskel erzeugt der zur Mitte gelegene breite Muskel einen Großteil des Vortriebs auf dem Rad und unterstützt durch die Kniestreckung das Abstoßen beim Laufen.

Die muskuläre Aktivität des zur Mitte gelegenen breiten Muskels nimmt auf dem Rad bei steigender Trittfrequenz zu. Daher beeinflusst der Pedaltritt inwiefern der äußere oder der innere Anteil des m. quadriceps verstärkt zur Erzeugung von Vortrieb beiträgt. Darüber hinaus sorgt der Wiegetritt für eine höhere Aktivität des äußeren breiten Muskels.

Die querverlaufenden Fasern des zur Mitte gelegenen breiten Muskels sind nahezu nicht an der Streckung des Knies beteiligt. Vielmehr zentrieren sie die Kniescheibe, da diese nach innen gezogen wird. Es handelt sich daher bei diesem Muskel um einen der Hauptverantwortlichen bei Schmerzen im vorderen Knie.

Typischerweise werden die Schmerzen als tief im Kniegelenk auftretend empfunden. Darüber hinaus wird die Stabilität des Knies insgesamt beeinträchtigt. Es kann zum sogenannten "giving away" Phänomen kommen, sodass das Knie unter Belastung plötzlich seitlich ausbricht.

Die potentiellen Triggerpunkte liegen relativ zentral. Allerdings können diese ebenso direkt um die Kniescheibe herum oder auf dem Bandapparat des m. quadriceps liegen.

Das Triggern erfolgt grundsätzlich analog zur Bearbeitung des äußeren breiten Muskels aus der Bauchlage heraus, weshalb dies nicht nochmals abgebildet ist.

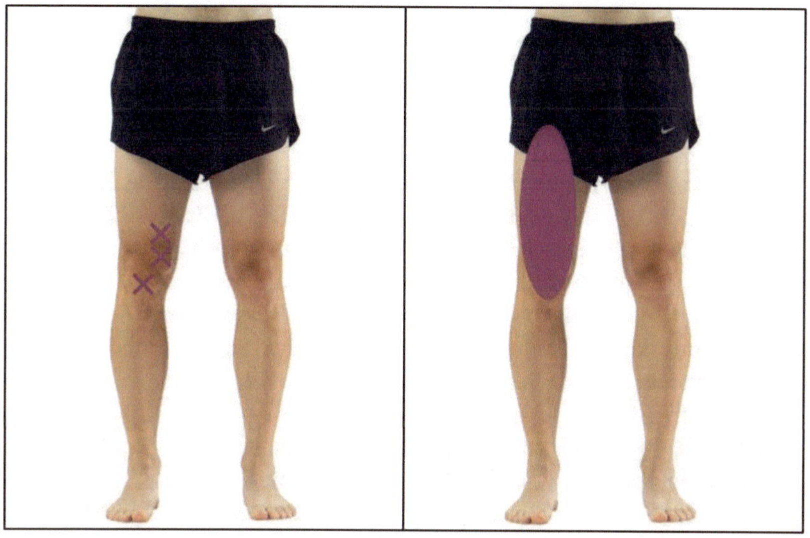

Abbildung 78: Triggerpunkte im zur Mitte gelegenen breiten Muskel und Referred Pain Gebiet

Allerdings kann der Bereich in unmittelbarer Nähe der Kniescheibe ebenfalls aus einer knienden Position getriggert werden. In diesem Fall wird nicht unmittelbar der Muskel, sondern vor allem seine Sehne – als Bestandteil der faszialen Strukturen – in den Fokus gerückt. Haben sich dort Crosslinks gebildet, lösen sich diese folglich auf.

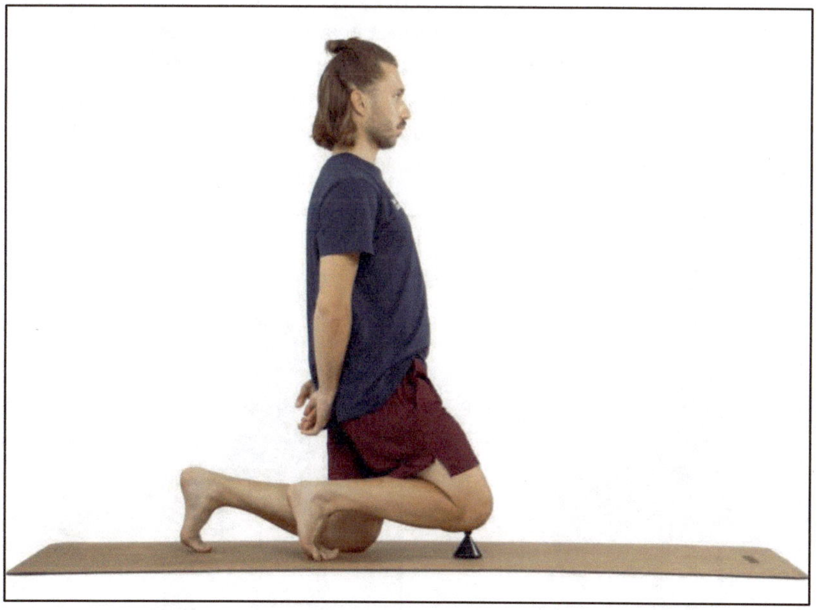

Abbildung 79: Triggern der Sehne des m. quadriceps

⇒ **Intensivierung durch Vorbeugen des Oberkörpers**

⇒ **Mobilisierung nicht erforderlich**

Hierzu platzierst du den Triggerpointer am Boden und legst das Knie darauf ab. Je nach Positionierung des Oberkörpers lässt sich die Intensität variieren. Wird der Rumpf weiter nach vorne über den Triggerpointer gebeugt, erhöht sich der Druck.

Eine Mobilisierung ist an dieser Stelle nicht erforderlich, da die zu bearbeitende Sehne direkt unter der Oberfläche sitzt.

Eine weitere Ursache für Knieschmerzen sind dysfunktionale Muskelaktivierungen innerhalb des m. quadriceps. In diesem Fall ist die Anspannung der Muskelfasern des äußeren breiten Muskels sowie des zur Mitte gelegenen breiten Muskels nicht optimal aufeinander abgestimmt.

Durch die nachfolgend vorgestellten Knee Extensions verbessert sich das neuromuskuläre Zusammenspiel, sodass diese beiden wichtigen Kniestrecker wieder harmonisch zusammenarbeiten.

Die Übung wird sitzend auf der Vorderkante eines Hockers oder ähnlichem ausgeführt. Der Rücken ist gerade und der Blick nach vorne gerichtet. Das zu trainierende Bein wird nun in die vollständige Streckung gebracht und diese ca. 20 Sekunden gehalten. Anschließend beugst du das Bein wieder leicht, bevor die nächste Streckung folgt. Durch das Heranziehen der Zehen zum Körper kann zugleich die Wadenmuskulatur leicht gedehnt werden.

Das Knie wird dabei nur innerhalb des letzten Bereichs des Gelenkraumes bewegt. Also von einer leichten Beugung zur vollständigen Streckung, beziehungsweise im Bereich von einer Streckung zwischen 120 und 180 Grad.

Das Augenmerk liegt auf dem Erreichen der vollständigen Streckung. Da es primär um die kognitive Ansteuerung des Muskels geht, muss hierbei nicht mit Gewichten gearbeitet werden. Ebenfalls bietet es sich deshalb an, in der Streckung ein paar Sekunden zu verharren, um eine isometrische Spannung aufzubauen. Denn insbesondere die isometrische Belastung ist gut geeignet, um die gezielte Ansteuerung eines spezifischen Muskels zu verbessern.

Videoanleitung

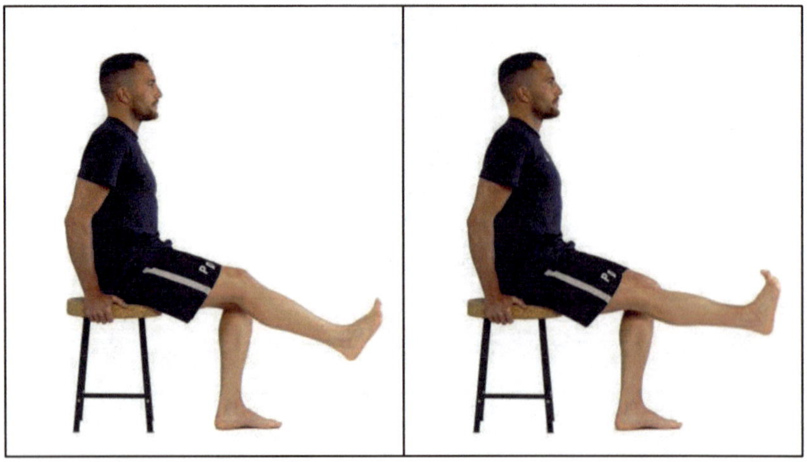

Abbildung 80: Knee Extensions

Der mittlere breite Muskel ist vollständig von den anderen Muskeln des m. quadriceps überdeckt. Sofern er akute Verspannungen oder Triggerpunkte aufweist, stellt sich ein eher diffuser Druckschmerz ein.

Im Triathlon ist der mittlere breite Muskel jedoch von geringerer Bedeutung. Innerhalb des m. quadriceps sind seine drei Nachbarn deutlich anfälliger für die Entwicklung von akuten Verspannungen mit entsprechenden Folgeproblemen.

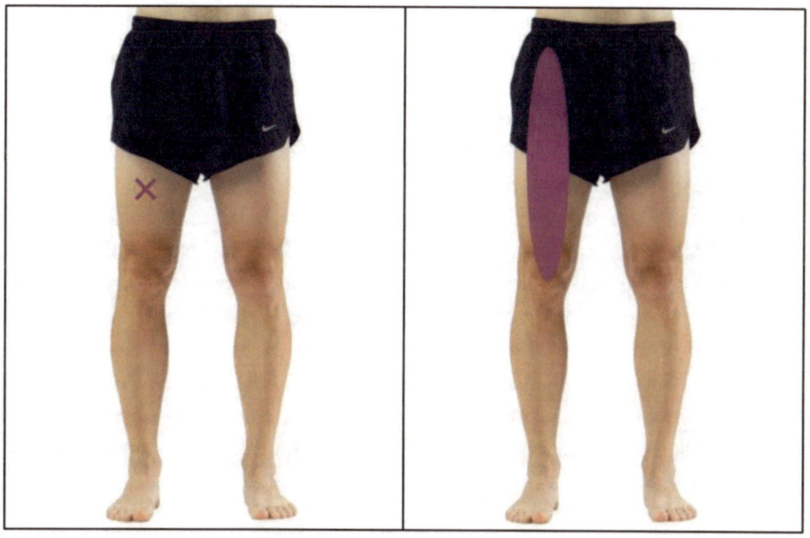

Abbildung 81: Triggerpunkte im mittleren breiten Muskel und Referred Pain Gebiet

Abschließend ist nochmals das Referred Pain Gebiet sowie der Bereich potentieller Triggerpunkte des geraden Schenkelmuskels abgebildet.

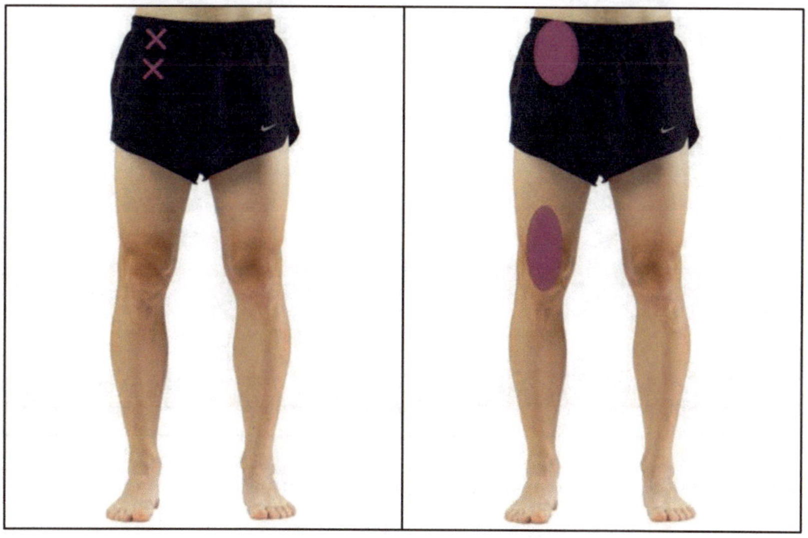

Abbildung 82: Triggerpunkte im geraden Schenkelmuskel und Referred Pain Gebiet

Hinweis

Weitere Erläuterungen zum geraden Schenkelmuskel finden sich bei den Hüftbeugern auf S. 160.

Interessant ist vor allem die deutliche Entfernung des Triggerpunkts und des Gebiets der Schmerzausstrahlung. Dieses beschränkt sich nicht auf die Leistengegend, sondern kann sich ebenso am Kniegelenk einstellen.

Das Triggern erfolgt erneut aus der Bauchlage heraus. Des Weiteren finden sich zusätzliche Erläuterungen zum geraden Schenkelmuskel bei den Ausführungen rund um das Kraftzentrum. Denn es handelt sich um den einzigen zweigelenkigen Muskel des m. quadriceps. Dadurch ist er sowohl an der Streckung des Knies als auch der Beugung der Hüfte beteiligt.

MERKE!

Die Übung dehnt grundsätzlich den gesamten m. quadriceps, wobei sich je nach Ausführung ein anderer Schwerpunkt setzen lässt.

Zur Dehnung der Vorderseite des Oberschenkels wird im Einbeinstand das zu dehnende Bein am Knöchel umfasst und der Unterschenkel in Richtung Gesäß gezogen.

Wird das Bein mit der Hand der gleichen Körperseite gedehnt, baut sich die Dehnungsspannung vor allem auf der Beininnenseite auf. Um den Fokus auf die Beinaußenseite zu legen, kann das Bein mit der gegenüberliegenden Hand gegriffen werden. Die leichte Rotation des Beins sorgt sodann für eine stärkere Dehnung des äußeren breiten Muskels.

Indem die Spannung nicht über den maximalen Zug des Fußes an das Gesäß aufgebaut wird, sondern vielmehr durch eine Streckung der Hüfte nach vorne, konzentriert sich die Dehnung auf den zweigelenkigen geraden Schenkelmuskel.

Videoanleitung

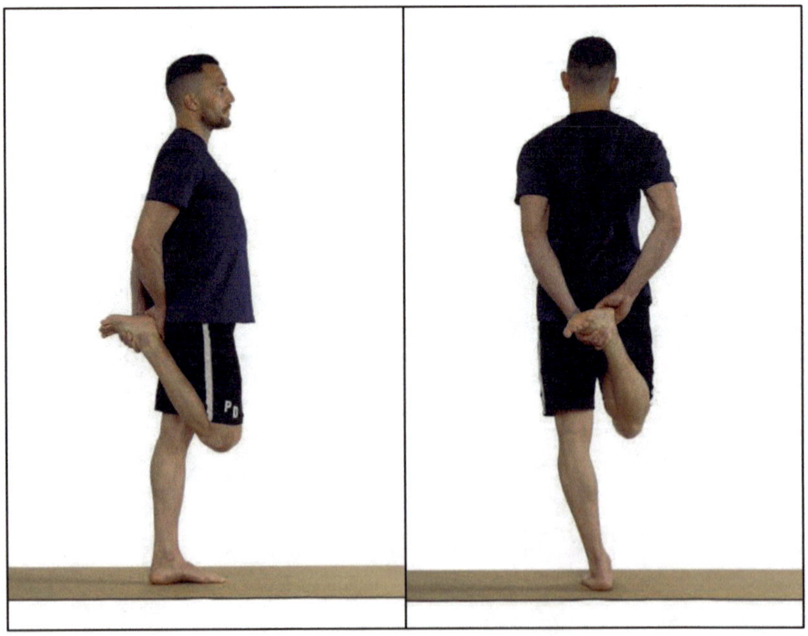

Abbildung 83: Dehnung des m. quadriceps (medial und lateral)

Damit sich Verspannungen auf der Oberschenkelvorderseite nachhaltig lösen, ist stets die Beinrückseite einzubeziehen.

Dies gilt insbesondere für Athleten:innen, die einen großen Fokus auf das Radtraining legen. Die Kraftentwicklung der Vorder- und Rückseite liegt im Radsport weit auseinander. Sofern die Beinrückseite nicht im Rahmen eines funktionellen Krafttrainings gezielt gestärkt wird, verhärten sich dort im Laufe der Zeit die faszialen Strukturen.

Durch dieses Anpassungsmuster versucht der Körper der übermäßig starken Oberschenkelvorderseite Paroli zu bieten und dadurch einen neuen Gleichgewichtszustand zu erlangen. Allerdings verliert die Beinrückseite im Rahmen dessen einen Teil ihrer Funktionalität. Der optimale Energietransfer und die Bewegungskoordination zwischen den Körpersegmenten sind nicht mehr gewährleistet. Folglich kommt es zu Leistungseinbußen – sowohl auf dem Rad als auch beim Laufen.

Wer mit Beschwerden im Bereich der vorderen Oberschenkel zu kämpfen hat, sollte daher unbedingt die Ausführungen zu den Triggerpunkten, myofaszialen Übungen und Dehnungstechniken im übernächsten Unterkapitel aufmerksam lesen.

MERKE!

Akute Verspannungen auf der Oberschenkelvorderseite lassen sich nur gemeinsam mit der Bearbeitung der Oberschenkelrückseite nachhaltig lösen. Weitere Ausführungen zur Rückseite der Oberschenkel finden sich auf S. 200.

Oberschenkelinnenseite

Auf der Innenseite der Oberschenkel befindet sich die Adduktorengruppe. Der Einfachheit halber sind die zugehörigen Muskeln an dieser Stelle nicht immer einzeln betrachtet. Denn sie überdecken sich zuweilen und gehen fließend in die Beinrückseite über. Ähnlich wie bei den verschiedenen Gesäßmuskeln ist es daher schwierig, in der Eigenbehandlung die individuellen Muskeln trennscharf auseinander zu halten.

Für die Anwendung der Akupressur gilt es, sich an den illustrierten Triggerpunkten zu orientieren und sodann die schmerzhaftesten Stellen ausfindig zu machen. Ebenso lohnt es sich, gezielt in die Bereiche zwischen benachbarten Muskeln vorzudringen, um Verklebungen der Muskelfaszien zu lösen.

Eine gewisse Unterteilung der Adduktorengruppe ist dennoch notwendig. Ansonsten kann keine zielgerichtete Dehnung erfolgen. Je nachdem, ob das Bein gestreckt oder gebeugt ist, werden unterschiedliche Muskeln der Adduktorengruppe gedehnt. Deshalb werden die Muskeln der Oberschenkelinnenseite nachfolgend in ein- und zweigelenkige Muskeln gegliedert.

Im Radsport steigt die Bedeutung der Adduktoren mit einer zunehmend aggressiven Sitzposition. Wird der Oberkörper horizontaler ausgerichtet, damit sich der Luftwiderstand reduziert, erhöht sich die Streckung der Hüfte. In der Folge verstärkt sich die Aktivierung der Muskulatur der Innenseite der Oberschenkel. Wird ein Zeitfahrrad oder Triathlonrad mit Aerobars genutzt, erreicht dieser Effekt seinen Höhepunkt. In diesem Fall kommt es besonders schnell zur Überlastung der Adduktoren, sodass sich Verspannungen und Triggerpunkte etablieren.

MERKE!

Die Adduktoren sind beim Laufen über den gesamten Schrittzyklus hinweg aktiv. Daneben erhöht die Aeroposition das Risiko von Verspannungen in der Adduktorengruppe.

Darüber hinaus sind die Adduktoren als einzige Muskelgruppe beim Laufen über den gesamten Schrittzyklus hinweg aktiv. Zwar erfüllen sie vorwiegend stabilisierende Aufgaben, jedoch fehlt es vollständig an

Erholungsphasen. Falls die Muskeln zur Außenrotation der Hüfte – vornehmlich der kleine und mittlere Gesäßmuskel – vorzeitig ermüden, verstärkt sich die Belastung der Innenseite der Oberschenkel weiter.

Das Koppeltraining und Triathlon Wettkämpfe stellen somit einen Risikofaktor für die Adduktorengruppe dar. Zuweilen folgt ein mehrstündiger Lauf direkt nach einer intensiven Belastung in den Aerobars. Entsprechend weit verbreitet sind akute Verspannungen und Triggerpunkte auf der Innenseite der Oberschenkel bei Triathleten:innen.

Beim kurzen und langen Adduktorenmuskel handelt es sich um eingelenkige Muskeln, welche ausschließlich das Hüftgelenk tangieren. Der kurze Adduktor ist dabei nahezu vollständig vom langen bedeckt. Daher werden sie gemeinsam betrachtet. Die Akupressur des kurzen Muskels ist jedoch durch den entspannten langen Adduktor hindurch möglich.

Akute Verspannungen und Triggerpunkte in diesen beiden eingelenkigen Muskeln der Oberschenkelinnenseite machen sich primär in der Leistengegend bemerkbar. Jedoch können sich, wie nachfolgend dargestellt, ebenso Schmerzen auf der Innenseite des Knies ergeben.

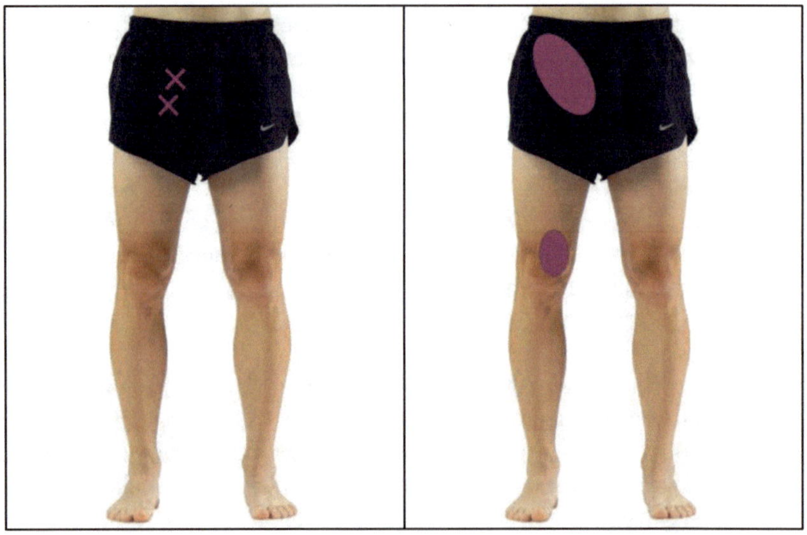

Abbildung 84: Triggerpunkte im kurzen sowie langen Adduktorenmuskel und Referred Pain Gebiet

Besonders gut lassen sich die relevanten Punkte erreichen, wenn ein Yoga-Block als Hilfsmittel verwendet wird. Alternativ kann ebenso ein Stapel Bücher oder ähnliches herangezogen werden.

Der Triggerpointer wird hierzu auf dem Yoga-Block platziert. Getriggert wird sodann aus der Seitlage heraus. Hierfür platzierst du die Innenseite des Oberschenkels auf dem Triggerpointer. Das Anwinkeln des oberen Beins erleichtert die Durchführung.

Je näher du an der Hüfte triggerst, desto höher muss tendenziell das verwendete Hilfsmittel sein. Hier wird der Vorteil des Yoga-Blocks ersichtlich. Denn dieser bietet auf Grund der unterschiedlichen Kantenlängen bereits drei Varianten.

Ebenso kann über die Höhe die Intensität gesteuert werden, da mehr oder weniger Eigengewicht des Beins getragen wird. Um einen Mobilisierungseffekt zu erreichen, werden entweder das Becken oder die Unterschenkel leicht bewegt.

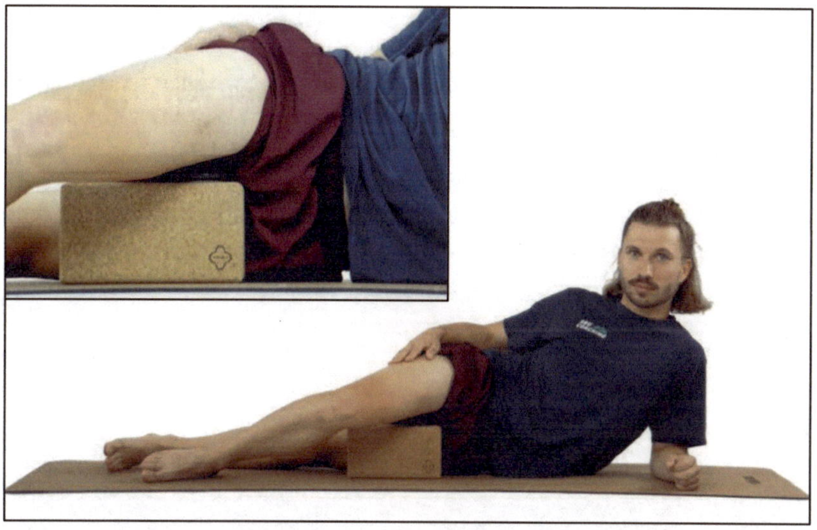

Abbildung 85: Triggern des kurzen und langen Adduktorenmuskels

⇒ **Intensivierung über die Variation der Höhe**

⇒ **Mobilisierung durch Bewegung des Beckens oder der Unterschenkel**

Beim großen Anzieher handelt es sich ebenfalls um einen eingelenkigen Muskel. Allerdings verläuft dieser nicht lediglich auf der Innenseite der Oberschenkel, sondern geht auf die Beinrückseite über.

Sowohl die Triggerpunkte als auch das Referred Pain Gebiet verteilen sich daher großflächig über den Oberschenkel.

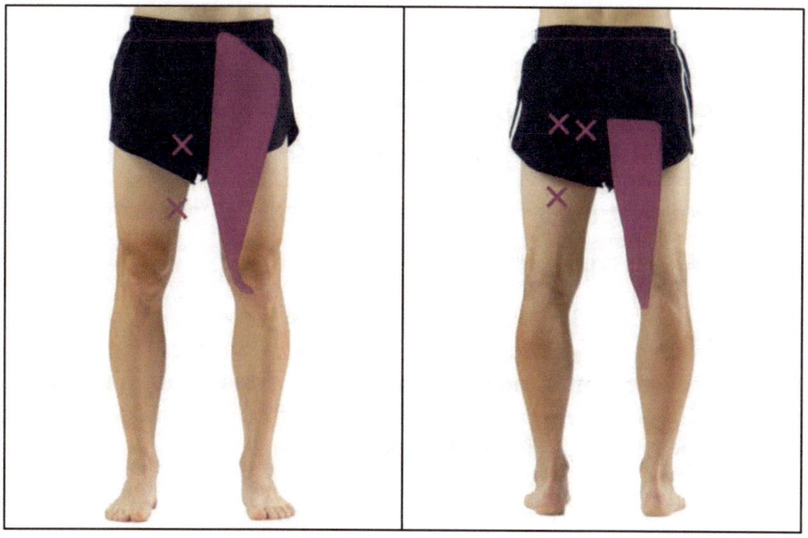

Abbildung 86: Triggerpunkte im großen Anzieher und Referred Pain Gebiet

Entsprechend des Muskelverlaufs erfolgt das Triggern sowohl aus der Seitlage als auch der Rückenlage. Wird aus der Seitlage getriggert, kommt erneut ein Hilfsmittel zum Einsatz und die Akupressur wird analog zur vorherigen Abbildung zum kurzen und langen Adduktor vorgenommen.

Überwiegt das Verspannungsgefühl im rückwärtigen Bereich bietet sich hingegen auch für die Akupressur die Rückenlage an. In diesem Fall ist es gegebenenfalls schwierig, zwischen dem großen Anzieher und den weiteren Muskeln der Oberschenkelrückseite zu unterscheiden.

Versuche mit dem Triggerpointer in die Areale zwischen benachbarten Muskeln vorzudringen und diese so voneinander zu trennen. Dies erleichtert nicht nur die Identifikation separater Muskeln, sondern trennt zugleich potentiell verklebte Muskelfaszien voneinander. Die benachbarten Muskeln können anschließend wieder frei gleiten und somit unabhängig anspannen.

♦

⇒ **Intensivierung über die Variation der Höhe**

⇒ **Mobilisierung durch leichte Bewegung der Beine**

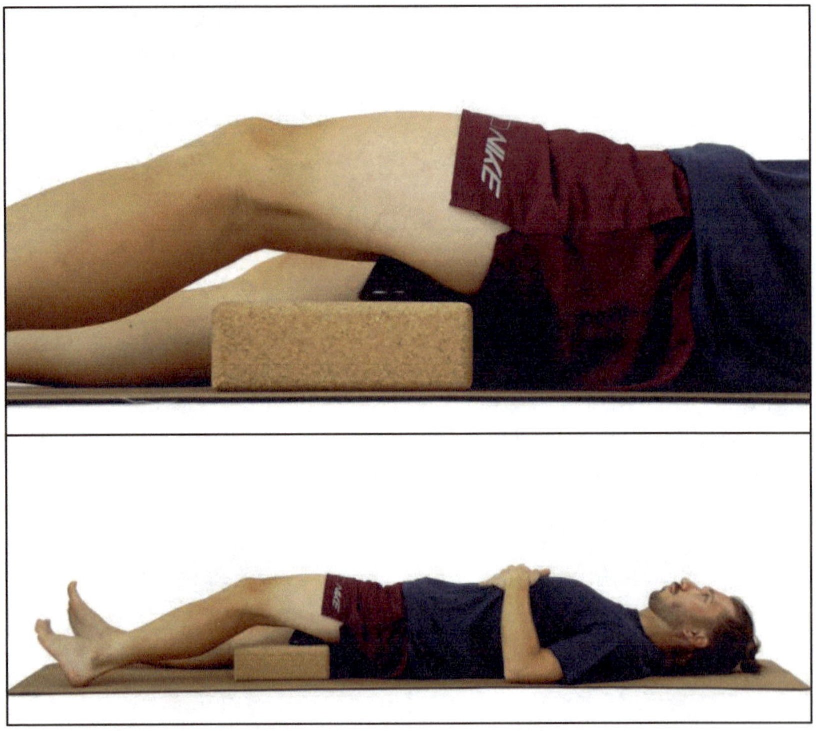

Abbildung 87: Triggern des großen Anziehers

MERKE!

Um die eingelenkigen Adduktoren zu dehnen, muss das Knie gebeugt sein.

Da es sich beim kurzen und langen Adduktor sowie dem großen Anzieher um eingelenkige Muskeln handelt, werden diese gemeinsam in einer Übung gedehnt. Entscheidend ist hierbei die Positionierung der Beine. Nur bei einer Beugung im Kniegelenk kann sich die Dehnungsspannung in den eingelenkigen Zielmuskeln einstellen.

Die Ausgangsposition ist ähnlich zum Schneidersitz. Die Beine werden jedoch nicht überschlagen. Vielmehr berühren sich die Fußsohlen beider Seiten. Der Rücken bleibt nach Möglichkeit gerade.

Die Hände umgreifen nun die Füße und ziehen diese so weit wie möglich an den Körper heran. Dabei werden die Knie bewusst in Richtung Boden gedrückt, um die Spannung in den Adduktoren aufzubauen.

Zur Intensivierung der Dehnung übst du mit den Ellenbogen zusätzlichen Druck nach unten auf die Beine aus. Bei Bedarf kannst du diese Position mehrere Minuten halten.

Hinweis

Eine weitere Möglichkeit zur Dehnung der eingelenkigen Adduktoren wurde bereits beim Triggern des unteren Rückens auf S. 135 eingeführt.

Videoanleitung

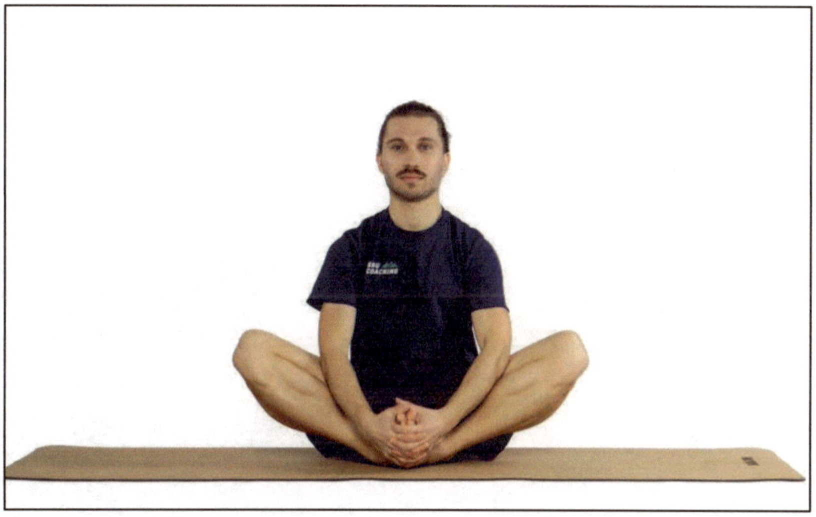

Abbildung 88: Dehnung der eingelenkigen Adduktoren im Sitzen

Der schlanke Muskel stellt den einzigen zweigelenkigen Muskel innerhalb der Adduktorengruppe dar. Dieser berührt das Hüft- und das Kniegelenk. Beide Gelenke werden dadurch stabilisiert.

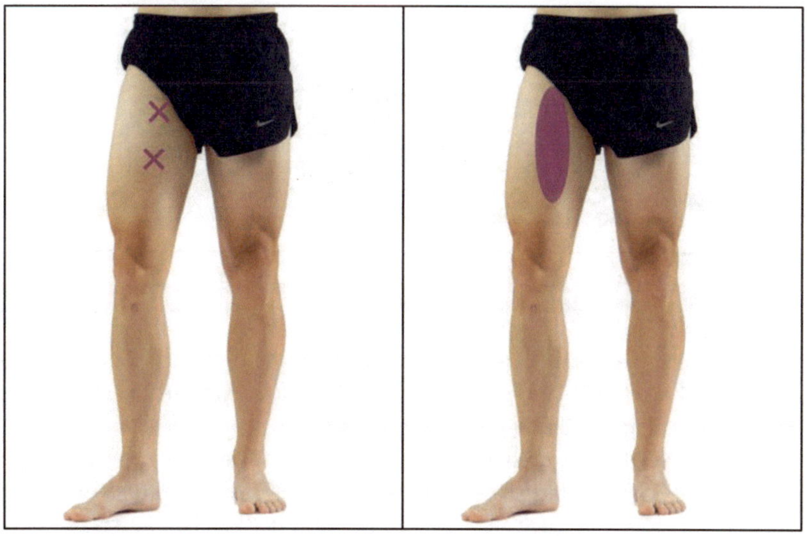

Abbildung 89: Triggerpunkte im schlanken Muskel und Referred Pain Gebiet

Sofern akute Verspannungen oder Triggerpunkte vorliegen, kann deshalb die Stabilität im Kiegelenk beeinträchtigt werden. Vor allem beim Laufen macht sich dies bemerkbar. In der Standbeinphase kann es zum medialen Ausweichen des Knies kommen.

Da es sich um den oberflächlichsten Muskel der Adduktoren handelt, kann dieser leicht getriggert werden. Die relevanten Punkte liegen etwas zentraler als bei den zuvor betrachteten Muskeln. Um wirklich den schlanken Muskel zu treffen, bietet sich die Bearbeitung bei gestrecktem Bein an. Da es sich um den einzigen zweigelenkigen Adduktor handelt, lässt er sich so schnell ausfindig machen.

♦

⇒ **Intensivierung über die Variation der Höhe**

⇒ **Mobilisierung durch Bewegung des Beckens oder des Beins**

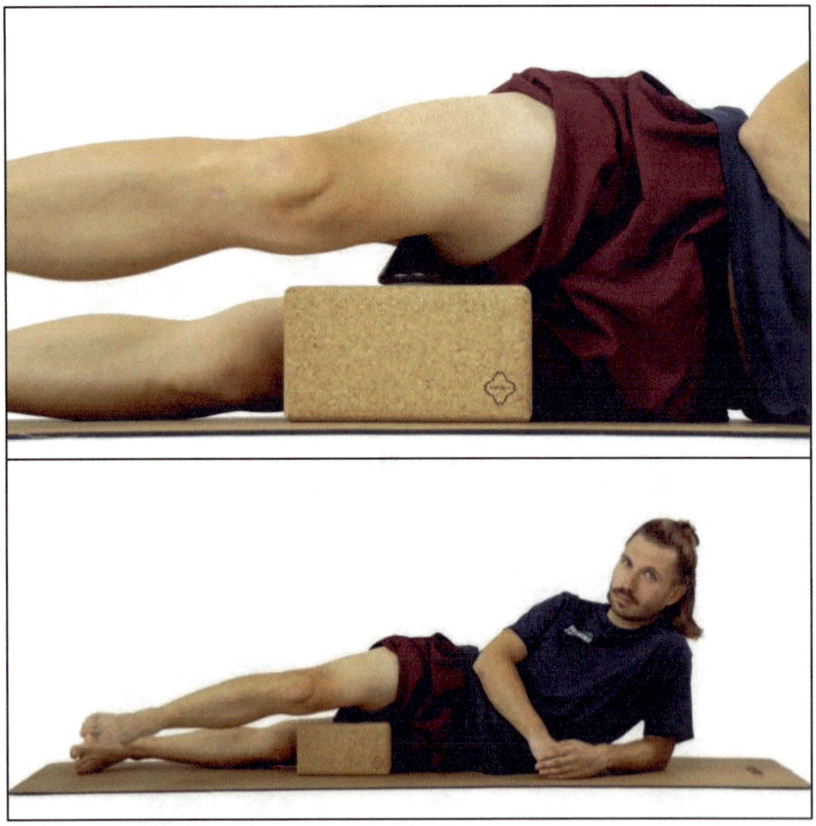

Abbildung 90: Triggern des schlanken Muskels

Wie bereits erwähnt, ist die Unterscheidung der ein- und zweigelenkigen Muskeln der Adduktorengruppe hauptsächlich für die sich an die Akupressur anschließende Dehnung relevant.

Zur Dehnung des schlanken Muskels kommt eine Dehnungsübung im Stehen zur Anwendung. Begonnen wird aus einem breitbeinigen Stand heraus. Der Kopf ist nach vorne gerichtet und der Rücken aufrecht.

Das Körpergewicht wird nun auf eine Seite verlagert. Auf dieser Körperseite wird das Bein gebeugt, sodass sich das andere Bein automatisch streckt und so gedehnt wird.

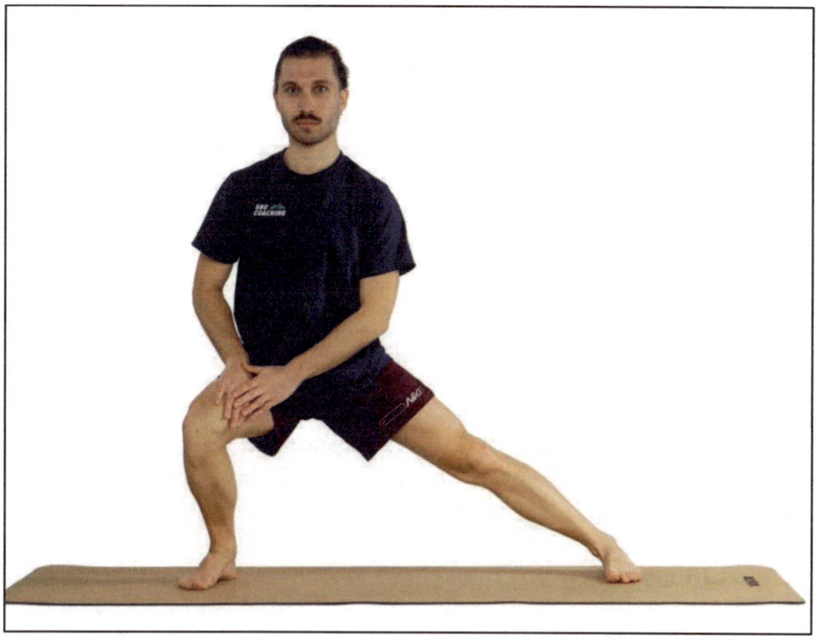

Videoanleitung

Abbildung 91: Dehnung des zweigelenkigen Adduktors im Stehen

Da in der Regel lieber möglichst viel Zeit mit dem eigentlichen Triathlontraining verbracht und das Stabilisationstraining eher als notwendiges Übel betrachtet wird, folgt noch eine besonders zeitsparende Variante zur Dehnung der gesamten Adduktorengruppe.

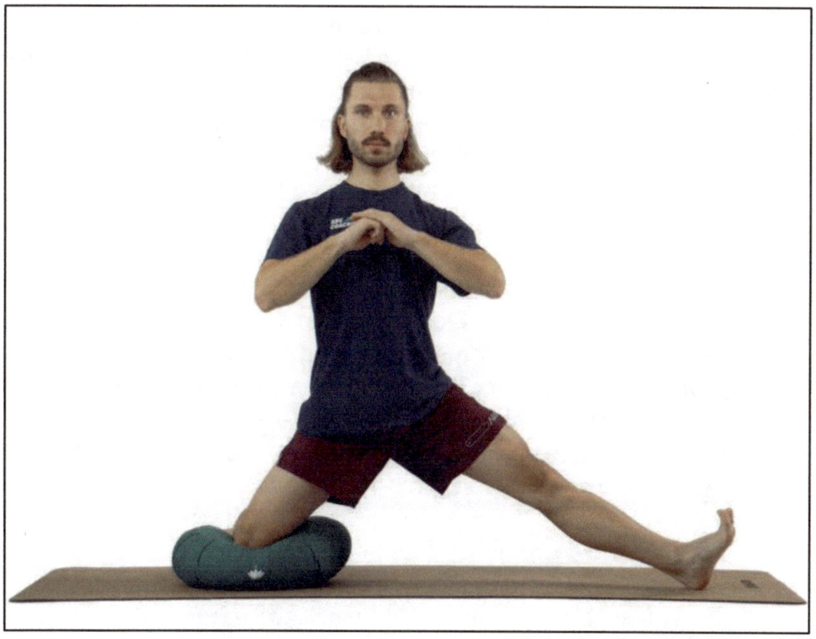

Videoanleitung

Abbildung 92: Dehnung der gesamten Adduktorengruppe

Aus einer halb knienden Position heraus lassen sich die eingelenkigen Adduktoren auf der einen Beinseite zeitgleich mit dem schlanken Muskel der anderen Seite dehnen.

Hierzu wird aus der knienden Position heraus ein Knie seitlich nach außen geschoben. Um die Übung zu erleichtern, bietet es sich an, ein Kissen oder ein doppelt gefaltetes Handtuch unterzulegen. Das andere Bein hingegen streckst du seitlich aus. Der Oberkörper bleibt während der gesamten Dehnung aufgerichtet.

Oberschenkelrückseite

Die Rückseite der Oberschenkel fördert beim Schwimmen als wichtiger Hüftstrecker den Beinschlag. Auf dem Rad ist sie primär für die Rückführung des Pedals in der Regenerationsphase verantwortlich. Beim Laufen erzeugt sie maßgeblich Vortrieb – sowohl in der ersten Hälfte der Standphase als auch in der zweiten Hälfte der Schwungphase.

MERKE!

Auf Grund der ungleichmäßigen Krafterfordernisse der Beinvorderseite und Beinrückseite auf dem Rad verhärten die faszialen Strukturen der Oberschenkelrückseite.

Verhärtungen dieser Körperpartie stellen sich äußerst häufig ein. Ursächlich hierfür ist die Kombination aus Radfahren und Laufen. Auf dem Rad wird Vortrieb nahezu ausschließlich durch die Vorderseite der Oberschenkel, den m. quadriceps, generiert. Es folgt ein Kraftungleichgewicht zwischen der Vorder- und der Rückseite der Oberschenkel. Diesem begegnet der Körper automatisch durch eine Verhärtung der Oberschenkelrückseite. Die faszialen Strukturen verlieren ihre Flexibilität.

Genau diese Flexibilität ist jedoch beim Laufen essenziell. Die Hüftstrecker werden dort sowohl konzentrisch als auch exzentrisch beansprucht, um ihre Aufgabe des Energietransfers und Vortriebgenerators wahrnehmen zu können. Ist nun der allgemeine muskuläre Zustand auf Grund kompensatorischer Verhärtungen, als Reaktion auf die vielen Radstunden, bereits suboptimal, erhöht sich das Risiko der vorzeitigen Ermüdung und Überlastung. Der Laufstil verliert an Effizienz, Regenerationszeiten ziehen sich in die Länge und im schlimmsten Fall drohen laufbedingte Überlastungsverletzungen und Trainingsausfälle.

Akute Verspannungen und Triggerpunkte auf der rückseitigen Oberschenkelmuskulatur stören folglich den Energietransfer und mindern die Leistung beim Laufen. Daneben führen sie ebenfalls zu einer Dysfunktion des m. quadriceps, da sich die Aktivierungsmuster der Muskulatur ändern. Hierunter leidet wiederum die Leistungsfähigkeit auf dem Rad. Im Umkehrschluss bedeutet dies, dass bei Beschwerden im Bereich der Oberschenkelvorderseite ebenso die Rückseite in den Lösungsprozess einzubinden ist.

MERKE!

Eine bewegliche Beinrückseite erleichtert das Fahren in der Aeroposition.

Des Weiteren ist eine hohe Flexibilität der Beinrückseite eine notwendige Voraussetzung, um möglichst lange in einer aggressiven und aerodynamischen Sitzposition zu fahren. Auf Grund der faszialen Verknüpfungen zum Rücken erhöht die waagerechte Position des Oberkörpers die Grundspannung entlang der Beinrückseite.

Die Oberschenkelrückseite umfasst drei Muskeln – den Halbsehnen- sowie Plattsehnenmuskel und den zweiköpfigen Schenkelbeuger. Diese beugen das Knie. Darüber hinaus sind sie an der Hüftstreckung beteiligt.

Demzufolge wirken sich akute Verspannungen in dieser Region ebenfalls auf das Kraftzentrum aus und können dieses in eine ungünstige Ausgangsstellung versetzen.

Hinweis

Weitere Erläuterungen zum zweiköpfigen Schenkelbeuger finden sich bei den Ausführungen zum Kraftzentrum auf S. 160.

Die nachfolgenden Abbildungen zeigen die typischen Triggerpunkte mitsamt ihrem Gebiet der Schmerzausstrahlung im Bereich der rückseitigen Oberschenkel.

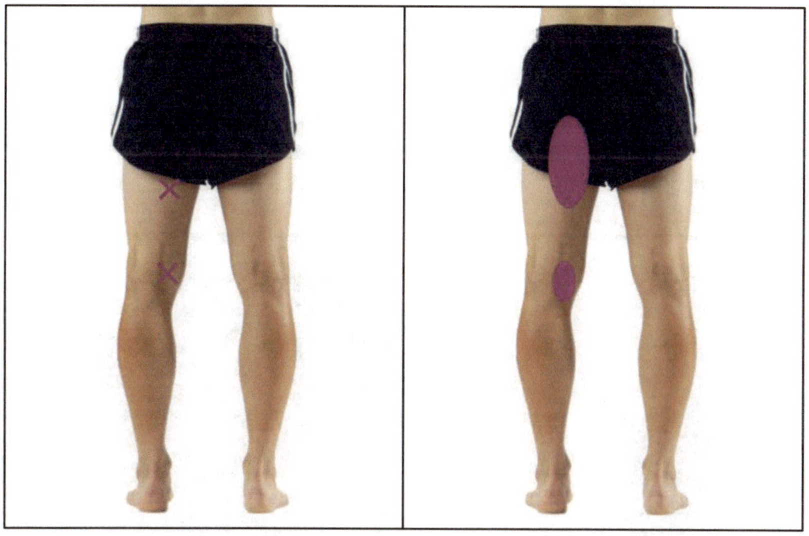

Abbildung 93: Triggerpunkte im Halbsehnen- sowie Plattsehnenmuskel und Referred Pain Gebiet

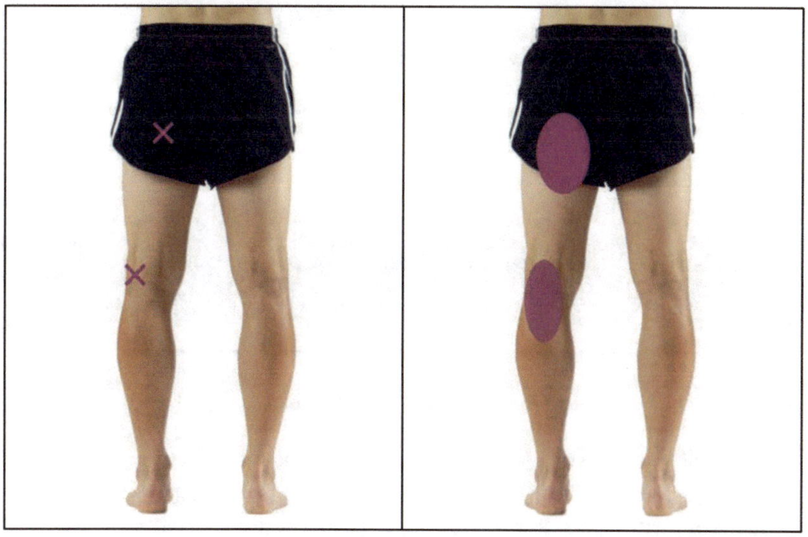

Abbildung 94: Triggerpunkte im zweiköpfigen Schenkelbeuger und Referred Pain Gebiet

Das Triggern der Oberschenkelrückseite kann sowohl im Sitzen als auch im Liegen erfolgen. Wird die Akupressur im Liegen angewendet, hilft es zuweilen, erneut einen Yoga-Block oder Ähnliches als Hilfsmittel einzusetzen. So lassen sich insbesondere die weiter vom Gesäß entfernten Triggerpunkte besser erreichen.

Stellen sich beim Triggern aus der liegenden Position Taubheitsgefühle oder ein leichtes Kribbeln ein, schafft die sitzende Variante Abhilfe. Durch die Beugung der Beine verringert sich die auf den Ischiasnerv einwirkende Spannung. Dieser hat mehr Freiraum zum Gleiten, sodass es seltener zu Irritationen kommt.

Wie bereits bei der Adduktorengruppe angeklungen, ist eine trennscharfe Unterscheidung zwischen den Muskeln der Oberschenkelrückseite und den Adduktoren zuweilen schwierig. Auch an dieser Stelle empfiehlt sich deshalb das gezielte Triggern der Zwischenräume von benachbarten Muskeln, um diese voneinander zu lösen.

●

⇒ **Intensivierung über die Variation der Höhe**

⇒ **Mobilisierung im Liegen durch Seitwärtsbewegung der Beine und im Sitzen durch leichte Beugung | Streckung der Beine**

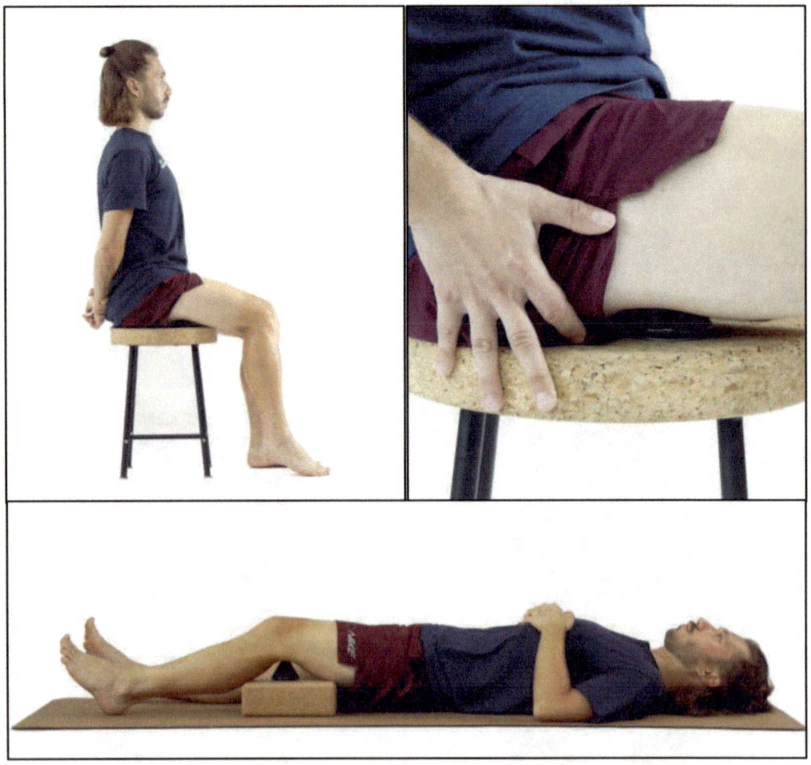

Abbildung 95: Triggern der Oberschenkelrückseite im Sitzen und im Liegen

Speziell im Bereich der Beinrückseite – und vor allem an der Oberschenkelrückseite – kommt den myofaszialen Übungen eine entscheidende Rolle zur nachhaltigen Beseitigung von akuten Verspannungen und Triggerpunkten zu. Die folgende Übung lockert die gesamte myofasziale Sequenz von der Beinrückseite, über das Gesäß bis hin zum Rücken.

Hierzu stellst du dich in einem etwa schulterbreiten Stand auf, wobei die Knie leicht gebeugt sind. Die Arme sind vor dem Körper verschränkt und nun lässt du den gesamten Oberkörper nach vorne herunterfallen.

Um die Dehnung zu verstärken, kann der Oberkörper bewusst weiter Richtung Boden gesenkt werden. Die Dehnung der Beinrückseite wird so durch die Spannung der Rückenfaszie ausgelöst. Dabei ist darauf zu achten, dass das Körpergewicht gleichmäßig auf den Füßen verteilt ist und nicht nach vorne verlagert wird.

Die Dehnung ist in einem ersten Schritt für ca. 60 Sekunden zu halten. Nach einer kurzen Pause wird die Dehnung wiederholt.

Als Variation können die verschränkten Arme leicht von links nach rechts gependelt werden. Dadurch erhöht sich die Spannung der Rückenfaszie und somit die Dehnung der Beinmuskulatur. Ebenso unterstützt der federnde Bewegungsablauf die gleichzeitige Bearbeitung der Muskeln sowie der faszialen Strukturen.

Zur weiteren Intensivierung können das linke und das rechte Bein einzeln gedehnt werden. Hierzu versuchst du, aus der gebeugten Haltung heraus ein Bein möglichst weit durchzustrecken. Dabei bewegt sich der Oberkörper als Ausgleich auf die entgegengesetzte Seite.

Diese Dehnung ist äußerst intensiv, sodass zumeist zu Beginn keine vollständige Streckung des Beins erreicht wird. In diesem Fall einfach das Bein so weit wie individuell möglich strecken. Im Laufe der Zeit wird sich der Trainingserfolg durch eine höhere Flexibilität einstellen.

Videoanleitung

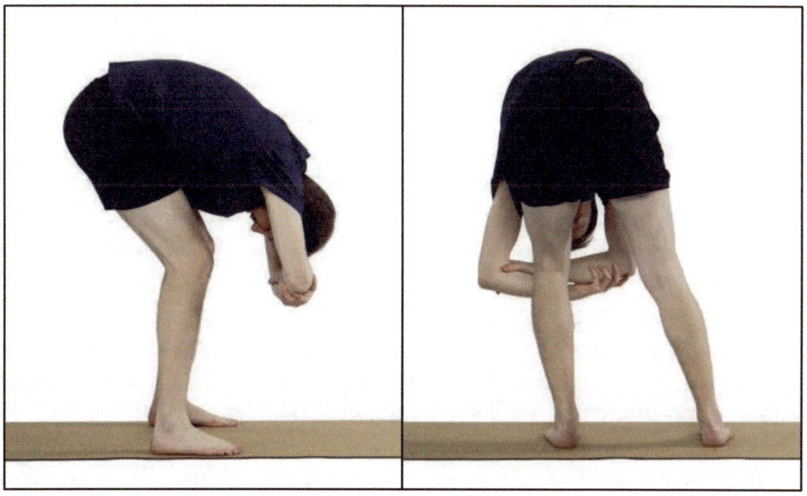

Abbildung 96: Myofasziale Übung für die Beinrückseite

Für die Steigerung der Beweglichkeit der Beinrückseite bietet sich darüber hinaus das aktiv statische Dehnen an. Hierbei wird der Zielmuskel durch die Anspannung seines Gegenspielers unter Spannung gesetzt. Eine entsprechende Übung wurde bereits bei den Erläuterungen zu den Hüftstreckern eingeführt.

Hinweis

Eine weitere Dehnungsübung für die Beinrückseite findet sich auf S. 168.

Unterschenkelrückseite

Wir bleiben auf der Beinrückseite und wandern weiter hinab zur Wade. Erneut sind es vor allem das Radfahren und das Laufen, welche zu akuten Verspannungen und Triggerpunkten führen. Die Muskulatur der Wade bilden hauptsächlich der Zwillingswadenmuskel und der Schollenmuskel.

MERKE!

Je höher die Trittfrequenz auf dem Rad ist, desto mehr müssen der Zwillingswadenmuskel und der Schollenmuskel den Knöchel stabilisieren.

Auf dem Rad sind diese beiden Muskeln über den längsten Zeitraum der Rotationsbewegung aktiv. Im Wesentlichen stabilisieren sie den Knöchel. Folglich verharrt dieser unabhängig von der Pedalstellung in einer konstanten Position, sodass möglichst wenig Energie in den Gelenken verloren geht.

Dabei gilt der Grundsatz, dass eine höhere Trittfrequenz die Anforderung an diese beiden Muskeln steigert. Je schneller die Kurbelumdrehung erfolgt, desto höher sind die Stabilitätserfordernisse des Knöchels. Die Aktivität des Zwillingswaden- und Schollenmuskels erhöht sich somit bei zunehmender Trittfrequenz.

MERKE!

Beim Laufen beanspruchen der Mittel- und Vorderfußlauf die Waden besonders stark.

Beim Laufen erzeugen die Wadenmuskeln kurz vor dem Abstoßen durch die Plantarflexion direkt Vortrieb. Zuvor nehmen sie bei der Landung Energie auf. Sie arbeiten synergistisch mit der Achillessehne zusammen und sorgen dafür, dass diese bis zu 90 % der absorbierten Energie anschließend wieder freisetzt.

Die Beanspruchung der Wadenmuskeln variiert je nach Laufstil. Wer auf dem Mittel- oder Vorderfuß landet, erhöht die muskuläre Belastung der Waden. Diese ist stärker an der Schockabsorption bei der Landung beteiligt. Zugleich entfaltet sie im Moment des Abstoßens eine höhere Kraft.

Begonnen wird mit dem Zwillingswadenmuskel, da dieser dichter an der Oberfläche sitzt.

Auf dem Rad erfüllt er eine Doppelfunktion. Zum einen stabilisiert er den Knöchel. Allerdings handelt es sich um einen zweigelenkigen Muskel, weshalb er zugleich die Beugung im Knie unterstützt. Er ist daher ebenfalls in die Rückführung des Pedals in die Neutralstellung involviert. An der direkten Erzeugung von Vortrieb ist die Wade grundsätzlich nicht beteiligt. Ist der Sattel jedoch zu hoch eingestellt, muss die Wade Kraft aufbringen, um den Pedaltritt zu beenden. Das Risiko zur Entwicklung von Triggerpunkten im Zwillingswadenmuskel steigt.

Interessant ist nun das Gebiet der Schmerzausstrahlung. Triggerpunkte werden in der Wade entweder punktuell im Muskel wahrgenommen oder aber als schmerzende Achillessehne. Nicht selten wird daher von einer Entzündung der Achillessehne ausgegangen, wenngleich sich in der Regel keine Entzündung in der Sehne nachweisen lässt. Es überwiegt vielmehr die Schmerzentwicklung als Folge von akuten Verspannungen und Triggerpunkten in der Wadenmuskulatur – häufig ausgelöst durch eine zu schnelle Steigerung des Umfangs auf dem Rad oder beim Laufen.

In selteneren Fällen kann der Schmerz auch an der Unterseite des

Fußes sowie in der ISG Region auftreten.

Ein häufiger auslösender Faktor für die Entstehung von Beschwerden an der Rückseite der Unterschenkel sind bereits vorhandene primäre Triggerpunkte am kleinen und mittleren Gesäßmuskel.

Als begleitendes Symptom treten oftmals nächtliche Wadenkrämpfe auf. Auch immer wiederkehrende Zerrungen an der Wade sind ein Indiz für das Vorhandensein von Triggerpunkten im Zwillingswadenmuskel.

MERKE!

Die primären Triggerpunkte bei Beschwerden im Zwillingswadenmuskel liegen häufig im kleinen und mittleren Gesäßmuskel.

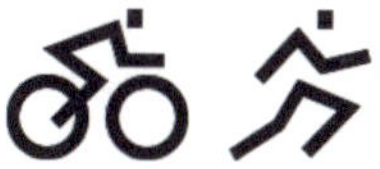

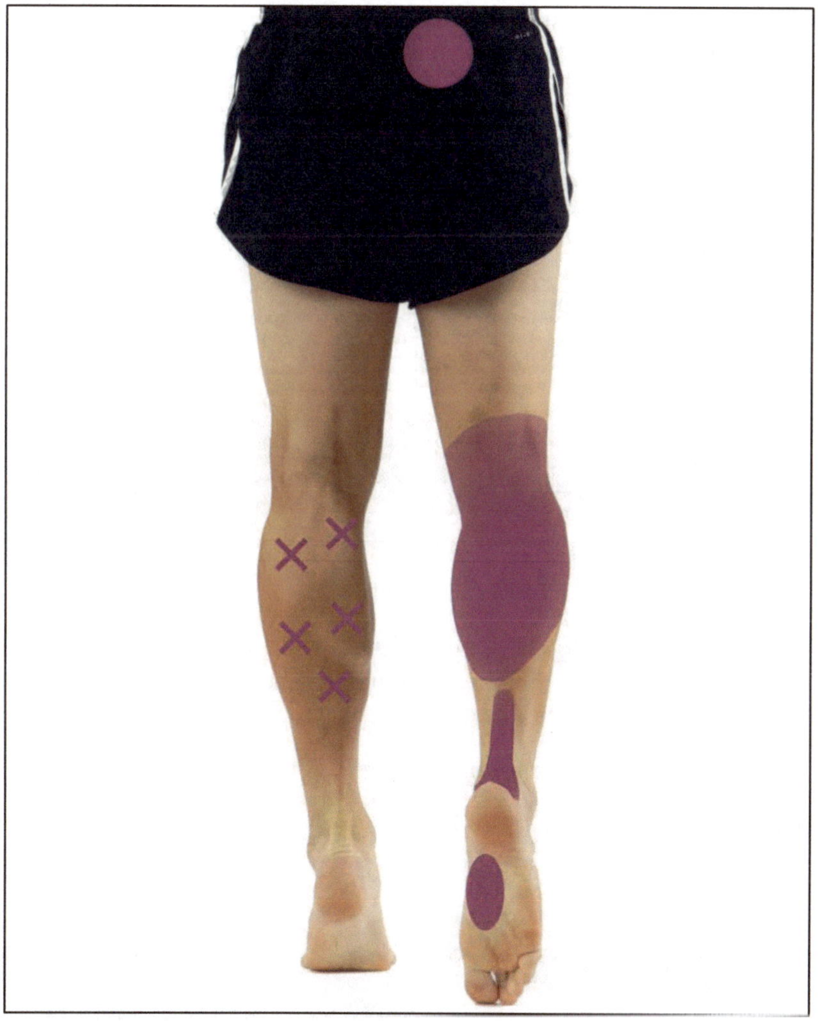

Abbildung 97: Triggerpunkte im Zwillingswadenmuskel und Referred Pain Gebiet

Da der Zwillingswadenmuskel die oberflächliche Muskelschicht bildet, ist er für die Akupressur sehr gut zugänglich. Zu beachten ist bei der Bearbeitung der Wade jedoch stets, dass der Zwillingswadenmuskel zweigelenkig ist, wohingegen der Schollenmuskel eingelenkig ist.

Der Zwillingswadenmuskel kann daher am besten mit gestrecktem Bein getriggert werden, wobei sich die liegende Position anbietet. Die typischerweise stark verspannten Bereiche konzentrieren sich auf die zwei Muskelbäuche, die Sehnenansätze an der Kniekehle sowie den Übergang zum Schollenmuskel. Insbesondere wenn die Schmerzen an der Achillessehne auftreten, ist der unterste Punkt häufig der relevanteste.

Zur Intensivierung des Drucks werden die Beine überschlagen. Damit tiefer in den voluminösen Wadenmuskel vorgedrungen werden kann, ist das gestreckte Bein leicht seitlich zu bewegen. Zusätzlich kann der Fuß gebeugt werden, um Scherkräfte zu erzeugen.

Damit der Blutfluss der Venenpumpe trotz des starken Druckaufbaus während der Akupressur nicht gestört wird, sollte mit den Triggerpunkten nahe am Fuß begonnen und sich anschließend nach oben vorgearbeitet werden.

◆

⇒ **Intensivierung durch Überschlagen der Beine**

⇒ **Mobilisierung durch Seitwärtsbewegung der Beine oder Beugung des Fußes**

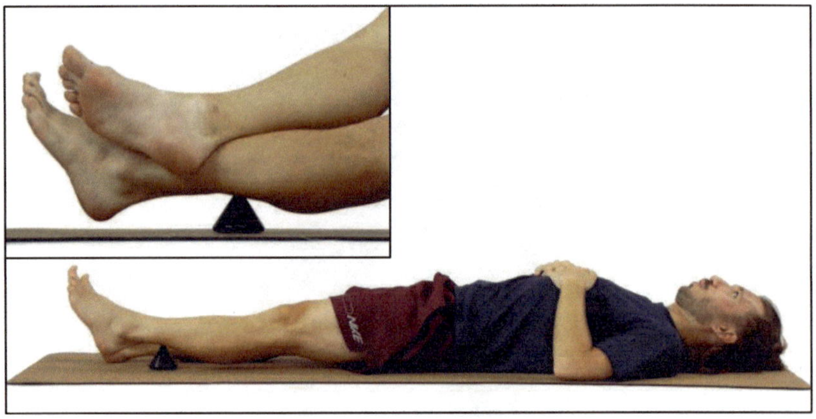

Abbildung 98: Triggern des Zwillingswadenmuskels

Die anschließende Dehnung findet ebenfalls mit gestreckten Beinen statt. Eine besonders intensive Dehnungsspannung lässt sich aus dem Unterarmstütz hervorrufen.

Videoanleitung

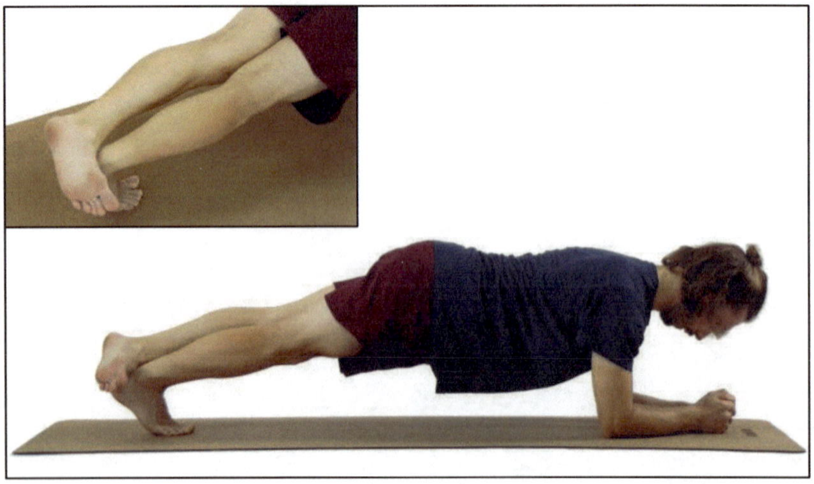

Abbildung 99: Dehnung des Zwillingswadenmuskels

Die Ausgangsposition ist daher analog zum Planking, wobei sich alternativ auf den Händen aufgestützt werden kann. Nun baust du die Spannung auf, indem der Spann des eines Fußes auf die Ferse des anderen gelegt wird. Dadurch kannst du die Ferse bewusst nach unten drücken. Der Zwillingswadenmuskel wird maximal in die Länge gezogen.

Der Schollenmuskel ist Teil der tiefen Wadenmuskulatur. Es handelt sich um einen eingelenkigen Muskel, der maßgeblich die Stabilität des Knöchels beeinflusst.

Der Knöchel benötigt auf dem Rad während der gesamten Kurbelumdrehung ein hohes Maß an Stabilität. Diese gewährleistet der Schollenmuskel, indem er über einen langen Zeitraum aktiv ist. Entsprechend häufig kommt es zur Entwicklung von akuten Verspannungen und Triggerpunkten.

MERKE!

Die tiefe Schicht der Wadenmuskulatur ist auf dem Rad nahezu dauerhaft aktiv.

Beim Laufen sorgt der Schollenmuskel im Rahmen der Plantarflexion kurz vor dem Moment des Abstoßens aktiv für Vortrieb. Eine Überlastung ist daher keine Seltenheit.

Ebenso spielt die Beweglichkeit des Knöchels beim Laufen eine entscheidende Rolle. Liegen im Schollenmuskel Triggerpunkte vor, verliert der Knöchel an Beweglichkeit. Die Dorsalflexion – also die Beugung über den Fußrücken hinaus – fällt schwer. Dies bremst die Vorwärtsbewegung des Unterschenkels frühzeitig aus. Die energetischen Kosten des Laufens steigen. Der Laufstil verliert an Effizienz.

MERKE!

Triggerpunkte im Schollenmuskel schränken die Dorsalflexion des Knöchels ein und erhöhen so die energetischen Kosten des Laufens.

Hinzu kommt eine hohe Anfälligkeit für Unterkühlung. Ähnlich wie bei der Muskulatur im Bereich des Nackens, ergeben sich Verspannungen somit schnell bei längeren Ausfahrten oder Läufen bei kühlem und windigem Wetter.

Auch der Schollenmuskel ist wesentlich an der Venenpumpe beteiligt. Ist er in seiner Funktion gestört, beeinträchtigt dies den Rückfluss des sauerstoffarmen Blutes aus den Beinen zurück zum Herzen. Es entsteht ein diffuser Schmerz im Bereich der Wade und im Fuß. Im Gegensatz zum Zwillingswadenmuskel kommt es nicht zu nächtlichen Wadenkrämpfen. Darin liegt folglich ein guter Indikator für die Unterscheidung dieser sich zum Teil überlappenden Muskeln.

Triggerpunkte in der tiefen Wadenmuskulatur werden oftmals nicht identifiziert und zielgerichtet bearbeitet. Es muss zwingend zwischen Triggerpunkten in der oberflächlichen und der tiefliegenden Muskulatur unterschieden werden, damit eine effektive Lösung der Verspannungen an der Wade möglich ist.

Vor allem, wenn die akuten Verspannungen vom Radfahren herrühren, werden sie erfahrunsgemäß häufig übersehen. Der Fokus wird auf die Vortrieb erzeugenden Muskeln gelegt. Die Schmerzen an der Achillessehne hingegen werden im Zweifel oft fälschlicherweise auf eine Entzündunsgreaktion geschoben.

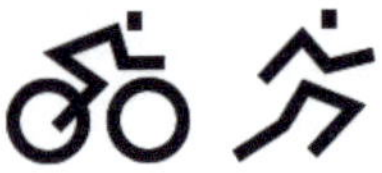

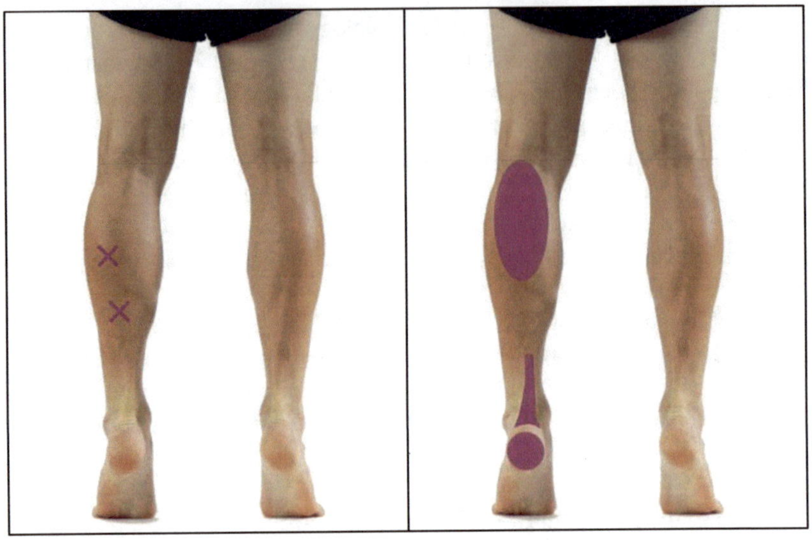

Abbildung 100: Triggerpunkte im Schollenmuskel und Referred Pain Gebiet

Das Gebiet der Schmerzausstrahlung ist zuweilen identisch mit jenem des Zwillingswadenmuskels. Erneut manifestiert sich der Schmerz nicht nur in unmittelbarer Nähe des Triggerpunktes, sondern ist vor allem an der Achillessehne spürbar. Außerdem ist der Fersenschmerz ein typisches Merkmal für akute Verspannungen im Schollenmuskel.

MERKE!

Die primären Triggerpunkte bei Beschwerden im Schollenmuskel liegen häufig im kleinen und mittleren Gesäßmuskel.

MERKE!

Die oberen Triggerpunkte des Schollenmuskels können ausschließlich bei gebeugtem Bein effektiv bearbeitet werden.

Analog zum Zwillingswadenmuskel liegt der Ursprung, welcher überhaupt erst zur Entwicklung von akuten Verspannungen und Triggerpunkten entlang der kinetischen Kette führte, im Bereich des Kraftzentrums – konkret im kleinen und mittleren Gesäßmuskel.

Zum Triggern des Schollenmuskels bietet sich hier die Rückenlage an. Allerdings ist die Position zwingend an den zu bearbeitenden Punkt anzupassen. Der Sehnenansatz sowie das Übergangsgebiet von Schollen- und Zwillingswadenmuskel kann, wie zuvor bereits dargestellt, im Liegen getriggert werden. Der obere Bereich hingegen ist lediglich bei gebeugtem Bein erreichbar. Derart ist sichergestellt, dass der Zwillingswadenmuskel entspannt ist, sodass der Schollenmuskel durch diesen hindurch getriggert werden kann.

An dieser Stelle wird sich somit die unterschiedliche Lage in Bezug auf die Gelenke zu Nutzen gemacht. Da der Zwillingswadenmuskel auch an der Ausrichtung des Kniegelenks beteiligt ist, wird er in eine entspannte Ausgangsposition versetzt, wenn das Knie gebeugt ist.

Zur Bearbeitung der oberen Punkte wird das Bein deshalb auf einem Hocker oder ähnlichem abgelegt. Dadurch entspannt der Zwillingswadenmuskel automatisch und der tiefliegende Schollenmuskel lässt sich effektiv triggern. Allerdings kann auch direkt der untere Punkt mit gebeugtem Bein bearbeitet werden. Zum Schonen der Venenklappen ist die Wade stets von unten nach oben zu bearbeiten.

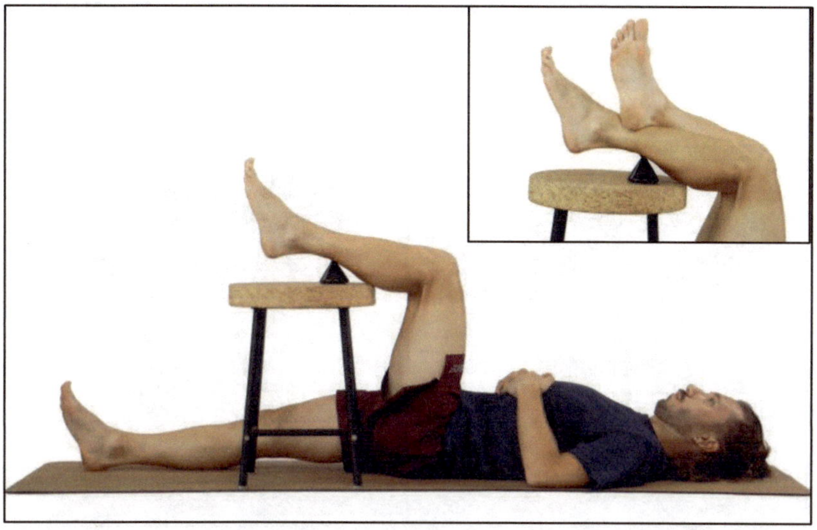

◆

⇒ **Intensivierung durch Überschlagen der Beine**

⇒ **Mobilisierung durch Seitwärtsbewegung der Beine oder Beugung des Fußes**

Abbildung 101: Triggern des Schollenmuskels

Die separate Dehnung des Schollenmuskels ist äußerst schwierig. Hier ist die Eingelenkigkeit ein Nachteil. Zur Erzeugung von Spannung explizit im Schollenmuskel muss das Bein gebeugt sein und zugleich muss die Wadenmuskulatur in die Länge gezogen werden. Zwar gibt es grundsätzlich Stellungen, welche dies erreichen können, jedoch sind diese in der Durchführung wenig praktikabel und verfehlen daher oft ihr eigentliches Ziel.

Stattdessen wird nachfolgend eine myofasziale Übung erläutert, welche die gesamte Rückseite der Unterschenkel einbezieht. Dabei handelt es sich um die sogenannten "Walking Elephants".

Begonnen wird aus dem schulterbreiten Stand. Die Knie sind so weit gebeugt, dass die Hände die großen Zehen umfassen können. Entsprechend hängt der Oberkörper nach unten. Erneut wird die gesamte Körperrückseite einbezogen, da die Rückenfaszie und die Beinfaszie über die Gesäßmuskulatur unmittelbar miteinander verknüpft sind. Bei dieser Übung konzentriert sich die Spannung jedoch auf die Wade.

Nun versuchst du, abwechselnd ein Bein durchzustrecken. Es kommt dabei nicht darauf an, die volle Streckung zu erreichen. Vielmehr ist die flüssige Bewegungsausführung entscheidend.

Die Übung ist für 20 bis 60 Sekunden durchzuführen und kann mehrmals wiederholt werden, damit in Summe die üblichen ein bis zwei Minuten erreicht werden.

Zu Beginn ist diese Übung häufig unangenehm, da die tiefliegende Muskulatur der Wade oftmals über Jahre hinweg vernachlässigt wurde. In Kombination mit der Akupressur verschwinden die akuten Verspannungen und Triggerpunkte jedoch im Laufe der Zeit und es fällt immer leichter, die nahezu vollständige Streckung zu erreichen.

Videoanleitung

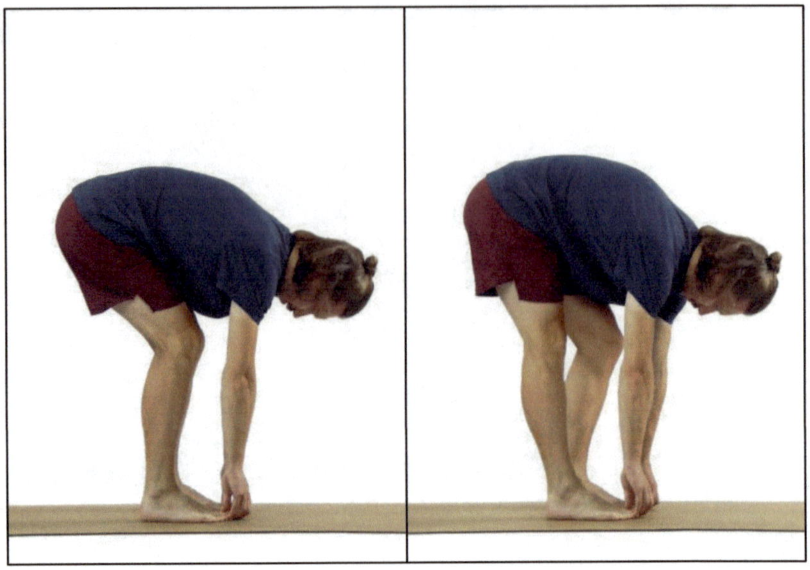

Abbildung 102: Myofasziale Übung für die Wade – Walking Elephants

Unterschenkelvorderseite

MERKE!
Beim Fersenlauf bilden sich akute Verspannungen vor allem am vorderen Schienbeinmuskel, wohingegen beim Vorderfußlauf der hintere Schienbeinmuskel anfälliger ist.

Damit können wir auf die Vorderseite der Unterschenkel und somit die Muskulatur des Schienbeins wechseln. Relevant sind primär der vordere und hintere Schienbeinmuskel.

An dieser Stelle wirkt sich der Laufstil stark aus. Die Landung auf der Ferse verlangt dem vorderen Schienbeinmuskel besonders viel ab. Er trägt in diesem Fall die Hauptlast zur Stabilisierung des Knöchels. Dahingegen sorgt beim Vorderfußlauf der hintere Schienbeinmuskel vermehrt für die nötige Stabilität. Je nach Laufstil wirst du deshalb akute Verspannungen und Triggerpunkte entweder eher am vorderen oder am hinteren Schienbeinmuskel vorfinden.

Der hintere Schienbeinmuskel sorgt für die notwendige Spannung im Längsgewölbe des Fußes. Seine Hauptaufgabe liegt in der Stabilisation des unteren und oberen Sprunggelenks in der Standphase beim Laufen. Zügige Intervalle oder das Laufen auf unebenem Untergrund erhöhen das Stabilitätserfordernis im Knöchel. Entsprechend schnell kommt es sodann zur Überlastung mit der anschließenden Bildung von akuten Verspannungen und Triggerpunkten.

Sind Triggerpunkte im hinteren Schienbeinmuskel vorhanden, lohnt sich in jedem Fall ein Blick auf die nachfolgende Abbildung des Referred Pain Gebietes. Die Schmerzursache und das Schmerzempfinden können deutlich auseinanderfallen. Auf Grund des spezifischen Verlaufs des Muskels über das Sprunggelenk und die Mittelfußknochen können Verspannungen zu Schmerzen in der Wade, entlang der Achillessehne sowie nahezu dem gesamten Fuß führen. Die Schmerzen manifestieren sich somit eher rückseitig, obwohl die Ursache im Bereich der Vorderseite liegt.

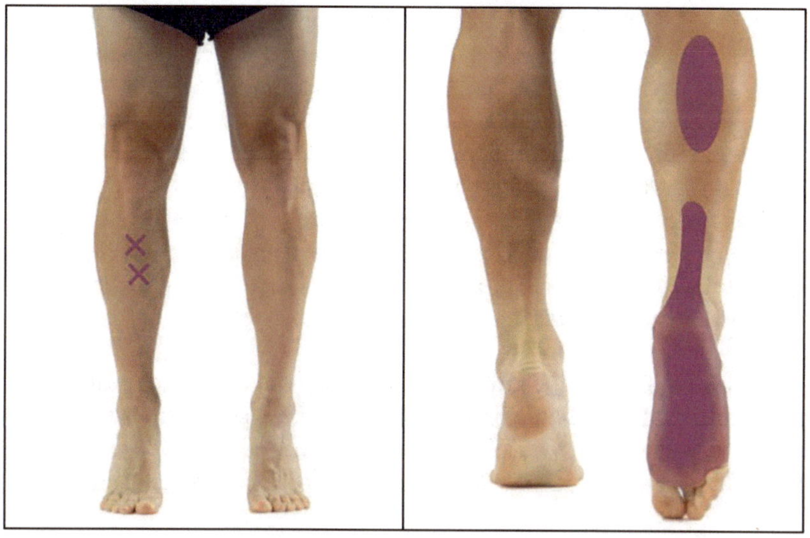

Abbildung 103: Triggerpunkte im hinteren Schienbeinmuskel und Referred Pain Gebiet

Bei der Anwendung der Akupressur gilt es folglich zu beachten, dass diese entlang des Schienbeins erfolgt, obwohl die Probleme an der Wade spürbar sind. Die Triggerpunkte des hinteren Schienbeinmuskels finden sich auf der Innenseite des Schienbeins. Dieses kann daher gut zur Orientierung dienen, da der Knochen leicht aufzuspüren ist.

Wie bereits bei den anderen betrachteten Triggerpunkten am Unterschenkel, wird stets von unten nach oben getriggert, um die Venenklappen zu schonen.

Damit die Innenseite des Schienbeins erreicht wird, ist eine gewisse Beweglichkeit in der Hüfte erforderlich. Es bietet sich der sogenannte 90/90-Sitz an, der bereits bei den Dehnungsübungen für den unteren Rücken eingeführt wurde.

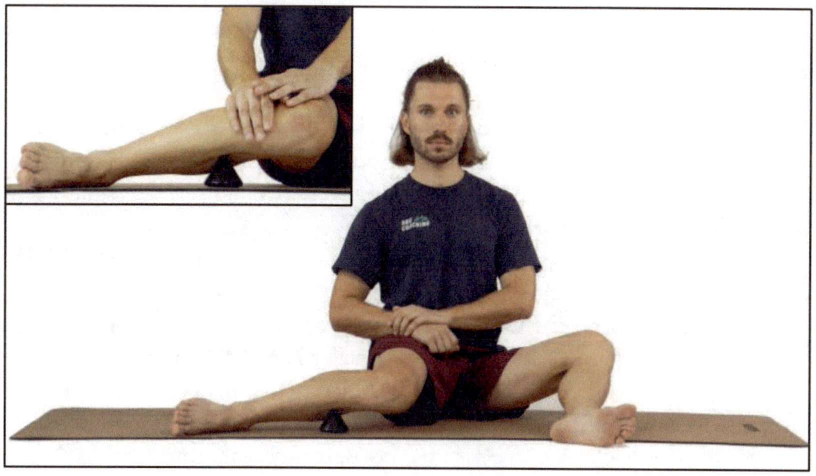

Abbildung 104: Triggern des hinteren Schienbeinmuskels

⇒ **Intensivierung mittels Druck durch die Arme**

⇒ **Mobilisierung durch leichte Beugung und Streckung des Fußes**

Beide Knie sind im nahezu rechten Winkel gebeugt. Dabei werden die Beine so ausgerichtet, dass sich der Oberschenkel des einen Beins parallel zum Unterschenkel des anderen Beins befindet. Somit zeigt die Innenkante des Schienbeins zum Boden und kann getriggert werden.

Da es sich um einen sehr schmalen Muskel handelt, ist an dieser Stelle ein Triggerpointer mit kleinem Kopf erforderlich.

Zur Intensivierung der Akupressur kann mit Hilfe der Arme zusätzlicher Druck auf den Unterschenkel ausgeübt werden. Weiterhin ist eine Mobilisierung möglich, indem der Fuß abwechselnd leicht gebeugt und wieder gestreckt wird.

Der hintere Schienbeinmuskel verläuft sowohl über das Sprunggelenk als auch die Mittelfußknochen. Beide Stellen fungieren als eine Art Umlenkrolle. Eine effektive Dehnung ist daher nahezu unmöglich, weshalb hier die Akupressur zur Beseitigung der Verspannungen genügen muss.

MERKE!

Der vordere Schienbeinmuskel ist auf dem Rad durchgehend aktiv. Beim Laufen wird er besonders durch den Fersenlauf belastet.

Die Aufgabe des vorderen Schienbeinmuskels besteht auf dem Rad in der Stabilisierung des oberen und unteren Sprunggelenks. Auffällig ist dabei, dass dieser Muskel wirklich über den gesamten Rotationsradius und somit den vollständigen Pedaltritt aktiv ist. Kurzzeitige Pausen zur Erholung gibt es keine. Auch beim Laufen stabilisiert der vordere Schienbeinmuskel maßgeblich den Knöchel. Wie bereits erwähnt, trifft dies besonders auf einen Laufstil mit Landung auf der Ferse zu.

Deshalb können sich auch an der Außenseite des Schienbeins akute Verspannungen und Triggerpunkte bilden. Ursächlich ist primär die muskuläre Überlastung. Aus diesem Grund stehen Beschwerden am vorderen Schienbeinmuskel häufig im Zusammenhang mit Verspannungen an der Wade.

Liegen aktive Triggerpunkte vor, strahlt der Schmerz in das Fußgelenk, den Fußrücken und zuweilen bis in den großen Zeh aus. Allerdings tritt in der Regel kein Nachtschmerz auf. Vielmehr konzentriert sich dieser auf Phasen der Aktivität. In schwerwiegenden Fällen können sich Probleme ergeben, das Gleichgewicht zu halten. Denn insbesondere das obere Sprunggelenk wird sodann nicht ausreichend stabilisiert.

Analog zum hinteren Schienbeinmuskel dient das Schienbein selbst als Orientierung zum Aufspüren der Triggerpunkte. An dessen Außenkante kann der Übergang vom Knochen zum benachbarten Muskel leicht ausfindig gemacht werden.

Grundsätzlich ist das Triggern auch in diesem Fall aus dem 90/90-Sitz heraus möglich. Da sich der typische Triggerpunkt des vorderen Schienbeinmuskels jedoch sehr weit oben – nahe am Kniegelenk – befindet, ist eine kniende Ausgangsstellung leichter in der Durchführung.

Hierzu wird der Triggerpointer auf dem Boden abgestellt und eine kniende Stellung eingenommen. Auf der zu bearbeitenden Seite hebst du das Knie nun leicht an, sodass der vordere Schienbeinmuskel auf dem Triggerpointer abgelegt werden kann.

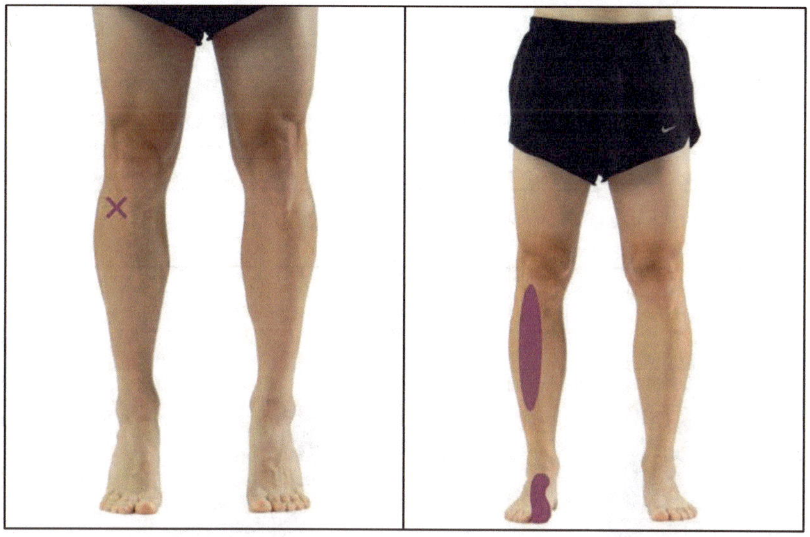

Abbildung 105: Triggerpunkte im vorderen Schienbeinmuskel und Referred Pain Gebiet

Es gilt den Kopf des Triggers unmittelbar neben der äußeren Schienbeinkante zu platzieren. Dabei hilft es, den relevanten Punkt vorab mit den Fingerspitzen zu ertasten. Hierzu kann der Muskel neben dem Schienbein leicht seitlich bewegt werden, um ihn etwas vom Schienbein zu separieren.

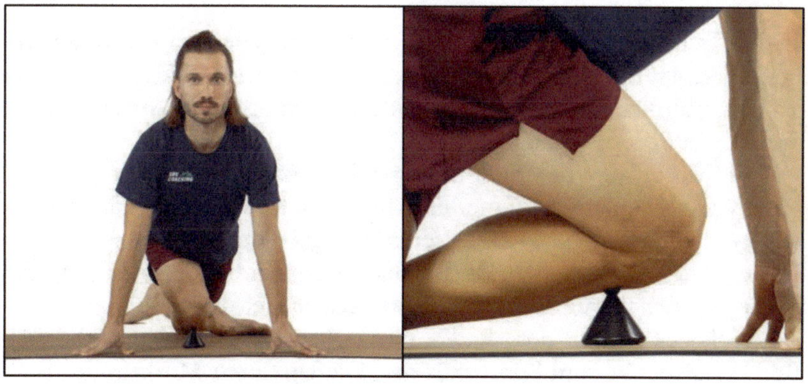

Abbildung 106: Triggern des vorderen Schienbeinmuskels

⇒ **Intensivierung durch Verlagerung des Körperschwerpunktes**

⇒ **Mobilisierung nicht erforderlich**

Je nach Verlagerung des Körperschwerpunktes lässt sich die Intensität der Akupressur variieren. Dazu wird der Oberkörper entweder weiter nach vorne oder nach hinten gebeugt. Eine Mobilisierung ist in der Regel nicht erforderlich, da der vordere Schienbeinmuskel in diesem Bereich nicht sonderlich voluminös ist.

Die Dehnung des vorderen Schienbeinmuskels erfolgt aus dem Fersensitz. Auch hierzu kniest du dich hin, sodass die Schienbeine den Boden berühren. Damit die Dehnungsspannung im vorderen Schienbeinmuskel aufgebaut werden kann, müssen sich die Füße in der

Plantarflexion befinden. Daher stehen nicht die Zehen auf, sondern die Füße sind gestreckt und der Spann liegt auf dem Untergrund ab.

Zu Beginn genügt gegebenenfalls bereits diese Ausgangsposition zur Erzeugung eines Dehnungseffektes. Um die Spannung im Zeitverlauf zu intensivieren, beugst du dich mit dem Oberkörper nach hinten, sodass die Knie leicht vom Boden abheben. Damit das Gleichgewicht nicht verloren geht, stützen die Arme das Körpergewicht nach hinten ab.

Videoanleitung

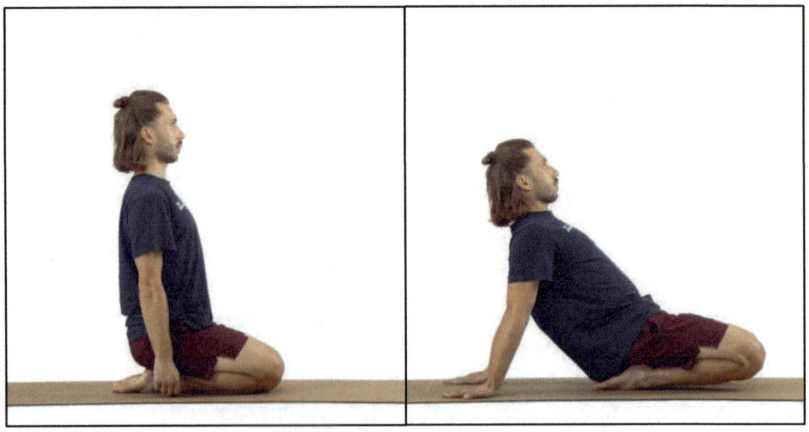

Abbildung 107: Dehnung des vorderen Schienbeinmuskels

Fuß

MERKE!

Die Stellung der Füße wirkt sich auf die gesamte kinetische Kette aus.

Die Füße werden oft sträflich vernachlässigt. Wie so oft wird sich insbesondere auf die großen Muskelgruppen konzentriert. Diese sind für uns leichter wahrnehmbar und der direkte Zusammenhang zur ausgeübten Sportart ist dort offenkundiger.

Die Muskulatur der Füße regelmäßig einzubeziehen, bringt jedoch viele Vorteile mit sich. Immerhin handelt es sich beim Laufen um die einzige Kontaktfläche zum Untergrund und somit einen essenziellen Fixpunkt der Muskelketten. Die Beschaffenheit der Fußmuskeln wirkt sich daher auf die gesamte nachgelagerte kinetische Kette aus.

Ähnliches gilt auf dem Rad – hier stellen die Füße den wichtigsten Berührungspunkt zum Sportgerät dar. Die einzelnen Muskeln der Füße sind maßgeblich an der Kraftübertragung auf das Pedal beteiligt. Im Besonderen gilt dies für all jene Muskeln, die das Großzehengrundgelenk stabilisieren. Diese sind nahezu permanent angespannt, damit die von den Beinen erzeugte Kraft tatsächlich am Hinterrad ankommt.

Der Fuß umfasst eine Vielzahl an verhältnismäßig kleinen Muskeln, die gemeinsam die Aufspannung des Längs- und Quergewölbes des Fußes verantworten. Darüber hinaus sorgen sie für die hohe Beweglichkeit der Zehen. Ein gesunder Fußbogen wiederum ist ein gutes Mittel gegen Verletzungen im Allgemeinen – und gemäß Fredericson und Misra gegen Knieverletzungen im Besonderen.

Des Weiteren können sich akute Verspannungen und Triggerpunkte an den Füßen auf die gesamte kinetische Kette auswirken. Über die faszialen Strukturen sind die Fußmuskeln untrennbar mit dem Rest des Körpers verbunden. So geht die Plantarfaszie des Fußes direkt in die Beinfaszie über. Und wie bereits mehrfach erwähnt, ist diese infolge der Vielzahl an myofaszialen Ausläufern der Gesäßmuskulatur wiederum mit der Rückenfaszie verknüpft.

Auf Grund dessen wirkt sich das Lösen von Verspannungen an den Füßen auf die Beine und sogar darüber hinaus aus. Im Selbstexperiment lässt sich dies eindrucksvoll erfahren. Um sich diesen Effekt selbst vor Augen zu führen, lohnt es sich, einmal den klassischen Test zur Ermittlung des Finger-Boden-Abstands durchzuführen. Aus dem Stand heraus versuchst du mit den Fingerspitzen den Boden zu berühren. Die Beine bleiben dabei vollständig gestreckt. Für viele nahezu ein Ding der Unmöglichkeit.

MERKE!

Das Lösen von Triggerpunkten an den Füßen wirkt sich auf die Beweglichkeit der Beinrückseite und des unteren Rückens aus.

Anschließend triggerst du einen Fuß wie nachfolgend dargestellt. Sodann wird der Finger-Boden-Abstand erneut ermittelt. In der Regel lässt sich ein deutlicher Unterschied zwischen den zwei Körperhälften feststellen. Auf der Seite des getriggerten Fußes ist der Abstand zum Boden nun wesentlich geringer.

Das Lösen der Verspannungen im Fuß wirkt sich auf die gesamte Beinrückseite sowie den unteren Rücken aus. Also genau jene Strukturen, die vor allem durch das viele Radfahren zu Verhärtungen neigen. Da speziell dort jedoch ein hohes Maß an Beweglichkeit erforderlich ist, damit die Aeroposition langfristig gefahren werden kann und der Laufstil dank eines ungehinderten Energietransfers effizient bleibt, bietet die Berücksichtigung der Füße viel ungenutztes Potential.

Die Fußmuskulatur setzt sich aus einer Vielzahl einzelner Muskeln zusammen, weshalb wir an dieser Stelle etwas vereinfachen. In den folgenden Ausführungen werden nicht alle einzelnen Muskeln benannt und mit den relevanten Triggerpunkten dargestellt. Stattdessen wird die Muskulatur des Fußes in die oberflächliche und tiefe Schicht zerlegt. So bleiben die Ausführungen übersichtlich. Dennoch kann die Akupressur an den Füßen mit diesem Wissen zielgerichtet erfolgen.

Begonnen wird mit der oberflächlichen Muskelschicht. Diese spannt das Längsgewölbe des Fußes auf, ermöglicht das Abspreizen und Beugen des großen Zehs sowie die Beugung der übrigen Zehen in den Grund-, Mittel- und Endgelenken.

Akute Verspannungen und Triggerpunkte bilden sich vor allem als Folge der Überlastung durch das Laufen. In selteneren Fällen können aber auch ausgedehnte Trainingsfahrten auf Grund der dauerhaften Anspannung der Fußmuskeln zur Entwicklung von Triggerpunkten führen.

In der Folge entstehen Schmerzen entlang der Fußsohle. Im Ruhezustand sind diese als eher dumpf wahrnehmbar. Bei Belastung nehmen die Schmerzen tendenziell zu. Darüber hinaus können akute Verspannungen und Triggerpunkte in der oberflächlichen Muskelschicht der Füße zu Zehendeformitäten – wie etwa dem Hallux valgus – führen.

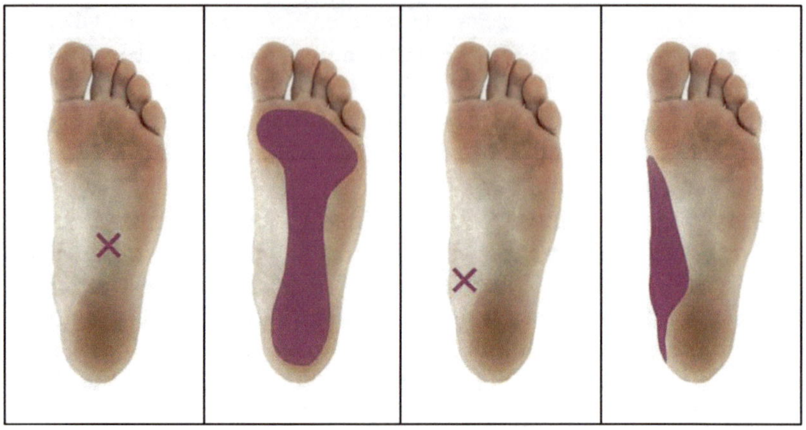

Abbildung 108: Triggerpunkte in der oberflächlichen Schicht der Fußmuskeln und Referred Pain Gebiet

Grundsätzlich können alle Fußmuskeln im Sitzen oder im Stehen getriggert werden. Für die oberflächliche Schicht ist nachfolgend die Akupressur im Sitzen abgebildet. Die stehende Variante folgt anschließend bei der tiefen Schicht.

Zu Beginn bietet sich die Akupressur im Sitzen an, da dies die Beeinflussung der Intensität erleichtert. Es ist dabei unerheblich, ob auf dem Boden oder einem Stuhl gesessen wird. In beiden Fällen steht der Triggerpointer auf dem Boden und der schmerzhafteste Punkt am Fuß wird direkt darauf platziert. Zur Intensivierung wird der andere Fuß auf dem Fußrücken abgelegt. So wird ein Teil des Eigengewichts des anderen Beins zur Steigerung des Drucks genutzt.

Zur Erzeugung von Scherkräften bewegst du den Fuß leicht auf und ab. Durch diese Mobilisierung kann tiefer in den Muskel vorgedrungen werden.

◆

⇒ **Intensivierung mittels Druck durch den anderen Fuß**

⇒ **Mobilisierung durch leichte Beugung und Streckung des Fußes**

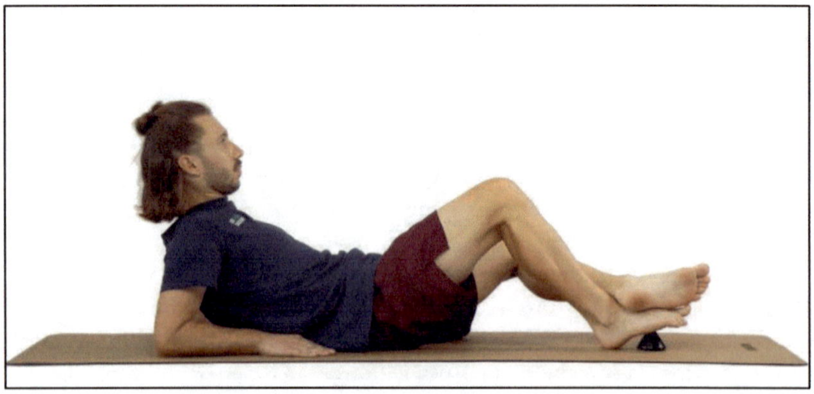

Abbildung 109: Triggern der oberflächlichen Schicht der Fußmuskeln

Alle Muskeln der tiefen Schicht wirken als eine Einheit, um gemeinsam durch ihre Verstrebung die Statik des Fußes zu erhöhen. Sie bewirken die Beugung der Zehen sowie die Adduktion der Großzehen. Insbesondere beim Laufen sorgen sie für die dynamische Stabilisierung des Fußes in der Standphase.

Sind akute Verspannungen und Triggerpunkte in der tiefen Muskelschicht des Fußes vorhanden, können die gleichen Schmerzen wie bei einem Fersensporn entstehen. Darüber hinaus besteht ebenfalls die Gefahr der Entwicklung einer Fußdeformität in der Gestalt des Hallux valgus.

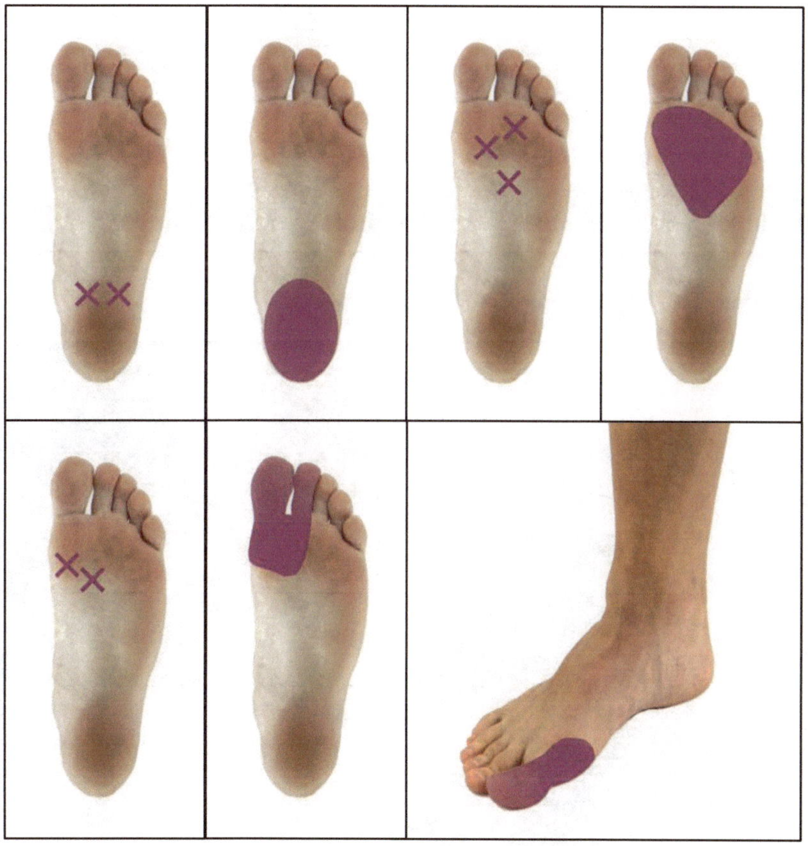

Abbildung 110: Triggerpunkte in der tiefen Schicht der Fußmuskeln und Referred Pain Gebiet

Nachfolgend ist die stehende Ausführung der Akupressur am Fuß dargestellt. Im Gegensatz zur sitzenden Variante ist die Intensität von Beginn an etwas höher.

Wie gewohnt gilt es, den schmerzhaftesten Punkt aufzuspüren und den Triggerpointer exakt darunter zu platzieren. Das eigene Körpergewicht kann etwas mehr auf das Standbein verlagert werden, damit der Druck nicht zu hoch ist. Im Laufe der Zeit wird das Körpergewicht immer gleichmäßiger verteilt, um die Intensität zu erhöhen.

Damit du tiefer in die Muskeln und faszialen Strukturen dringen kannst, wird der Fuß leicht auf und ab bewegt.

♦

⇒ **Intensivierung durch Gewichtsverlagerung**

⇒ **Mobilisierung durch leichte Beugung und Streckung des Fußes**

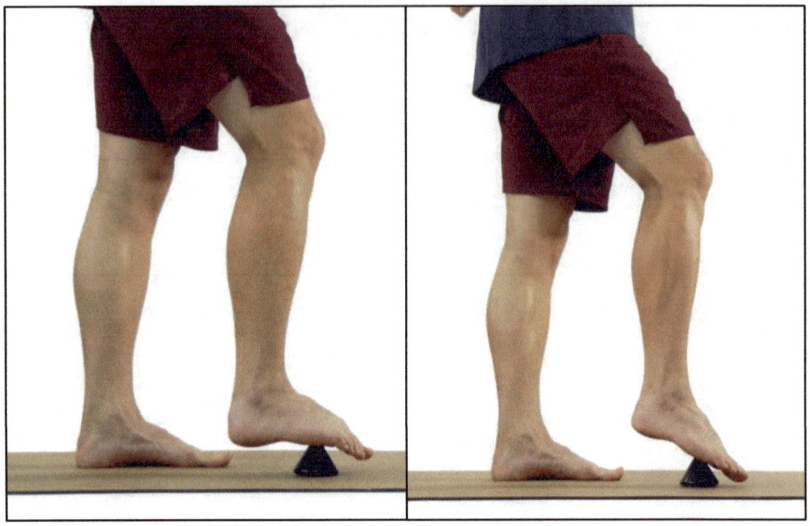

Abbildung 111: Triggern der tiefen Schicht der Fußmuskeln

Videoanleitung

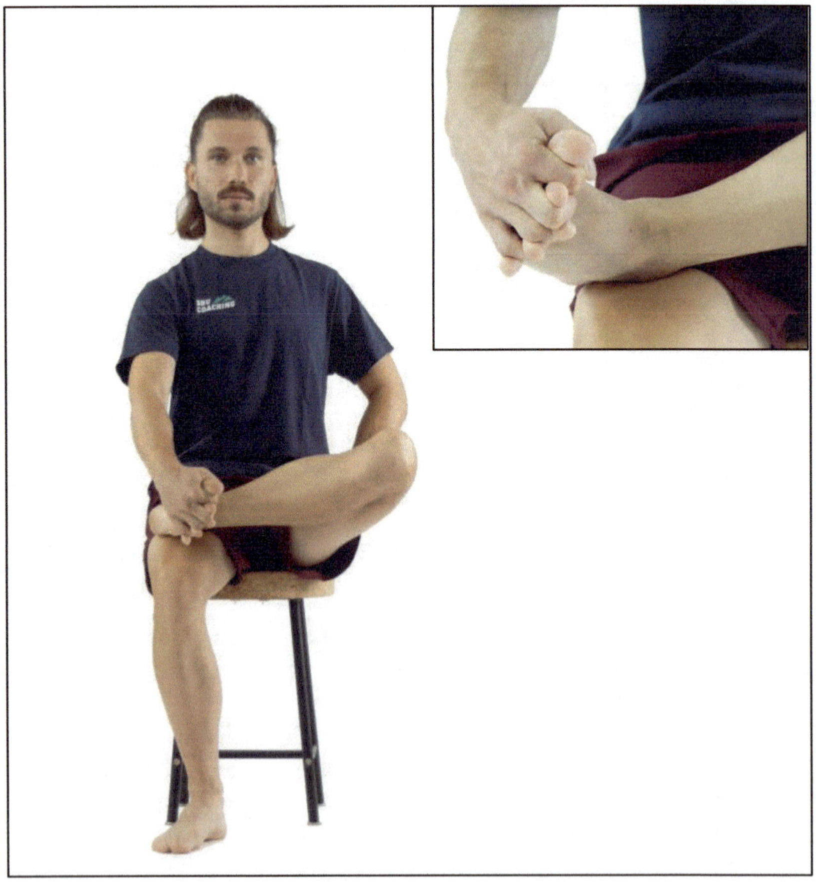

Abbildung 112: Dehnung der Fußmuskeln

Abschließend gilt es, die Muskulatur des Fußes zu dehnen, damit die punktuell wirkende Akupressur durch eine flächig wirkende Technik ergänzt wird. Bei der auf der vorherigen Seite erläuterten Übung wird die Dehnung der Fußmuskeln mit einer Beugung im Knöchel – der Dorsalflexion – kombiniert.

Auf diese Art wird die Plantarfaszie am Fuß direkt in die Dehnung einbezogen, sodass sich noch bessere Ergebnisse erzielen lassen.

Die Dehnung erfolgt im Sitzen. Damit sich der Knöchel in einer Position der Beugung zum Schienbein hin befindet, sind die Beine überschlagen. Nun greifst du mit der Hand zwischen die Zehen, welche so aufgespreizt werden.

Zur Erzeugung der Dehnungsspannung werden die Zehen anschließend maximal gestreckt. Zugleich wird der Knöchel gebeugt, damit ebenfalls die auf die Plantarfaszie wirkende Spannung ausreichend stark ist.

Exkurs funktionelles Krafttraining

Wie bereits die vorangehenden Kapitel enden die Erläuterungen rund um die Beine und Füße ebenfalls mit einem kleinen Exkurs zum Thema funktionelles Krafttraining speziell für diese Körperregion.

Hinweis

Weitere Übungen für die Beine sind bereits im Exkurs zum Kraftzentrum auf S. 178 enthalten.

Der Fokus des funktionellen Krafttrainings im Triathlon ist darauf ausgerichtet, den gesamten Körper optimal für die Belastungen im Wettkampf vorzubereiten. Er richtet sich damit vor allem auf potentiell vernachlässigte Muskeln sowie damit einhergehend den Abbau von Dysbalancen samt deren negativen Begleiterscheinungen.

Ebenso sind die nicht an der Erzeugung von Vortrieb beteiligten Muskeln von besonderer Bedeutung, welche aber zum Beispiel eine bestmögliche Sitzposition erlauben – wie etwa die Muskulatur des Rückens oder der Schultern. Im Umkehrschluss sind die Beine aus dieser Perspektive weniger relevant. Von besonderer Bedeutung sind jene Muskeln – oder Muskelanteile – welche am Becken sowie der Hüfte ansetzen. Diese sind gemeinsam mit entsprechenden Kräftigungsübungen bereits im Kapitel zum Kraftzentrum beschrieben. Dort finden sich verschiedenste Variationen von Kniebeugen sowie Ausfallschritten. Selbstverständlich können all diese Übungen ebenso gut für die Stärkung der Beinmuskulatur genutzt werden.

Speziell beim Laufen sind die Beine nicht nur anfällig für die Entwicklung von akuten Verspannungen und Triggerpunkten, sondern auch muskuläre Verletzungen spielen eine größere Rolle. Dem kann mit exzentrischem Krafttraining begegnet werden. Daher ist diese Form des Krafttrainings nachfolgend bei den häufig betroffenen Muskeln dargestellt.

MERKE!

Durch exzentrisches Krafttraining kann der Entwicklung von muskulären Verletzungen vorgebeugt werden. Da beim Laufen alle Vortrieb generierenden Muskeln erst exzentrisch gedehnt werden, bevor sie konzentrisch anspannen, ist das Risiko dort besonders hoch.

Bei den muskulären Verletzungen – oder umgangssprachlich Zerrungen – zerreißen einzelne Sarkomere innerhalb der Muskelfasern. Dies tritt vor allem bei ungewohnten exzentrischen Belastungen auf. Der Muskel muss also arbeiten, während er in die Länge gezogen wird. Wer beispielsweise abrupt vom Radfahren zum Laufen wechselt, geht ein hohes Risiko ein. Denn beim Radfahren herrschen nahezu ausschließlich konzentrische Belastungen vor, wohingegen beim Laufen alle Muskeln erst exzentrisch gedehnt werden, bevor sie anschließend konzentrisch anspannen. Dergestalt findet ein enorm effizienter Energietransfer statt. Zugleich steigt allerdings das Verletzungsrisiko. Werden bereits im funktionellen Krafttraining exzentrische Übungsausführungen integriert, gewöhnt sich die Muskulatur an diese Form der Belastung. Die Anzahl der Sarkomere in den betroffenen Muskeln steigt. Etwaigen Rissen wird vorgebeugt.

Hinweis

Wer die eigene Leistung auf dem Rad mit Krafttraining auf ein neues Level heben möchte, kommt am Bulgarian Split Squat nicht vorbei. Denn die einbeinige Belastung, nahezu identische Beugung und Streckung im Kniegelenk wie auf dem Rad und der Fokus auf die konzentrische Bewegungsphase imitieren besonders gut die Kraftphase des Pedaltritts.

Eine für Triathleten:innen ideal geeignete Kraftübung für die vordere Oberschenkelmuskulatur ist der sogenannte Bulgarian Split Squat. Dieser imitiert perfekt die Kraftphase beim Radfahren und stärkt als komplexe Übung viele weitere Muskeln. Diese Übung eignet sich besonders gut für ein Maximalkraft- oder explosives Krafttraining. Wer seine sportlichen Ursprünge im Laufen hat und nun mit Triathlon beginnt, wird die eigene Leistung auf dem Rad dank dieser Übung deutlich steigern.

Beim Bulgarian Split Squat wird das hintere Bein leicht erhöht auf einem Hocker oder ähnlichem abgelegt. Anschließend erfolgt die Übungsausführung grundsätzlich analog zum normalen Ausfallschritt. Das heißt, das vordere Bein wird nun bis zu einem Winkel von 90 Grad im Kniegelenk gebeugt. Das hintere Bein senkt sich automatisch mit ab, sollte jedoch nicht den Boden berühren.

Die Beugung stellt die exzentrische Phase der Bewegung dar und wird daher etwas langsamer ausgeführt (zwei bis drei Sekunden). Der Fokus liegt sodann auf der anschließenden Streckung des Beins – also der konzentrischen Phase. Diese erfolgt möglichst schnell und explosiv.

Der Rücken bleibt während der gesamten Bewegung gerade. Im Vergleich zum normalen Ausfallschritt wird stärker die Muskulatur der Beinrückseite und des Gesäßes einbezogen. Dabei gilt grundsätzlich, dass eine größere Schrittweite einen stärkeren Fokus auf die Gesäßmuskulatur legt.

Da die Übung an dieser Stelle als radspezifische Kraftübung genutzt werden soll, ist jedoch primär die Stärkung der vorderen Oberschenkelseite (m. quadriceps) relevant. Daher ist grundsätzlich eine normale Schrittweite für die Ausführung zu wählen.

Der Rückenstrecker wird beim Bulgarian Split Squat weniger stark belastet als bei einem normalen Ausfallschritt. Deshalb ist diese Übung besonders gut für die Durchführung mit Gewichten geeignet. Allerdings erfordert die einbeinige Ausführung auch etwas mehr Übung, um die Balance zu halten.

Soll mit besonders schweren Gewichten die Maximalkraft trainiert werden, wird im Idealfall eine Langhantel genutzt. Alternativ können zwei Kurzhanteln oder Kettlebells herangezogen werden, um über die Intensität des reinen Körpergewichts hinauszugehen.

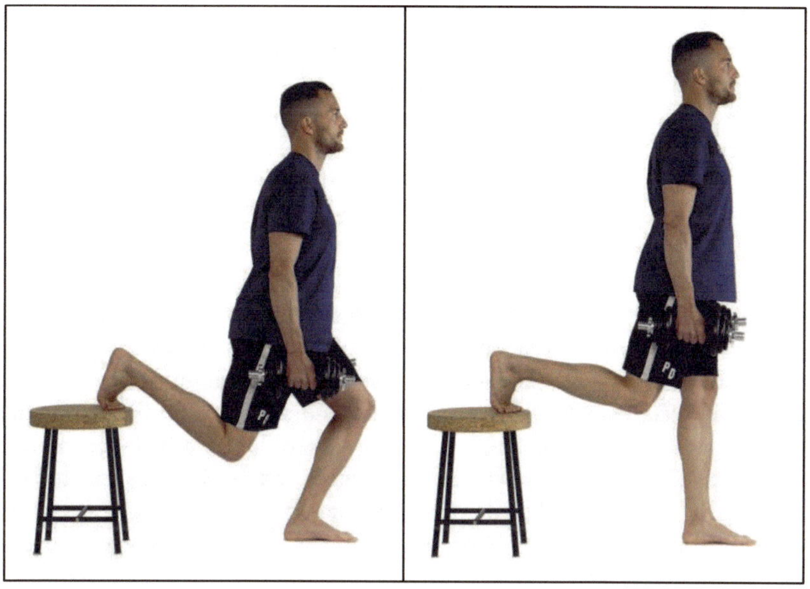

Videoanleitung

Abbildung 113: Bulgarian Split Squat

Zur gezielten Stärkung der Beinrückseite bietet sich das Arbeiten mit einem Band an. Die Übung wird in der Bauchlage auf einer Matte durchgeführt. Die Arme können dabei verschränkt werden, um den Kopf darauf abzulegen. Das Band ist am Fußende etwa 30 bis 40 cm über dem Boden befestigt und wird um den Knöchel gelegt.

In der Ausgangsposition ist der Unterschenkel bereits etwas vom Boden angehoben, damit das Band unter leichter Spannung steht. Nun beugst du das Bein gegen den Widerstand des Bands und bewegst es langsam in Richtung Gesäß. Anschließend wird das Bein wieder gestreckt, wobei das Band stets gespannt bleibt.

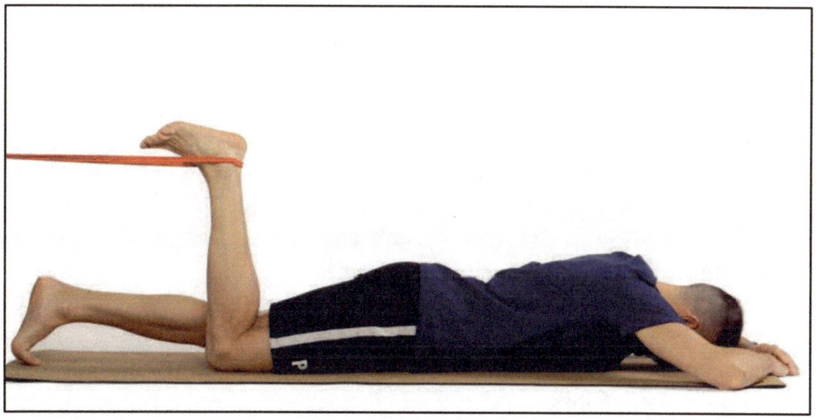

Videoanleitung

Abbildung 114: Beinrückseite (liegend mit Band)

Um die exzentrische Belastung zu intensivieren, gehst du möglichst langsam zurück in die Ausgangsposition. Das Bein wird wieder gestreckt und die Muskulatur der Oberschenkelrückseite somit gelängt. Dabei muss permanent dem Widerstand des Bands entgegengewirkt werden. Der Vorgang kann sich über einige Sekunden ziehen.

Allerdings ist die exzentrische Übungsausführung zu Beginn mit Vorsicht zu genießen. Wer diese Art der Belastung nicht gewohnt ist, sollte sich auf einige wenige Wiederholungen beschränken. Im Laufe der Zeit kannst du die Übung auf die typischen drei Sätze à zehn bis zwölf Wiederholungen ausweiten.

Zur Kräftigung der Muskulatur der Unterschenkel kommen verschiedene Formen des Wadenhebens zum Einsatz, sodass gezielt der Zwillingswadenmuskel und der Schollenmuskel Berücksichtigung finden. Auch hier spielt das exzentrische Krafttraining eine besondere Rolle, da die Waden anfällig für muskuläre Verletzungen sind. Der Laufstil – respektive der Wechsel des Laufstils – ist ebenfalls zu beachten. Grundsätzlich wird die Wadenmuskulatur bei der Landung auf dem Vorderfuß oder dem Mittelfuß stärker belastet. Wer hingegen auf der Ferse landet, bezieht stärker die Oberschenkel ein.

Wird nun innerhalb kurzer Zeit vom Fersenlauf zu einem Laufstil mit Landung auf dem Vorder- oder Mittelfuß gewechselt, sind muskuläre Verletzungen im Bereich der Wade nahezu vorprogrammiert. Um dies zu verhindern, ist das exzentrische Krafttraining das Mittel der Wahl.

Des Weiteren führen Überlastungen und damit einhergehende Triggerpunkte in den Waden zu Reizungen und Schmerzen entlang der Achillessehne. Auch dem kann durch die hier vorgestellten Übungen mit exzentrischen Belastungen begegnet werden. Denn die Muskulatur und die Sehne bilden einen gemeinsamen Komplex. Die Belastbarkeit der Achillessehne steigt.

In der Ausgangsvariante wird aus dem aufrechten und etwa schulterbreiten Stand begonnen. Die Arme hängen seitlich am Körper herab, der Blick ist nach vorne gerichtet. Nun drückst du dich aus dem Stand nach oben.

Für die korrekte Ausführung ist vor allem auf zwei Aspekte zu achten. Zum einen ist die Bewegungsreichweite maximal auszunutzen. Es wird sich folglich so weit wie irgend möglich nach oben gedrückt. Die Füße und Beine werden maximal gestreckt. Zum anderen gilt es, mit den Füßen nicht nach außen auszuweichen. Der Druck wird bewusst über dem Fußballen respektive am Großzehengrundgelenk aufgebracht, damit die gesamte Wadenmuskulatur effektiv einbezogen wird.

Das Hochdrücken stellt beim Wadenheben den konzentrischen Teil der Bewegung dar. Senken sich die Fersen wieder, befindest du dich in der exzentrischen Bewegungsausführung. Damit die exzentrische Belastung intensiviert wird, führst du das Wadenheben auf einem erhöhten Untergrund durch – zum Beispiel auf einer Treppenstufe oder einem Buch. So kann die Ferse einen tieferen Punkt erreichen und befindet sich sogar unterhalb des Fußballens. Die Wade wird gedehnt, wobei sie zugleich anspannen muss, um das Körpergewicht zu tragen. Erneut führst du die exzentrische Bewegung langsam und kontrolliert aus.

Wird die Übung im Laufe der Zeit zu einfach, kannst du eine einbeinige Variante probieren. Anschließend können zusätzliche Gewichte genutzt werden. Entweder eine Langhantel, Kurzhanteln, Kettlebells oder du setzt dir schlichtweg einen Rucksack mit etwas Zusatzgewicht auf.

Videoanleitung

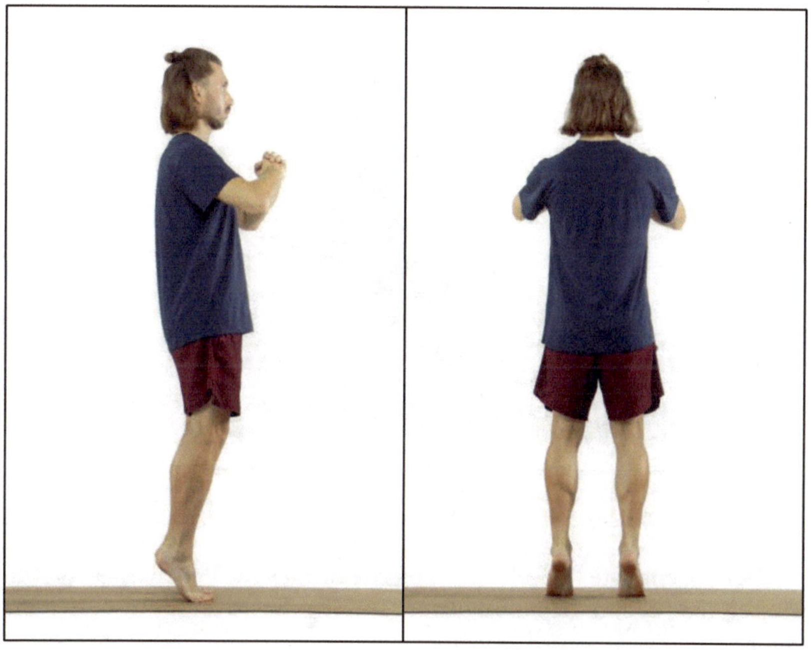

Abbildung 115: Wadenheben

Damit der eingelenkige Schollenmuskel ausreichend einbezogen wird, gilt es, das Wadenheben aus einer Grundposition mit gebeugtem Kniegelenk zu absolvieren.

Hierzu dient das Wadenheben aus dem Ausfallschritt. Zu Beginn wird ein üblicher Ausfallschritt – nach vorne oder nach hinten – durchgeführt. Sodann hältst du die Endposition des Ausfallschrittes. Das vordere Bein ist jetzt im rechten Winkel gebeugt. Nun wird mit dem vorne befindlichen Bein das eigentliche Wadenheben ausgeführt. Erneut gilt es, möglichst den gesamten Bewegungsradius auszunutzen sowie das Körpergewicht über dem Fußballen zu halten.

Auf Grund der gebeugten Position im Knie wird in dieser Variante hauptsächlich der Schollenmuskel angesprochen, wohingegen die standardmäßige Ausführung mit gestreckten Beinen den Zwillingswadenmuskel im Fokus hat.

Zur Vermeidung muskulärer Verletzungen ist auch beim Schollenmuskel speziell auf den exzentrischen Part der Bewegung zu achten – also das Absenken des Körperschwerpunktes.

Videoanleitung

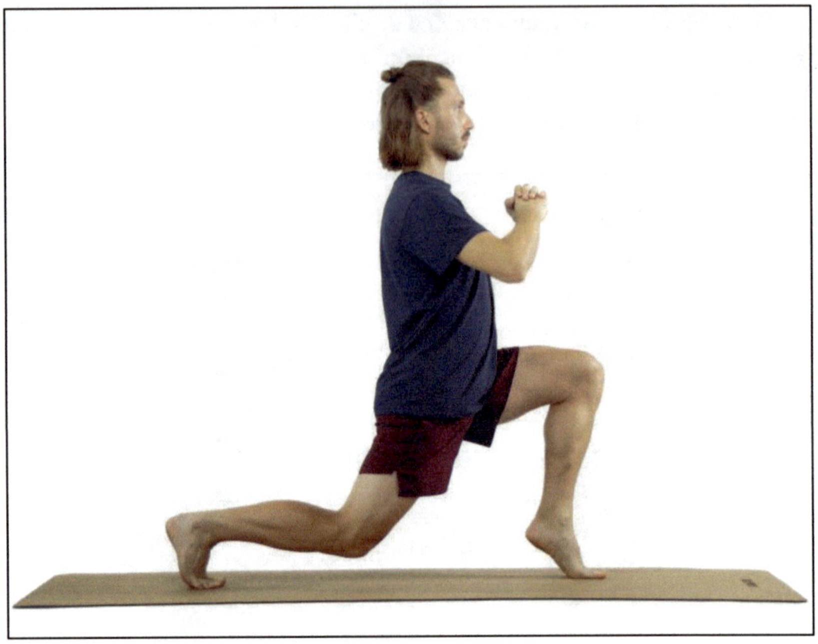

Abbildung 116: Wadenheben Ausfallschritt

Der sogenannte "Toe-Squat" liefert eine weitere Variante, die grundsätzlich die gesamte Beinmuskulatur samt der diversen Muskeln der Füße einbezieht.

Im Grunde handelt es sich um eine übliche Kniebeuge, welche jedoch auf den Zehenspitzen ausgeführt wird. Die Anforderungen an das Gleichgewicht ändern sich dadurch dramatisch. In der Folge wird die Fußmuskulatur vermehrt beansprucht und die Belastung der Ober- und Unterschenkel variiert ebenfalls, da zusätzliche Stabilität generiert werden muss.

Die Ausgangsposition ist der schulterbreite Stand, die Knie sind leicht gebeugt, der Rücken gerade und der Kopf in Verlängerung der Wirbelsäule. Um das Gleichgewicht besser halten zu können, befinden sich die Arme vor dem Körper, wobei eine Hand die andere umfasst.

Nun wird das Gesäß nach hinten geschoben, als ob du dich hinsetzen wolltest. Zugleich werden die Knie gebeugt, sodass die untere Position der Kniebeuge erreicht wird.

In dieser Stellung findet nun das Wadenheben statt. Im Grunde wie beim Wadenheben im Ausfallschritt – nun jedoch aus einer Kniebeuge heraus. Allerdings beschränkt sich die Übung nicht auf das Wadenheben. Vielmehr wird auf den Zehenspitzen verharrt, während normale Kniebeugen durchgeführt werden.

Zu Beginn fühlt sich der Toe Squat vielleicht etwas wackelig an. Aber umso mehr gilt es, diesen regelmäßig in das Training zu implementieren, um die eigene Balance wiederzuerlangen und die Fußmuskulatur zu fördern.

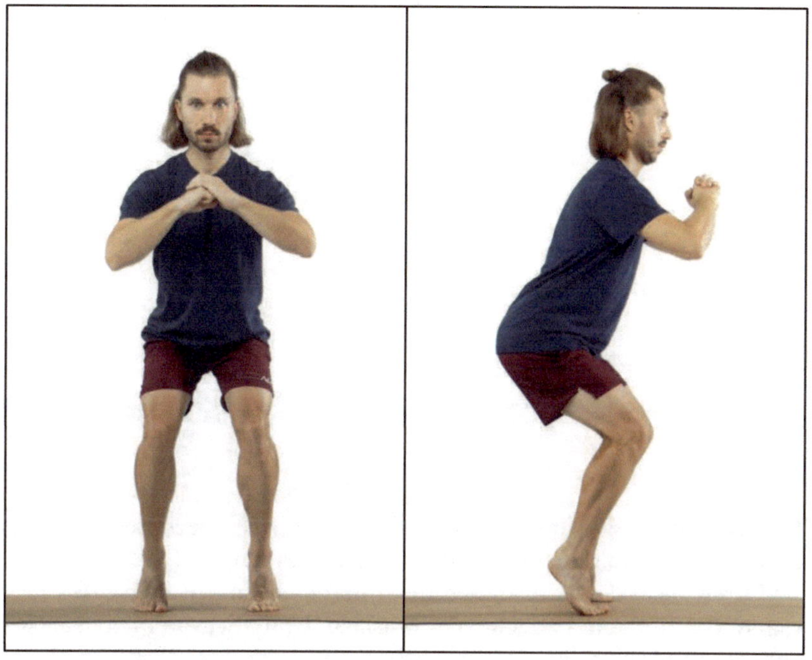

Abbildung 117: Toe Squat

Videoanleitung

BRUST | OBERER RÜCKEN | NACKEN

In diesem Kapitel widmen wir uns dem Oberkörper, bevor anschließend ebenfalls die Schultern und Arme betrachtet werden.

Damit rückt das Schwimmen mehr und mehr in den Fokus. Bis jetzt waren die meisten betrachteten Muskeln beim Schwimmen lediglich unterstützend aktiv. Nun werfen wir einen genaueren Blick auf die im Wasser Vortrieb generierenden Muskeln.

Auf dem Rad und beim Laufen ist der Oberkörper nicht direkt an der Erzeugung von Vortrieb beteiligt. Dennoch sorgt er bei vielen Athleten:innen im Laufe der Zeit für Beschwerden und Bewegungseinschränkungen. Darüber hinaus besteht eine hohe Alltagsrelevanz, da die Muskulatur und die faszialen Strukturen im Bereich der Brust, des oberen Rückens und des Nackens bereits auf Grund der überwiegend sitzend ausgeübten beruflichen Tätigkeiten oftmals akute Verspannungen und Triggerpunkte entwickeln.

Für die meisten wird in diesem Kontext der Nacken im Vordergrund stehen. Egal ob nach einer langen Ausfahrt in einer aggressiven Sitzposition, einem endlosen Arbeitstag am Schreibtisch, einer ungemütlichen Nacht im fremden Bett oder der Gartenparty mit Durchzug – Verspannungen im Nackenbereich kennen wohl alle.

Die daraus resultierenden Auswirkungen sind zuweilen enorm. Die Nackenmuskeln enthalten überdurchschnittlich viele Muskelspindeln – ungefähr sechsmal so viele wie zum Beispiel die Gesäßmuskulatur. Daher kommt den Muskeln am Nacken eine besondere Bedeutung in Bezug auf die allgemeine Körperhaltung zu. Setzen sich dort Verspannungen fest, kann dies sogar die Gewichtsverteilung auf die Füße beeinflussen. Folglich kommt es zu Anpassungen entlang der gesamten kinetischen Kette vom Hals bis hinab zu den Füßen.

Durch das Fasziensystem sind grundsätzlich alle Körperregionen eng miteinander verwoben. Im Bereich des Oberkörpers werden diese Verbindungen jedoch besonders eindrucksvoll deutlich. Wer sich dies zu Nutzen macht, wird in Zukunft akute Verspannungen und Triggerpunkte im Nackenbereich deutlich schneller beseitigen und vor allem präventiv verhindern.

Zur Beseitigung wird deshalb nachfolgend insbesondere im Bereich der Brust angesetzt. Denn die Brustfaszie umhüllt alle Muskeln, die an der Bewegung der Schulterblätter beteiligt sind, wodurch zugleich die Nackenmuskulatur inkludiert ist. Im Triathlon ist dies besonders relevant, weil die Brustmuskeln beim Kraulzug die Zugphase einläuten.

Zur Vorbeugung hingegen ist hauptsächlich eine gute Körperhaltung im Allgemeinen relevant. Indem die Schulterblätter nach hinten gezogen werden, verbessert sich die Ausgangslage der Nackenmuskulatur. Im Umkehrschluss kann diese ihre Arbeit ungestört verrichten und übermüdet seltener. Daher ist ebenso der obere Rücken in diesem Kapitel enthalten. Nachdem dort akute Verspannungen und Triggerpunkte gelöst wurden, liegt der Fokus auf dessen funktioneller Kräftigung. Auch dies ist vor allem auf Grund der einseitigen Belastung beim Schwimmen relevant. Das Schlagwort Schulter Impingement ist bereits im zugehörigen Biomechanik Kapitel gefallen und wird in diesem und dem folgenden Kapitel wieder aufgegriffen.

Brust

Die Muskulatur der Brust setzt sich aus dem großen und dem kleinen Brustmuskel zusammen. Beide werden von der Brustfaszie umhüllt, welche zugleich das Bindeglied zur Rückseite des Körpers darstellt. Denn die Brustfaszie umspannt ebenfalls alle Muskeln, die an der Bewegung der Schulterblätter beteiligt sind.

Kommt es im Bereich der Brust zu Verspannungen, wird in der Folge die Beweglichkeit der Schulterblätter beeinträchtigt. Dies wiederum wirkt sich auf eine Vielzahl weiterer Muskeln entlang der Schulter, des Nackens und des oberen Rückens aus. Daher lohnt es sich oftmals bei einem verspannten Nacken mit der Lockerung der Brustpartie zu beginnen.

MERKE!

Verspannungen im Brustbereich lösen oftmals Folgebeschwerden im oberen Rücken und Nacken aus, da die Beweglichkeit der Schulterblätter gestört ist.

Der große Brustmuskel verantwortet die Adduktion sowie die Innenrotation der Schulter. Beim Schwimmen erzeugt er insbesondere am Anfang der Zugphase den entscheidenden Vortrieb.

Akute Verspannungen und Triggerpunkte entwickeln sich dort folglich entweder durch eine Überlastung oder als Resultat einer schlechten Körperhaltung – welche sich durch nach vorne gezogene Schultern auszeichnet. Insbesondere sitzende Tätigkeiten befeuern dies. Wird am Computer gearbeitet, ist die Seite des "Maus-Arms" besonders anfällig. Sofern der Arbeitsplatz nicht ergonomisch optimiert ist, wird die Brustpartie kontinuierlich belastet. Kommt noch eine ungenügend ausgeprägte Muskulatur des oberen Rückens als Gegenspieler hinzu, sind Beschwerden im Nackenbereich vorprogrammiert.

Die Brustpartie lässt sich besonders gut im Stehen triggern. Am einfachsten ist die Ausführung an einem Türrahmen. So stellt sich kein Gefühl der Beklemmung ein, weil das Gesicht nicht zur Wand gerichtet sein muss.

Über den Abstand zur Wand kann darüber hinaus sehr einfach die Intensität variiert werden. Zur Mobilisierung bewegst du den gestreckten Arm seitlich am Körper auf und ab.

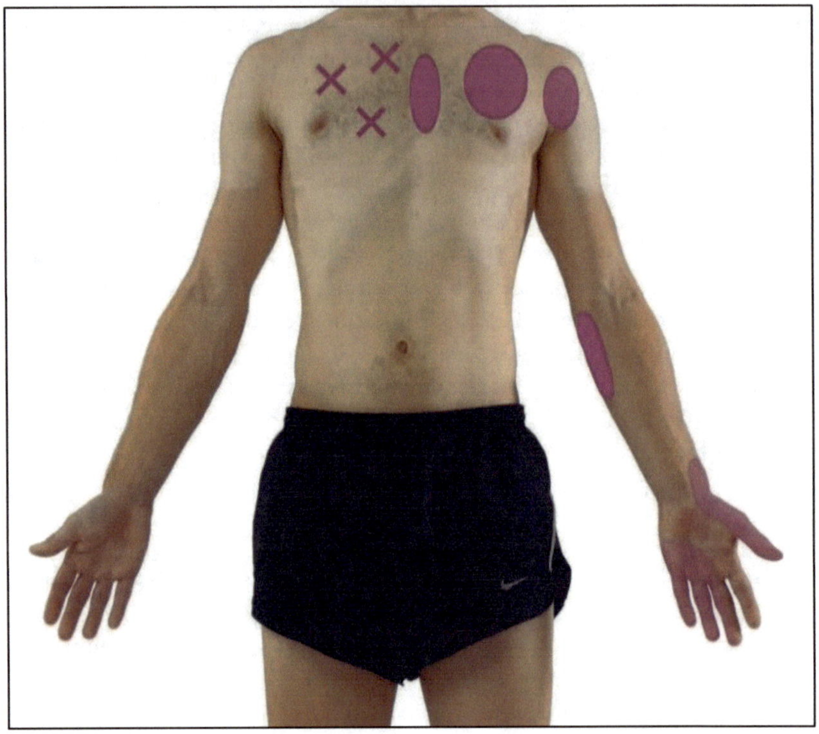

Abbildung 118: Triggerpunkte im großen Brustmuskel und Referred Pain Gebiet

⇒ **Intensivierung über den Abstand zur Wand**

⇒ **Mobilisierung durch Bewegung des seitlich gestreckten Arms**

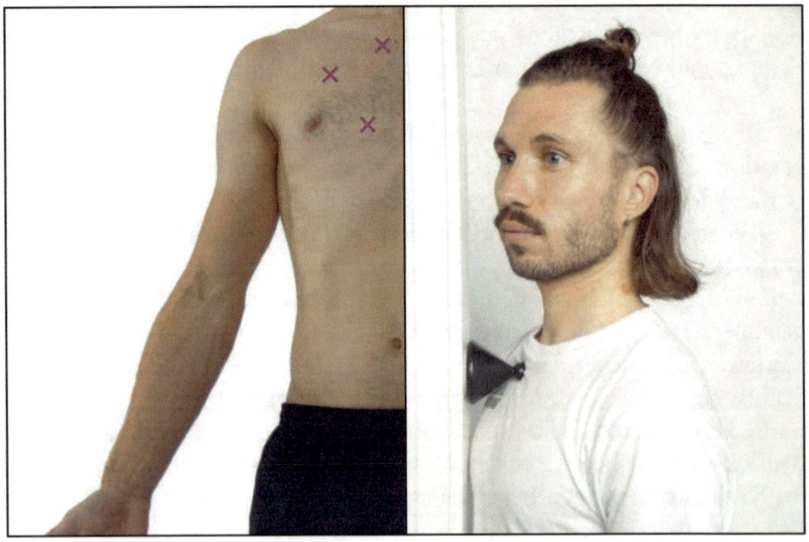

Abbildung 119: Triggern des großen Brustmuskels

Die Hauptaufgabe des kleinen Brustmuskels liegt in der Stabilisierung des Schulterblattes. Daneben handelt es sich um einen Atemhilfsmuskel, sofern heftig geatmet wird.

Wie beim großen Brustmuskel auch liegt der Auslöser für akute Verspannungen und Triggerpunkte hauptsächlich in einer schlechten Körperhaltung. Hinzu kommt im Ausdauersport die permanente Beanspruchung als Atemhilfsmuskel.

In der Folge verliert das Schulterblatt an Stabilität. Dies wiederum kann zu Beeinträchtigungen und Funktionsstörungen am gesamten Arm führen. Die verhärtete Brustmuskulatur kann so beispielsweise die Nerven des Arms einengen, wenn sie den Brustkorb verlassen. Ebenso ergeben sich zuweilen Schwierigkeiten nach vorne oben zu greifen. Der Bewegungsradius wird eingeschränkt.

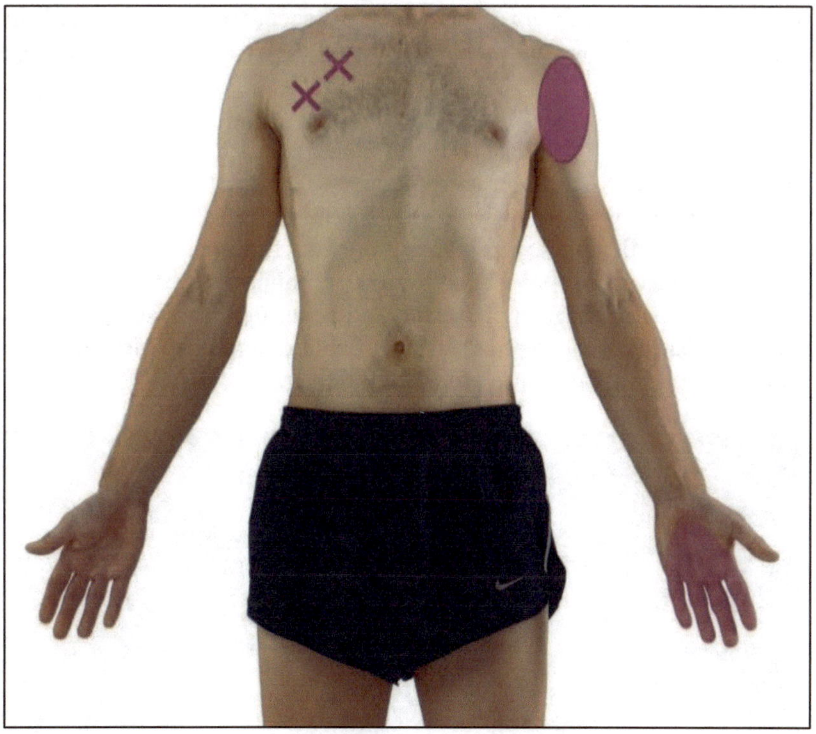

Abbildung 120: Triggerpunkte im kleinen Brustmuskel und Referred Pain Gebiet

In der Regel sind der große und kleine Brustmuskel gemeinsam von Verspannungen betroffen. Die primären Triggerpunkte befinden sich dabei vor allem im großen Brustmuskel. Beide Muskeln sind deshalb gemeinsam zu bearbeiten, um die bestmöglichen Ergebnisse zu erzielen. Darüber hinaus können Verspannungen im Unterschulterblattmuskel Beschwerden in der Brust hervorrufen.

MERKE!

Die primären Triggerpunkte der Brustpartie befinden sich im großen Brustmuskel sowie dem Unterschulterblattmuskel.

Das Triggern der gesamten Brustmuskulatur erfolgt, wie oben dargestellt, bevorzugt im Stehen. Wer einen relativ flachen Triggerpointer besitzt, kann jedoch ebenfalls im Liegen die Akupressur anwenden.

MERKE!

Brust und Nacken sind stets gemeinsam zu betrachten und profitieren stark von einer Kombination aus Akupressur, myofaszialen Übungen sowie Dehnungstechniken.

Die im Anschluss vorgestellte myofasziale Übung und Dehnungstechnik bezieht sodann die gesamte Brustpartie ein, weshalb keine Unterscheidung hinsichtlich des kleinen oder großen Brustmuskels notwendig ist. Insbesondere im Bereich der Brust und zur Beseitigung von Verspannungen im Nacken ist die Kombination aus Triggern, myofaszialen Übungen sowie Dehnungstechniken von enormer Bedeutung. Die Reihenfolge ist dabei nicht unbedingt entscheidend. Ebensowenig sind zwingend alle Übungen an einem Tag zu absolvieren.

Jedoch ist es wichtig die Brustpartie und den Nackenbereich als eine zusammenhängende Körperregion zu verstehen. Denn Verspannungen im Nacken lösen sich deutlich schneller, wenn an der Brustfaszie angesetzt wird. Diese umhüllt die gesamte Muskulatur zur Bewegung des Schulterblattes. Die Verhärtung der Brustfaszie reduziert daher den Bewegungsradius des Schulterblattes und beeinflusst dessen Position. Das Schulterblatt wird weiter nach vorne und oben gezogen, weshalb die natürliche Dehnung des Kapuzenmuskels entfällt und dieser entsprechend leichter verspannt.

Die folgende myofasziale Übung dient primär der Lockerung der Brustpartie. Auf Grund der Verbindungen der Brustfaszie zur Rücken- und Halsfaszie werden zugleich der Kapuzenmuskel und der gesamte Schultergürtel flexibilisiert. Da der große Brustmuskel ebenso von der oberflächlichen Schicht der Schulterfaszie umhüllt wird, ist auch diese an der Bewegung beteiligt und fördert die Lockerung des Nackenbereichs. Insbesondere weil die tiefe Schicht der Schulterfaszie den kleinen Brustmuskel mit der Rotatorenmanschette verbindet.

Videoanleitung

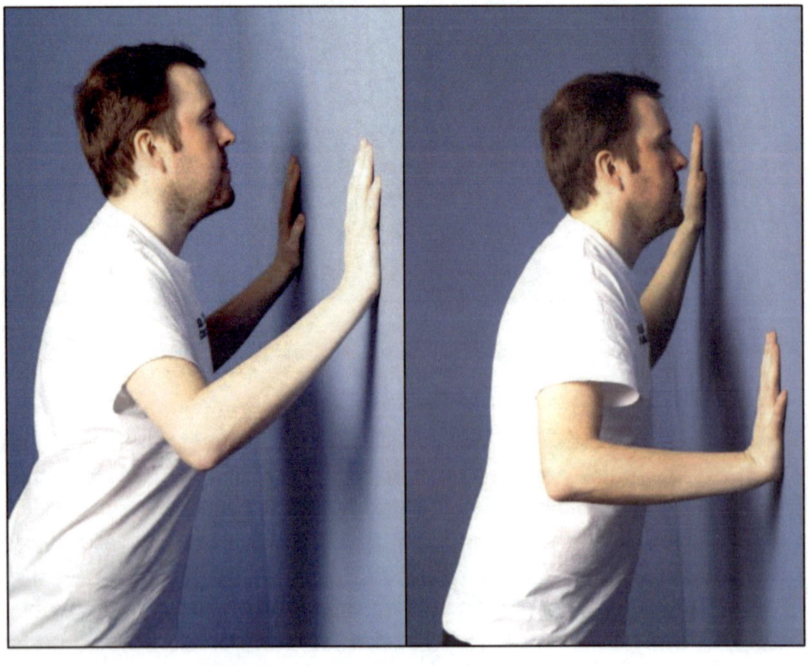

Abbildung 121: Myofasziale Übung Brust und Schultergürtel

In der Ausgangsposition stellst du dich etwas weiter als eine Armlänge entfernt im schulterbreiten Stand vor einer Wand auf. Die Übung wird eingeleitet, indem du dich nun nach vorne gegen die Wand fallen lässt und mit beiden Händen wieder abdrückst.

Besonderes Augenmerk liegt auf der möglichst dynamischen Ausführung. Es handelt sich um eine federnde Bewegung ohne abruptes Abbremsen oder Beschleunigen. Sollte dies schwerfallen, ist der Abstand zur Wand zu reduzieren, um den Bewegungsablauf zu erleichtern.

In der ersten Variante sind die Hände parallel zueinander und etwas weniger als schulterbreit aufgestellt. In dieser Ausführungsvariante werden ca. 15 Wiederholungen durchgeführt.

Anschließend folgen zwei weitere Durchgänge mit ebenfalls jeweils 15 Wiederholungen, wobei die Hände nun nicht parallel zueinander aufgesetzt werden. Vielmehr werden diese beim Wandkontakt abwechselnd schräg nach oben beziehungsweise schräg nach unten platziert. Auf diese Art hältst du die gesamte Vorderseite des Oberkörpers sowie den Schultergürtel elastisch.

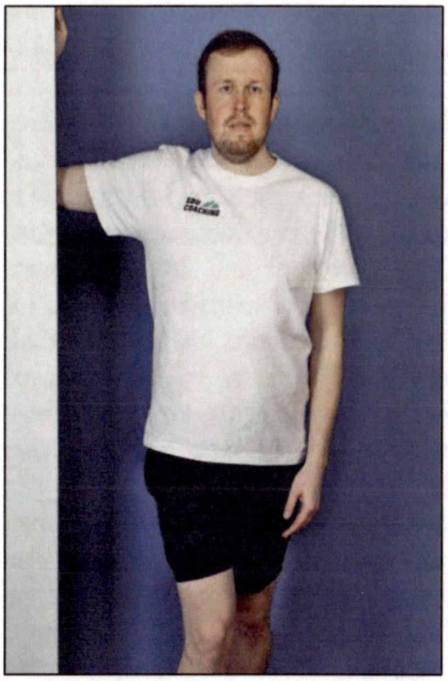

Abbildung 122: Dehnung Brust einseitig

Die Brustpartie ist für die Dehnung sehr gut zugänglich. Eine erhöhte Flexibilität und Beweglichkeit lässt sich oftmals bereits nach wenigen Durchgängen feststellen.

Zur einseitigen Dehnung der Brustmuskeln eignet sich perfekt ein Türrahmen. Alternativ kann die Übung jedoch ebenfalls an einer freien Wand absolviert werden.

Um nun die rechten Brustmuskeln zu dehnen, stellst du dich in Schrittstellung an die rechte Seite des Türrahmens. Dabei ist das Bein der zu dehnenden Brustseite – in diesem Fall also das rechte – in vorderer Position.

Videoanleitung

Der Arm wird in der Schulter und im Ellenbogen um 90 Grad gebeugt. Der Unterarm liegt flach an der Vorderseite des Türrahmens auf. Zur Einleitung der Dehnung verlagerst du das Körpergewicht langsam auf das vordere Bein. Hierbei ist darauf zu achten, dass der Oberkörper nicht eingedreht wird. Der Rücken bleibt während der gesamten Dehnung gerade. Je nach Positionierung des Arms kann der Fokus der Dehnung auf die Brustpartie variiert werden. Befindet sich der Oberarm parallel zum Boden, konzentriert sich die Dehnungsspannung auf die mittleren und diagonalen Fasern der Brustmuskeln. Wird der Arm weiter nach unten bewegt, verlagert sich die Dehnung auf die transversalen Muskelfasern. Befindet sich der Arm hingegen weiter oben, werden vor allem die äußeren Anteile der Brust gedehnt.

Oberer Rücken

Der obere Rücken ist von entscheidender Bedeutung für eine gesunde und aufrechte Körperhaltung. Langfristig steht daher dessen funktionelle Kräftigung im Fokus. Aber wie bereits so oft betont: Nur entspannte Muskeln können erfolgreich gestärkt werden. Ansonsten droht die vorzeitige Ermüdung, Überlastung oder Entstehung sekundärer Triggerpunkte entlang der kinetischen Kette.

Entsprechend gilt es, auch hier zuerst die akuten Verspannungen und Triggerpunkte zu lösen. Im anschließenden Exkurs zum funktionellen Krafttraining finden sich allerdings einige gute Übungen speziell zur Stärkung des oberen Rückens.

Nachfolgend werden unter den Muskeln des oberen Rückens die Rautenmuskeln, der untere sowie mittlere Anteil des Kapuzenmuskels und der breite Rückenmuskel subsumiert.

MERKE!

Entspannte und kräftige Rautenmuskeln sind die Voraussetzung für eine gute Körperhaltung.

Insbesondere die Rautenmuskeln entwickeln bei einer schlechten Körperhaltung Verspannungen. Sie stabilisieren die Schulterblätter und ziehen diese im Alltag zurück. Entsprechend sind sie beim Schwimmen in der Regenerationsphase aktiv, um das Schulterblatt zurück in die Ausgangsposition zu bringen. Auf Grund von akuten Verspannungen abgeschwächte Rautenmuskeln beeinflussen daher beim Schwimmen die Position der Schulterblätter und sorgen für eine physiologisch suboptimale Ausgangslage mit entsprechenden Effizienzverlusten im Schwimmstil. Darüber hinaus verantworten sie die Drehung und Streckung der Brustwirbelsäule. Bewegungseinschränkungen in diesem Bereich haben daher das Potential sich großflächig auszubreiten.

Liegen in den Rautenmuskeln Triggerpunkte vor, ergeben sich oftmals knackende und knirschende Geräusche, sobald sich das Schulterblatt bewegt. Allerdings besteht in der Regel kein Zusammenhang zwischen diesen Geräuschen und dem Schmerzempfinden. Denn verspannte Rautenmuskeln sorgen vor allem für einen Ruheschmerz, welcher unmittelbar am Rand der Schulterblätter auftritt.

MERKE!

Die primären Triggerpunkte der Rautenmuskeln befinden sich oftmals im großen und kleinen Brustmuskel.

Wie einleitend erwähnt, resultiert eine Vielzahl an Beschwerden im Bereich des oberen Rückens und des Nackens ursprünglich aus akuten Verspannungen in der Brustpartie. Die primären Triggerpunkte der Rautenmuskeln finden sich daher zumeist im großen und kleinen Brustmuskel.

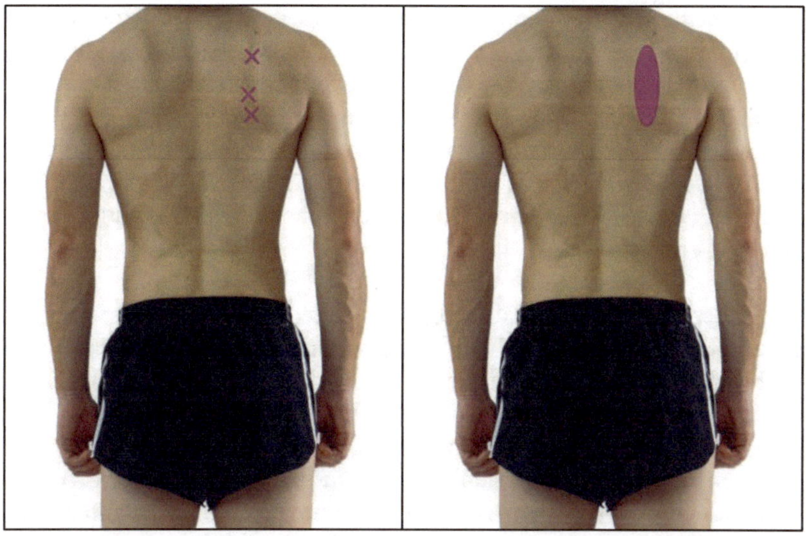

Abbildung 123: Triggerpunkte in den Rautenmuskeln und Referred Pain Gebiet

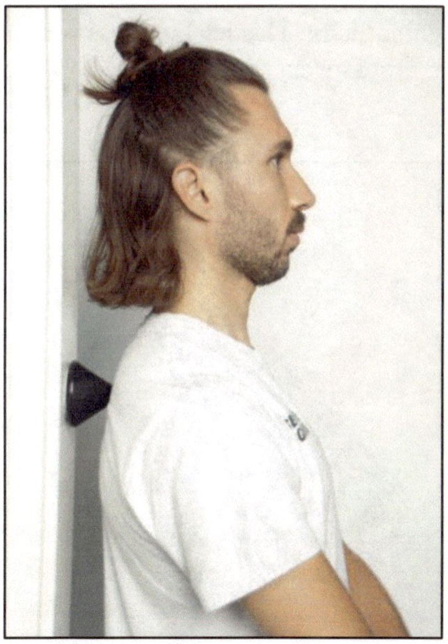

Abbildung 124: Triggern der Rautenmuskeln

Um die Rautenmuskeln zu triggern, wird der Triggerpointer am besten an der Wand platziert. Indem die Arme nach vorne gestreckt werden, können selbst die Triggerpunkte unmittelbar am äußeren Rand des Schulterblattes erreicht werden. Über den Abstand zur Wand lässt sich der Druck und somit die Intensität variieren. Eine Mobilisierung findet über leichte Bewegungen des seitlich oder vor dem Körper gestreckten Arms statt.

⇒ **Intensivierung über den Abstand zur Wand**

⇒ **Mobilisierung durch Bewegung des seitlich oder nach vorne gestreckten Arms**

Auch für die Rautenmuskeln existiert eine myofasziale Übung. Vor allem in Kombination mit der bereits vorgestellten myofaszialen Übung für die Brustmuskulatur können an dieser Stelle wahre Wunder in Bezug auf Nackenverspannungen bewirkt werden.

Die Übung fokussiert sich auf die Position der Schulterblätter, wodurch die Brust- und Schulterfaszien einbezogen werden. Zusätzlich aktiviert dies die mittlere Schicht der Rückenfaszie, welche die Rautenmuskeln sowie Teile der Rotatorenmanschette umgibt.

Der Bewegungsradius dieser Übung ist äußerst gering und es werden ganz bewusst kleinere Muskeln angesprochen. Daher überkommt einen bei der ersten Ausführung schnell das Gefühl, dass die Übung nicht korrekt durchgeführt würde. Nach zwei bis drei Anläufen stellst du allerdings fest, dass die einzelnen Muskeln am Schulterblatt bereits wesentlich gezielter angesteuert und somit angespannt werden können.

In dem Fall verspürst du bereits während der Übungsausführung, wie den Bereich des oberen Rückens eine angenehme Wärme durchströmt, wodurch direktes Feedback und das angenehme Gefühl eines entspannten Nackens erlangt werden.

In der Ausgangsposition stehst du leicht vornübergebeugt im etwa schulterbreiten Stand. Die Knie sind etwas gebeugt und das Gesäß wird nach hinten gestreckt, damit der untere Rücken gerade bleibt. Die Arme werden oberhalb der Knie abgestützt. Dabei zeigen die Daumen nach außen. Der Hals bleibt in Verlängerung der Wirbelsäule.

Nun beginnt die eigentliche Übung, indem du den Brustkorb nach vorne unten durchstreckst. In der Muskulatur rund um die Schulterblätter ist jetzt die Anspannung zu spüren. Diese Position wird ein paar Sekunden gehalten bevor der Brustkorb wieder eingezogen wird.

Der Bereich des oberen Rückens und der Brust bewegt sich dabei nur leicht, damit die Lendenwirbelsäule stabil bleibt. Das leichte Ausstrecken und Einziehen des Brustkorbs wird in drei Durchgängen jeweils zwölf bis 15 Mal wiederholt.

Videoanleitung

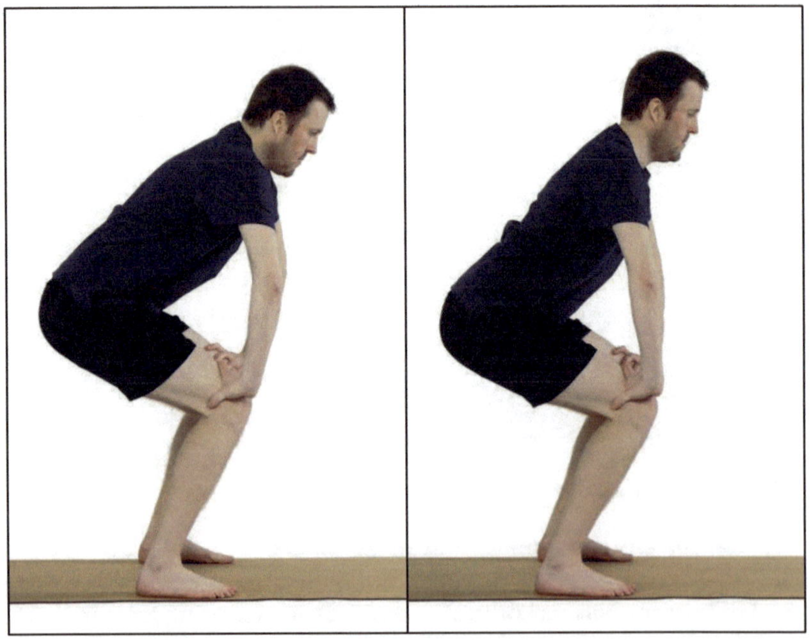

Abbildung 125: Myofasziale Übung oberer Rücken

Die Dehnung der Rautenmuskeln erfolgt auf beiden Körperseiten gleichzeitig und kann grundsätzlich sowohl im Stehen als auch im Sitzen durchgeführt werden.

In der sitzenden Variante sind die Füße etwa schulterbreit aufgestellt. Nun werden die Unterarme überkreuzt und die Finger ineinander verschränkt, sodass sich die Handinnenflächen berühren. Die so verschränkten Arme führst du zwischen den Beinen nach unten, um die Dehnungsspannung zwischen den Schulterblättern aufzubauen. Die Brust- und Halswirbelsäule rollen sich dabei automatisch leicht ein.

Videoanleitung

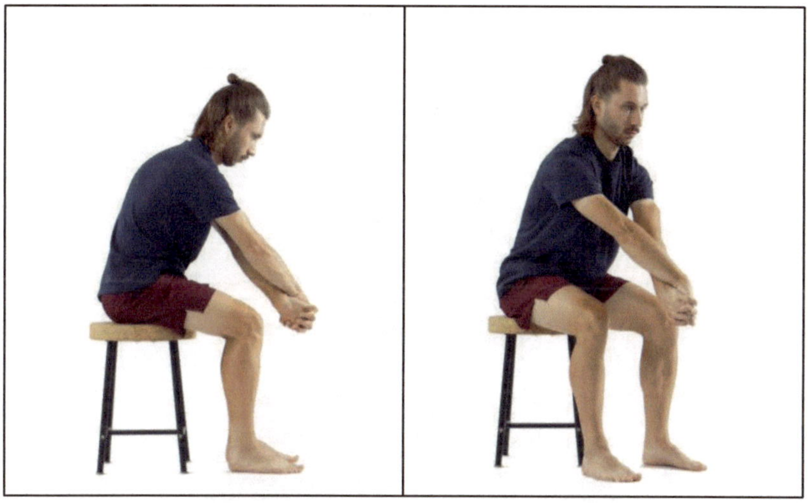

Abbildung 126: Dehnung Rautenmuskeln beidseitig

Der Kapuzenmuskel – oft als Trapezmuskel bezeichnet – wird den meisten bekannt sein. Denn Nackenbeschwerden werden besonders häufig mit diesem Muskel in Verbindung gebracht. Weniger bekannt hingegen sind die Größe und Lage des Kapuzenmuskels. Entgegen der geläufigen Meinung handelt es sich nicht lediglich um einen Teil der Nackenmuskulatur. Vielmehr besteht der Kapuzenmuskel aus drei Anteilen, welche sich entlang der gesamten Hals- und Brustwirbelsäule aufspannen.

Nachfolgend werden die Triggerpunkte im unteren und mittleren Anteil beschrieben. Erläuterungen zum oberen Anteil des Kapuzenmuskels finden sich im Unterabschnitt zur Nackenmuskulatur.

Der untere Anteil ist an vielfältigen Bewegungen des Schulterblattes beteiligt. Dazu gehören zum Beispiel die Drehung, die Rückwärtsbewegung und das Absenken. Darüber hinaus stabilisiert er das Schulterblatt am Brustkorb und streckt die Brustwirbelsäule. Entsprechend handelt es sich erneut um einen sehr wichtigen Muskel für die gute Körperhaltung im Allgemeinen.

Akute Verspannungen oder Triggerpunkte sind im Umkehrschluss häufig das Resultat einer ungenügenden Arbeitsplatzergonomie. Ist die Schreibtischhöhe nicht optimal eingestellt, sodass sich die Tastatur zu weit oben befindet, liegen die Unterarme nicht auf. Der untere Anteil des Kapuzenmuskels wird übermäßig belastet und schlussendlich überlastet.

MERKE!

Die primären Triggerpunkte bei hartnäckigen Verspannungen im Nacken und oberen Rücken finden sich oftmals im unteren Anteil des Kapuzenmuskels.

◆

⇒ **Intensivierung über den Abstand zur Wand**

⇒ **Mobilisierung durch Bewegung des seitlich gestreckten Arms**

Die nachfolgende Abbildung veranschaulicht die Triggerpunkte sowie das Referred Pain Gebiet des unteren Kapuzenmuskels. Daraus wird ersichtlich, dass sich Schmerzen insbesondere am Übergang von Schulter zu Nacken manifestieren. Bei hartnäckigen Verspannungen im Nacken und oberen Rücken liegen deshalb die auslösenden Triggerpunkte häufig genau in diesem unteren Anteil des Kapuzenmuskels.

Der Auslöser der Verspannung und der Ort – wo die Verspannung am stärksten wahrgenommen wird – fallen auseinander.

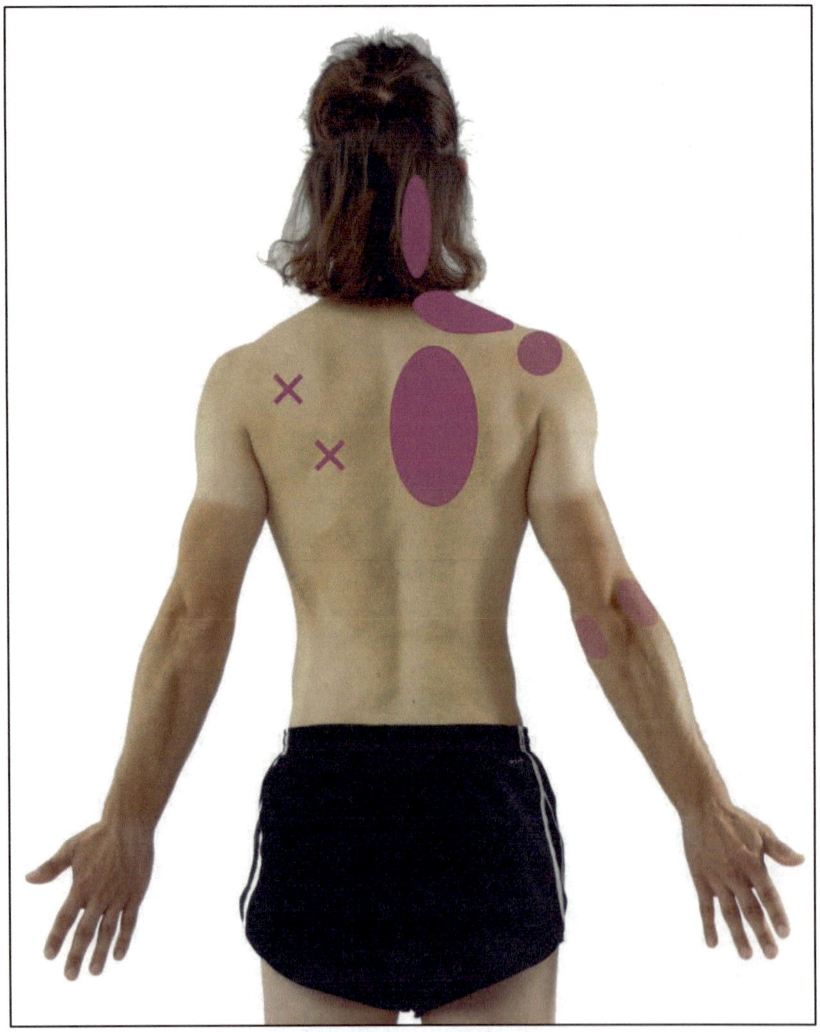

Abbildung 127: Triggerpunkte im unteren Anteil des Kapuzenmuskels und Referred Pain Gebiet

Der mittlere Anteil des Kapuzenmuskels stabilisiert das Schulterblatt auf dem Brustkorb. Weiterhin zieht er die Schulterblätter nach hinten. Folglich bringt er beim Schwimmen gemeinsam mit den Rautenmuskeln das Schulterblatt in der Regenerationsphase zurück in die Ausgangsposition.

Im mittleren Bereich setzen sich Verspannungen ebenfalls häufig auf Grund einer schlechten Körperhaltung und fehlender Ergonomie am Arbeitsplatz fest. Darüber hinaus sind anhaltender Stress sowie Angstzustände ein Auslöser für Triggerpunkte im mittleren Anteil des Kapuzenmuskels.

Als Reaktion auf die Emotionen wird grundsätzlich ein Bewegungsdrang ausgelöst, welcher anschließend jedoch unterdrückt wird. In der Folge herrscht permanent ein erhöhter Muskeltonus im oberen Rücken vor, welcher schließlich zu akuten Verspannungen und Triggerpunkten führt.

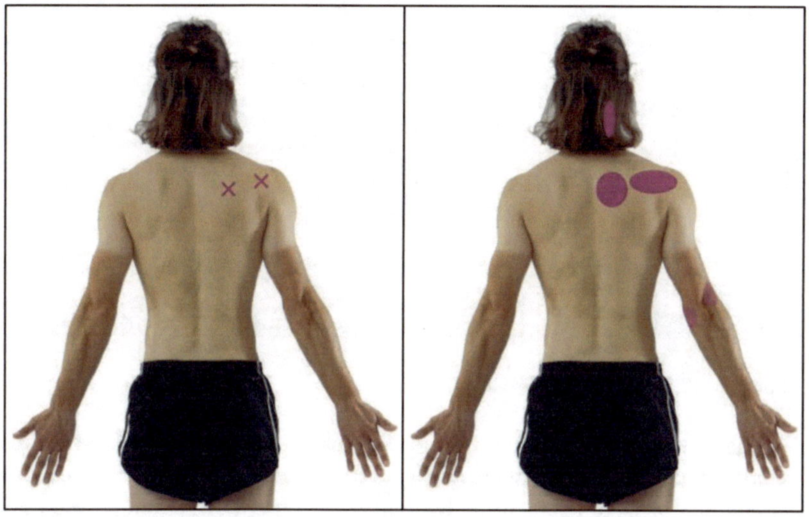

Abbildung 128: Triggerpunkte im mittleren Anteil des Kapuzenmuskels und Referred Pain Gebiet

⇒ Intensivierung über den Abstand zur Wand

⇒ Mobilisierung durch Bewegung des seitlich gestreckten Arms

Den gesamten unteren und mittleren Anteil des Kapuzenmuskels triggerst du analog zu den Rautenmuskeln im Stehen an einer Wand lehnend. Ebenso erfolgt die Intensivierung über die Vergrößerung des Abstands zur Wand. Damit tiefer in die Muskeln vorgedrungen wird, mobilisierst du durch leichte Armbewegungen seitlich des Körpers.

Um die punktuell wirkende Akupressur des Kapuzenmuskels mittels einer flächig wirkenden Dehnung zu komplementieren, wird die sogenannte Torwartübung genutzt.

Hierbei zieht es die Schulterblätter nach unten und hinten, sodass insbesondere der untere und mittlere Anteil des Kapuzenmuskels gedehnt werden. Die Übung kann entweder liegend oder aber an eine Wand gelehnt stehend ausgeführt werden.

Die stehende Ausführung erleichtert die korrekte Positionierung der Lendenwirbelsäule, sodass diese Variante nachfolgend beschrieben ist. Eine Übertragung in die Horizontale ist jedoch 1:1 möglich.

In der Ausgangsstellung sind die Knie leicht gebeugt, damit der gesamte Rücken plan an der Wand anliegt. Die Oberarme sind seitlich ausgestreckt und befinden sich in Verlängerung der Schlüsselbeine. Die Ellenbogengelenke sind im 90 Grad Winkel gebeugt, sodass die Unterarme nach oben zeigen. Die Handinnenflächen sind zum Körper hin gerichtet. Der untere Rücken wird bewusst im Kontakt zur Wand gehalten.

Um nun den Kapuzenmuskel zu dehnen, führst du die Arme langsam nach oben. Dabei bleiben die Ellenbogen durchgehend an der Wand und die Schulterblätter werden ebenso betont gegen die Wand gedrückt. In der obersten Position hältst du die Dehnung einige Sekunden und löst sie anschließend durch das langsame Zurückführen der Arme.

Videoanleitung

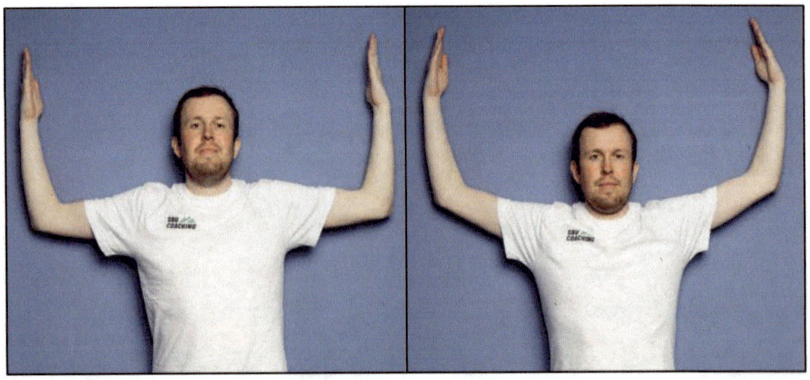

Abbildung 129: Torwartübung stehend

MERKE!

Der primäre Triggerpunkt bei Verspannungen im breiten Rückenmuskel ist oftmals im Unterschulterblattmuskel zu finden.

Den Abschluss des oberen Rückens bildet der breite Rückenmuskel. Dieser erzeugt beim Schwimmen gegen Ende der Zugphase den maßgeblichen Vortrieb. Im Grunde handelt es sich nicht um einen Bestandteil der Haltemuskulatur, weshalb kein direkter Bezug zu einer guten Körperhaltung besteht. Beim Radfahren und Laufen ist er daher von untergeordneter Bedeutung.

Allerdings können akute Verspannungen und Triggerpunkte im breiten Rückenmuskel die Funktionsweise der tiefen Rückenfaszie beeinträchtigen und dadurch ebenfalls zur Entstehung von Schmerzen im unteren Rücken beitragen. Die Schmerzen treten in diesem Fall hauptsächlich während der Bewegung auf.

Den initialen Auslöser für Triggerpunkte im breiten Rückenmuskel bilden häufig Verspannungen im Unterschulterblattmuskel. Folglich ist dieser ebenfalls zu berücksichtigen.

Die Akupressur des breiten Rückenmuskels erfolgt im Stehen, wobei der Körper leicht seitlich zur Wand eingedreht wird. Wie gewohnt lässt sich die Intensität über den Abstand zur Wand regulieren. Zur Erzeugung von Scherkräften bewegst du den Arm vor dem Körper leicht auf und ab.

Hinweis

Die Dehnungsübung für den quadratischen Lendenmuskel findet sich auf S. 140, jene der Beinaußenseite auf S. 188.

Die Dehnung des breiten Rückenmuskels erfolgt gemeinsam mit dem quadratischen Lendenmuskel. Eine entsprechende Übung in sitzender Ausgangsstellung findet sich bei den Ausführungen zum unteren Rücken.

Alternativ wird der breite Rückenmuskel ebenfalls bei der Dehnung der Beinaußenseite einbezogen. Wer eine stehende Übungsausführung bevorzugt, greift daher auf das Kapitel zu den Oberschenkeln zurück.

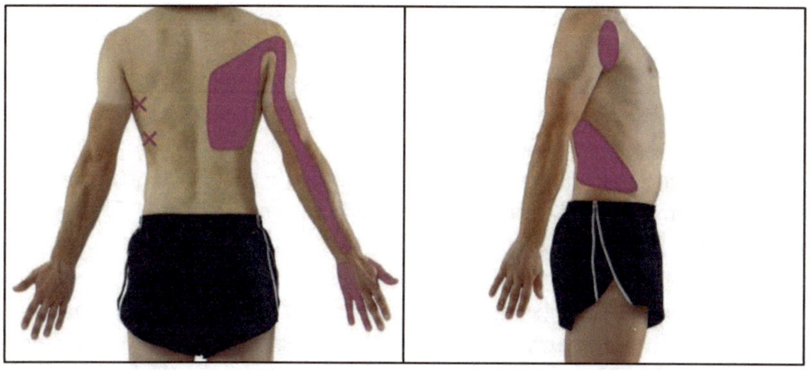

Abbildung 130: Triggerpunkte im breiten Rückenmuskel und Referred Pain Gebiet

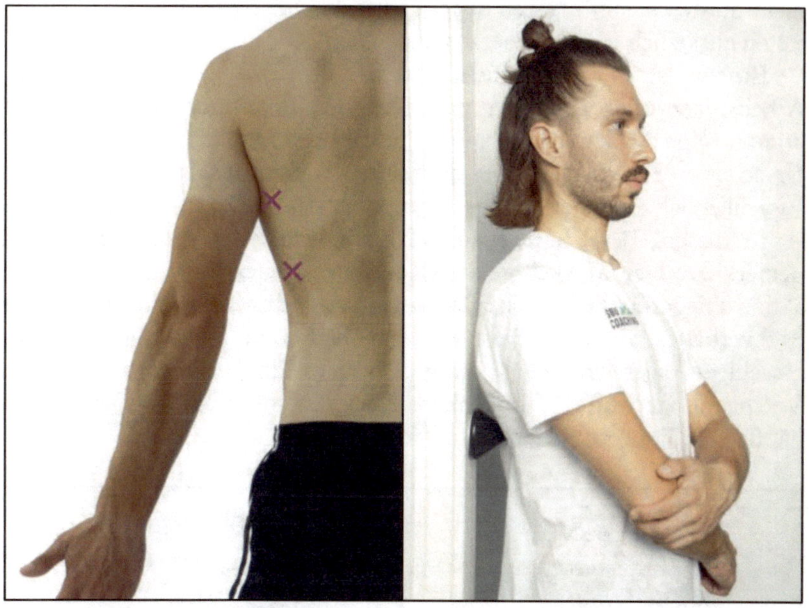

Abbildung 131: Triggern des breiten Rückenmuskels

⇒ **Intensivierung über den Abstand zur Wand**
⇒ **Mobilisierung durch Auf- und Abwärtsbewegung des Arms vor dem Körper**

Nacken

Der Nackenbereich wurde im Verlauf dieses Kapitels bereits einige Male angesprochen. Hauptsächlich dort treten die Schmerzen bei akuten Verspannungen in Erscheinung. Wenngleich die Ursache, wie dargestellt, oftmals ganz woanders zu finden ist.

Daher mag die Länge der Ausführungen zum Nacken an dieser Stelle überraschen. Dieser Part ist bewusst kurzgehalten. Der Fokus liegt vielmehr auf der Beseitigung der auslösenden Probleme sowie der Prävention. Wer hingegen lediglich immer wieder die Symptome bekämpft, gibt im Laufe der Zeit frustriert auf.

MERKE!

Am Hals selbst wird keine Akupressur angewendet.

Des Weiteren setzt sich die Muskulatur des Nackens und Halses aus einer Vielzahl an kleinen Muskeln zusammen. Diese sind grundsätzlich für die Akupressur zugänglich, jedoch gilt ähnliches wie bei der Bearbeitung von Triggerpunkten am Bauch. Der Halsbereich beherbergt die Luft- und Speiseröhre mit entsprechend delikaten Druckverhältnissen. Diese Körperpartie ist den Profis vorbehalten und nicht in Eigenregie zu Hause zu triggern.

Im Folgenden konzentrieren wir uns daher auf den noch ausstehenden oberen Anteil des Kapuzenmuskels sowie verschiedene Dehnungstechniken für den Nacken.

Der obere Anteil des Kapuzenmuskels ist in seiner Funktion sehr prominent, da Verspannungen diese teils massiv beschränken. Er verantwortet die Drehung des Kopfes, die Seitneigung der Halswirbelsäule sowie das Anheben der Schulter.

Liegen dort Verspannungen oder Triggerpunkte vor, entwickelt sich nicht nur ein steifer Nacken mit begleitenden Schmerzen, sondern häufig treten zusätzlich Kopfschmerzen auf.

Erneut ist ein auslösender Faktor die fehlende Ergonomie am Arbeitsplatz oder auch ein ungenügendes Bikefitting. Des Weiteren kommt eine fehlerhafte Atmung beim Schwimmen als überlastende Ursache in Frage. Ist die body-roll nur wenig ausgeprägt oder wird ausschließlich auf einer Seite geatmet, steigt das Risiko der Überlastung.

In diesem Bereich machen sich zusätzlich Stress und Angst stark bemerkbar. Der Muskeltonus steigt immer weiter, bis sich schließlich aktive Triggerpunkte bilden. Darüber hinaus können banal erscheinende Sachverhalte, wie zum Beispiel das Schlafen in Bauchlage oder das einseitige Tragen einer Handtasche oder eines Einkaufsbeutels, schnell zu Verspannungen führen. Der obere Kapuzenmuskel ist folglich äußerst häufig von Triggerpunkten betroffen.

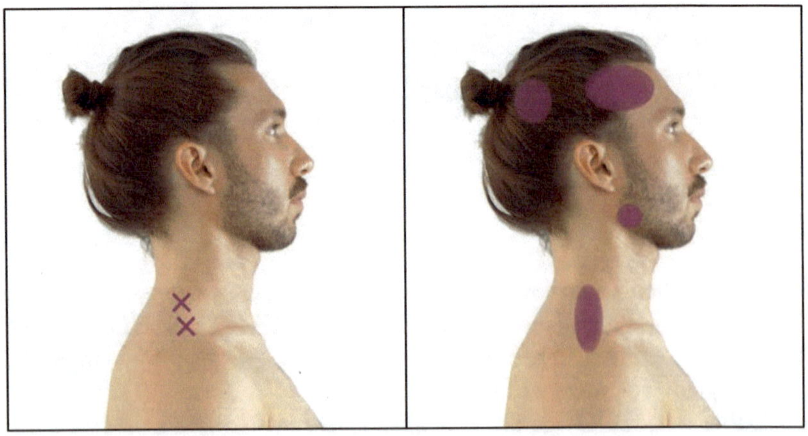

Abbildung 132: Triggerpunkte im oberen Kapuzenmuskel und Referred Pain Gebiet

Beim Triggern des oberen Anteils des Kapuzenmuskels gilt es, sich langsam an die Druckbelastung heranzutasten. Ansonsten besteht die

Gefahr, dass sich Schwindelgefühle oder Übelkeit einstellen.

Der obere Kapuzenmuskel kann nun entweder von der Rückseite her oder frontal getriggert werden. In beiden Fällen erfolgt die Akupressur im Stehen – am einfachsten an einem Türrahmen.

In der rückseitigen Ausführung wird der Triggerpointer ungefähr auf Schulterhöhe platziert. Die vorwärtsgewandte Variante ermöglicht zusätzlich den Zugang zum Muskel von oben. Daher wird der Trigger in diesem Fall etwas unterhalb der Schulterhöhe angebracht. Stattdessen beugst du vielmehr den Oberkörper nach vorne, um den Muskelbauch zu triggern.

Über den Abstand zur Wand reguliert sich die Intensität. Das seitliche Heben des Arms sorgt für die Mobilisierung.

Wer mag, kann darüber hinaus eine liegende Variante probieren – ähnlich wie beim Triggern entlang der Wirbelsäule. Dies setzt allerdings voraus, dass der verfügbare Triggerpointer im Verhältnis zur Körpergröße die richtigen Abmessungen hat.

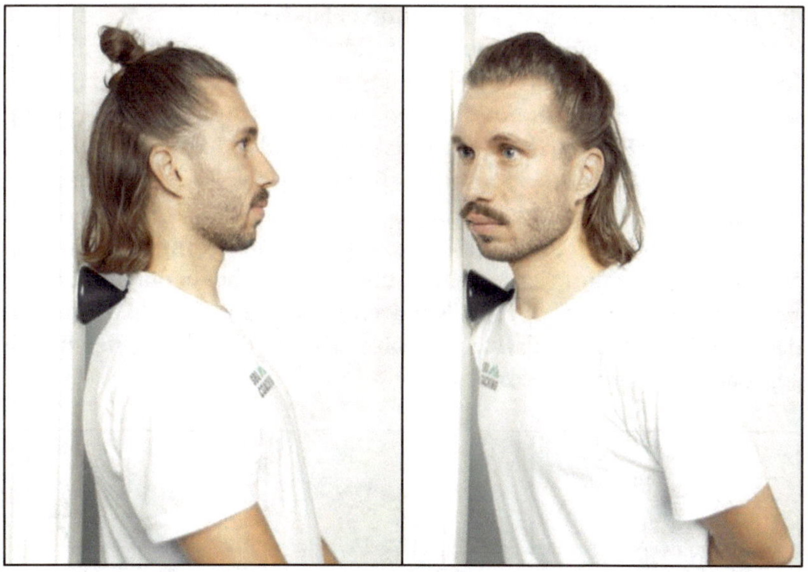

Abbildung 133: Triggern des oberen Kapuzenmuskels

⇒ **Intensivierung über den Abstand zur Wand**

⇒ **Mobilisierung durch Auf- und Abwärtsbewegung des Arms seitlich vom Körper**

Im Bereich des Nackens wird ausschließlich der obere Anteil des Kapuzenmuskels in die Akupressur einbezogen. Umso wichtiger ist die Kombination mit Dehnungstechniken, damit ebenso die weiteren Muskelschichten flexibilisiert werden.

Auch hier gilt es, sich langsam an die Dehnungen heranzutasten. Die nachfolgend erläuterten Dehnungen sind deshalb je Seite drei Mal für 20 Sekunden zu halten. Langanhaltende Dehnungsspannungen von bis zu zwei Minuten und länger, wie sie bei anderen Körperregionen genutzt werden, sind im Nackenbereich eher zu vermeiden. Zur Reduktion der Pausenzeiten für den Zielmuskel werden jedoch stets alle drei Durchgänge für eine Körperseite absolviert, bevor die Seite gewechselt wird.

MERKE!

Im Nackenbereich werden Dehnungen lediglich für 20 Sekunden am Stück gehalten. Dafür werden jedoch drei Durchgänge je Seite durchgeführt.

Die klassische Kopfseitneigung dient der Dehnung des oberen Kapuzenmuskels. Die Übung kann im Stehen oder im Sitzen ausgeführt werden, wobei in beiden Fällen auf einen geraden Rücken zu achten ist. Der Blick ist gerade nach vorne gerichtet und die Schultern sind leicht nach hinten gezogen, um eine aufrechte Körperhaltung zu gewährleisten.

Zum Aufbau der Dehnungsspannung neigst du den Kopf so weit wie möglich zur Seite. Dabei ist darauf zu achten, dass die Position der Schultern unverändert bleibt. Eine zusätzliche Intensivierung erreichst du, indem die gegenüberliegende Schulter aktiv nach unten gezogen wird.

Damit die Schulterblattheber und der Riemenmuskel in die Dehnung einbezogen werden, nutzen wir eine Variation der Kopfseitneigung mit Einbezug einer Drehbewegung. Die Ausgangsposition ist grundsätzlich unverändert. Erneut baust du die Spannung zuerst über die Neigung des Kopfes zur Seite auf. Nun wird der Kopf zusätzlich seitlich eingedreht, sodass sich das Kinn in Richtung Schulter bewegt. Die Position der Schultern bleibt konstant. Zur Intensivierung der Dehnung bewegst du das Kinn aktiv nach unten, sodass es den Hals berührt.

Wird die Dehnungsspannung aufgelöst, erfolgt dies in umgekehrter Reihenfolge. Zuerst wird die Drehung rückgängig gemacht. Das Kinn zeigt wieder nach vorne. Anschließend wird die Kopfseitneigung gelöst, sodass sich der Kopf in der Neutralstellung befindet. Sowohl beim Aufbau als auch beim Lösen der Dehnungsspannung ist auf die Trennung von Beugung und Drehung zu achten.

Zusätzlich kann die klassische Kopfseitneigung mit angehobener Schulter durchgeführt werden. Das Anheben der Schulter unterbindet den Spannungsaufbau im oberen Kapuzenmuskel. Als Resultat wird die darunter liegende Muskelschicht gedehnt. Konkret handelt es sich um die sogenannten Treppenmuskeln.

Videoanleitung

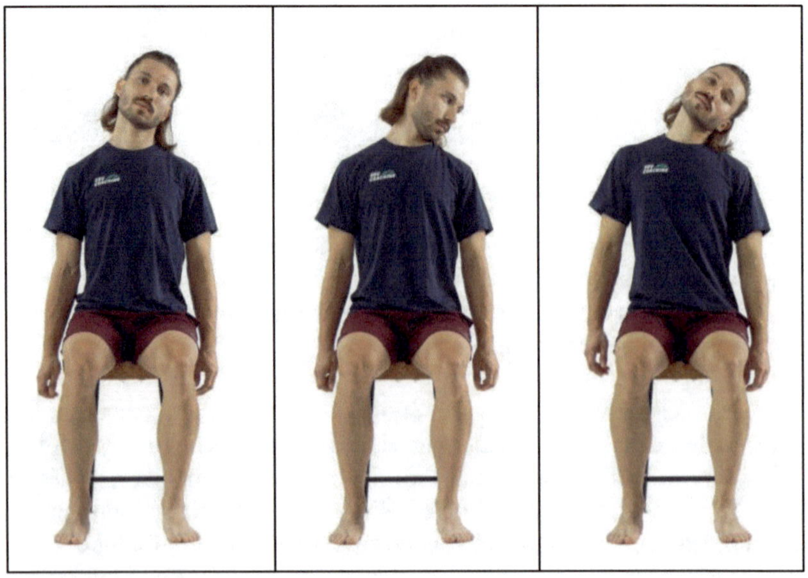

Abbildung 134: Dehnung des Nackens

Exkurs funktionelles Krafttraining

MERKE!

Den Kern des funktionellen Krafttrainings für den oberen Rücken und Nacken bildet die Stärkung der Rautenmuskeln.

Wie eingangs erwähnt, ist das funktionelle Krafttraining der Schlüssel zum Erfolg, um eine gute Körperhaltung zu erlangen und so Beschwerden im Bereich des oberen Rückens sowie des Nackens vorzubeugen. Daneben kommt ihm eine besondere Rolle zur Vermeidung der Schwimmerschulter zu.

Die gezielte Kräftigung der Brustmuskulatur ist im Triathlon hingegen in der Regel nicht erforderlich – das Schwimmen setzt einen ausreichenden Trainingsreiz. Dasselbe gilt für die Stärkung des breiten Rückenmuskels. An dieser Stelle genügt es, mit Hilfe des Triggerns sowie der myofaszialen Übungen und Dehnungstechniken für eine genügende Flexibilität zu sorgen.

Auch beim Nacken als solches verhält es sich ähnlich. Zwar wird dieser bei einigen der nachfolgend vorgestellten Übungen ebenfalls gekräftigt, jedoch steht er nicht im Fokus. Die funktionelle Kräftigung der Nackenmuskulatur zögert die vorzeitige Ermüdung heraus. Befinden sich die Muskeln dennoch nicht in einer optimalen Ausgangslage, bleibt es trotz regelmäßigen Krafttrainings genau bei diesem Effekt – die Ermüdung wird lediglich hinausgezögert. Das eigentliche Problem wird allerdings nicht gelöst.

Daher liegt der absolute Schwerpunkt eines funktionellen Krafttrainings für den oberen Rücken und den Nacken auf der Förderung einer gesunden Körperhaltung im Allgemeinen. Dies wird hauptsächlich durch die zielgerichtete Kräftigung der Rautenmuskeln bewirkt, welche sodann die Schulterblätter nach hinten unten ziehen. Die aufrechte Haltung wird gestützt und die Nackenmuskeln werden aus ihrem Zustand der permanenten Annäherung herausgezogen. Zugleich wirkt dies der einseitigen Bewegung des Schwimmens – mit starkem Fokus auf die Innenrotation der Schulter – entgegen. Starke Rautenmuskeln sorgen für eine gute Positionierung der Schulterblätter und reduzieren so die Belastung für die Gelenke.

Eine sehr gute Übung zur Kräftigung der Rautenmuskeln stellt der Reverse Butterfly dar. Diese Übung kann sowohl isometrisch als auch konzentrisch ausgeführt werden. Des Weiteren kann durch unterschiedliche Armstellungen eine Vielzahl an Trainingsreizen auf den oberen Rücken einwirken und so zu einem verstärkten Einbezug von weiteren Muskeln in diesem Bereich führen.

Die Übung wird aus der Bauchlage auf einer Matte heraus durchgeführt. Die erste Variante zielt vornehmlich auf die Stärkung der Rautenmuskeln ab.

Hierzu legst du die Oberarme seitlich neben dem Körper ab, sodass sie eine gerade Verlängerung zum Schlüsselbein bilden. Das Ellenbogengelenk ist um 90 Grad gebeugt. Die Unterarme zeigen also nach vorne. Schaut man sich die Körperstellung von oben an, bilden die Arme und der Kopf den Buchstaben "W". Die Handinnenflächen zeigen bei der Übungsausführung nach unten. Es kann eine kleine Kurzhantel verwendet werden. In der Regel wird allerdings kein großes Gewicht notwendig sein.

Nun hebst du die Arme vom Boden ab und ziehst die Schulterblätter ganz bewusst nach innen. Es hilft sich dabei vorzustellen, man wolle einen Stift oder ähnliches zwischen den Schulterblättern einklemmen. Damit die Rautenmuskeln perfekt angesprochen werden, ist es besonders wichtig auf eine konstante Armstellung während der Ausführung zu achten. Ebenso sind nicht nur die Ellenbogen, sondern der gesamte Arm anzuheben.

Nach den ersten Wiederholungen merkst du schnell, dass du dazu tendierst, die Hände mit den Kurzhanteln kaum noch vom Boden anzuheben. In diesem Fall lieber das Gewicht reduzieren und auf eine saubere Ausführung achten. Ebenso fällt am Anfang tendenziell die isometrische Ausführung leichter. Hier wird die Endstellung – also die zusammengezogenen Schulterblätter – für einige Sekunden gehalten.

Videoanleitung

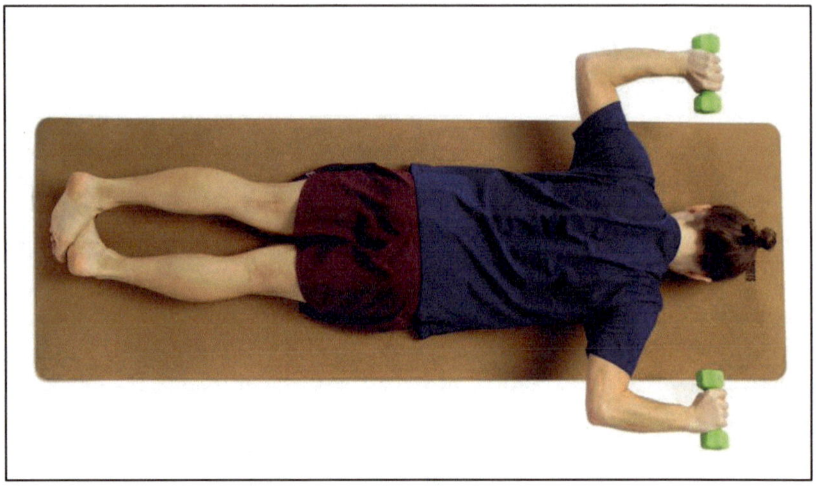

Abbildung 135: Reverse Butterfly (W)

Videoanleitung

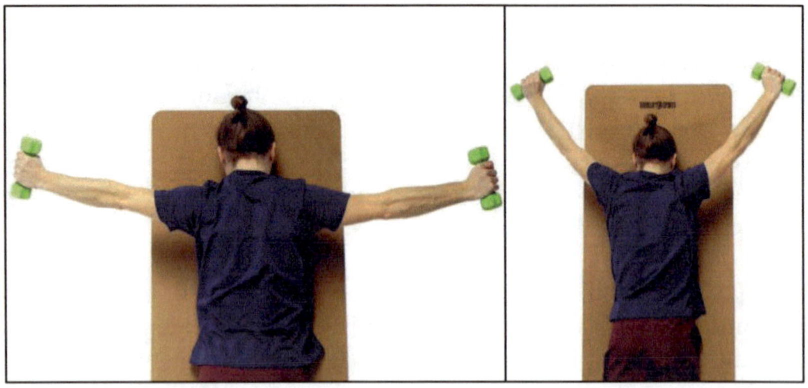

Abbildung 136: Reverse Butterfly (T, Y)

In der zweiten Variante sind die Arme vollständig seitlich vom Körper ausgestreckt. Die Arme und Schlüsselbeine bilden demnach eine gerade Linie und stellen den Buchstaben "T" nach. Erneut werden nun die Arme angehoben und die Schulterblätter zusammengezogen. Bei dieser Variation wird vermehrt der mittlere Anteil des Kapuzenmuskels einbezogen.

Um zu guter Letzt ebenfalls den unteren Anteil des Kapuzenmuskels zu stärken, wird die Übung in Form eines "Y" ausgeführt. Die ausgestreckten Arme werden hierzu im 45 Grad Winkel nach vorne gestreckt. Die Übungsausführung erfolgt analog zu den ersten beiden Varianten. Neben dem Kapuzen- und den Rautenmuskeln wird auf Grund des großen Hebels nach vorne zusätzlich der Rückenstrecker angesprochen.

Alle drei Varianten des Reverse Butterfly können zusätzlich intensiviert werden, indem du den Oberkörper während der Übungsausführung leicht anhebst. Die Betonung liegt jedoch auf leicht, damit es nicht zu einer ungewollten Überstreckung der Wirbelsäule kommt.

Wie im Ausdauertraining führt Monotonie langfristig zu Stagnation. Daher gilt es das Stabilisationstraining möglichst vielseitig zu gestalten, um stets neue Trainingsreize zu setzen und so Anpassungseffekte hervorzurufen.

Deshalb wird außerdem das freie Rudern vorgebeugt beschrieben. Diese Übung zur Kräftigung der Rautenmuskulatur eignet sich besonders gut, um zur Abwechslung auch mit schwereren Gewichten zu arbeiten. So kann die Maximalkraft trainiert und die Einseitigkeit durchbrochen werden. Die Übung kann allerdings ebenso mit leichten Gewichten oder einem Band als Kraftausdauertraining durchgeführt werden.

Bei der Ausführung mit Gewichten wird in jede Hand eine Kurzhantel im neutralen Griff genommen. Die Handinnenflächen zeigen zum Körper. Die Übung beginnt aus der typischen Ausgangsposition heraus. Also etwa schulterbreiter Stand, Knie leicht gebeugt, Gesäß etwas nach hinten gestreckt sowie gerader Rücken und Kopf in Verlängerung der Wirbelsäule. Der Oberkörper wird etwas weiter nach vorne gebeugt. Entsprechend streckt sich das Gesäß weiter nach hinten, um das Gleichgewicht zu halten. Die Arme sind im Ellenbogen ca. 90 Grad gebeugt.

Nun ziehst du die Arme am Körper entlang nach oben hinten. Erneut ist es das Ziel, die Schulterblätter möglichst eng aneinander zu ziehen. Diese Position wird kurz gehalten und anschließend die Arme wieder abgesenkt.

Bei der Ausführung ist darauf zu achten, die Ellenbogen während der gesamten Bewegung möglichst nah am Körper und in der Winkelstellung von 90 Grad zu halten, damit wirklich die Rautenmuskulatur angesprochen wird.

Sofern das freie Rudern mit einem Band durchgeführt wird, erfolgt dies entweder beidseitig oder einseitig. In beiden Fällen wird das Band in Bodennähe vor dir befestigt. Für die beidseitige Ausführung ist die Ausgangsstellung analog zur obigen Durchführung mit Kurzhanteln. Auch das Band wird so gehalten, dass die Handinnenflächen zum Körper zeigen und die Arme sind im Ellenbogen gebeugt.

Gegen den Widerstand des Bands ziehst du die Arme nun nach oben hinten, um die Schulterblätter zusammenzuführen.

Die einseitige Ausführung erfolgt aus der Schrittstellung heraus. Der Oberkörper ist erneut nach vorne gebeugt und auf der zu trainierenden Seite befindet sich das Bein hinten. Die Armbewegung ist grundsätzlich gleich. Jedoch wird jetzt nur ein Schulterblatt bewusst nach innen gezogen.

Videoanleitung

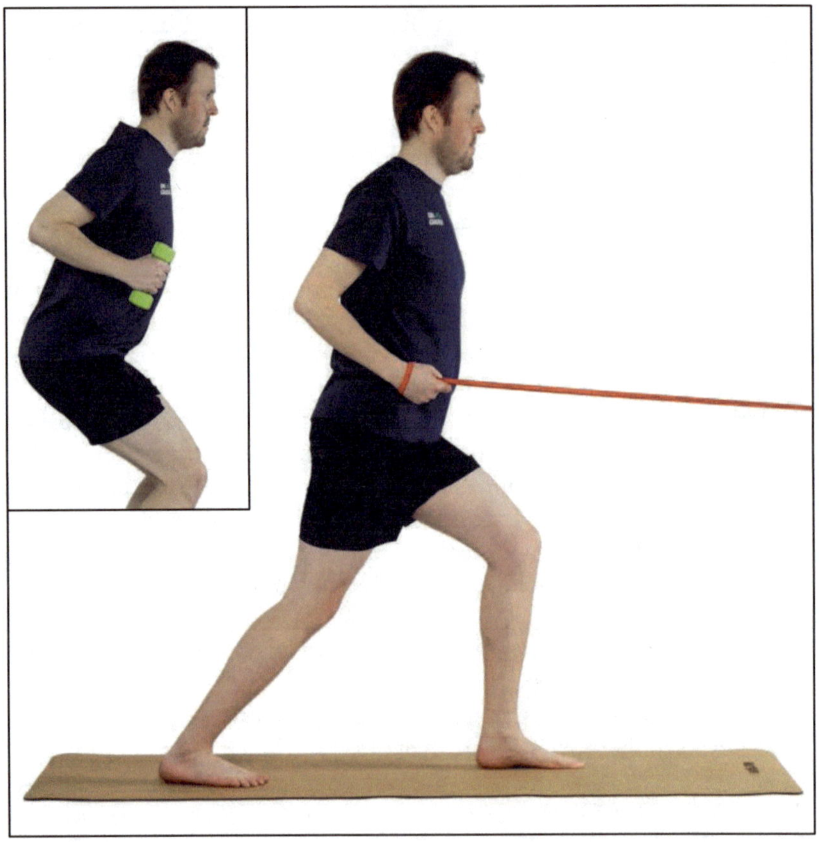

Abbildung 137: Freies Rudern vorgebeugt mit Hantel und mit Band

Workout Playlist

Insbesondere vom freien Rudern – und grundsätzlich für die Stärkung der Rautenmuskeln – gibt es noch unzählige weitere gute Übungen. Daher lohnt es sich auf dem YouTube Kanal von SBU Coaching vorbeizuschauen, um sich inspirieren zu lassen.

Der Link am Seitenrand führt direkt zu einer Playlist mit einer Vielzahl an weiteren Übungsvorschlägen mit Kettlebells, Kurzhanteln, Widerstandsbändern oder dem eigenen Körpergewicht.

SCHULTERN | OBERARME | UNTERARME

Damit kommen wir zur letzten in diesem Buch betrachteten Körperregion. Von den Schultern wandern wir abwärts und begutachten ebenso die Ober- und Unterarme.

Schwerpunktmäßig sind im Kontext Triathlon die Schultern sowie der dreiköpfige Armstrecker relevant. Beim Schwimmen dominiert die Innenrotation der Schulter. Die Folge sind muskuläre Dysbalancen, ein hypermobiler Bereich der vorderen Schulter sowie kompensierende Verhärtungen am hinteren Schulterbereich. Im schlimmsten Fall entwickelt sich ein Impingement Syndrom – die Schwimmerschulter. Auf dem Rad werden die Schultern und der dreiköpfige Armstrecker zur Stabilisierung des Oberkörpers dauerhaft niederschwellig belastet. Beim Laufen ist vor allem eine ausreichende Beweglichkeit in der Schulter maßgeblich, um einen optimalen Armschwung zu ermöglichen. Dieser wiederum senkt die energetischen Kosten und steigert somit die Effizienz.

Die weiteren Muskeln der Arme haben jedoch eine nicht unerhebliche Alltagsrelevanz. Unter den Stichwörtern "Tennis-Ellenbogen" und "Karpaltunnel-Syndrom" werden sich viele etwas vorstellen können. Aus diesem Grund werden zusätzlich einige potentielle Triggerpunkte entlang der Arme erläutert, wobei die Komplexität der Vielzahl an kleinen Arm- und Fingermuskeln bewusst reduziert ist.

Schultern

Die Schulter stellt das beweglichste Gelenk des menschlichen Körpers dar. Auf Grund der minimalistischen knöchernen Führung ist dieses Kugelgelenk äußerst vielseitig in alle Richtungen beweglich.

Der Kraulzug beim Schwimmen fördert diese Beweglichkeit weiter – allerdings einseitig. Die vollständige Streckung des Arms findet erst unter Wasser statt. Dies geschieht maßgeblich durch die Innenrotation und Adduktion der Schulter. Somit entsteht die nötige Beschleunigung der Hand. Zugleich erleichtert dies die body-roll. Auch in der sich anschließenden Zugphase wird Vortrieb durch die Innenrotation der Schulter erzeugt. Der vordere Anteil des Schultergelenks wird daher

MERKE!

Die Schulter wird beim Schwimmen stark belastet. Sie neigt zu einer Hypermobilität im vorderen Bereich sowie Verhärtungen im hinteren Bereich.

regelmäßig an das Maximum seiner Bewegungsamplitude gebracht. In der Folge wird der vordere Schulterbereich hypermobil. Um dies zu kompensieren, reagiert der Körper automatisch mit einer Verhärtung des hinteren Anteils der Schulter. Dies geschieht analog zur ungleichmäßigen Belastung der vorderen und hinteren Oberschenkelmuskulatur beim Radfahren. Daher werden nachfolgend nicht nur die typischen Triggerpunkte im Bereich der Schulter erläutert, sondern es werden weiterhin Dehnungsübungen mit leichten Distraktionen vorgestellt, welche die Balance der Schultergelenke fördern.

MERKE!

Schwimmen kräftigt die Muskeln zur Innenrotation überproportional im Verhältnis zu jenen der Außenrotation. Folglich ist der Oberarmknochenkopf nicht zentriert und es kann zum Einklemmen einer Sehne kommen.

Weiterhin entsteht durch das Schwimmen ein Kraftungleichgewicht. Die Muskeln zur Innenrotation werden deutlich stärker beansprucht als jene zur Außenrotation. Ohne ausgleichende Maßnahmen sorgt dies für eine Verschiebung des Oberarmknochenkopfes im Schultergelenk, da er nicht ordentlich zentriert wird. Die Gefahr eines Schulter Impingements – also des Einklemmens einer Sehne im Gelenk – steigt.

Auch auf dem Rad und beim Laufen profitierst du von einer intakten Schulter. Ähnlich wie bei den Hüftgelenken kann sich die Schulter durch den Aufbau eines Drehmoments selbst stabilisieren. Dies setzt aber voraus, dass ein ausreichendes Bewegungsausmaß und vor allem die Rotationsfähigkeit in alle Richtungen gegeben sind. Dergestalt nimmt die Belastung der Schultern auf dem Rad ab und beim Laufen ist genügend Spielraum für den optimalen Armschwung vorhanden.

Konkret betrachten wir im Bereich der Schultern die verschiedenen Muskeln der Rotatorenmanschette, den großen Rundmuskel sowie den Deltamuskel.

Wir beginnen mit den Muskeln der Rotatorenmanschette, welche maßgeblich zur Stabilisierung des Schultergelenks beitragen. All diesen Muskeln ist gemein, dass sie an der Zentrierung des Oberarmknochenkopfes in der Gelenkpfanne beteiligt sind. Bestehen im Bereich der Rotatorenmanschette akute Verspannungen oder unausgewogene Kraftverhältnisse, wirkt sich dies unmittelbar auf die Positionierung der Gelenkpartner aus. Die Intaktheit der Schulter kann beeinträchtigt werden, wodurch sich beispielsweise die Problematik des Impingement Syndroms etablieren kann. Der Gelenkraum verengt, wodurch Sehnen oder Nerven eingeklemmt werden.

Genau dies geschieht, wenn den einseitigen Bewegungsmustern des Kraulzugs beim Schwimmen nicht durch ein zielgerichtetes Ausgleichstraining begegnet wird.

MERKE!

Der Unterschulterblattmuskel ist ein Schlüsselmuskel bei Schulterproblemen und primärer Triggerpunkt für eine Vielzahl an Verspannungen.

Die Innenrotation der Schulter wird vorwiegend durch den Unterschulterblattmuskel verantwortet. Beim Schwimmen erzeugt er also in der Zugphase aktiv Vortrieb. Liegen dort akute Verspannungen oder Triggerpunkte vor, kommt es zu starken Bewegungseinschränkungen der Schulter. Der Bewegungsradius in Bezug auf die Außenrotation und das Abspreizen des Arms kann stark nachlassen.

Des Weiteren entstehen häufig starke Ruheschmerzen und der gesamte Arm kann einschlafen oder ein kribbelndes Gefühl entwickeln.

Folglich handelt es sich beim Unterschulterblattmuskel um einen Schlüsselmuskel bei chronischen Schulterproblemen. Denn akute Verspannungen im Unterschulterblattmuskel mitsamt den beschriebenen Funktionsstörungen sorgen für Folgebeschwerden bei seinen Nachbarn. Der Unterschulterblattmuskel ist daher der primäre Triggerpunkt für akute Verspannungen im breiten Rückenmuskel, großen Brustmuskel, Unter- und Obergrätenmuskel, kleinen und großen Rundmuskel sowie Deltamuskel.

Problematisch ist nun, dass der Unterschulterblattmuskel für das Triggern nicht zugänglich ist. Wie der Name bereits besagt, befindet er sich vollständig unterhalb des Schulterblattes. Nachstehend ist daher lediglich das Referred Pain Gebiet abgebildet.

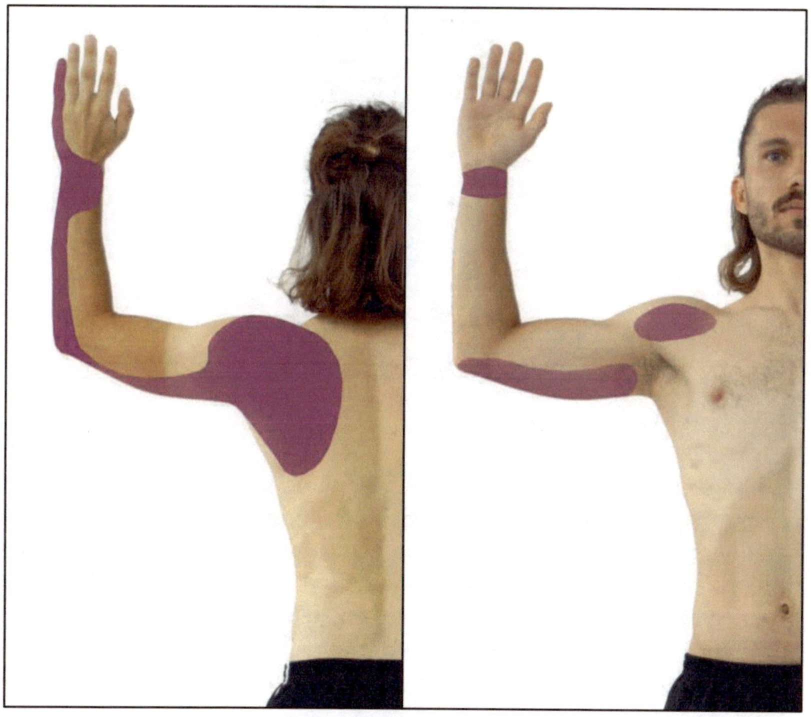

Abbildung 138: Referred Pain Gebiet des Unterschulterblattmuskels

Da der Unterschulterblattmuskel für die Akupressur nicht zugänglich ist, kommt der Dehnung eine besondere Bedeutung zu. Vor allem bei eingeschränkter Rotationsfähigkeit ist die regelmäßige Anwendung von Dehnungstechniken ausschlaggebend, damit der Unterschulterblattmuskel wieder geschmeidig wird.

Die Dehnung des Unterschulterblattmuskels – als hauptverantwortlichem Muskel zur Innenrotation der Schulter – erfolgt über eine bewusst provozierte Außenrotation.

Ausgangsstellung ist der aufrechte schulterbreite Stand. Der Rücken ist gerade und der Blick nach vorne gerichtet. Auf der zu dehnenden Seite wird der Ellenbogen im 90 Grad Winkel gebeugt und der Unterarm nach vorne ausgestreckt. Der Oberarm liegt am Körper an.

Die Dehnungsspannung wird anschließend über die Drehung der Schulter nach außen erzeugt. Im ersten Schritt drehst du den Unteram, sodass die Handinnenfläche nach oben zeigt. Nun bewegst du den Unterarm so weit wie möglich nach außen. Der Ellenbogen bleibt dabei dauerhaft im Kontakt zum Oberkörper.

Videoanleitung

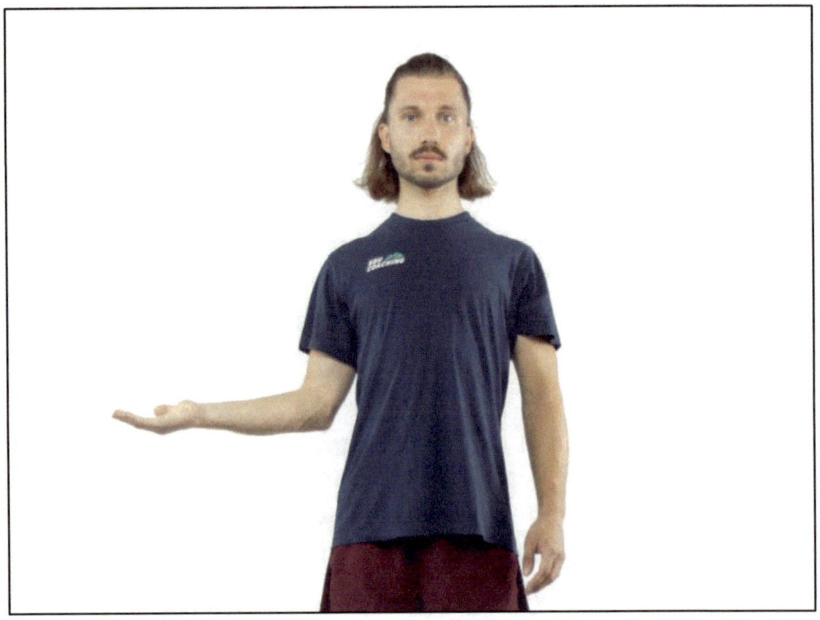

Abbildung 139: Dehnung des Unterschulterblattmuskels

Die weiteren drei Muskeln der Rotatorenmanschette verantworten zusammen die Außenrotation der Schulter. Somit sind sie in der Regenerationsphase beim Schwimmen unterstützend tätig, generieren jedoch keinen Vortrieb. Damit keine muskuläre Dysbalance im Vergleich zu den Vortrieb generierenden Innenrotatoren entsteht, sind sie im funktionellen Krafttraining äußerst relevant. Hinzu kommt, dass eine schwache Rotatorenmanschette beim Schwimmen durch die Positionierung des Schulterblattes ausgeglichen wird. Dies verschlechtert die physiologische Ausgangslage und sorgt für Effizienzverluste.

Konkret handelt es sich um den Obergrätenmuskel, den Untergrätenmuskel und den kleinen Rundmuskel.

MERKE!

Die primären Triggerpunkte bei Verspannungen im Obergrätenmuskel finden sich im unteren Anteil des Kapuzenmuskels sowie zuweilen im Unterschulterblattmuskel.

Im Fall von Verspannungen oder Triggerpunkten am Obergrätenmuskel wird der Schmerz als tief im Schultergelenk auftretend empfunden. Wird der Arm zur Seite abgespreizt, verstärkt sich der Schmerz. Denn der Obergrätenmuskel ist ebenso an der Abduktion des Arms beteiligt. Des Weiteren treten dumpfe Ruheschmerzen auf. Insbesondere wenn auf der betroffenen Körperseite geschlafen wird, kommt es zur Entwicklung von Nachtschmerzen.

Da der Oberarmknochenkopf nicht mehr optimal in der Schulterpfanne zentriert ist, entstehen darüber hinaus bei Bewegungen Knackgeräusche im Gelenk.

Der häufigste auslösende Faktor ist die Überlastung. Besonders betroffen sind all jene Athleten:innen, die beruflich viel Zeit am Laptop verbringen.

Beschwerden am Obergrätenmuskel – als Teil der Schultermuskulatur – haben ihren Ursprung oftmals im Bereich des Rückens. Die primären Triggerpunkte befinden sich daher im unteren Anteil des Kapuzenmuskels, weshalb diese bei Schulterbeschwerden in jedem Fall einzubeziehen sind. Darüber hinaus kann der Unterschulterblattmuskel primäre Triggerpunkte aufweisen.

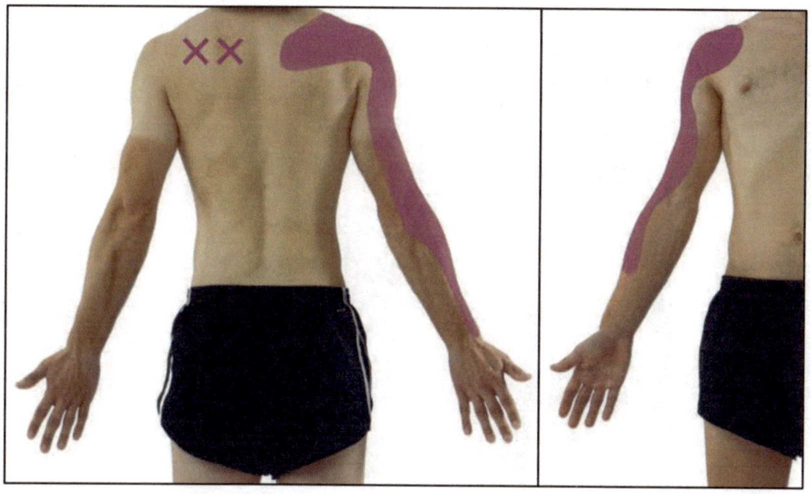

Abbildung 140: Triggerpunkte im Obergrätenmuskel und Referred Pain Gebiet

Zum Triggern des Obergrätenmuskels dient das Schulterblatt als Orientierung. Es wird direkt oberhalb der spürbaren Kante angesetzt. Die Akupressur findet durch den entspannten Kapuzenmuskel hindurch statt. Hinsichtlich der Ausführung wird wie bereits mehrfach beschrieben verfahren. Es bietet sich die stehende Variante an. Durch seitliche Bewegungen der Arme erzeugst du zusätzliche Scherkräfte.

⇒ **Intensivierung über den Abstand zur Wand**

⇒ **Mobilisierung durch Auf- und Abwärtsbewegung des Arms seitlich vom Körper**

Mit Hilfe des sogenannten Schürzengriffs wird der Obergrätenmuskel präzise gedehnt.

Die Übung wird sitzend oder stehend ausgeführt, wobei stets auf einen geraden Rücken zu achten ist. Du führst den zu dehnenden Arm hinter den Körper, als ob dort eine Schürze zugeknotet werden soll. Der Handrücken zeigt zum Körper. Die andere Hand umgreift das Handgelenk.

Der angewinkelte Arm wird nun nach hinten unten gezogen, um die Dehnungsspannung hervorzurufen. Dabei drückst du die Schultern ebenso bewusst nach hinten.

Videoanleitung

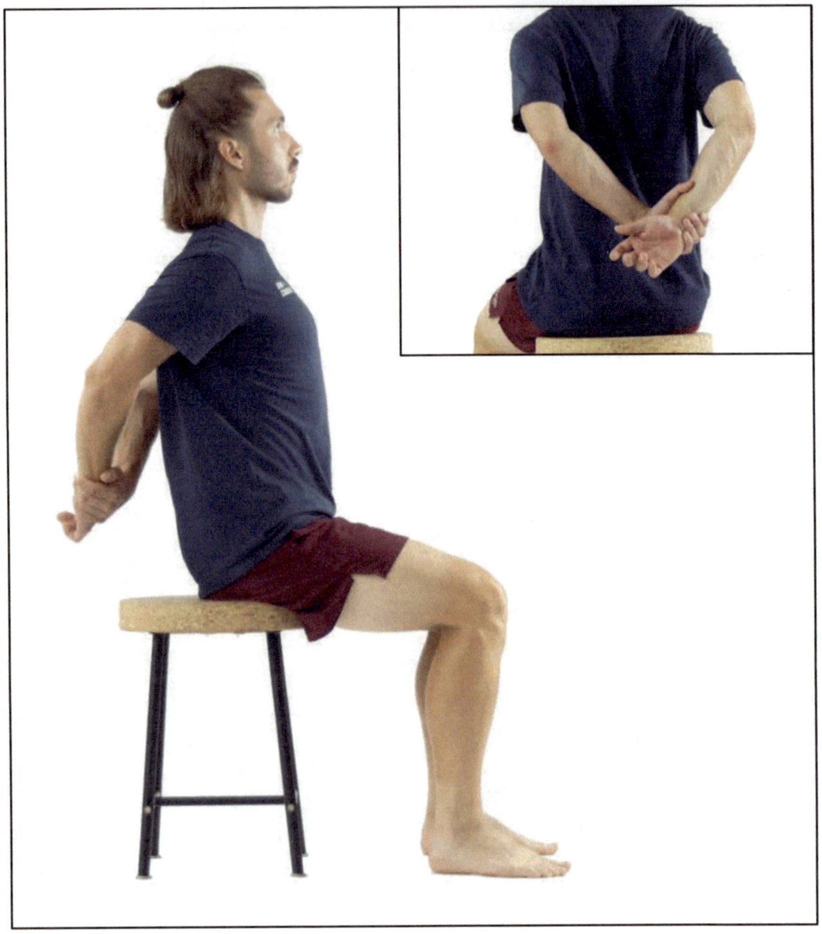

Abbildung 141: Dehnung des Obergrätenmuskels (Schürzengriff)

Der Untergrätenmuskel und der kleine Rundmuskel vervollständigen die Muskulatur zur Außenrotation der Schulter. Bei einigen Menschen sind diese beiden Muskeln miteinander verwachsen, weshalb sie gemeinsam betrachtet werden.

MERKE!

Die primären Triggerpunkte bei Verspannungen im Untergrätenmuskel sowie kleinem Rundmuskel finden sich im Unterschulterblattmuskel.

Erneut ist der Auslöser vor allem eine Überlastung bei übermäßig langen Schreibtischarbeiten in einer ergonomisch suboptimalen Position. Daneben gilt das Gleiche wie beim Obergrätenmuskel. Ermüden der Untergrätenmuskel sowie der kleine Rundmuskel beim Schwimmen auf Grund von Triggerpunkten oder einem grundsätzlichen Kraftdefizit vorzeitig, passt sich die Haltung des Schulterblattes an. Die muskuläre Ausgangslage verschlechtert sich, weshalb du an Effizienz einbüßt.

Es ergibt sich das Gefühl der Schultermüdigkeit und eine spürbare Schwäche hinsichtlich der Außenrotation. Die Schmerzen werden oftmals als tief im Schultergelenk wahrgenommen. Darüber hinaus kann die Sehne des Bizeps im Ellenbogen schmerzhaft werden, falls akute Verspannungen im Untergrätenmuskel vorliegen.

Die initiale Ursache der Beschwerden liegt dabei häufig in Triggerpunkten am Unterschulterblattmuskel.

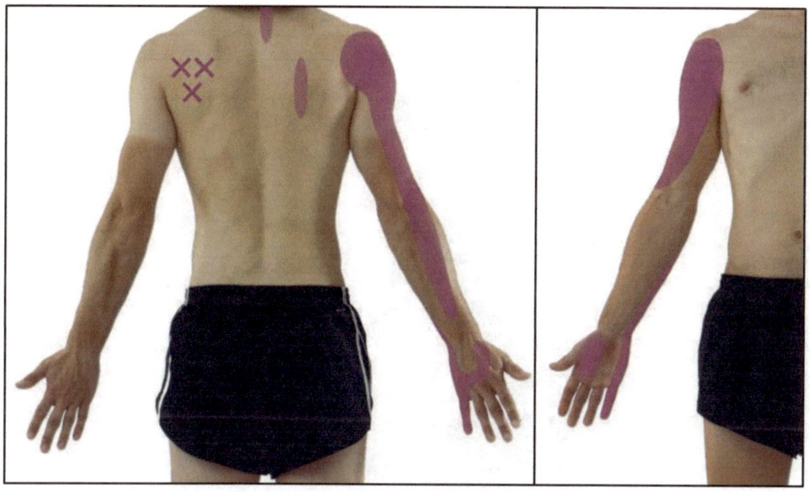

◆

⇒ **Intensivierung über den Abstand zur Wand**

⇒ **Mobilisierung durch Auf- und Abwärtsbewegung des Arms seitlich vom Körper**

Abbildung 142: Triggerpunkte im Untergrätenmuskel und Referred Pain Gebiet

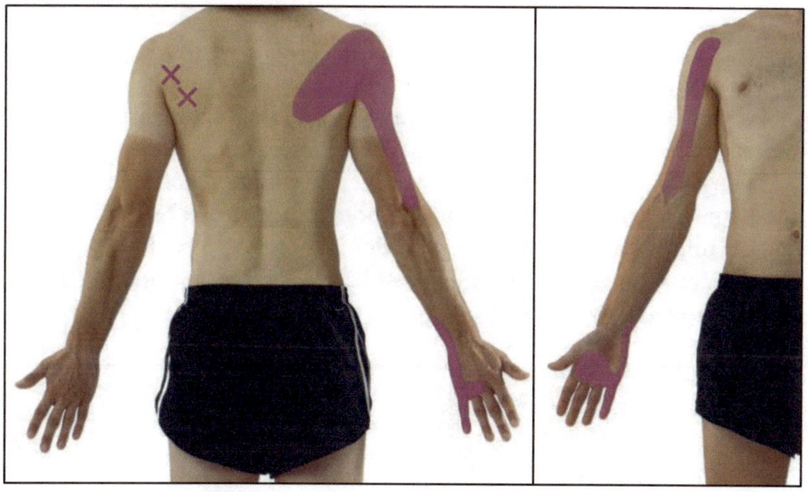

◆

⇒ **Intensivierung über den Abstand zur Wand**

⇒ **Mobilisierung durch Auf- und Abwärtsbewegung des Arms seitlich vom Körper**

Abbildung 143: Triggerpunkte im kleinen Rundmuskel und Referred Pain Gebiet

Die Akupressur erfolgt am Untergrätenmuskel und am kleinen Rundmuskel identisch zum Obergrätenmuskel. Der Trigger wird lediglich etwas weiter unten respektive außen am Schulterblatt positioniert.

Zur Dehnung des Untergrätenmuskels und des kleinen Rundmuskels verschränkst du die Arme vor dem Körper. Dabei umfassen die Hände jeweils den Oberarm des anderen Armes leicht oberhalb des Ellenbogens. Die so verschränkten Arme befinden sich auf Schulterhöhe. Die Oberarme sind parallel zum Boden.

Nun erzeugst du die Dehnungsspannung, indem die verschränkten Arme so weit wie möglich nach vorne bewegt werden. Die Körperhaltung bleibt währenddessen aufrecht. Wie gewohnt ist die Dehnung für mindestens ein bis zwei Minuten aufrechtzuerhalten. Gegebenenfalls absolvierst du mehrere Durchgänge.

Videoanleitung

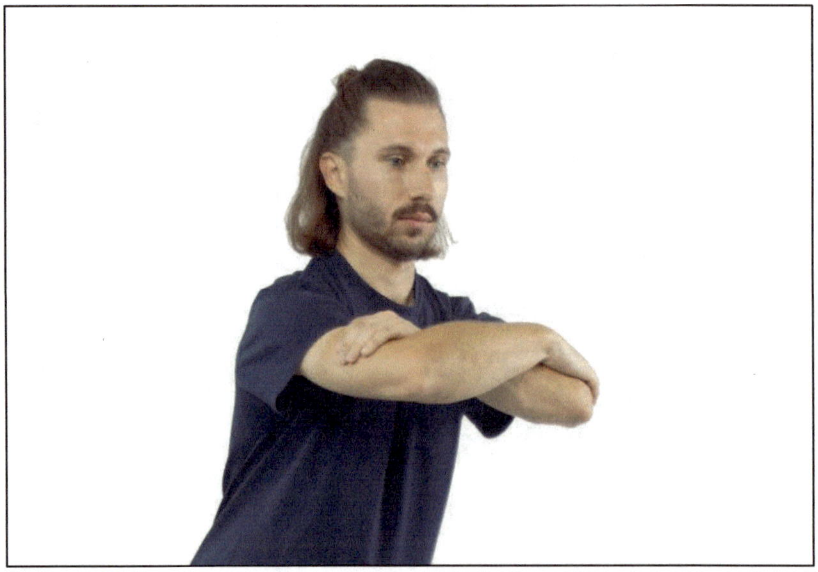

Abbildung 144: Dehnung des Untergrätenmuskels und kleinen Rundmuskels

Neben der Rotatorenmanschette sind der große Rundmuskel sowie der Deltamuskel zwei wichtige Muskeln der Schulter.

Der große Rundmuskel verantwortet die Adduktion und Innenrotation des Arms im Schultergelenk. Folglich unterstützt er den breiten Rückenmuskel und ist beim Schwimmen in der Zugphase aktiv. Es besteht die Gefahr der vorzeitigen Ermüdung und Überlastung mit anschließender Bildung von aktiven Triggerpunkten.

⇒ **Intensivierung über den Abstand zur Wand**

⇒ **Mobilisierung durch Auf- und Abwärtsbewegung des Arms seitlich vom Körper**

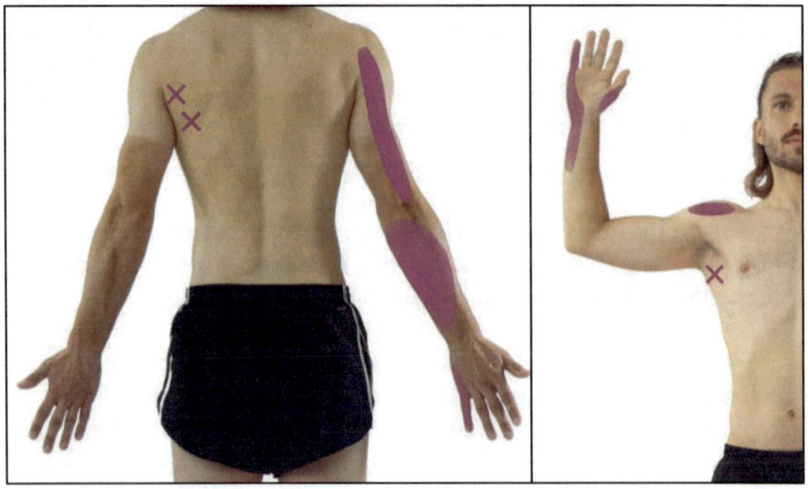

Abbildung 145: Triggerpunkte im großen Rundmuskel und Referred Pain Gebiet

Schmerzen treten sodann vor allem während der Bewegung auf. Das Zusammenspiel von Schultergelenk und Oberarm ist gestört. Die maximale Abduktion des Arms kann eingeschränkt sein, sodass der Oberarm nicht mehr in Kontakt zum Ohr gebracht werden kann.

Die Akupressur erfolgt wie bei den zuvor beschriebenen Schultermuskeln im Stehen, wobei der Abstand zur Wand die Intensität reguliert. Die Dehnung erfolgt gemeinsam mit dem Unterschulterblattmuskel.

Hinweis

Die Dehnung des Unterschulterblattmuskels ist auf S. 250 abgebildet.

Der Deltamuskel setzt sich aus drei Anteilen zusammen, welche diverse Bewegungen der Schulter unterstützen. So ist er beim Schwimmen in der Regenerationsphase aktiv und sorgt beim Laufen für den nötigen Abstand des Arms zum Körper. Sofern in diesem Bereich Triggerpunkte vorliegen, treten Schmerzen insbesondere während der Bewegung auf. Ruheschmerzen hingegen sind selten. Vor allem wird die Fähigkeit den Arm zu heben gestört. Es fällt schwer den Arm über die Horizontale hinaus weiter nach oben zu führen.

Da es sich um einen oberflächlichen Muskel handelt, treten akute Verspannungen und Triggerpunkte hauptsächlich auf, wenn der Deltamuskel Aufgaben der Stabilisierung an Stelle der Mobilisierung wahrnehmen muss. Folglich handelt es sich um einen häufig heimgesuchten Muskel. Ein typischer Auslöser ist dabei die Überlastung – beispielsweise auf Grund einer zu hohen Tastatur am Schreibtisch oder auch einer zu schnellen Steigerung des Umfangs beim Schwimmen. Triggerpunkte im Deltamuskel können die Problematik der Schwimmerschulter befeuern. Es zieht den Oberarmknochenkopf nach oben. Das Risiko des Einklemmens einer Sehne steigt.

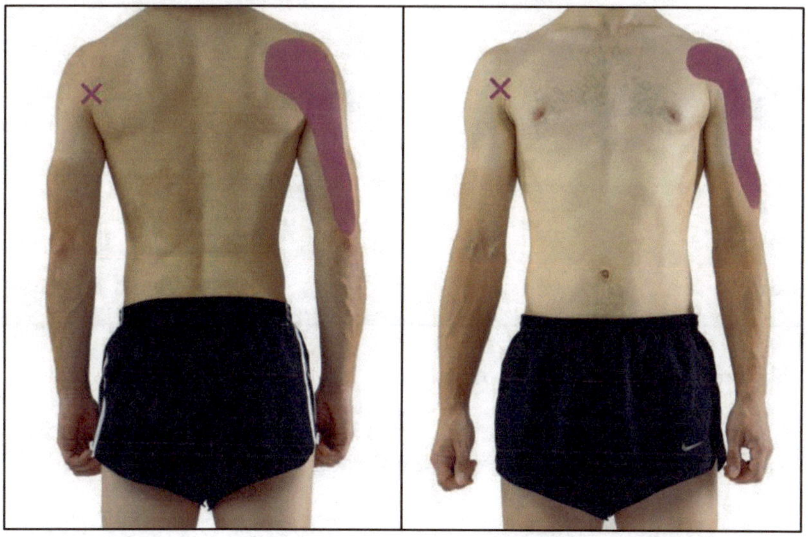

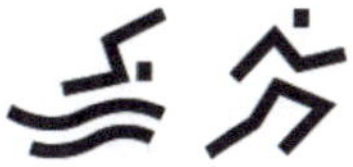

Abbildung 146: Triggerpunkte im Deltamuskel und Referred Pain Gebiet

MERKE!

Triggerpunkte im Deltamuskel können zuweilen auch Nackenbeschwerden hervorrufen.

MERKE!

Der primäre Triggerpunkt bei Verspannungen des Deltamuskels ist der Unterschulterblattmuskel.

Des Weiteren können sich Auswirkungen auf die Muskulatur des Nackens ergeben. Die Bearbeitung des Deltamuskels kann daher maßgeblich zur Reduktion von Verspannungen des Nackens beitragen. Sofern die Eliminierung anderer – bei Nackenbeschwerden typischer – Triggerpunkte nicht hilft, lohnt sich also das zusätzliche Triggern des Deltamuskels.

Erneut sind zusätzlich die primären Triggerpunkte einzubeziehen. Im Fall des Deltamuskels handelt es sich um den Unterschulterblattmuskel.

Sowohl der hintere als auch der vordere Anteil des Deltamuskels lassen sich am einfachsten im Stehen bearbeiten, wenn der Trigger an einer Wand befestigt ist. Um den Muskel bestmöglich zu erreichen, ist der Körper dabei leicht seitlich eingedreht.

Über den Abstand zur Wand wird die Intensität variiert. Zur Mobilisierung drehst du die Hand abwechselnd ein und aus, wodurch automatisch eine leichte Innen- respektive Außenrotation in der Schulter entsteht.

Erneut ermöglicht ein verhältnismäßig flacher Triggerpointer jedoch auch die Bearbeitung aus der Rücken- oder Bauchlage heraus. In diesem Fall ergibt sich eine besonders intensive Wirkung.

♦

- ⇒ **Intensivierung über den Abstand zur Wand**
- ⇒ **Mobilisierung durch Drehbewegungen der Hand**

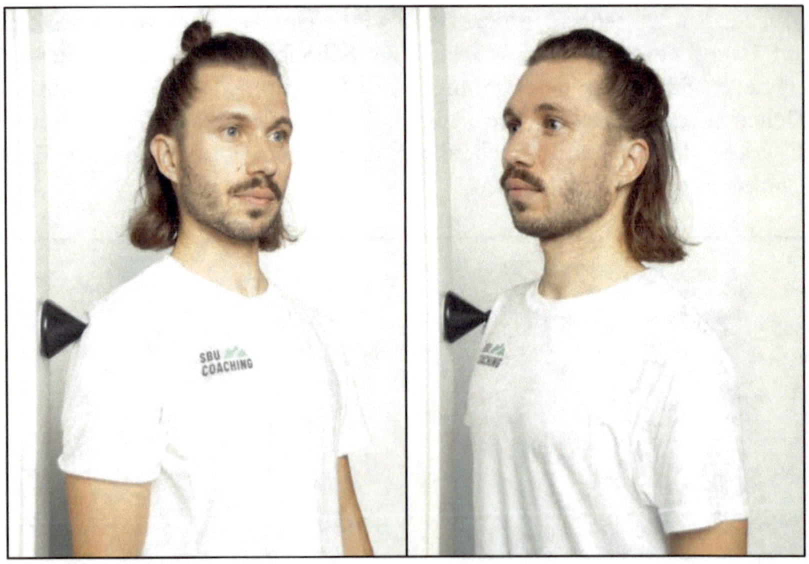

Abbildung 147: Triggern des Deltamuskels

Die anschließende Dehnung des Deltamuskels erfolgt im Stehen, wobei der vordere und hintere Anteil separat bearbeitet werden müssen.

Die Dehnungstechnik zur konkreten Ansprache des hinteren Deltamuskels ist bereits bekannt. Diese erfolgt gemeinsam mit dem Untergrätenmuskel und dem kleinen Rundmuskel.

Zur leichteren Orientierung ist die korrekte Übungsausführung nochmals abgebildet.

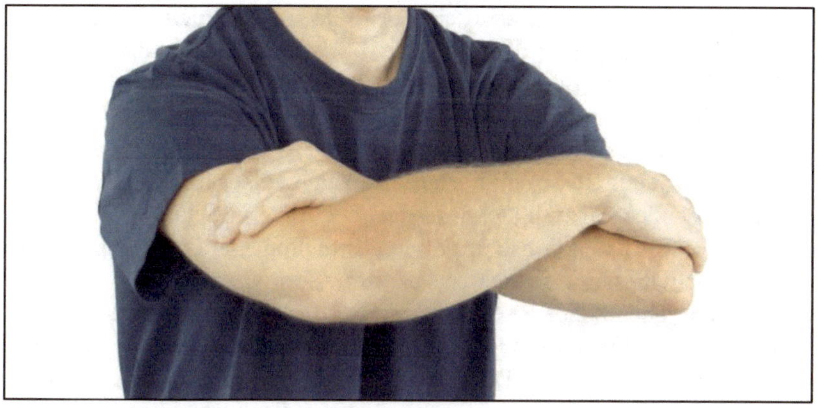

Videoanleitung

Abbildung 148: Dehnung des Deltamuskels – hinterer Anteil

Die Dehnung des vorderen Anteils des Deltamuskels wird ebenfalls bei aufrechter Körperhaltung durchgeführt. Jedoch werden hierzu die Hände beziehungsweise Finger hinter dem Rücken verschränkt. Die Handinnenflächen zeigen dabei zum Körper.

Mit gestreckten Armen führst du die so verschränkten Hände nun nach hinten unten, sodass eine Dehnung an der Vorderseite der Schulter entsteht.

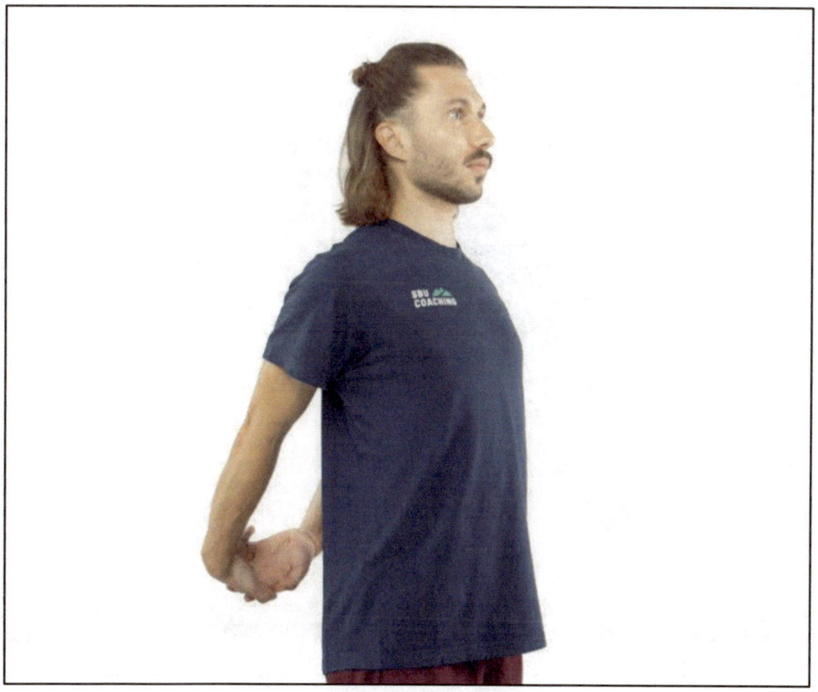

Videoanleitung

Abbildung 149: Dehnung des Deltamuskels – vorderer Anteil

Neben der Beseitigung von akuten Verspannungen und Triggerpunkten profitiert die Schulter von einem guten Bewegungsausmaß – speziell in Bezug auf die Drehung. Nur wenn genügend Rotationsvermögen vorhanden ist, kann sich das Gelenk über den Aufbau eines Drehmomentes eigenständig stabilisieren. Als Resultat sinkt die Belastung auf die Muskeln und den Bandapparat.

Wie eingangs erwähnt, besteht im Triathlon auf Grund des intensiven Schwimmtrainings ein hohes Risiko für eine Hypermobilität im vorderen Bereich der Schulter, wobei der hintere Anteil zugleich verhärtet. Daher werden abschließend zwei Dehnungstechniken für die Schulter vorgestellt, die eine leichte Distraktionskomponente enthalten. Der Fokus liegt auf der hinteren Schulterpartie sowie der Außenrotation.

Die Vorgehensweise ist ähnlich wie bei der Hüfte. Indem ein Widerstandsband die Dehnung unterstützt, wirkt ein zusätzlicher Impuls von außen zur Intensivierung. Die Gelenkpartner der Schulter werden sanft voneinander distanziert, sodass zusätzlich die Gelenkkapsel in die Dehnung einbezogen wird.

Die erste Übung dehnt die hintere Schulter samt Gelenkkapsel. Das Widerstandsband wird hierzu etwa in Schulterhöhe befestigt. Zur Dehnung der rechten Schulter greift die rechte Hand durch die Schlaufe. Beide Seiten der Schlaufe werden umfasst. Nun drehst du den Arm ein, sodass die Handinnenfläche nach oben und der Daumen nach außen zeigen. Der linke Arm kann diese Bewegung unterstützen und stabilisieren.

Videoanleitung

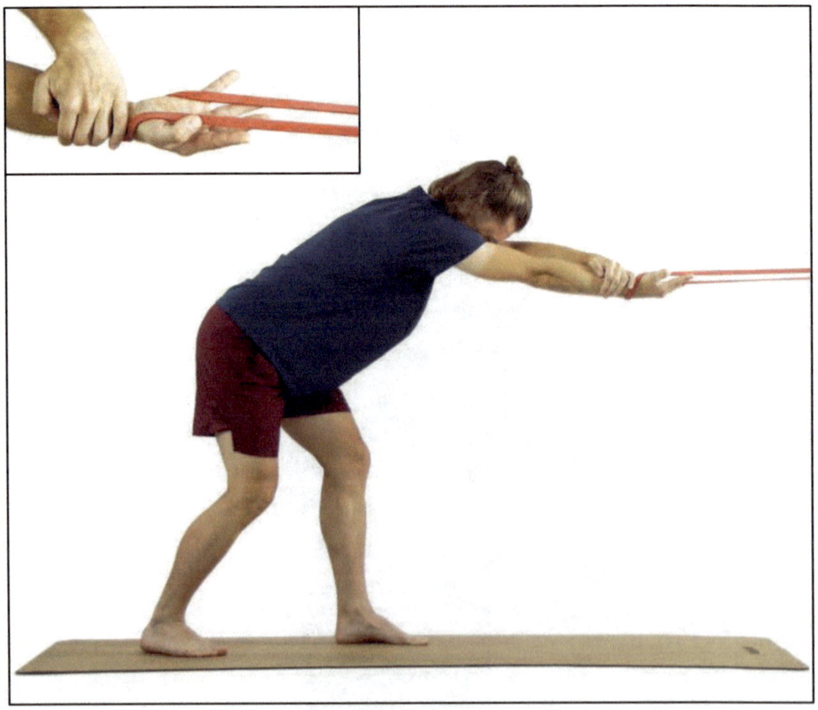

Abbildung 150: Dehnung und leichte Distraktion der hinteren Schulter

Durch die Drehung des Arms wird die Schulter in die Außenrotation versetzt. Nur so ist das Gelenk stabil und kann zielgerichtet bearbeitet werden. Ansonsten zieht es lediglich die gesamte Schulter nach vorne, ohne eine bewusste Dehnung und leichte Distraktion an der Schulterrückseite hervorzurufen.

Aus dem schulterbreiten Stand heraus wird die Dehnung nun eingeleitet. Durch das Absenken des Rumpfes und nach hinten Schieben der Hüfte baut sich die Dehnungsspannung auf. Die Arme sind vollständig gestreckt, wobei die Außenrotation aufrechterhalten wird. In dieser Position verharrst du wie üblich einige Zeit.

Zur Intensivierung wird das rechte Bein zusätzlich nach hinten ausgestreckt.

Zur weiteren Förderung der Ausgewogenheit und Integrität der Schulter ist eine schwerpunktmäßige Dehnungstechnik für die Außenrotation notwendig.

Erneut ist das Widerstandsband etwa auf Schulterhöhe befestigt. Die Übungsausführung erfolgt nun jedoch aus einer knienden Position heraus, wobei der Rücken zum Band zeigt.

Videoanleitung

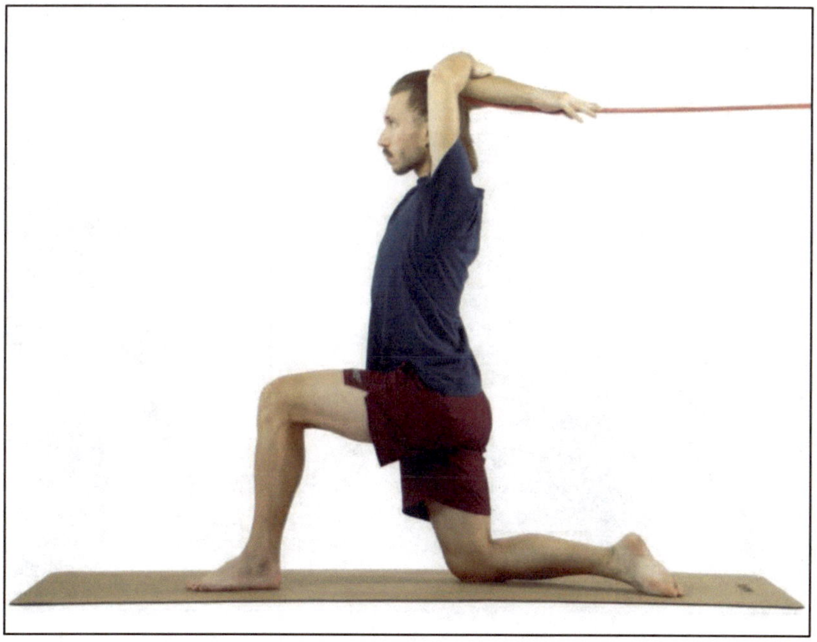

Abbildung 151: Dehnung und leichte Distraktion der Schulter mit Außenrotationsfokus

Das linke Bein ist nach vorne aufgestellt, das rechte Knie berührt den Boden, der Rücken ist gerade. Nun führst du den rechten Arm durch die Schlaufe des Widerstandbandes hindurch. Die Schlinge des Bandes befindet sich knapp unterhalb des Ellenbogens am Oberarm. Der Unterarm wird eingedreht, sodass die Handinnenfläche nach hinten zeigt. Derart wird die Schulter in die Außenrotation geführt, um das Gelenk zu stabilisieren.

Zur Erzeugung der Dehnungsspannung wird der Ellenbogen im 90 Grad Winkel gebeugt. Die Handinnenfläche zeigt jetzt nach unten und kann das Widerstandsband umfassen. Das Band sollte nun unter Zugspannung stehen, damit die Gelenkpartner auseinander gezogen werden. Indem du die Hüfte nach vorne durchstreckst, lässt sich die Dehnung weiter intensivieren.

Oberarme

Im Bereich der Oberarme ist vor allem der dreiköpfige Armstrecker – umgangssprachlich als Triceps bezeichnet – relevant. Er erzeugt beim Schwimmen in der Druckphase den Vortrieb. Auf dem Rad stützt er maßgeblich den Arm am Lenker, wenn nicht in der Aeroposition gefahren wird.

Seine Aufgabe liegt primär in der Streckung des Arms. Zusätzlich spannt er die Gelenkkapsel des Ellenbogens. Darüber hinaus ist der lange Anteil an der Adduktion und Streckung der Schulter beteiligt.

Liegen akute Verspannungen und Triggerpunkte im dreiköpfigen Armstrecker vor, verfällt der Ellenbogen in eine Schonhaltung. Sowohl die vollständige Streckung als auch die Beugung werden vermieden.

Im Triathlon sind derart drastische Einschränkungen jedoch eher selten. Häufiger werden sich die Beschwerden im Bereich der Schulter bemerkbar machen.

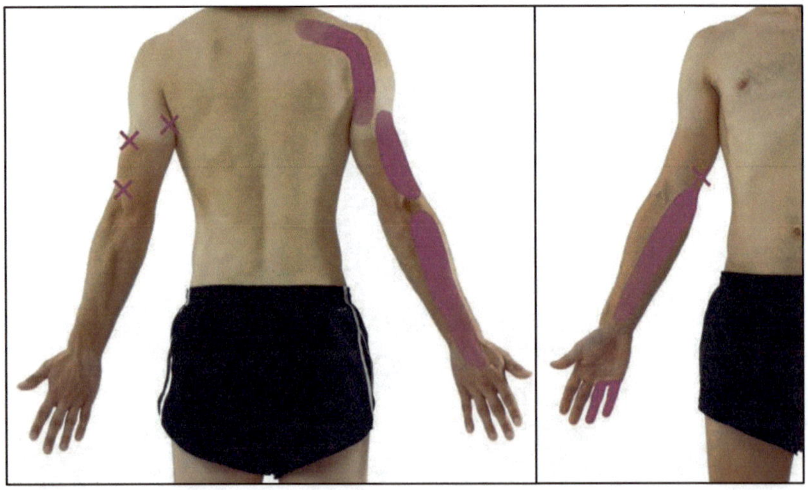

Abbildung 152: Triggerpunkte im dreiköpfigen Armstrecker und Referred Pain Gebiet

Die oberen Punkte am dreiköpfigen Armstrecker lassen sich am besten im Stehen triggern, wobei der Triggerpointer an der Wand befestigt ist. Die Anwendung richtet sich daher grundsätzlich nach den gleichen Prinzipien wie an der Schulter. Die Mobilisierung wird über das abwechselnde leichte Beugen und Strecken des Arms bewirkt.

Alternativ – beziehungsweise zur besseren Erreichbarkeit der weiter unten befindlichen Triggerpunkte – findet die Akupressur bequem im Sitzen statt. Der Triggerpointer steht auf der Tischoberfläche und der Oberarm wird entsprechend darauf platziert. Zur Intensivierung kann zusätzlicher Druck mit Hilfe des freien Arms ausgeübt werden.

Kleine Beuge- und Streckbewegungen des Unterarms sorgen für die Tiefenwirkung im voluminösen Triceps.

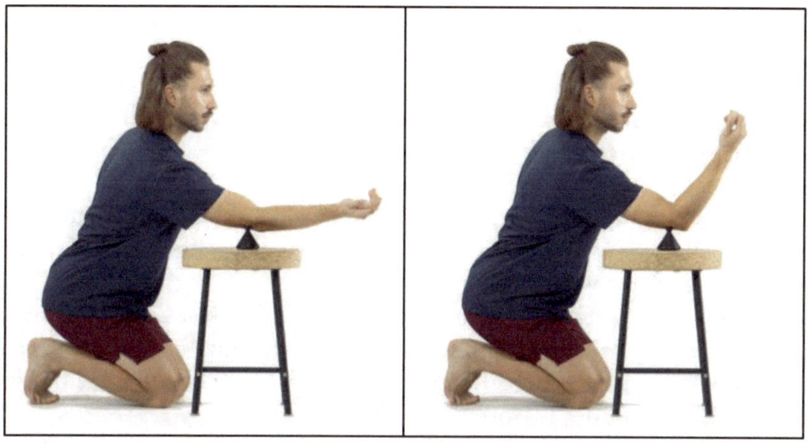

Abbildung 153: Triggern des dreiköpfigen Armstreckers

◆

⇒ **Intensivierung über den Abstand zur Wand oder Druck des freien Arms**

⇒ **Mobilisierung durch Beugung und Streckung des Unterarms**

Die anschließende Dehnung erfordert die maximale Beugung des Arms im Ellenbogengelenk. Dies lässt sich sitzend oder stehend bewerkstelligen, wobei stets auf den geraden Rücken zu achten ist.

Videoanleitung

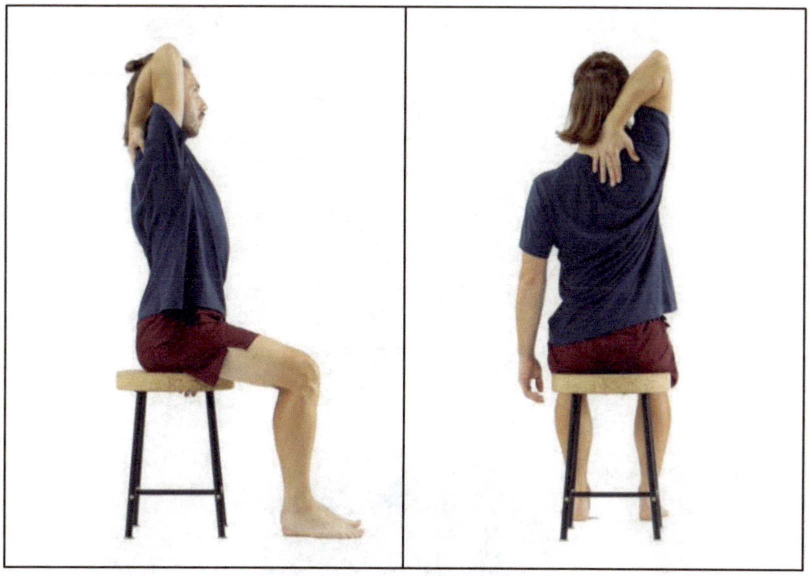

Abbildung 154: Dehnung des dreiköpfigen Armstreckers

Die Dehnungsspannung baut sich auf, indem du die Handfläche auf das Schulterblatt der gleichen Körperseite legst. Wichtig ist, dass der Ellenbogen nicht nach vorne absackt. Vielmehr zeigt dieser nach oben, um die Spannung im dreiköpfigen Armstrecker zu erzeugen. Der Ellenbogen und die Schulter werden demzufolge bewusst nach hinten gedrückt.

Als Gegenspieler zum Triceps fungieren der zweiköpfige Armbeuger – regelmäßig als Biceps bezeichnet – sowie der darunter liegende Oberarmmuskel. Beide sind im Triathlon wenig anfällig für die Entwicklung von Verspannungen. Der Vollständigkeit halber sind sie dennoch zumindest kurz erläutert.

Beim zweiköpfigen Armbeuger handelt es sich um einen zweigelenkigen Muskel. Neben der namensgebenden Aufgabe, der Beugung des Arms, ist er ebenfalls an der Positionierung des Schultergelenks beteiligt.

Seine Sehne verläuft durch das Schultergelenk hindurch. Kommt es dort zu Funktionsstörungen wird die Sehne eingeengt, weshalb sich knirschende Geräusche ergeben können. Selbst bei vorhandenen Triggerpunkten im Biceps ist in der Regel kein Kraftverlust zu beobachten. Stattdessen ergibt sich ein oberflächlicher Schmerz in der vorderen Schulter. Während des Schlafens tritt dieser jedoch nicht auf – auch nicht beim Schlafen auf der betroffenen Seite.

Sofern die Sehnen in der Ellenbogenbeuge schmerzen, kann somit gut zwischen den beiden möglichen Auslösern zweiköpfiger Armbeuger und Untergrätenmuskel unterschieden werden. Denn Triggerpunkte im Untergrätenmuskel führen zumeist zu Nachtschmerzen.

Der Auslöser für akute Verspannungen oder Triggerpunkte im zweiköpfigen Armbeuger findet sich vor allem in Aktivitäten mit dauerhaft gebeugtem Ellenbogen. Dazu zählen beispielsweise das Telefonieren ohne Kopfhörer oder das Schlafen mit stark gebeugtem Ellenbogen.

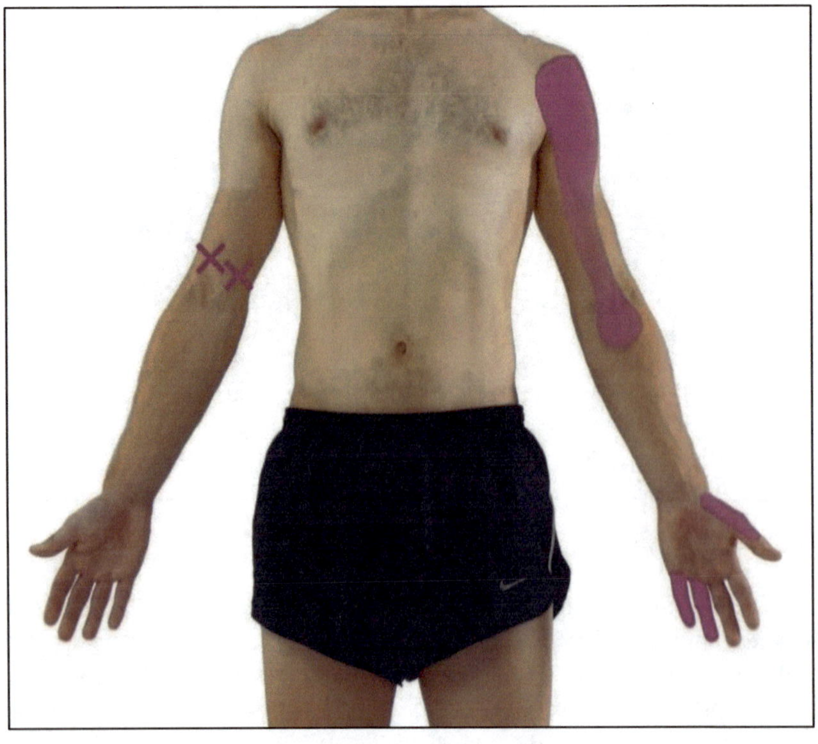

Abbildung 155: Triggerpunkte im zweiköpfigen Armbeuger und Referred Pain Gebiet

Auf Grund der Lage der Triggerpunkte wird die Akupressur am zweiköpfigen Armbeuger ausnahmsweise nicht mittels des eigenen Körpergewichts durchgeführt. Ersatzweise baut der freie Arm den Druck willentlich auf.

Der zu bearbeitende Arm ist leicht gestreckt, die Armbeuge zeigt nach oben. Die freie Hand nutzt den Triggerpointer, um den Punkt der höchsten Verspannung aufzusuchen und dort die Akupressur anzuwenden. Dergestalt kannst du die Intensität regulieren. Zur Mobilisierung drehst du den Unterarm abwechselnd ein- und aus. Dies verhindert eine zu starke Anspannung im Muskel und erzeugt zugleich die notwendigen Scherkräfte, um tiefer in die Muskulatur vorzudringen.

◆

⇒ **Intensivierung über den Druck des freien Arms**

⇒ **Mobilisierung durch Drehbewegungen des Unterarms**

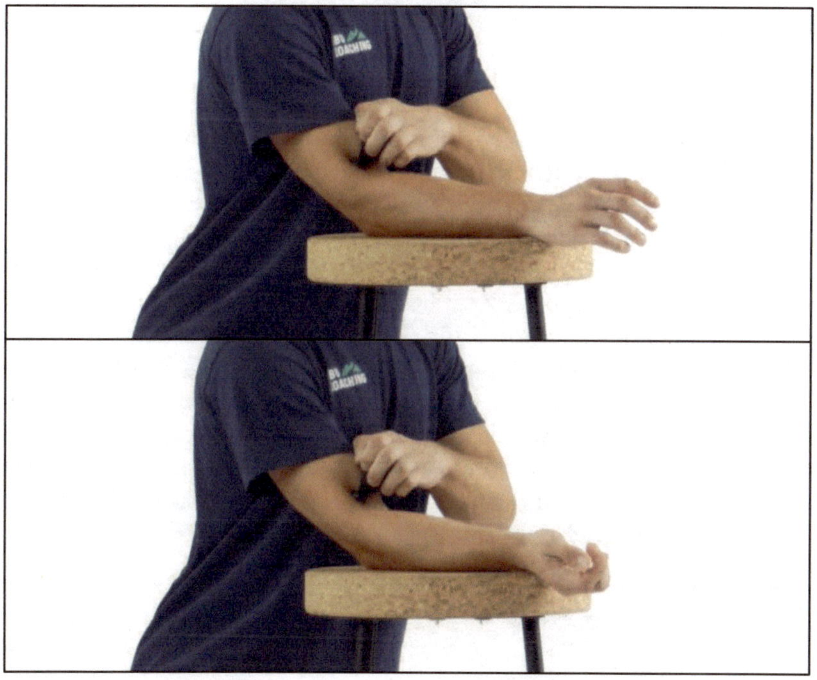

Abbildung 156: Triggern des zweiköpfigen Armbeugers

Die Dehnung des zweiköpfigen Armbeugers erfolgt mittels der vollständigen Streckung des Ellenbogens. Damit tatsächlich die oberflächliche Muskelschicht des Oberarms angesprochen wird, ist der Unterarm dabei nach innen zu drehen.

Die Übung wird stehend oder sitzend mit geradem Rücken absolviert. Hinter dem Körper verschränken sich die Finger. Hierbei zeigen die Handinnenflächen zum Körper. Die Arme sind maximal gestreckt.

Nun baust du die Dehnungsspannung auf, indem die Arme nach hinten unten geführt werden. Zur Intensivierung der Dehnung streckst du die Schultern so weit wie möglich nach hinten durch.

Videoanleitung

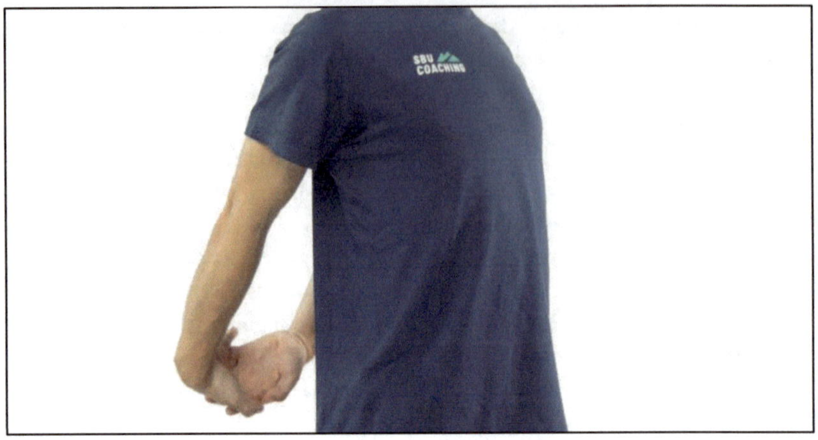

Abbildung 157: Dehnung des zweiköpfigen Armbeugers

Unterhalb des zweiköpfigen Armbeugers liegt der weniger bekannte Oberarmmuskel. Tatsächlich handelt es sich allerdings um den stärksten Muskel zur Beugung des Arms. Wie die meisten tiefliegenden Muskeln ist auch dieser eingelenkig und somit lediglich an der Beugung des Ellenbogens beteiligt. Er strahlt bis in die Gelenkkapsel hinein. Beim Schwimmen beugt er in der Zugphase aktiv den Ellenbogen.

Die auslösenden Faktoren für die Entwicklung von Triggerpunkten sind identisch zu jenen des zweiköpfigen Armbeugers – insbesondere langanhaltende Tätigkeiten bei dauerhaft gebeugtem Ellenbogen sorgen für Beschwerden. Jedoch ergeben sich andere Symptome. Die Kraft zur Beugung des Arms geht verloren. Eine vollständige Streckung ist zuweilen nicht mehr möglich und es entstehen sowohl Ruhe- als auch Belastungsschmerzen im Bereich des Daumens und Ellenbogens.

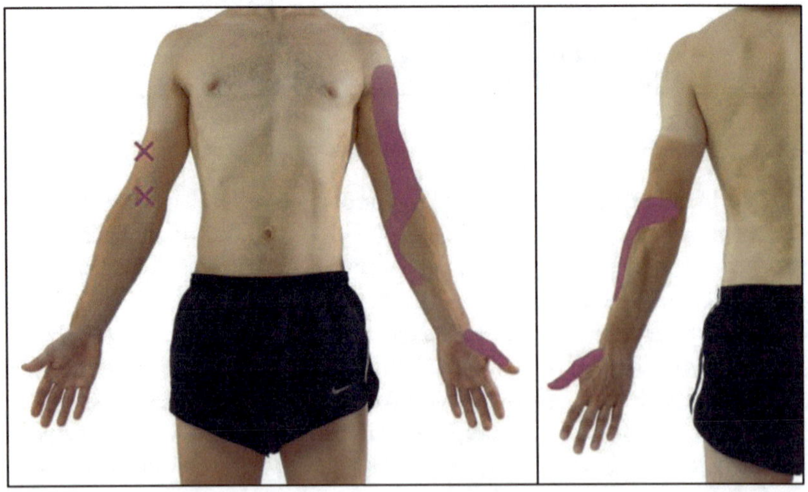

Abbildung 158: Triggerpunkte im Oberarmmuskel und Referred Pain Gebiet

Zum Triggern bedienst du erneut den Triggerpointer mit dem anderen Arm, um aktiv Druck aufzubauen. Indes ist auf die gebeugte Haltung des zu bearbeitenden Arms zu achten. Der Oberarmmuskel ist tiefliegend, weshalb er durch den zweiköpfigen Armbeuger hindurch getriggert werden muss. Damit dies möglich ist, bedarf es einer entspannten oberflächlichen Muskelschicht am Oberarm. Durch die Beugung im Ellenbogen ist dies gewährleistet. Weiterhin erfolgt der Zugang von der Außenseite. Dies schont den in diesem Bereich verlaufenden Gefäßnervenstrang.

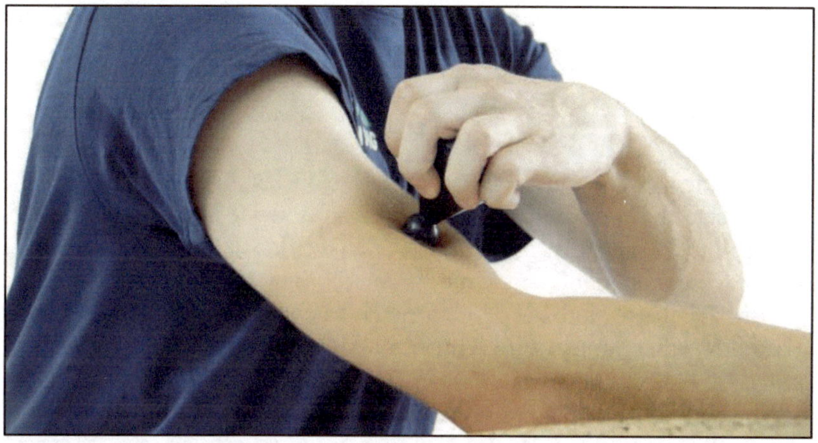

Abbildung 159: Triggern des Oberarmmuskels

◆

⇒ **Intensivierung über den Druck des freien Arms**

⇒ **Mobilisierung durch Drehbewegungen des Unterarms**

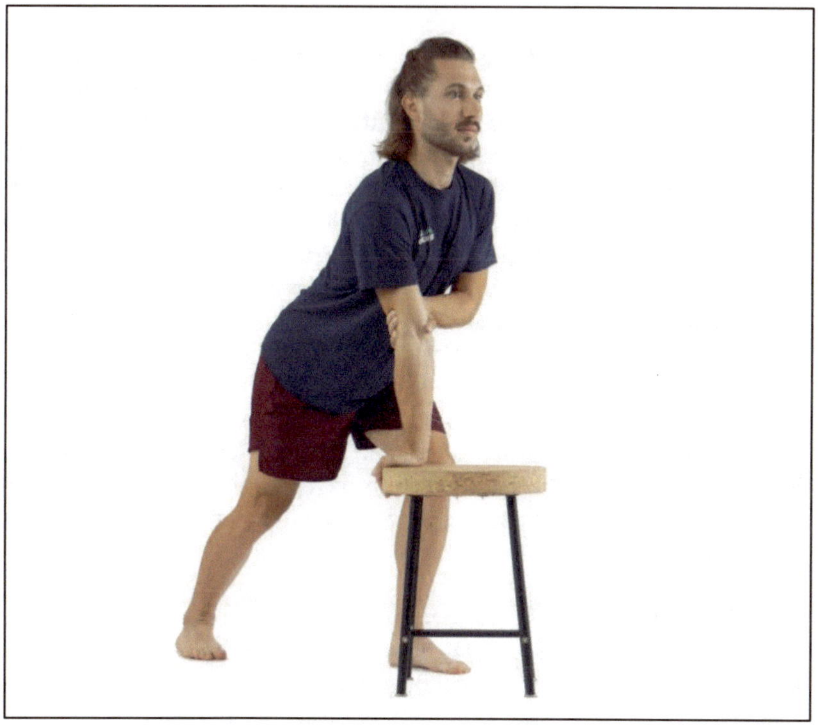

Abbildung 160: Dehnung des Oberarmmuskels

Videoanleitung

Für die gezielte Dehnung des Oberarmmuskels gilt nun das genaue Gegenteil wie beim zweiköpfigen Armbeuger. Der Ellenbogen muss sich in einer Auswärtsdrehung befinden, damit auf jeden Fall die tiefe Muskelschicht unter Spannung gesetzt wird.

Währenddessen befindet sich der Arm in der vollständigen Streckung. Eine Tischkante oder Ähnliches bietet sich als Hilfsmittel an. Die Handfläche liegt auf der Oberfläche auf. Die Finger umgreifen die Kante. Somit ist die Auswärtsdrehung des Unterarms sichergestellt.

Nun baust du die Dehnungsspannung auf, indem du den Oberkörper etwas nach vorne beugst. Der Arm ist maximal gestreckt.

Unterarme

Entlang der Unterarme findet sich eine Vielzahl an Muskeln, welche gemeinsam die hohe Beweglichkeit der Hände sowie Finger ermöglichen. Analog zur Vorgehensweise bei den Füßen werden diese zum Teil zu einer Gruppe zusammengefasst, damit die Ausführungen verständlich bleiben.

Im Triathlon sind die Unterarme hinsichtlich der Beseitigung von akuten Verspannungen und Triggerpunkten nicht im Fokus. Allerdings kommt ihnen eine hohe Alltagsrelevanz zu. Das Phänomen des schmerzenden Ellenbogens – bekannt als Tennisellenbogen – resultiert neben Triggerpunkten im Bereich der Schulter oftmals aus Verspannungen an den Unterarmen. Wer zuweilen darunter leidet, wird einiges aus diesem Kapitel mitnehmen.

Die verschiedenen Handstrecker verantworten gemeinschaftlich die Streckung des Handgelenks. Darüber hinaus unterstützen sie die Beugung im Ellenbogen. Insbesondere das kräftige Zupacken erfordert ein gutes Zusammenspiel zwischen den Muskeln der Hand und der Finger. Die Handstrecker sorgen dabei für die notwendige Stabilität.

Wer die Faust um einen Stift oder Ähnliches ballt, stellt fest, dass sich das Handgelenk automatisch leicht streckt. Auf diese Art wird ein Widerlager zur vollen Kraftentfaltung geschaffen.

Im Umkehrschluss führen vor allem Tätigkeiten, die ein kräftiges Zupacken erfordern, zur Überlastung – zum Beispiel Sportarten wie Tennis oder Kanufahren.

Sofern akute Verspannungen an den Armstreckern bestehen, kommt es zum Kraftverlust beim Zugreifen. Ebenso kann die motorische Kontrolle verloren gehen, sodass beispielsweise das Einschenken von Getränken schwerfällt. Typisches Schmerzsymptom ist der Tennisellenbogen.

MERKE!

Die primären Triggerpunkte bei Verspannungen in den Handstreckern finden sich im Ober- und Untergrätenmuskel, dem Unterschulterblattmuskel und dem dreiköpfigen Armstrecker.

Die Verspannungen am Unterarm sind jedoch in der Regel nicht der initiale Auslöser, sondern die Folge einer Ausbreitung entlang der kinetischen Kette. Die primären Triggerpunkte finden sich an der Schulter – konkret im Ober- und Untergrätenmuskel, dem Unterschulterblattmuskel und dem dreiköpfigen Armstrecker.

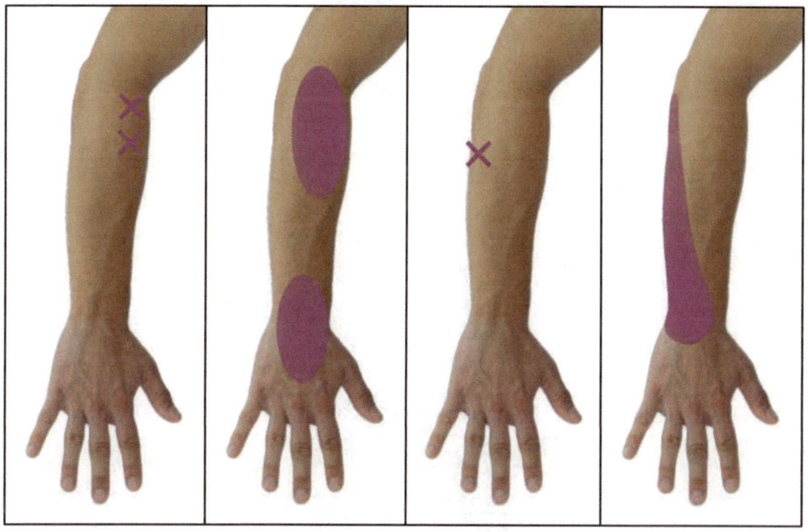

Abbildung 161: Triggerpunkte in den Handstreckern und Referred Pain Gebiet

Für die Akupressur der Handstrecker wird der Triggerpointer mittels der anderen Hand bedient. Über den aufgebrachten Druck lässt sich die Intensität steigern oder verringern. Zur Mobilisierung dienen leichte Bewegungen der Finger – etwa das Klimpern auf der Tischoberfläche.

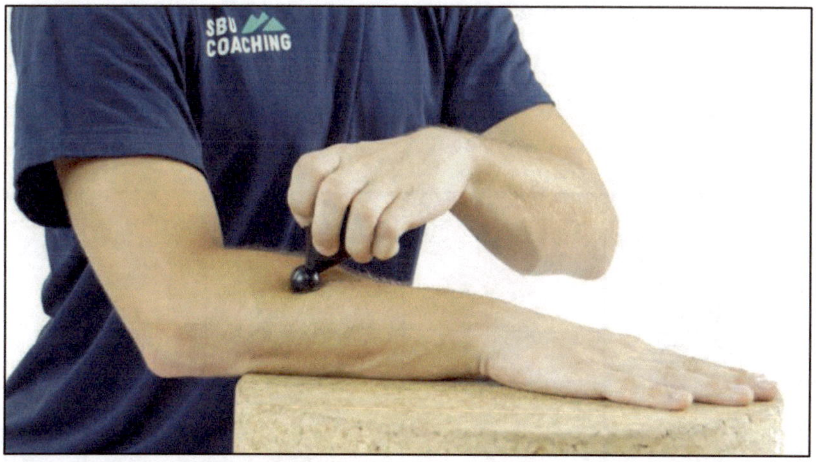

Abbildung 162: Triggern der Handstrecker

♦

⇒ **Intensivierung über den Druck des freien Arms**

⇒ **Mobilisierung durch leichte Fingerbewegungen**

Die anschließende Dehnung der Handstrecker erfolgt im Stehen. Der Arm der zu dehnenden Seite ist gestreckt, die Hand ist gebeugt. Die Beugung der Hand wird durch den freien Arm unterstützt, um eine ausreichende Dehnungsspannung hervorzurufen.

Hierzu umgreift die freie Hand mit ihrer Handfläche den Handrücken der zu dehnenden Seite. Die Beugung im Handgelenk wird bewusst intensiviert.

Videoanleitung

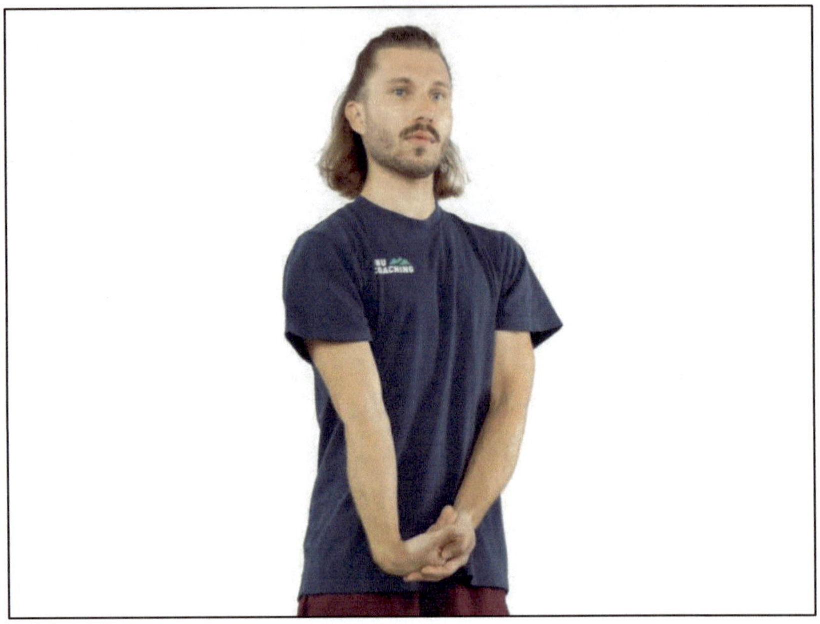

Abbildung 163: Dehnung der Handstrecker

Auch die Fingerstrecker dienen der Stabilisation des Handgelenks. Daher sind sie ebenso beim Greifen aktiv, wenn die Finger gebeugt werden. Darüber hinaus sorgen sie natürlich für die Streckung der Finger.

Im Fall von akuten Verspannungen entsteht ein Gefühl der Entzündung in den Fingern, welches oft von Nachtschmerzen begleitet wird. Einzelne Finger werden steif, verlieren an Kraft beim Zugreifen und die motorische Kontrolle verschlechtert sich.

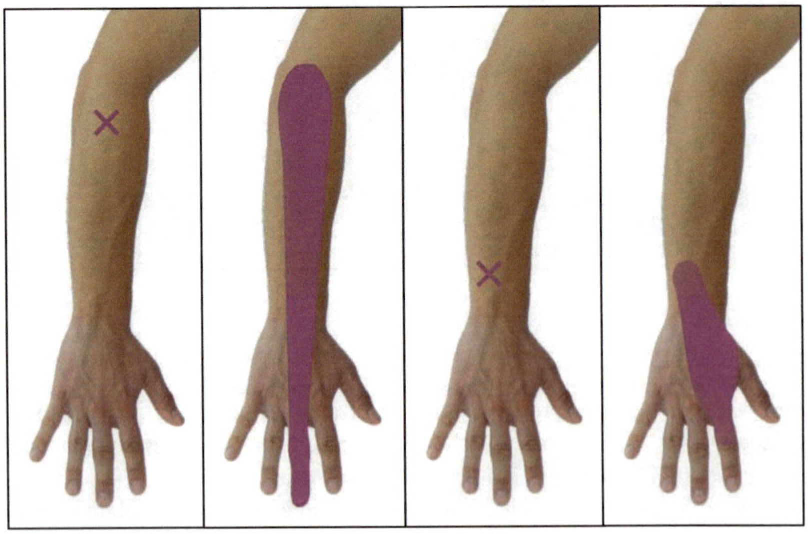

Abbildung 164: Triggerpunkte in den Fingerstreckern und Referred Pain Gebiet

Ursächlich für die Entstehung von Triggerpunkten in den Fingerstreckern ist vor allem die chronische Überlastung. Die übermäßige Arbeit am PC mit unzähligen Mausklicks, das Spielen von Instrumenten wie dem Klavier oder der Gitarre, Klettern oder Kajakfahren sind deshalb typische Auslöser.

Weiterhin sind die Fingerstrecker Teil des bereits beschriebenen Problems des Tennisellenbogens.

Das Triggern der Fingerstrecker erfolgt sodann wie zuvor bei den Handstreckern. Zur exakten Identifizierung der einzelnen Fingerstrecker gibt es jedoch einen Trick.

Unterarm und Handfläche liegen auf einer Oberfläche ab. Wird nun ein einzelner Finger angehoben, spannt der zugehörige Fingerstrecker an. Knapp oberhalb des Handgelenks und unterhalb des Ellenbogens ist somit der Verlauf des Muskels gut spürbar.

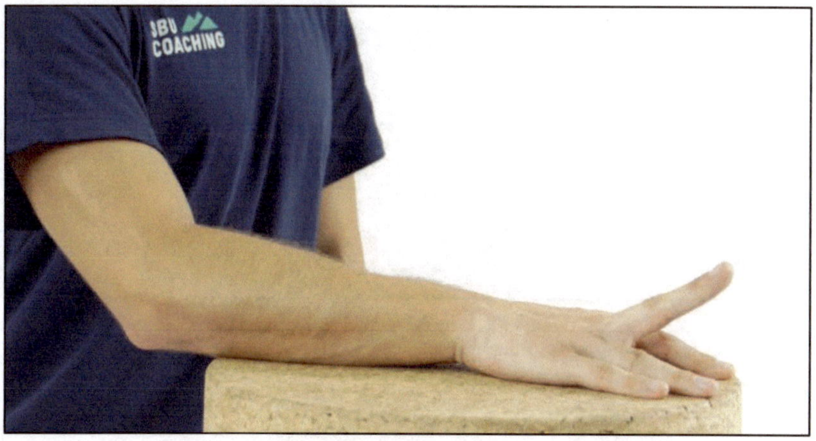

Abbildung 165: Triggern der Fingerstrecker

◆

⇒ **Intensivierung über den Druck des freien Arms**

⇒ **Mobilisierung durch leichte Fingerbewegungen**

Insbesondere für die Fingerstrecker ist das regelmäßige Dehnen äußerst hilfreich. Hierzu beugst du sowohl die Finger als auch das Handgelenk. Der Ellenbogen ist währenddessen gestreckt. Die freie Hand unterstützt die Dehnung, indem sie den Handrücken umfasst.

Die korrekte Übungsausführung ist auf der nächsten Seite abgebildet.

Ein weiterer Kandidat für die Verursachung von Schmerzen am Ellenbogen sind die Auswärtsdreher. Diese drehen den Unterarm nach außen – egal ob der Arm gebeugt oder gestreckt ist.

Eine Überlastung der Auswärtsdreher werden die meisten bereits erlebt haben. Nach einem Umzug samt dem Aufbau einer Vielzahl an Möbelstücken oder der Handwäsche im Urlaub kommt es an dieser Stelle schnell zu akuten Verspannungen. Die ungewohnte Drehbewegung beim Auswringen der Wäsche oder die andauernde Nutzung des Schraubenziehers machen sich anschließend schmerzhaft bemerkbar. Zusätzlich geht in der Regel vorübergehend die Kraft verloren.

Im chronischen Zustand finden sich die auslösenden Triggerpunkte

MERKE!

Die primären Triggerpunkte bei Verspannungen in den Auswärtsdrehern finden sich im Ober- und Untergrätenmuskel, dem kleinen und großen Rundmuskel sowie dem Unterschulterblattmuskel.

jedoch erneut im Bereich der Schulter. Die primären Triggerpunkte sind im Ober- und Untergrätenmuskel, dem kleinen und großen Rundmuskel sowie dem Unterschulterblattmuskel.

Videoanleitung

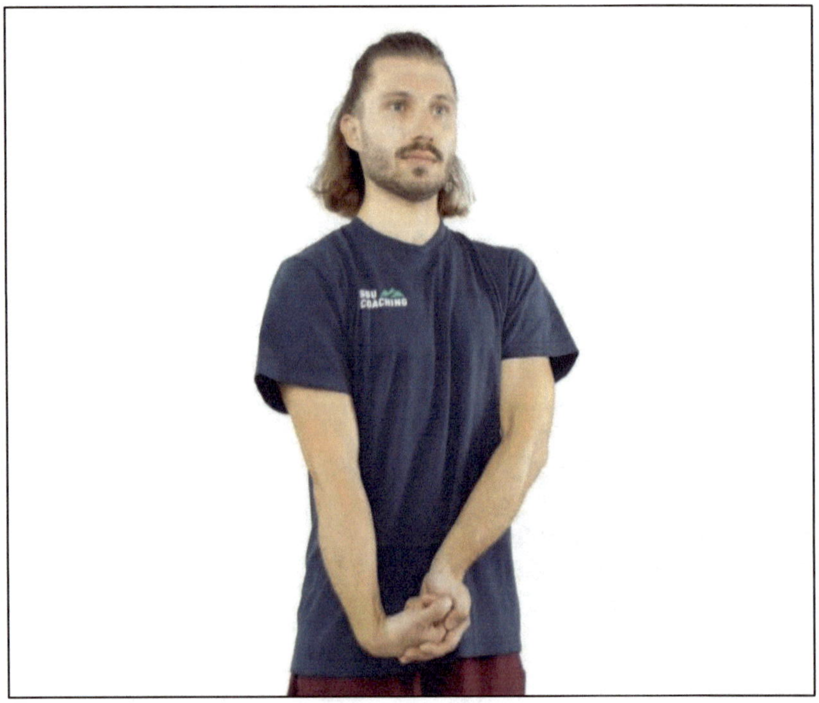

Abbildung 166: Dehnung der Fingerstrecker

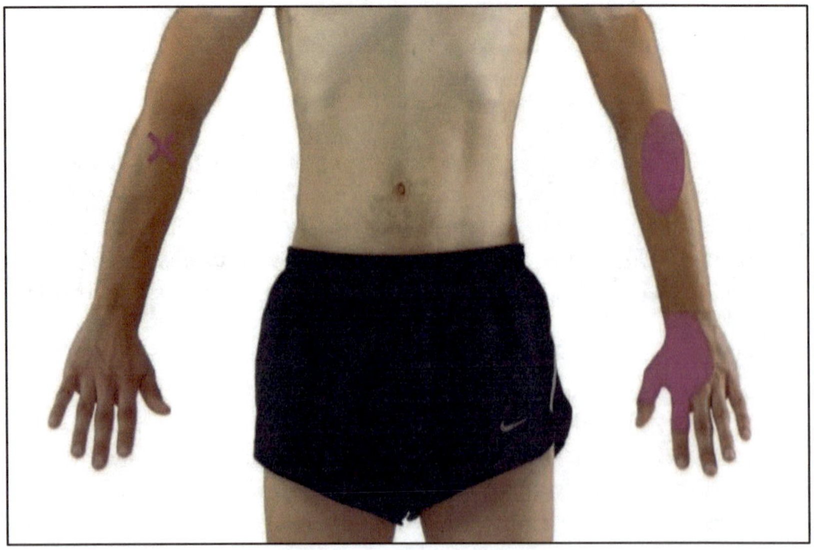

Abbildung 167: Triggerpunkte im Auswärtsdreher und Referred Pain Gebiet

Zum Triggern der Auswärtsdreher werden die Hand und der Unterarm etwas nach außen rotiert. So sind die Muskeln gut erreichbar. Auf die gleiche Art erfolgt die Mobilisierung – die Hand wird abwechselnd leicht nach innen und außen eingedreht.

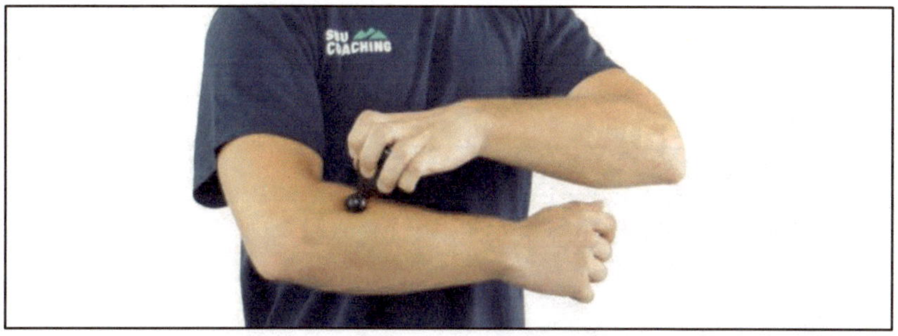

Abbildung 168: Triggern der Auswärtsdreher

⇒ Intensivierung über den Druck des freien Arms

⇒ Mobilisierung durch leichte Ein- und Auswärtsdrehung der Hand

Die Gegenspieler zu den Auswärtsdrehern bilden entsprechend die Einwärtsdreher. Konkret handelt es sich um den viereckigen und den runden Einwärtsdreher. Der viereckige Einwärtsdreher ist dabei der stärkste Muskel zur Innenrotation des Unterarms, wohingegen der runde Einwärtsdreher die Bewegung unterstützt. Dafür ist dieser ebenfalls an der Beugung im Ellenbogengelenk beteiligt.

Beide können im Fall von akuten Verspannungen und Triggerpunkten die Symptome des Karpaltunnelsyndroms hervorrufen, da der Mediannerv eingeklemmt wird. Des Weiteren sind Kraftverlust sowie Koordinationsschwierigkeiten bei der Beugung von Daumen und den übrigen Fingern häufige Begleiterscheinungen.

Eine Überlastung ergibt sich im Ausdauersport selten. Indessen sind es ungewohnte Alltagstätigkeiten, die für Beschwerden sorgen. Etwa die Restauration eines Möbelstücks, welche stundenlanges Abschleifen per Hand erfordert.

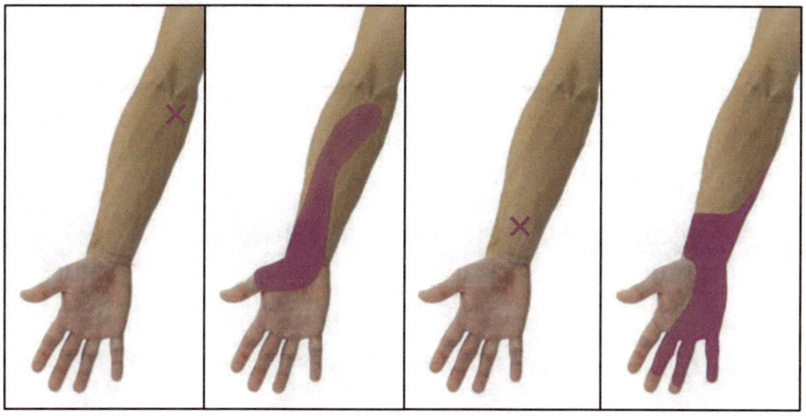

Abbildung 169: Triggerpunkte in den Einwärtsdrehern und Referred Pain Gebiet

Für die Bearbeitung des viereckigen Einwärtsdrehers wird der Triggerpointer auf dem Tisch positioniert, sodass das Eigengewicht des Unterarms zur Erzeugung des notwendigen Drucks dient. Zur Intensivierung ziehst du den anderen Arm hinzu. Die Mobilisierung geschieht durch kleine Streck- und Beugebewegungen im Handgelenk.

Der runde Einwärtsdreher lässt sich hingegen besser triggern, wenn der Triggerpointer mit der freien Hand genutzt wird. In diesem Fall findet die Mobilisierung mittels abwechselnder Ein- und Auswärtsdrehungen der Hand statt.

◆

⇒ **Intensivierung über den Druck des freien Arms**

⇒ **Mobilisierung durch leichte Beugung und Streckung des Handgelenks beziehungsweise Ein- und Auswärtsdrehung der Hand**

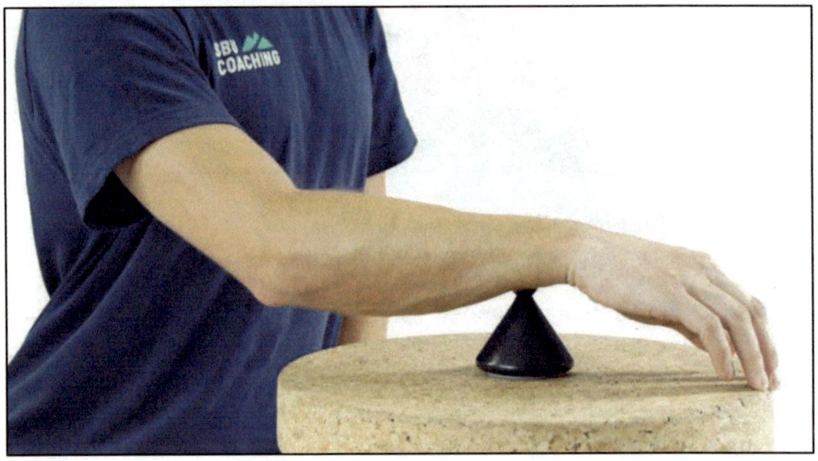

Abbildung 170: Triggern der Einwärtsdreher

Hinweis

Die Dehnung des Oberarmmuskels ist auf S. 265 erläutert.

Eine Dehnungstechnik für die Einwärtsdreher wurde bereits vorgestellt. Hierzu müssen die Auswärtsdrehung und Streckung im Ellenbogen kombiniert werden. Daher findet die Dehnung der Einwärtsdreher gemeinsam mit dem Oberarmmuskel statt.

Die Handbeuger stabilisieren das Handgelenk. Ähnlich wie die Handstrecker sind diese erforderlich, um kraftvolles Greifen mit den Fingern zu ermöglichen. Weiterhin unterstützen sie die Beugung im Ellenbogen sowie die Einwärtsdrehung des Unterarms.

◆

⇒ **Intensivierung über den Druck des freien Arms**

⇒ **Mobilisierung durch leichte Beugung und Streckung des Handgelenks beziehungsweise Ein- und Auswärtsdrehung der Hand**

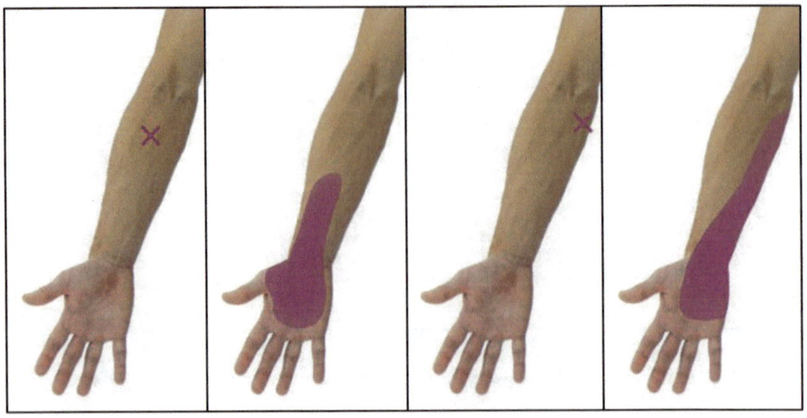

Abbildung 171: Triggerpunkte in den Handbeugern und Referred Pain Gebiet

Stellt sich eine Funktionsstörung auf Grund von akuten Verspannungen oder Triggerpunkten ein, ergeben sich ein Kraftverlust und ein Gefühl der Steifigkeit in den Fingern. Ebenso kann der Ellennerv eingeklemmt werden, welcher die Innenseite des Arms hinaufläuft.

Das größte Risiko resultiert aus der Bedienung der PC Maus unter dauerhaftem Druck der Tischkante am Unterarm, wodurch die Blutzufuhr beeinträchtigt wird. Wie so oft kann die Bedeutung der Ergonomie am Schreibtischarbeitsplatz nicht genug betont werden.

Die Lage der Triggerpunkte auf der Unter- respektive Innenseite des Unterarms ermöglicht das Triggern mit Hilfe des Eigengewichts des betroffenen Armes. Die Vorgehensweise ist identisch zur Bearbeitung der Einwärtsdreher.

Hinsichtlich der Mobilisierung bietet sich für den mittigen Triggerpunkt die Beugung und Streckung des Handgelenkes an. Wird speziell der innenliegende Punkt bearbeitet, liefert das abwechselnde Ein- und Auswärtsdrehen der Hand einen stärkeren Effekt.

Da die Handbeuger die Beugung im Ellenbogengelenk unterstützen, setzt ihre zielgerichtete Dehnung die umfassende Streckung des Arms voraus. Die Finger wiederum können gebeugt sein.

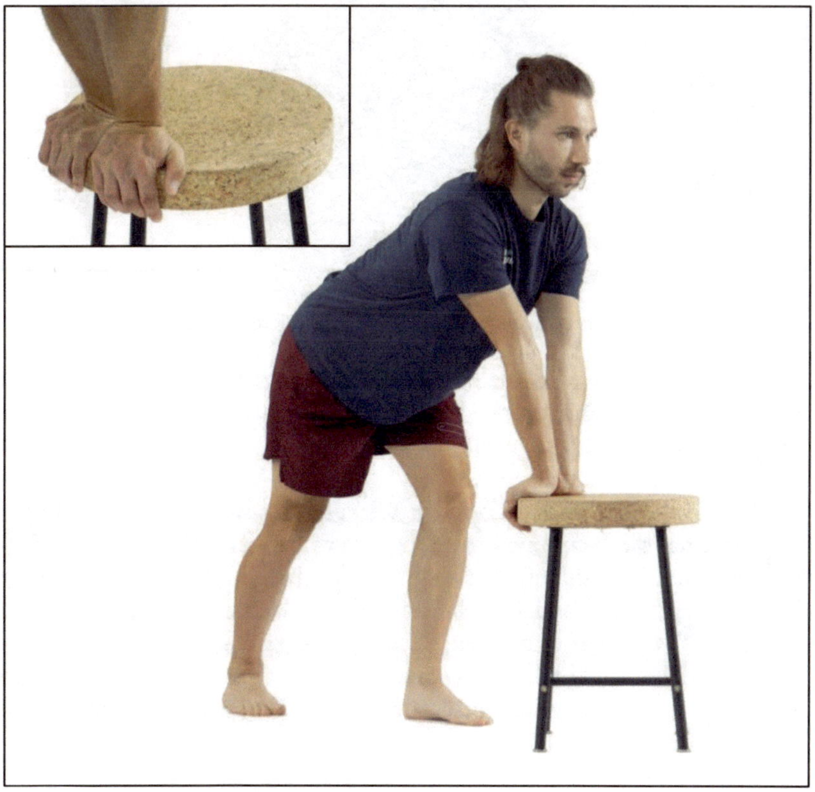

Abbildung 172: Dehnung der Handbeuger

Videoanleitung

Zur Erleichterung wird eine Oberfläche zum Aufstützen verwendet. Die Unterarme rotieren nach außen, sodass die Finger die Kante umfassen. Der Griff ist schulterbreit oder etwas enger. Nun drückst du die Arme vollständig durch, sodass sie senkrecht zur Oberfläche stehen.

Ebenfalls für die Beugung der Hand zuständig sind die Fingerbeuger. Daneben erfüllen sie ihre namensgebende Aufgabe und beugen die einzelnen Finger. Auch sie sind zu einem geringen Anteil an der Beugung des Ellenbogens beteiligt.

Akute Verspannungen und Triggerpunkte in diesem Bereich können gar den Mittelarm- und den Ellennerv einklemmen. Im Ergebnis resultieren steife Finger sowie Koordinationsstörungen.

Auslösender Faktor für eine Überlastung sind vorwiegend ungewohnte Tätigkeiten. Sei es die Gartenarbeit im Frühjahr oder der erste Besuch der Kletterhalle nach einer langen Auszeit.

♦

⇒ **Intensivierung über den Druck des freien Arms**

⇒ **Mobilisierung durch leichte Beugung und Streckung des Handgelenks**

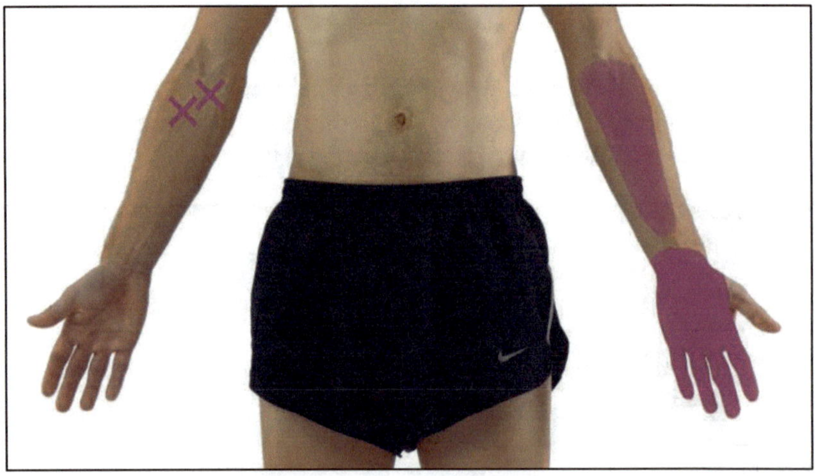

Abbildung 173: Triggerpunkte in den Fingerbeugern und Referred Pain Gebiet

Die Akupressur wird analog zu den vorangehenden Ausführungen zu den Handbeugern absolviert. Mobilisiert wird mittels der leichten Beugung und Streckung des Handgelenks.

Auf Grund der unterstützenden Wirkung für die Beugung des Ellenbogens muss die Dehnungsspannung erneut bei gestrecktem Arm aufgebaut werden. Die Dehnungsübung ist folglich sehr ähnlich zu jener der Handbeuger. Die Hand liegt nun allerdings flächig auf. Somit sind die Finger, das Handgelenk und der Ellenbogen maximal gestreckt.

Nachfolgende Abbildung verdeutlicht den Unterschied der beiden Dehnungsvarianten, welche insbesondere für die Fingermuskeln äußerst effektiv sind.

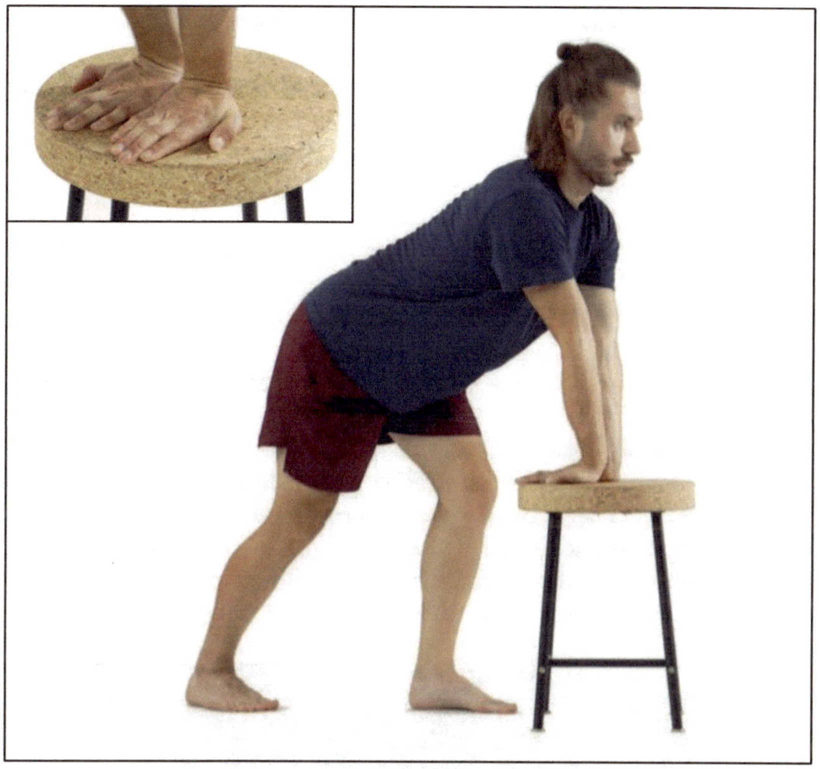

Abbildung 174: Dehnung der Fingerbeuger

Videoanleitung

Als letzten Muskel betrachten wir den langen Daumenbeuger, welcher den Daumen sowohl im Grund- als auch im Endgelenk beugt.

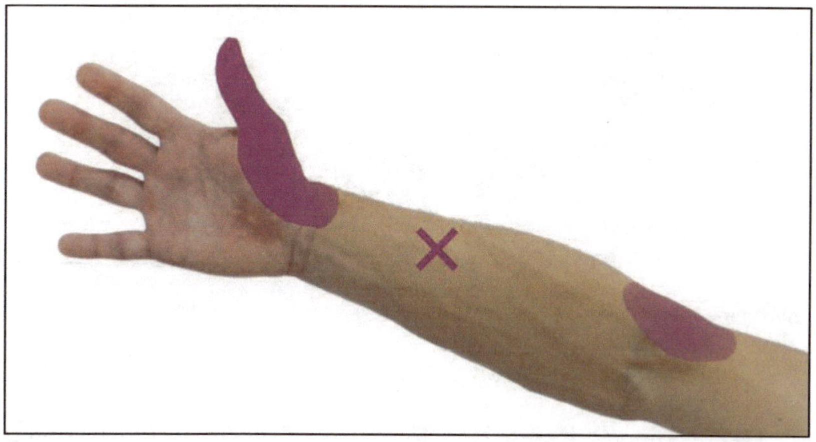

Abbildung 175: Triggerpunkte im langen Daumenbeuger und Referred Pain Gebiet

◆

⇒ **Intensivierung über den Druck des freien Arms**

⇒ **Mobilisierung durch Beugung und Streckung des Daumens**

Zur Überlastung und damit einhergehenden Entwicklung von akuten Verspannungen kommt es hauptsächlich durch die Bedienung des Smartphones mit dem Daumen oder durch das ungewohnte Schreiben per Hand. Aber auch länger anhaltende Dreh-, Zieh- oder Rüttelbewegungen können den Muskel überlasten. Hierunter fällt beispielsweise das Jäten von Unkraut im Garten.

Die Folge sind Kraftverlust und Koordinationsstörungen. Das Halten von kleinen Gegenständen zwischen Daumen und Zeigefinger fällt schwer. Besonders auffällig wird dies beim Schreiben per Hand, was dann zuweilen kaum noch möglich ist.

Zur gezielten Beseitigung der Verspannung wird der Triggerpointer in diesem Fall mit der freien Hand bedient. Über die Beugung und Streckung des Daumens kann zusätzlich mobilisiert werden.

Die Dehnung des langen Daumenbeugers geschieht für beide Hände gleichzeitig.

Dazu legst du diese auf einer Tischoberfläche ab. Die Handinnenflächen liegen plan auf der Oberfläche. Die Spitzen der Zeigefinger und Daumen berühren sich. Nun bewegst du beide Hände nach innen, sodass die Fingerspitzen nach oben und die Daumen nach unten ausweichen. Folglich kommt es zur maximalen Streckung des Daumens, wodurch sich die nötige Dehnungsspannung im langen Daumenbeuger aufbaut.

Videoanleitung

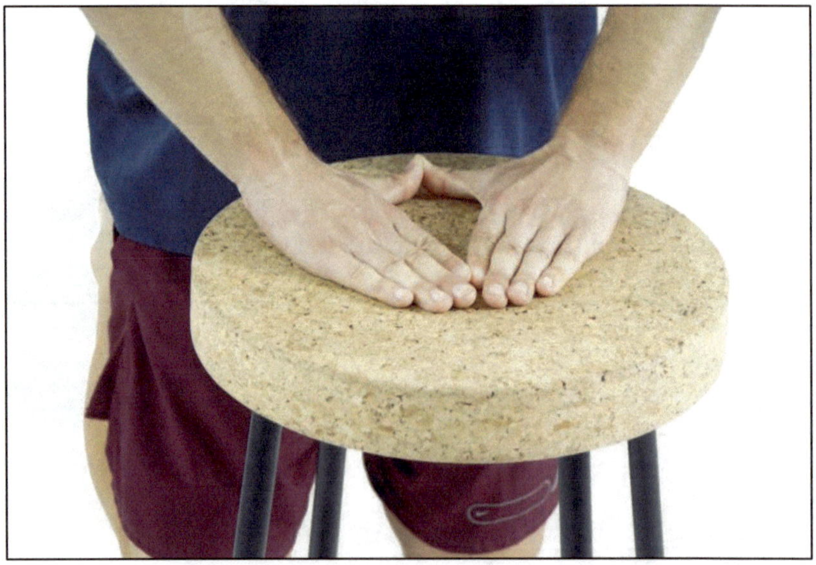

Abbildung 176: Dehnen des langen Daumenbeugers

Exkurs funktionelles Krafttraining

MERKE!

Der Fokus liegt auf der Kräftigung der Außenrotatoren der Schulter, was einem Schulter Impingement entgegengewirkt.

Das funktionelle Krafttraining fokussiert sich in diesem Kapitel primär auf die Schultern. Es sind gerade die kleinen Muskeln der Rotatorenmanschette, die dieses wichtige Gelenk stabil und langfristig voll funktionsfähig halten. Da die Schultermuskulatur direkten Einfluss auf die Zentrierung des Oberarmknochens in der Gelenkpfanne hat und ebenso die Größe des Gelenkraums beeinflusst, ist die Stärkung der Rotatorenmanschette ein integraler Bestandteil des Trainings im Triathlon, um gesundheitlichen Beschwerden vorzubeugen.

Besonderes Augenmerk liegt auf den Muskeln zur Außenrotation, um der einseitigen Belastung des Kraulzugs entgegenzuwirken. Darüber hinaus entfaltet sich ein positiver Effekt auf die allgemeine Körperhaltung. Die Schulterblätter werden ergonomischer ausgerichtet. Die Schulter gewinnt auch für das Rad- und Run-Leg an Robustheit.

Die gezielte Kräftigung der weiteren Ober- und Unterarmmuskeln ist speziell für Triathleten:innen im Allgemeinen nicht erforderlich. Wer ein abwechslungsreiches Stabilisationstraining als Ergänzung zum Ausdauertraining betreibt, wird ohnehin regelmäßig auch diese Körperpartien unbewusst einbeziehen.

Für lange Ausfahrten auf dem Rad bietet sich grundsätzlich die gezielte Kräftigung des dreiköpfigen Armstreckers an. Im Triathlon dominiert jedoch die Aeroposition. Dadurch verliert der dreiköpfige Armstrecker auf dem Rad an Bedeutung. Wer hingegen selten mit Aerobars fährt, profitiert von einer gezielten Kräftigung der Armstrecker. Zum Abschluss sind daher zwei Übungen zu diesem Zweck aufgeführt.

Die Kurzhantel Außenrotation in vorgebeugter Haltung ist die perfekte Grundübung für das Training der Rotatorenmanschette. Durch die gebeugte Körperhaltung wird zugleich der Rückenstrecker einbezogen.

Videoanleitung

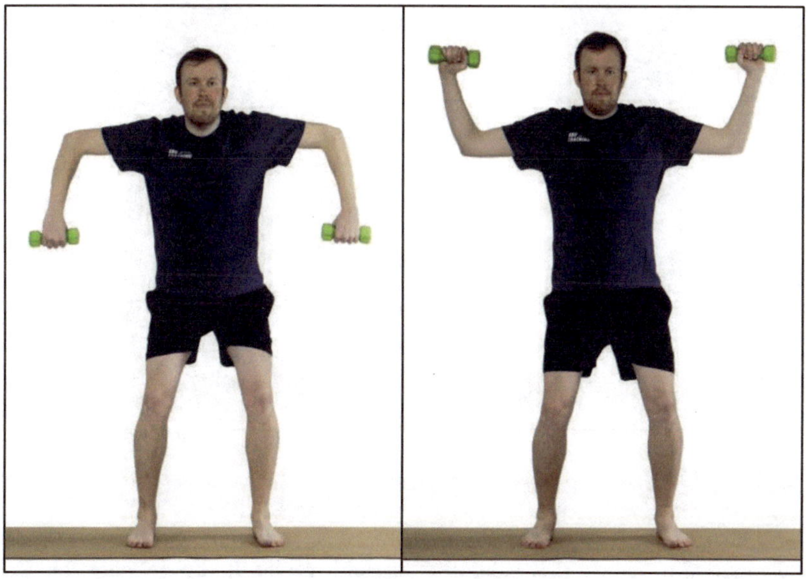

Abbildung 177: Außenrotation (mit Hantel – gebeugt)

Die Übung beginnst du aus der typischen Grundstellung für stehend ausgeführte Übungen mit Kurzhanteln. In jeder Hand wird eine leichte Kurzhantel im Obergriff gehalten, sodass die Handinnenflächen nach hinten zeigen. Die Oberarme befinden sich in Verlängerung der Schlüsselbeine. Die Unterarme hängen gerade nach unten herab. Die Ellenbogen befinden sich also auf Schulterhöhe.

Nun führst du die Unterarme so weit wie möglich nach oben. Die Oberarme sind dabei konstant in der parallelen Position zum Boden zu halten. Ebenso ist auf den rechten Winkel im Ellenbogengelenk zu achten.

Primär wird hierbei der Untergrätenmuskel gestärkt, wodurch der Gelenkraum der Schulter vergrößert werden kann. Zugleich kräftigt die Übung den Obergrätenmuskel und den kleinen Rundmuskel.

Darauf aufbauend kann die Rotatorenmanschette durch die Band-außen- und -innenrotation äußerst präzise gestärkt werden.

Hierbei wird ein Band auf Hüfthöhe befestigt. Die Übung kann beliebig stehend oder sitzend ausgeführt werden – je nach Befestigungsmöglichkeiten des Bands. In beiden Fällen ist auf einen geraden Rücken und die saubere Bewegungsausführung zu achten.

Da es sich bei den Muskeln der Rotatorenmanschette um sehr kleine Muskeln handelt, sind keine großen Widerstände erforderlich. Ebenso ist das Bewegungsausmaß bei den Übungen eher gering.

Videoanleitung

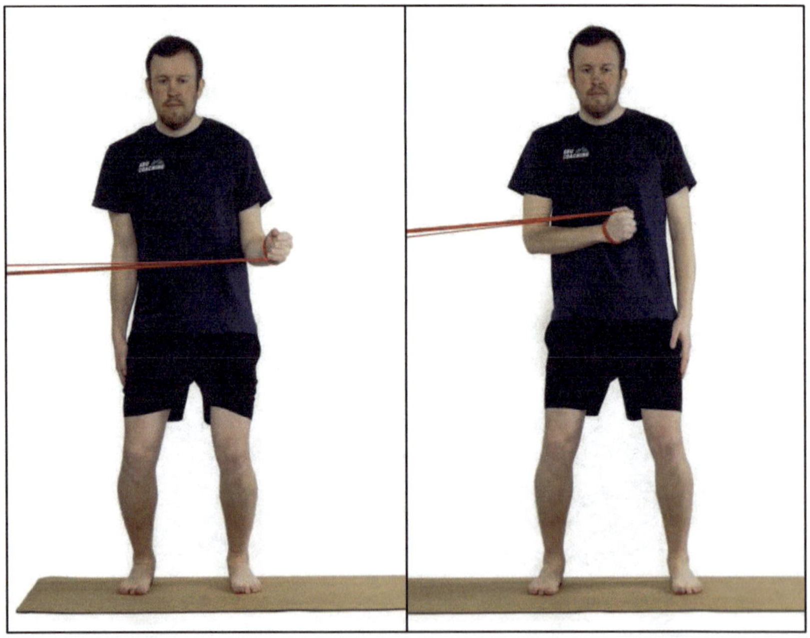

Abbildung 178: Band-Außen- und -Innenrotation

Der Oberarm liegt eng am Körper an. Der Unterarm ist nach vorne ausgestreckt, sodass das Ellenbogengelenk rechtwinklig gebeugt ist. Bei der Bandaußenrotation wird der Unterarm nun gegen den Widerstand des Bands nach außen bewegt. Der Ellenbogen bleibt dabei permanent am Körper anliegend. Auch hier ist der Fokus auf der Kräftigung des Untergrätenmuskels.

Die Übungsausführung der Bandinnenrotation erfolgt grundsätzlich analog. Nun wird der Unterarm jedoch gegen den Widerstand des Bands nach innen zum Körper hinbewegt. Erneut ist darauf zu achten, dass der

Ellenbogen während der gesamten Ausführung eng am Körper verharrt. Die Innenrotation stärkt speziell den Unterschulterblattmuskel.

Sowohl bei der Bandaußen- als auch der Bandinnenrotation erfolgt das gesamte Bewegungsausmaß ausschließlich aus dem Unterarm. Das heißt, der Oberkörper darf nicht mitgedreht werden, sondern bleibt nach vorne ausgerichtet. Um dies zu erleichtern, sollte der Blick ebenfalls nach vorne gerichtet sein und nicht der Bewegung des Arms folgen.

Die abschließenden Übungen zur funktionellen Kräftigung des Oberkörpers zielen auf die Stärkung des dreiköpfigen Armstreckers ab. Dieser muss am Rennlenker einen Großteil des Gewichts des Oberkörpers tragen. Je paralleler die Unterarme zum Boden ausgerichtet sind, desto stärker werden die Armstrecker isometrisch belastet. Die Aeroposition hingegen entlastet die Oberarme und verlagert die Belastung auf die Schultern.

Zur Kräftigung der Armstrecker sind Kickbacks hervorragend geeignet. Diese können sowohl mit Kurzhanteln als auch mit einem Band durchgeführt werden und sind daher eine sehr vielseitige Kräftigungsübung für den Triceps.

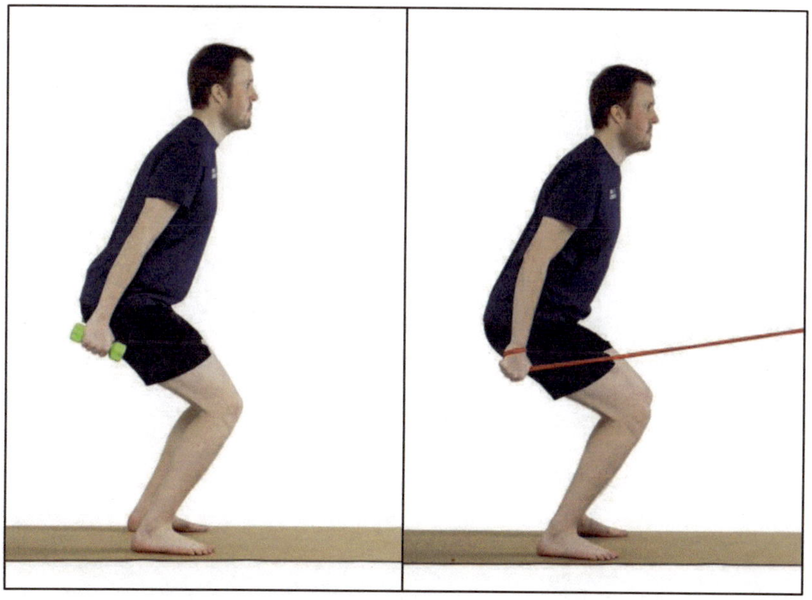

Abbildung 179: Kickbacks (mit Hantel und mit Band)

Videoanleitung

Ausgangsposition ist der schulterbreite Stand, Gesäß leicht nach hinten gestreckt, Oberkörper etwas nach vorne gebeugt, gerader Rücken und Kopf in Verlängerung der Wirbelsäule. In jeder Hand wird eine Kurzhantel in neutralem Griff gehalten, sodass die Handinnenflächen zum Körper zeigen. Die Oberarme liegen seitlich am Körper an und die Unterarme sind im rechten Winkel gebeugt.

Nun führst du die Unterarme nach hinten, bis die Arme fast vollständig gestreckt sind. Die Oberarme bleiben dabei am Oberkörper anliegend. Die Übung kann entweder mit beiden Armen gleichzeitig oder alternierend durchgeführt werden.

Wird ein Band als Widerstand genutzt, bietet sich vor allem die einseitige Variante an.

APPENDIX

GLOSSAR

ABBILDUNGSVERZEICHNIS

TABELLENVERZEICHNIS

LITERATURVERZEICHNIS

Die verwendete Literatur kann online abgerufen werden unter:

www.long-distance-media.com/TPRLT

ÜBER DEN AUTOR

Du hast noch keinen Trigger?

Dann kannst du unter diesem Link mit 10 % Rabatt bestellen oder nutzt den Coupon SBU10.

www.barth.tmx-trigger.de

Hinweis: Es handelt sich um einen Affiliate Link des Autors. Provisionen aus Bestellungen gehen zu 100 % direkt an den Autor. Einzelne Produkte sind ggf. von dem Rabatt ausgenommen.

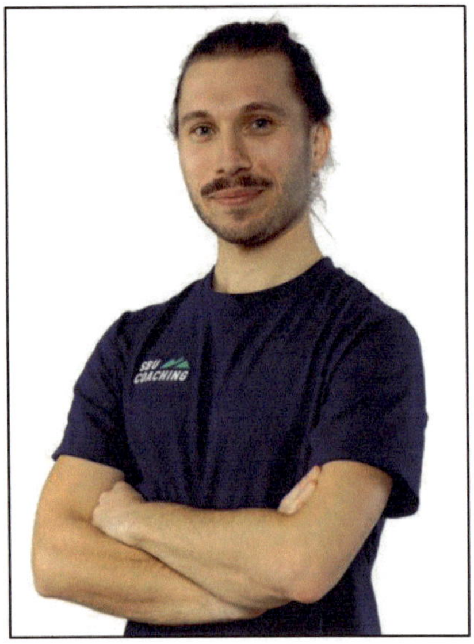

Stefan Barth (M. Sc.) ist Gründer von SBU Coaching. Als Medical Fitness Coach und zertifizierter Experte rund um die Themen Triggerpunkt-Therapie und Ausdauersport legt er dort den Fokus auf die gesundheitsverträgliche Steigerung der Ausdauerleistung. Treu dem Motto: "Denn die Startlinie ruft dich auch noch in 10 Jahren!".
Stefan Barth ist selbst erfahrener Athlet in diversen Disziplinen. Angefangen von Marathons und Triathlon Langdistanzen, über 24-Stunden Radrennen, bis hin zu Ultracycling Events wie dem Race Around Germany (Straßenrennen, 3.300 km) oder dem European Divide Trail (Mountainbike, 7.600 km).

SBU COACHING

www.SBUcoaching.com

BUCHEMPFEHLUNG

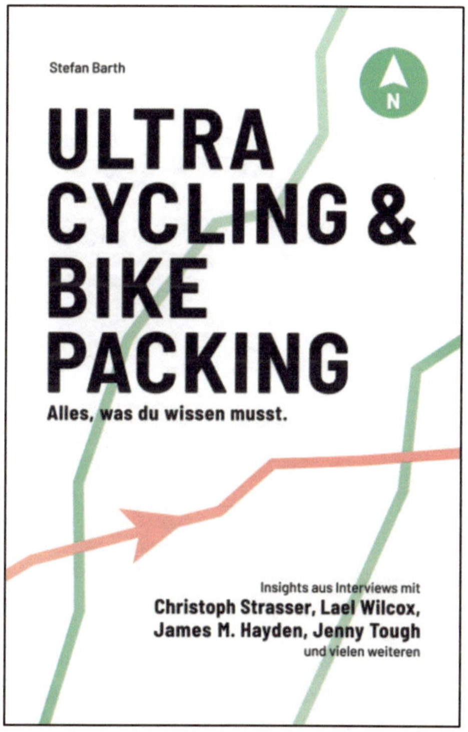

Ultracycling & Bikepacking –
Ist ein Buch für alle, die auf der Langstrecke durchstarten wollen. Egal ob ambitioniert neue Bestzeiten verfolgt werden oder der Spaß am Abenteuer im Vordergrund steht.

Entlang der drei Säulen Ausdauer, Effizienz und Strategie bekommst du nicht nur die reine Trainingslehre des Radsports, sondern alle Besonderheiten der Langstrecke. Dazu zählen der langstreckenspezifische Aufbau der Ausdauerleistung, die Prävention gesundheitlicher Beschwerden, der Umgang mit Schmerzen und Schlafentzug, die richtige Ernährung im Training und auf der Langstrecke, die Stärkung des Mindsets und vieles mehr. Alle Themen sind aus sportwissenschaftlicher Perspektive dargestellt, sodass Du die Hintergründe nachvollziehen kannst. Darüber hinaus geben dir die besten Athleten und Athletinnen der Welt Einblicke in ihre ganz persönlichen Strategien und Erfahrungen. Darunter vertreten sind gleich mehrere 1. Plätze beim "Race Across America", dem "The Transcontinental Race", der "Tour Divide" und vielen weiteren renommierten Events.

Enthält Insights aus exklusiven Interviews mit Christoph Strasser, Lael Wilcox, James M. Hayden, Jenny Tough, Pierre Bischoff, Mareile Hertel, Jochen Böhringer, Anna Bachmann, Matti Köster, Meaghan Hackinen, Kai Saaler, Eduard Fuchs, Josh Ibbett und Ulrich Bartholmös.

ISBN Taschenbuch	978-3-910501-00-3
ISBN eBook	978-3-910501-01-0
ISBN Hardcover	978-3-910501-02-7
ISBN English Edition	978-3-910501-03-4

longdistance MEDIA

Made in the USA
Monee, IL
05 November 2026

67812657R00164